U0260502

精神卫生社会福利机构
工作人员培训教程

JINGSHENWEISHENG
SHEHUIFULIJIGOU
GONGZUORENYUAN PEIXUNJIAOCHENG

主编 张晓斌 沙维伟

中国社会出版社

国家一级出版社·全国百佳图书出版单位

图书在版编目（CIP）数据

精神卫生社会福利机构工作人员培训教程／张晓斌，
沙维伟主编 . —北京：中国社会出版社，2016.2
ISBN 978 - 7 -5087 - 5275 - 4

Ⅰ.①精… Ⅱ.①张… ②沙… Ⅲ.①精神卫生—
卫生服务—组织机构—职业培训—教材 Ⅳ.①R749

中国版本图书馆 CIP 数据核字（2016）第 027528 号

书　　名：	精神卫生社会福利机构工作人员培训教程	
主　　编：	张晓斌　　沙维伟	

出 版 人：	浦善新	
终 审 人：	李　浩	
责任编辑：	朱赛亮	责任校对：潘　瑜

出版发行：	中国社会出版社　　邮政编码：100032
通联方法：	北京市西城区二龙路甲 33 号
电　　话：	编辑室：（010）58124839
	销售部：（010）58124841
	（010）58124842
网　　址：	www. shcbs. com. cn
	shcbs. mca. gov. cn
经　　销：	各地新华书店

中国社会出版社天猫旗舰店

印刷装订：	中国电影出版社印刷厂
开　　本：	170mm×240mm　　1/16
印　　张：	29.75
字　　数：	465 千字
版　　次：	2016 年 4 月第 1 版
印　　次：	2016 年 4 月第 1 次印刷
定　　价：	58.00 元

中国社会出版社微信公众号

编 委 会

前　言

　　为提高我国基层精神卫生社会福利机构的服务水平，增强基层精神卫生社会福利机构从业人员的能力素质，努力培养造就一支专业化、职业化的精神卫生社会福利机构服务人才队伍。《民政部关于加快民政精神卫生福利服务发展的意见》中指出，要对精神卫生社会福利机构工作人员进行以胜任岗位要求为基础，以学习基本理论、基本技术和相关政策为主要内容，以不断更新知识，提高业务水平和职业道德素质为目的的各种教育培训活动。本书是为配合对精神卫生福利机构工作人员培训而编写的指导教材。

　　《精神卫生社会福利机构工作人员培训教程》包括医疗岗位、护理岗位、医技岗位和精神卫生社会福利机构相关的法律法规四大部分。分别介绍了一些常见精神疾病的基础理论知识和研究进展、精神科护理的护理规范和相关技能、医技岗位的管理制度以及精神卫生社会福利机构相关的法律法规等内容。

　　《教程》的出版得到了民政部 2014 年年度福利彩票公益金救助管理机构服务人才培训项目的经费支持，得到了民政部人事司、民政部优抚安置局、民政部社会福利和慈善事业促进司、民政部培训中心（北京社会管理职业学院）领导和相关部门的大力支持，在此表示感谢。参加本书编写的人员主要是工作在临床一线的中青年骨干和技术专家，具有丰富的理论教学和临床工作经验，在此，对所有专家、编写人员的辛勤工作表示感谢。感谢中国社会出版社给予的全力支持。

限于资料来源和编者经验有限，本书可能存在问题和错误，需要在培训实际应用过程中进行检验和进一步的补充修订和完善，欢迎各位同人提出批评和建议，以使其不断改进和完善。

张晓斌

2015 年 9 月

目录
CONTENTS

▌第一部分　医疗岗位▌

▎第二部分　护理岗位▎

第三部分　医技岗位

第四部分　精神卫生社会福利机构相关的政策法规

第一部分

医疗岗位

第一章　精神科常见综合征

在精神科的日常临床工作中，我们常常发现精神疾病的症状并不是完全孤立的，其中有不少是由某些症状组成，以综合征的形式合并出现。综合征是同时出现的一群症状，代表一些相互关联的器官病变或功能紊乱，但还不是一种独立的疾病，常可由出现于几种不同原因的病所引起。精神科临床上存在许多不同的综合征，有的精神疾病可能有它特有的综合征，但是同一综合征也可能出现于不同的疾病。组成综合征的各种症状之间并不是偶然的、杂乱无章地拼凑在一起，往往具有一定的内部联系或某种意义上的关联性，它们还可以同时或先后地出现和消失。单独的一个症状所说明的问题很有限，对疾病诊断的价值相对较小，而综合征往往反映了疾病的本质，反映了机体的某些病理生理变化或病因，对临床诊断有重要的意义。综合征一般是以提出某一综合征的人名而命名的，但是精神科很多综合征的命名是来源于传说、文学作品中的有关内容，与社会文化密切相关。下面简要介绍一些精神科临床上常见的综合征。

一、幻觉症

在意识清晰时出现的大量幻觉，主要是言语性幻听、幻视，但其他感官的幻觉则较为少见。言语性幻听常可伴发与其关联的妄想以及恐惧或焦虑的情绪反应，在慢性酒精中毒性幻觉症的多数病例中，其特点只有幻听而无妄想。这类病人一般并无个性特征改变，并且常可保持其原有的劳动能力。幻觉症（hallucinosis）可分为急性（一般持续数日）以及慢性（往往持续时间较长，可数月或更长时间）两种。幻觉症最多见于酒精中毒（慢性）性精神病，也可见于感染和中毒性精神病、反应性精神病及精神分裂症等。

在幻觉机制研究方面，有学者认为精神分裂症幻觉的产生可能在大脑皮质和边缘系统中出现局部的脑功能亢进，使皮质功能发生紊乱而引起信息传递机能障碍而出现幻觉；也有学者认为幻听与默读（inner speech）机制有关，但这种推论未能得到实验支持。Asaad 的"鉴别机制转换机能异常"学说认为，脑干网络结构中可能存在某种鉴别机制中枢，该中枢能调节外部或脑本身的刺激输入。这个鉴别机制中可能有多种神经递质参与，当在觉醒状态或慢波睡眠时，这一机制处于正常工作状态，而在快动眼睡眠时则处于休息状态。在休息状态时各种病理反应或某种生理性变化可使其中的转换机能发生紊乱，其结果不仅是引起脑对外部刺激输入产生障碍，更重要的是对脑本身刺激（记忆）作为错误性知觉被加以感觉，于是形成幻觉。目前的研究成果还不能够充分解释幻觉机制，而幻觉作为精神疾病的象征仍与妄想一道作为精神医学研究的重点。

二、幻觉－妄想综合征

以幻觉和妄想相伴随而构成疾病的主要临床表现。其特点是以幻觉为主（多为幻听、幻嗅等），在幻觉的基础上又产生被害、影响等内容的妄想，妄想一般无系统化倾向。这类综合征的主要特征在于幻觉和妄想彼此之间既密切结合而又相互依存，相互影响。这一综合征较多见于精神分裂症，但也见于器质性精神病等其他精神障碍。

三、精神错乱状态

这类患者意识障碍较谵妄状态重，周围环境意识与自我意识障碍均极明显，患者难以掌握外界事物，思维很不连贯，常伴有片段的幻觉和严重而不协调的运动性兴奋，躯体呈现显著的衰弱状态，病程持续较长，恢复后对病中体验常常全部遗忘，多见于严重感染，如败血症及某些传染病的高热期如斑疹伤寒。

四、紧张综合征

由 Stauder（1934）首先报道。患者表现为严重的紧张性兴奋状态，常伴发热、意识不清、大量幻觉、错觉、奇怪动作和危险行为，虽经治疗，往往于数日或 1～2 周内衰竭死亡，称之为急性致死性紧张症。一般认为这与精神病患者过度兴奋以致水电解质紊乱有关，亦有认为是所用的镇静药物影响下丘脑体温调节中枢之故。它常见于精神分裂症紧张型的一组症状，最突出的症状是病人全身肌紧张力增高，因而得名。它包括紧张性木僵和紧张性兴奋两种状态。

紧张性兴奋的临床特点是情感激昂、热情奔放的兴奋，行为带有冲动性，此种类型的兴奋又称为冲动性兴奋状态，严重病例有极度兴奋，可产生狂暴性的攻击行为，如无目的的乱跑，捣毁身边的东西，攻击所有企图接近他的人，对所有的人都表现暴怒和对立。

紧张性木僵往往发生于上述兴奋状态之后，也可单独地产生。常有违拗症、刻板言语和刻板动作以及模仿言语、模仿动作和蜡样屈曲等症状。紧张性木僵可持续数月或数年，可无任何原因地转入紧张性兴奋状态，兴奋状态持续时间短暂，往往表现为突然爆发的兴奋激动和暴烈行为，然后进入木僵状态或缓解。多数发生于意识清晰状态，少数在梦样意识障碍的背景上产生。可伴有周围环境的感知障碍以及幻想性形象。木僵状态可根据病因区分为：（1）功能性木僵状态：包括心因性木僵和抑郁性木僵。起病急骤，由强烈而沉重的精神刺激或创伤所引起，病人虽不活动，不言语，但仍与周围环境保持一定联系。（2）器质性木僵：指中枢神经系统器质性病变所导致的木僵状态，例如大脑基底动脉或大脑前动脉血栓、脑干损伤、煤气中毒等。

除精神分裂症外，躯体疾病所致精神障碍、应激相关障碍、抑郁症和脑器质性精神障碍等疾病也可见到此类综合征，但症状往往表现为不典型和不完全。近年来，紧张综合征在临床上已经相当罕见。

五、遗忘综合征

Kopcakob 在 1889 年提出了遗忘综合征（amnestic syndrome），后被定名为科萨科夫综合征。它的临床特点是：识记障碍，时间定向力障碍，虚构症和顺行性或逆行性遗忘症，尤以近事遗忘为突出。病人开始时是对其发病后的事件或刚做过的事情不能回忆。如饭后不久患者就记不得吃了些什么。遗忘综合征常可和记忆错误结合在一起，例如病人的典型表现是以错构症或虚构症的方式来填补既往经历中记忆脱失的空白部分。遗忘综合征常见于慢性酒精中毒性精神障碍、颅脑损伤、脑挫伤、脑动脉硬化所致精神障碍、脑肿瘤、各种传染病、中毒、内分泌疾病和老年性精神病等疾病。

六、精神自动综合征

俄国精神科医生康金斯基在 1886 年论述过假性幻觉，巴西学者 Clerambault 在 1920 年通过系统研究提出了精神自动综合征这一术语。精神自动综合征是在意识清晰状态下产生的一组症状，以幻觉和异己体验为主，表现为假性幻觉、强制性思维、思维鸣响、附体感、被揭露感和被控制感，也被称为 Clerambault 综合征或康金斯基综合征。此综合征有如下特点：（1）脱离了自己意识与意识控制的精神现象与行为；（2）患者认为这些精神现象与行为的出现是外界强加的，是与他自己的人格不相符的，丧失属于自己的特性，感到是外力作用影响所致；（3）开始仅有思维云集、强制性回忆、思维中断等，后来才有所谓异己的言语幻听的出现。

此综合征多见于精神分裂症偏执型，也可见于感染性和中毒性精神障碍及酒精、药物依赖、低血糖、癫痫发作、脑震荡等。治疗可参照精神分裂症，如精神自动征占主要地位且比较固定时，则预后常较差。而器质性疾病的自动征呈阵发性，易于缓解，往往随原有疾病的好转而消退。

七、Capgras 综合征

法国精神病学家卡普格瑞斯（Jean Marie Joseph Capgras）（1873 ~ 1950）在 1923 年第一个描述了 Capgras 综合征，又名易人综合征。其特征是：通常在意识清晰情况下，患者认为他周围的某个非常熟悉的人是其他人的化身，或物品、地点、时间被替代了。多数是中年妇女，认为她的丈夫是他人冒充的。源出于希腊神话宙斯神（God Zeus）欲诱奸 Amphitryon 之妻 Alcmene 乃使自己化身为 Amphitryon，使其仆人化身为 Amphitryon 之仆 Sosia。当患者认为其配偶为他人化身时，称为"Amphitryon"错觉，认为周围其他人也是亲人改扮时，称为"Sosia"错觉。其实替身错觉一词并不恰当，在 Capgras 综合征中的人物外表并没有改变，感知也没有出现失误。患者承认替身妄想与原型并无区别，因此，准确地说是替身妄想，而非替身错觉。精神病人中此综合征患病率为 4%，而在阿尔茨海默病中为 10% ~ 30%。常见于精神分裂症、情感性精神病、器质性精神病（痴呆、脑外伤、帕金森氏病，癫痫、脑血管病和多发性硬化等），一些药物（如：锂盐、地西泮、吗啡等）也可引起该综合征。

神经影像研究发现 Capgras 综合征与右半球，尤其是右顶叶、右颞叶、右侧或双侧额叶功能异常相关联。有研究者认为，右颞叶下部的面部加工区（负责有意识地识别面孔和回忆相关传记信息）与右杏仁核（调解识别时的情感反应和熟悉感）联系中断，导致 Capgras 综合征。此综合征需与 Fregoli 综合征相鉴别。

八、Fregoli 综合征

Fregoli 综合征是以意大利演员 Fregoli 的名字命名的综合征。患者认为，在其所遇到的人群中有他熟悉的人（往往是他所认为的迫害者），虽然两者之间的外貌并不相像，但确实就是同一人，如周围的医务人员、亲戚朋友，可能就是某一迫害者的化身，随时改变相貌，企图达到迫害他的目的。因此，患者常有攻击行为，妄想充分发展期比未充分发展期的攻击行为多。与 Fregoli 综合征相关联的疾病包括精神分裂症、双相情感障碍、脑外伤、癫痫发作间歇期精神病、脑卒中和阿尔茨海默病，其中以精神分裂症为常见。

Joseph 认为右额、顶区损害时，空间知觉和视觉记忆损害可引起 Fregoli 综合征，当右梭状回前部损害和海马旁回萎缩时，亦可引起 Fregoli 综合征。也有研究认为 Fregoli 综合征与右前额皮质受损有关。神经通路的异常也可导致此综合征，从右顶、颞腹内侧（右梭状回和海马旁回）的面部加工区经海马回钩束和边缘丘脑束投射至前额皮质腹内侧部，其内侧部涉及情感，腹侧部涉及面部敏感神经元，当该通路的任何一处受损时，都可引起 Fregoli 综合征。

Fregoli 综合征比 Capgras 综合征少见。Capgras 综合征与 Fregoli 综合征的患者均认为站在面前的这个人是另一个人所化妆。但 Capgras 综合征患者是妄想性面孔识别能力低下，而 Fregoli 综合征患者是妄想性面孔识别能力亢进；Capgras 综合征患者把面前这个熟人错认为冒名顶替的生人，而 Fregoli 综合征患者把面前的这个生人错认为是迫害他的熟人。如果错认者和假冒者都是患者的熟人，假冒者比被错认者与病人的熟悉性或关系减退，则为 Capgras 综合征；熟悉性或关系增强则为 Fregoli 综合征。例如，患者把自己的父母当成自家亲戚的父母，则为 Capgras 综合征。又如患者认为妹妹是母亲的替身，则为 Fregoli 综合征。如果熟悉性或关系之间发生矛盾，则以熟悉性为准。例如，患者生下一个孩子，误认为这孩子是死去的妹夫。论熟悉性，死去的妹夫比刚生下的孩子熟悉；论关系，自己的孩子比妹夫亲，以熟悉性为准，故定为 Fregoli 综合征。

此综合征还需要跟一般的身份识别障碍综合征（misidentification syndrome）相区别，如相貌识别不能，该病有明确的器质性因素，属神经科范畴，患者有自知力，不会认为有冒充者。对于该综合征，诊断明确后，应先处理原发疾病。对精神分裂症的 Fregoli 综合征可予抗精神病药物治疗，但替身妄想较难与其他症状同步缓解。抑郁症患者伴发的 Fregoli 综合征用抗抑郁剂治疗效果较好。

九、病理性嫉妒综合征

对病理性嫉妒曾提出过许多术语，如奥赛罗综合征、性嫉妒综合征、嫉妒性偏执狂性综合征。嫉妒是日常生活中常见的现象，它的精神病理性变异形式统称病理性嫉妒。这一术语包括关于嫉妒的超价观念和不忠实妄想（delusion of infidelity），后者即嫉妒妄想。

病理性嫉妒综合征（morbid jealousy syndrome）以男性病人占多数，通常以 40 岁者较多见。此综合征多见的是具有偏执型人格障碍性格特征突出的人，或自我中心倾向强、自尊心强的人。患者平时往往对性对象的忠实存在顾虑、担心或担心失去性对象，或者患者存在不适宜感、自劣感、不安全感。患者往往以一些"线索"来证实他的信念，并回顾性地错误地解释某些既往经历中的某些事件借以集中证明妻子"不忠实"，甚至不惜跟踪、监视、盯梢或采用各种办法，如将家中的物品以某种方式放置等以有利于揭发或追查出妻子的问题，患者所提出的证据往往是没有根据的或缺乏意义和价值的，甚至是自相矛盾的，但患者确信所谓"证据"是真实可靠的，而拒绝任何真正客观的深入调查，患者花费很多时间在质问、测查妻子问题上。患者还多见性欲亢进，往往是易激惹和紧张，如上所述他们的性格特征是对外界刺激具有敏感性和易损伤性。

这一综合征常见于偏执性精神病、老年性痴呆、颅脑损伤、脑梅毒、多发性硬化、Huntington 氏舞蹈症等疾病。精神分裂症伴发病理性嫉妒的比率不高，如 Mullen（1990）在 138 例精神分裂症患者中发现伴有病理性嫉妒者有 15 例，而抑郁症较多见，强迫状态则偶见病理性嫉妒综合征。

十、Ganser 综合征

1898 年德国精神病学家 Ganser 报道了一组病例，当患者在回答提问时，出现一类奇怪的朦胧（twilight）状态。作者认为属于癔症性质，该状态以"近似回答"为主要特征。后人将这类患者的表现称为刚塞综合征（Ganser syndrome），它的主要临床特征为近似回答、意识朦胧状态及事后遗忘。

刚塞综合征的近似回答症是指患者尽管已相当明确地理解了问题的含义，却给出不正确的回答，似乎带有一种嘲弄的口吻。而意识朦胧状态作为近似回答的伴随状态，患者常出现波动性意识障碍，可有幻听、幻视、癔症性痛觉消失、真性空间或时间定向不能、场景性遗忘及自知力丧失。刚塞综合征患者若出现意识混浊常提示有器质性精神病的可能。刚塞综合征发生前往往有明显精神创伤，流行病学显示在男性及监禁者中多见。但一些刚塞综合征患者并非监禁者，病前多为癔症性人格。有人认为发生该综合征的最主要素质因素是存在严重的人格障碍，而人格的偏态又与犯罪相关联，但这未被流行病学研究充分证实。

ICD-10 将刚塞综合征归入"其他分离（转换）性障碍"之中，未列出诊断标准。但指出这是"一种复杂的障碍，发生背景有心理因素存在，以近似回答为特征，常伴有几种其他的分离症状，还包含心因性混浊或朦胧状态"。DSM-4 却将该综合征归于"未在它处归类的分离性障碍"中，只强调近似回答症状，排除分离性遗忘或分离性神游的伴随情况。我国CCMD-3 将其归为癔症性精神障碍范畴。

该综合征的鉴别诊断非常困难，涉及以下方面：（1）必须排除精神分裂症的思维障碍、癫痫的朦胧状态、中毒所致的意识混浊及能明确诊断的精神障碍，如果该综合征仅仅是伴随症状，应诊断原发障碍。（2）与诈病鉴别，除非患者自己承认症状是装出来的，或能从客观的心理测验中获得症状是伪装的结论性证据，否则临床医师不能确定患者是否真患有某种精神障碍或是伪装精神病。

刚塞综合征持续时间很短，一般在数日或数周后，类似症状便自然消失，不需特殊治疗。过去有人认为电休克治疗为有效手段，特别是难以判断是否为诈病时。但也有人觉得用如此剧烈的躯体疗法尚需商榷。也曾有人选用镇静剂，如异戊巴比妥、地西泮之类药物，认为对加速患者的好转常能奏效。可考虑各种针对性心理治疗，但疗效尚需验证。必须强调的是对好转后的刚塞综合征患者需跟踪随访。

十一、Briquet 综合征

Briquet 综合征得名于法国精神科医生 Paul Briquet。它是一组反复发作，包括多种功能性、致残性身心主诉的综合征，以疼痛和性功能症状最为常见，影响许多不同的躯体器官系统，而不能从医学角度加以解释。患者多为女性，起病于早年，易动感情，且较夸张。因此，Briquet 综合征曾被作为癔症的同义词，最近被广泛接受为躯体化障碍（Somatization Disorders，SD）。

躯体化障碍常见的症状包括以下 4 类。（1）疼痛，部位常很广泛，有各种性质的疼痛，部位不固定。（2）胃肠道症状，如嗳气、反酸、恶心、呕吐等，但检查结果难以解释患者经常存在的严重症状。（3）性功能障碍。（4）假性神经症状。这类症状提示神经系统疾病，但检查不能发现神经系统器质性损害证据。躯体化障碍的症状表现常是非特异性的，它与许多普通内科疾病相重叠，其具有以下特点：（1）涉及多器官系统；（2）早年起病，慢性病程，躯体体征或结构异常未获进展；（3）无异常的化验结果可提示内科疾病。

Briquet 认为，该综合征的病因学因素包括年轻女性、家族史、社会阶层低下、移民、性放纵、处境困难、躯体健康差以及情感性、敏感性和易受暗示气质等，他认为"大脑的情感性部分"是介导这些致病因子的最终共同通路。Pierre Janet 认为，创伤性经历的记忆可被储存于意识范围之外，并表达为躯体症状。

Briquet 综合征以心理治疗为主，少数急诊情况可采用药物进行对症处理。针灸、理疗是治疗慢性疼痛行之有效的传统方法。

十二、人格解体综合征

法国医师 Krishaber（1873）最早描述了这一症状。Dugas（1898）首次应用了人格解体（depersonalization）这一术语。人格解体综合征的概念有广义和狭义之分，广义者是既包括继发、原发两类也包括现实解体的内容。狭义的人格解体仅仅指一类原发性的、有自知力和不愉快的体验症状，是对自我的不真实感觉，它可单独产生，当面对周围现实时产生的这种感觉又称为非真实感。患者感到自己躯体和周围环境以及他本人产生一种似乎是不真实的疏远的感觉。例如一位患者声称"我的脑子变得不是自己的"、"我的精神和灵魂已不存在于世界上了"。有些病人感到自己丧失了与他人的情感共鸣，不能产生正常的情绪或感觉。总之人格解体是指对自我和周围现实的一种不真实感觉而言。

　　人格解体的症状特征包括：1. 基本特征：（1）自我感知的改变：在意识状态存在情况下，非现实感及陌生感针对自身身体的某部分或整个躯体的脱离感，自我精神活动的疏远感，仿佛成为一名局外人在观察自己，有一种梦境样的体验。（2）情感的解体：情感体验能力的丧失，往往使病人感到痛苦，并非妄想，也不是抑郁症的兴趣感缺失。（3）对外部世界感知的改变：类似的非现实感及陌生感扩展到患者周围环境的事物和人，患者觉得外在世界毫无生机，一切变得疏远和陌生。2. 伴随症状：（1）躯体改变的体验：在躯体脱离感的同时，患者还会感觉体型比过去变得更大或更小，形状、性质也发生了奇异的变化。（2）外部物体形状发生改变的体验：患者可感觉某一客观物体大小尺寸发生了不可思议的改变，如"视物显大症"或"视物显小症"。（3）继发情绪症状：包括焦虑、抑郁、强迫、恐惧等情绪体验。（4）自知力完整：人格解体时患者的现实检验能力完好无损。

　　人格解体作为一种综合征的纯粹形式出现尤其罕见，但作为神经症、抑郁症、精神分裂症等疾病的伴随症状却很常见。精神分裂症病人具有人格解体者常伴有的被动感，且多变而不固定，而神经症、抑郁症的人格解体则单一且较固定。流行病学资料表明，约70%的人都发生过短暂的人格解体，且男女性别间无显著差异，是作为个体生活中一种偶然出现被隔离的体验，不具有病理学意义。大多数患者初次起病突然出现症状，只有少数患者为较缓慢逐渐起病。该综合征主要发病年龄为15～30岁，30岁以后起病较少见，很少发生于中年或老年以后。约1/3短暂发病的人格解体体验者是处于生命受到威胁的危险之时，近40%的患者需要住院治疗。

人格解体的病程变异较大，可非常短暂（数秒钟），也可持续数年。随访研究表明，半数以上的患者呈慢性病程，慢性病期者可缓解后复发或恶化加重，大多数复发与实际存在的应激事件有关。多数患者的症状表现呈稳定病程而功能活动未受明显影响，而且在多次发作间可有症状消失的缓解期。有时可伴有急性焦虑发作，常出现过度换气表现。

本综合征的治疗较少引起关注，迄今尚无充分的证据表明药物治疗的特异性，但抗焦虑药对继发焦虑反应是有效的。心理治疗的各种方法未被科学验证过，有人尝试心理分析疗法或提出"领悟力定向（insight - oriented）"心理治疗方法，但对能否消除症状不能肯定。必要时可依据患者的人格、人际关系及生活环境等评价，选择适应不同指征的干预措施。

十三、Cotard 综合征

Cotard 综合征又名虚无妄想（nihilistic delusion）或否定妄想（delusion of negation），是以法国神经外科医生 Cotard（1840～1887）的名字命名的综合征。1880 年在巴黎举行的一次医学心理学会议上，Cotard 首先提出了否定妄想（delire de negation）的概念，描述该症状可以表现为绝望和自责，患者完全否定自身及外部世界的存在。患者感到自己不复存在，或是一个没有五脏六腑的空虚躯壳，否定自身甚至否定世界，包括房子、树木都不存在了。

主观否定意念（idea of subjective negation）是指患者感到自己不存在，往往是从身体的某个部位开始。如患者说"我的胃没有了，我不感到饿，吃东西尝到滋味，但一咽下去就没有感觉，好像食物掉进一只洞里"。一位女患者自称"零夫人"，以强调自己不再存在。客体否定意念（idea of objective negation）是指患者觉得现实与周围世界也不存在了。一位患者认为自己已生活在地狱中，他说"宇宙不存在了，我是幽灵，我是鬼魂"。Cotard 综合征有时还会有一种罕见的类似于永生不死意念（idea of immortality）的体验，患者认为自己已获得永生，他说："我有一种奇怪的不现实的感觉，好像会永远活着"。另一患者认为自己变成了圣人，因为圣人是永垂不朽的，不需要肉体。

Cotard 综合征的伴随症状可有痛觉缺失、体感异常、疑病妄想、人格解体、缄默、自残冲动、自杀意念、错觉和幻觉等。幻听较幻视多见，内容多反映罪恶感、绝望和死亡的先占观念。还有一些患者有幻嗅和幻味，相信自己的身体正在腐烂，食物也完全变了味，好像在吃粪便或人肉，拒食较常见。

有学者认为应把 Cotard 综合征分为真性和假性两种。假性虚无妄想是精神分裂症的表现，可能系基底节萎缩所致。Cotard 综合征多见于精神分裂症、意识障碍、脑炎、癫痫、老年痴呆等，最常见于抑郁症，多发生在中年后期及老年，女性较多见，年轻人罕见。

人格解体对虚无妄想起到了重要作用，人格解体会产生怪异的妄想性意念，如身体不存在、肠胃腐烂，故需与之鉴别。两者均是对自身的感知发生改变所致，患者感到奇怪、疏远，有变化感、死亡感。患者都感到自身与外部世界发生变化，人格解体者感到与外部世界脱离，而 Cotard 综合征者认为外部世界不存在。由于人格解体严重时也可出现虚无妄想，因此有人认为两者只是程度上差异。但也有学者认为两者有本质区别，人格解体还有情感淡漠，而 Cotard 综合征则是感觉缺乏。

纯粹形式的 Cotard 综合征只维持数日或数周，少数情况下可维持多年，但随着原发疾病治疗而改善，因此治疗的关键是治疗原发疾病。继发于慢性精神分裂症及老年性或早老性痴呆的 Cotard 综合征疗效欠佳。

十四、Münchhausen 综合征

Münchhausen 是德国的男爵（1720～1797），该男爵爱说大话，他把自己在打猎、从军、旅行等生活过程中的很多逸闻，写成《历险记》一书，书中内容真假混杂，离奇夸大，显得丰富多彩，具有戏剧色彩。1951 年，英国精神科医生 Asher 正式将临床上具有下列表现的患者称为 Münchhausen 综合征。这类患者到处求医，千方百计要求住院，为达到这个目的，可通过说谎、吹牛，甚至不惜损伤自己躯体等手段，编造出很多虚假的症状。住入医院后常和工作人员发生冲突，稍不如意即又出院，于是反复辗转于多个医院。

Münchhausen 综合征的临床特点归纳起来大致有以下几方面：（1）吹牛说谎，向医生提供虚假的急诊主诉和症状；（2）不惜破坏自己的躯体以使人相信；（3）辗转反复住入多所医院；（4）病人多数是较年轻的女性，从事医务工作，并与医院的某些人有特殊关系；（5）多数病人有精神创

伤，虽然到处求医，但又会伤害自己，目的性不明。

在英、美国家中，Linnke 发现本综合征大多数是 40 岁左右的男性，在德国则大多数为女性，30 岁左右的护士多见。Asher 认为这类综合征的病人，可见于癔症、精神分裂症、药物依赖、酒精依赖、人格障碍的受虐狂者中，有的可能是精神发育迟滞。这类病人的人格特征往往是不成熟的，有自我为中心、显示性和演技性特点，并有说谎倾向，往往也带有自虐、自我破坏性的倾向。

有关产生这类综合征的病理心理机制，说法不一。Abrahm（1935）和 Spiro（1968）认为在婴幼儿时期中，因为父母双亲争吵或失去母爱，破坏了恋母情感，以后病人在潜意识中会产生获得温暖和关心的强烈渴望。为了达到这个目的，通过投射机制而编造许多虚假症状并到处求医。此外，还有一些其他的观点，如 Cramer（1971）认为在幼儿期与就诊时的医生发生冲突、关系紧张所致；可能也是对自卑感、性的压抑所引起焦虑的一种防御机制，是未分化的依赖欲望和攻击的矛盾观念。也有人试图用社会学的角色理论和心理来阐明病人的心理机制。

在诊断本综合征之前，首先必须作深入检查以免确实存在躯体疾病；其次再考虑病人是否夸大其疾病的特点。Münchhausen 综合征不同于诈病，诈病往往存在着现实的利益和目的，如：为了逃避犯罪后应负的责任或为了某种补偿。本综合征则往往无明显的目的可循；它也不同于分离性障碍或躯体形式障碍，后两者是不按病人的意志所决定的。

在治疗方面，首先不要忽略有躯体疾病的可能，要防止自杀、自伤产生；尽量不要使用不必要的药物或手术，因病人多数是假造主诉，难以掌握特点。渡边（1981）介绍用内观治疗（日本精神治疗的一种方法，有计划地使病人作系统反省，使病人内心情感受到震荡，从而产生自责、利他认识）可使症状消失。此外，使用抗精神病药物治疗可能也会起到一定效果，也有人报道持续使用睡眠治疗会有效。在治疗过程中，医生、护士和社会工作者尤其应注意态度和接触交谈时的举动，和蔼可亲是很重要的态度。

十五、缺陷综合征

缺陷综合征是以持续存在的阴性症状为特征，而且其阴性症状是原发的，并作为患者的基本特质持久存在。1988 年 Carpenter 等人首次提出这一综合征，作为精神分裂症的一个特殊亚型即缺陷型精神分裂症。1989 年 Kirkpatrick 等人进一步完善了缺陷型精神分裂症的诊断标准，编制了缺陷综合征诊断手册（the Schedule for the Deficit Syndrome，SDS）。Carpenter 等人在 1998 年 5 月的美国精神病学杂志（Am J psychiatry）里对于这一综合征的意义进行了详细的讨论。

缺陷综合征按以下标准可以诊断：（1）表现出以下 6 种阴性症状中的至少两种：情感受限（主要指可观察到的行为改变而不是病人的主观体验）；情绪范围减低（也就是病人的主观情绪体验的范围减低）；言语贫乏；兴趣阻抑；目的性感受差；社会动机减退。（2）上述两种或两种以上症状同时表现已持续超过 12 个月，而且在临床稳定期也持续存在。（3）上述症状是原发性或特发性的，也就是说并不是继发于焦虑、药物副作用、精神病性症状、精神发育迟滞或抑郁等因素。（4）目前病人符合 DSM 的精神分裂症诊断。

在 2001 年的一篇综述中提出缺陷型精神分裂症是有别于精神分裂症的其他非缺陷亚型的一种独立的疾病。缺陷型精神分裂症"独立疾病说"的提出是基于在通常用于鉴别疾病的五大领域中缺陷型与非缺陷型患者均有显著的差异，其中包括症状学、病程、病理生理学指标、危险因素及病因学、治疗反应等。缺陷型患者的生活质量更差，社会功能水平也更低，对于上述症状，可能会出现的一种解释就是：缺陷型仅仅只是精神分裂症这一疾病维度当中更为严重的一类或一端而已。但是，一些研究发现缺陷型患者在某些指标上的表现比非缺陷型患者更为接近正常（如，某些脑区的体积），而在其他方面的一些研究中两组患者不仅均表现出与正常组的差异，而且还各自具有不同的特点（如出生季节）。随后的一系列研究都支持将缺陷综合征作为精神分裂症的一个特殊亚型，这一综合征是一种得到充分证实的亚型，是值得今后在生物学和遗传学方面进行研究的精神分裂症亚型。

流行病学研究发现首次发病的精神分裂症患者中约 15% 是缺陷型精神分裂症，而在慢性患者中这一比例可达到 25% ~ 30%。缺陷型精神分裂症较非缺陷性精神分裂症患者存在显著的家族聚集现象，博纳病毒抗体阳性率高，夏季发病率高等，而男性的发病率及缺陷症状的严重程度均高于女性。Thibaut 等认为缺陷型精神分裂症患者血浆高香草酸（多巴胺代谢产物）与 3 - 甲基 - 4 - 羟苯基乙二醇（去甲肾上腺素代谢产物）水平的变化可能是这一亚型的特异性神经生化基础。也有研究者认为缺陷型患者体内一氧化氮（NO）产物水平下降与其原发阴性症状有关，NO 合成及代谢过程的特异性改变可能是缺陷型发生的神经生理机制之一。在大脑结构方面，一项研究发现缺陷型和非缺陷型患者及对照组的白质间质细胞密度在背外侧前额叶（DLPFC）结构中存在显著差异，功能影像也同样发现 DLPFC 结构的功能异常可能与缺陷综合征密切相关。神经心理测验提示缺陷型精神分裂症患者存在额叶及顶叶的特异性损伤。DLPFC - 基底节 - 丘脑回路功能异常被认为可能是缺陷症状发生的生物学机制，DLPFC 与顶叶下部是其中的关键部位。治疗学方面的研究发现，无论是传统型或新一代抗精神病药物及心理治疗对缺陷型患者的阴性症状疗效欠佳。因此提高慢性精神分裂症患者疗效的一个有力途径就是解决缺陷综合征的原发性阴性症状，要做到这一点则必须加强对缺陷综合征的病理生理学研究。

十六、精神病高危综合征

近年来，研究者对精神病的前驱期状态越来越感兴趣，并认为精神病早期阶段的预防和干预可显著改善精神病的病程和预后。很多研究者对精神病高危状态进行描述，提出了如精神病高危综合征、精神病前驱综合征、临床高危和超高危等不同术语。其中，由 Thomas 等提出的"精神病高危综合征"应用最为广泛。

按照标准化诊断工具"精神病高危综合征"定式访谈（Structural Interview of Psychosis risk Syndrome，SIPS），精神病高危综合征包括以下 3 种不同情形：（1）遗传风险和功能减退综合征（Genetic Risk and Deterioration Syndrome，GRDS）；（2）弱化阳性症状综合征（Attenuated Positive Symptom Syndrome，APSS）；（3）短暂间歇性精神病综合征（Brief Intermittent Psychotic Syndrome，BIPS）。SIPS 工具是由耶鲁大学 Thomas 等学者编制，该工具可以有效地将精神病高危人群识别出来。SIPS 包括 5 个组成部分：（1）精神病高危综合征诊断标准（the Criteria of Psychosis - risk Syndromes，COPS）；（2）精神病高危症状量表（Scale of Psychosis - risk Symptoms，SOPS）；（3）精神疾病家族史调查表；（4）DSM - 4 中分裂型人格障碍的

诊断目录；（5）功能总体评估量表（Global Assessment of Functioning，GAF）。

有关精神病高危综合征流行病学研究较少，一项对同一指定医院就诊的门诊病人随访研究表明，有任何一种前驱症状的患病率是25%。精神病高危个体1~2年内向精神病转化的风险比较高，转化率在35%左右。而影响转化的危险因素可能有以下几个方面：（1）产褥期并发的微生物感染。（2）症状首发的年龄：高危症状出现越早，向精神病的转化风险越高。（3）病前的功能损害：社会功能及其他功能的损害程度与转化风险成正比。（4）症状的严重性：前驱症状越严重，越容易向精神病转化。（5）抑郁。（6）大麻滥用：毒品使用者的精神病高危个体向精神病的转化率明显升高。

有研究发现精神病高危患者存在前额及前扣带回皮质、基底神经节、海马及小脑的异常。并且随访发现海马体积越小的人向精神病的转化率越高，因此海马体积减小可能是向精神病转化的危险因素。但也有综述显示超高危人群中发展成精神病者和未发展者在神经影像学和神经心理学上并无不同。纵向MRI研究显示发展为精神病的高危人群有明显的神经解剖学改变，主要表现为内侧颞叶和前额叶皮层灰质减少。分子生物学研究显示超高危患者丘脑谷氨酸盐水平低，且与内侧颞叶和岛叶皮质的减少有直接相关，这可能提示：通过药物改变谷氨酸盐的水平，可能会降低高危症状的患者向精神病的转化率。

近几年来，对精神病高危综合征的研究取得了较为显著的成果。但还有很多问题有待解决，如抗精神病药是否应该在这些不完全符合精神病诊断标准的异质性个体中应用；符合精神病高危综合征标准的患者是否将会受到抗精神病药的侵害；预防干预是否有益等。鉴于精神病对个人及社会的巨大危害，对该方面的研究应该给予足够的重视。

十七、恶性综合征

1960年，法国医生Delay等报道两例使用氟哌啶醇的患者出现以高热、大汗、皮脂分泌增多及脱水为主要特点的不良反应，停药后症状逐渐减轻，最终消失，再次使用时同样的症状又会出现，因为这一不良反应具有致命性，故称之为恶性综合征（syndrome malin）。恶性综合征是指一组以急骤高热、意识障碍、肌强直、木僵缄默及多种自主神经症状如大量出汗、心动过速、尿潴留等为主要临床特征的临床综合征。

恶性综合征一般急性起病，通常发生在开始用药的 1 ~ 2 周内，90% 以上的病例在 48 小时内出现典型的临床表现，如情绪不稳、激动、兴奋、不眠，时伴有消化系统的腹泻、呕吐、脱水症状。临床表现以发热、强直、震颤和自主神经系统症状最具特征性，持续高热大于 39℃，80% 以上患者的血白细胞总数增高、中性粒细胞比例增高伴核左移，而血中 CPK 活性升高最明显。急性肾衰、血栓塞、肺栓塞、继发感染、DIC 等并发症是致死主要原因。

恶性综合征的病理机制迄今尚不十分明确。存在以下假说：（1）骨骼肌障碍假说：恶性综合征与吸入性麻醉剂的恶性高热症极为相似，而恶性高热症就是骨骼肌障碍，两者血中 CPK 均升高；硝苯呋海因治疗有特效。但也有不同观点：恶性综合征较少出现恶性高热症所表现出的血红蛋白尿、肌红蛋白尿及高血钾等细胞结构破坏现象，且高热和自主神经症状、锥体外系症状等出现在先，而肌细胞固缩在后。（2）多巴胺功能不足假说：药物对多巴胺神经系统的影响会破坏产热与散热的相对平衡状态，致使产热增加，散热减少，最终导致以高热为主要症状的恶性综合征。（3）多巴胺/5 – 羟色胺平衡失调：中枢 5 – 羟色胺功能亢进和多巴胺功能降低可能共同构成了恶性综合征的发病机制。（4）GABA 假说：有人根据地西泮对恶性综合征治疗有效，提出脑内 GABA 神经系统功能不全可能会导致恶性综合征的发生。

许多精神药物如抗精神病药、抗抑郁药、锂盐等均可引起这种严重的药物不良反应，且死亡率较高，预后不良。如高度怀疑或已确诊，应立即终止精神药物的使用，对症处理和支持治疗是基础，可使用抗生素以预防感染，加强护理，防止褥疮、肺炎、败血症等并发症的发生。早期应用硝苯呋海因和溴隐亭被认为是该综合征的特效药物。电休克对支持治疗和药物治疗无效的恶性综合征患者可能会有效。

十八、5 – 羟色胺综合征

5 – 羟色胺综合征（serotonin syndrome）是一种中毒性的 5 – 羟色胺功能亢进状态，通常是 5 – 羟色胺能药物和单胺氧化酶抑制剂类药物（MAO-

Is）联合使用的典型结果。主要表现精神状态改变（意识模糊、轻躁狂）、激越、肌阵挛、反射亢进、出汗、寒战、震颤、腹泻、共济失调、发热等症状。

5－羟色胺综合征的诊断要点：（1）在原来药物治疗方案中合并或增加一种5－羟色胺能药物的同时发生至少3项下列临床症状：精神状态变化、激越、肌阵挛、反射亢进、出汗、寒战、震颤、腹泻、共济失调、发热；（2）已排除其他原因（如感染、代谢疾病、精神活性物质滥用或撤药）；（3）在上述体征和症状出现前没有使用某种抗精神病药物或增加剂量。

5－羟色胺综合征与药物的相互作用有直接的相关联，据报道L－色氨酸（L－Trp）同MAOIs（合并或不合并锂盐）联用是产生5－羟色胺综合征最常见的原因，而氟西汀与MAOIs或L－Trp合并使用是第二种最常见的发生5－羟色胺综合征的原因。亦有报道MAOIs和三环类抗抑郁剂联用也可引起5－羟色胺综合征。

最好的治疗方案是停用可疑药物，必要时给予支持疗法，等待其缓解。如这些方法效果不佳，可考虑用美西麦角和普萘洛尔辅助治疗。

十九、兔唇综合征

兔唇综合征（rabbit syndrome）是由于长期使用神经阻滞剂所致的一种迟发性锥体外系不良反应。主要表现为口周不自主运动障碍，涉及口和咀嚼肌（除舌以外），酷似兔子发生咀嚼动作的嘴唇，快速而有节律的细微震颤，故称为兔唇综合征。这种综合征主要见于中老年病人。

兔唇综合征需与迟发性运动障碍（TD）相鉴别：两者都见于长期服用抗精神病药物的中老年病人。TD也累及口、面肌肉，但以咀嚼样运动为明显，包括舌的挺伸和扭动。其运动障碍频率明显慢于兔唇综合征，也不规则。两者的鉴别主要依靠临床表现。两者虽然都是长期抗精神病药物治疗的结果，但抗帕金森病药物治疗兔唇综合征效果良好，用于治疗TD则常常会加重症状。静脉内注射毒扁豆碱也可区分两者，毒扁豆碱能增加脑内乙酰胆碱浓度，这种情况下通常会加剧兔唇综合征，而减少TD的舞蹈样表现。两者的预后也有所不同，兔唇综合征用抗帕金森病药物治疗有效，远期预后良好，TD则预后不佳。

兔唇综合征的病理生理机制可能类似药物所致急性的帕金森症状。有人报道发现有脑损伤者特别是额叶症状释放者，发生口、面运动障碍包括兔唇综合征的可能性会增加。

治疗方面：首先尽量避免长期大剂量使用尤其是高效价的抗精神病药物。在排除其他运动障碍如 TD 后，首选抗帕金森病药物（如苯海索、苯托品等）。苯海索口服 2mg，每日 3 次；苯托品口服 1～2mg，每日 2～3 次。

当一种疾病的原因及发病机制不明，且可出现一组独特的症状时，被称之为综合征。也有学者认为综合征是在一种疾患中所固定的、一起存在的和一起出现的一组特征性的症状。对于精神科常见综合征的认识将有助于临床医师识别某些精神疾病特有的综合征，也有助于了解综合征症状内部的联系或某种意义上的关联性。目前精神疾病的病因未明，对于这些综合征的研究，如缺陷综合征、精神病高危综合征，可能为阐明精神疾病的病理机制提供帮助。

第二章　精神疾病分类与诊断标准

20 世纪 60 年代世界卫生组织（WHO）制定的《疾病及有关健康问题的国际分类第八版（ICD - 8）》是精神医学历史上的一大进步。其后，美国精神病学会（APA）于 1980 年出版《精神障碍诊断与统计手册第三版（DSM - 3）》，对每个诊断都给出明确的诊断标准，这又是精神疾病诊断史上的一个革新。从我国的国情出发，我国也出版了《中国精神障碍分类与诊断标准（CCMD）》。这三类诊断系统既相互联系又有所区别，DSM 系统在北美发展起来，而在英国和欧洲各国则多使用 ICD 系统，并在世界范围内用于统计患病率。以下对三类诊断系统作简要介绍。

一、ICD、DSM、CCMD 系统概述

ICD 是 WHO 编制的《疾病及有关健康问题的国际分类》（International Statistical Classification of Diseases and Related Health Problems）一书英文书名的字母缩写，简称《国际疾病分类》。最早由法国的 Bertillon 提出的疾病死亡原因统计分类为 ICD - 1 的雏形，先后共出版了五版。ICD 对于精神障碍的正式分类最早出现在 1948 年 WHO 出版的 ICD - 6 中。但由于当时的分类非常简单，一直到 ICD - 8（1968）作了大量补充后才具有实际使用价值。1975 年出版的 ICD - 9 在 ICD - 8 的基础上对各个病名下了定义，这一版本在世界精神科医生中受到了重视，得到了推广。我国在 1980 年前后引进了 ICD - 9，并出版了中译本。在 ICD - 9 出版后，WHO 开始了 ICD - 10 的筹备和研究工作。其中最主要的一项是以 1987 年的草案为基础，在 39 个国家 112 个临床中心进行的现场测试。它是当时为改善精神科诊断所进行的规模最大的科研合作，测试的结果直接服务于最后的修订。WHO 在 1992 年正式公布了 ICD - 10 的第 5 章《精神与行为障碍分类》，在全书

中此章的内容最为详细。

APA 从 1952 年起制定《诊断与统计手册：精神障碍》（Diagnostic and Statistical Manual of Mental Disorders）；后来称之为 DSM－1。1968 年制定了第二版 DSM－2，此版本将同性恋列为精神疾病的一种；这个条目在 1973 年由 APA 投票通过予以移除。从 1974 年着手制定而在 1980 年正式出版的 DSM－3 特别受到重视，因为它有一整套临床工作用的诊断标准，对于美国甚至世界各国的精神病学家说来，不论对临床工作还是科学研究都有很大帮助。1987 年 APA 又修订出版了 DSM－3－R。但是，精神医学发展迅速，这也已不能适应需要，所以从 1987 年起就开始着手 DSM－4 的制定。在 DSM－4 的制定过程中广泛征求各国专家意见，也与 WHO 的 ICD－10 制定小组交流意见，于 1994 年 5 月正式出版。2000 年又出版了 DSM－4 的修订版，简称为 DSM－4－TR。DSM－4－TR 颁布后，美国精神医学协会就开始收集、整理并启动 DSM－5 的修订工作。历时 14 年，吸收了近 60 年的相关研究，尤其是基因和神经影像方面的研究结果，出版了 DSM－5，此版本在多个方面发生了重大的变化。为了分类和诊断上更加统一，WHO 在编制 ICD－10 时与 APA 进行合作，修订小组人员多有重复，而且在构架体系上也尽量一致。在新版本的修订过程中，双方研究者合作更加紧密，注重诊断横断面之间的一致性，如疾病的发展、年龄相关性和文化现象等。

由于历史原因，国内开始精神障碍分类始于 1958 年，当时受到的影响来自苏联精神科学界，将精神疾病划分为 14 类。1978 年经修订改为 10 类，并在 1979 年出版了第 1 张分类的图表。1981 年苏州精神分裂症学术会议制定了我国的精神分裂症诊断标准；1984 年黄山情感性精神病学术会议制定了我国躁狂抑郁症的临床工作诊断标准；1985 年的贵阳神经症学术会议又制定了神经症的临床工作诊断标准。将 1979 年的中国精神疾病分类方案以及 1981～1985 年制定的三大类精神疾病的临床工作诊断标准视为 CCMD－1，并在 1984 年得到进一步的修订。1986 年中华医学会第三届全国神经精神科学会决定成立精神疾病诊断标准工作委员会，用三年时间制定我国全部精神疾病的诊断标准与分类方案。1989 年完成了精神分裂症、情感性精神障碍与神经症三大类疾病诊断标准草案的现场测试，在全国 77 个精神卫生机构 22285 例门诊患者和 8061 例住院患者中进行测试，测试的结果促成了在 1989 年的西安中华神经精神科学会精神科常委扩大会议通过了中国精神疾病分类方案与诊断标准（第二版），并于同年出版。随着 90 年代 ICD－10 和 DSM－4 的问世，国内精神科学界为进一步完善我国的诊断系统，于 1995 年又出版了修订版 CCMD－2－R；这一修订版更多地借鉴了 ICD－10，而不是 DSM－4。由于 CCMD－2－R 应用过程中存在的一些争议以及为了与国际分类接轨的需求，中华精神科学会成立了 CCMD－3 工作组。在 1996 至 1998 年期间，对 17 种成人及 7 种儿童少年精神障碍分类与诊断标准进行现场测试和前瞻性随访观察，并于 2001 年出版了 CCMD－3。在编制的过程中，CCMD－3 一方面参考和吸收了 ICD－10 的内容和分类原则；另一方面也保留了我国的特色，如神经症、复发性躁狂症、同性恋等。

二、ICD－10、DSM－5、CCMD－3 分类的主要内容

（一）ICD－10 主要按照症状将精神障碍分为 10 类。10 类中除 F1 类按照病因以及 F9 类按照年龄分类之外，其他多是按照症状分类。

ICD－10 具体的 10 类分别为：

F00－F09 器质性、症状性精神障碍

F10－F19 精神活性物质所致精神障碍

F20－F29 精神分裂症、分裂型障碍和妄想性障碍

F30－F39 心境障碍

F40－F49 神经症性、应激相关的及躯体形式障碍

F50－F59 伴有生理紊乱及躯体因素的行为综合征

F60－F69 成人人格与行为障碍

F70－F79 精神发育迟滞

F80－F89 心理发育障碍

F90－F98 通常起病于童年与少年期的行为与情绪障碍

F99 未标明的精神障碍

（二）由于精神障碍的病因不明，基于现象学原则，DSM－5 仍采用描述性分类，但分类由 DSM－4－TR 的 17 类变成了 DSM－5 的 22 类，采用多轴诊断。

DSM－5 具体的 22 类分别为：

1. 神经发育障碍

2. 精神分裂症谱系及其他精神病性障碍

3. 双相及相关障碍

4. 抑郁障碍

5. 焦虑障碍

6. 强迫及相关障碍

7. 创伤及应激相关障碍

8. 分离障碍

9. 躯体症状及相关障碍

10. 喂食及进食障碍

11. 排泄障碍

12. 睡眠－觉醒障碍

13. 性功能失调

14. 性别焦虑

15. 破坏性、冲动－控制及品行障碍

16. 物质相关及成瘾障碍

17. 神经认知障碍

18. 人格障碍

19. 性欲倒错障碍

20. 其他精神障碍

21. 药物所致的运动障碍及其他不良反应

22. 其他可能成为临床关注焦点的问题

（三）CCMD－3 兼用症状分类和病因病理分类方面，例如器质性精神障碍、精神活性物质和非成瘾物质所致精神障碍、应激相关障碍中的某些精神障碍按病因病理分类，而"功能性精神障碍"则采用症状学的分类。

CCMD－3 将精神障碍分为 10 大类：

0. 器质性精神障碍［F00－F09，表示 ICD－10 编码，以下均与此相同］

1. 精神活性物质所致精神障碍或非成瘾物质所致精神障碍［F10－F19；F55］

2. 精神分裂症和其他精神病性障碍［F20－F29］

3. 情感性精神障碍（心境障碍）［F30 – F39］

4. 癔症、严重应激障碍和适应障碍、神经症［F44；F43；F40 – 49］

5. 心理因素相关生理障碍［F50 – F59］

6. 人格障碍、习惯与冲动控制障碍和性心理障碍［F60 – F69］

7. 精神发育迟滞与童年和少年期心理发育障碍［F70 – F79；F80 – F89］

8. 童年和少年期的多动障碍、品行障碍和情绪障碍［F90 – F98］

9. 其他精神障碍和心理卫生情况［F09；F29；F99］

三、主要精神障碍的异同

（一）精神分裂症和其他精神病性障碍

在 CCMD – 2 – R 中，精神分裂症的病程标准为 3 个月，这与 ICD – 10 中 1 个月的诊断标准不一致。当时 CCMD – 2 – R 工作组认为，由于在部分不发达地区存在着对于精神分裂症过度诊断的情况，1 个月的病程不足以把急性短暂性精神病排除在外，延长病程可以避免这一情况。然而，病程的不一致性造成研究方面的困难，如发病率和疗效的对比研究。CCMD – 3 工作组认识到这一点，同时根据现场测试和随访结果，确定精神分裂症的病程标准为 1 个月。

DSM – 5 要求精神分裂症的病程是 6 个月，与 CCMD – 3 不同，但是症状至少要持续 1 个月。DSM – 5 取消了 DSM – 4 – TR 关于精神分裂症亚型的划分。DSM – 5 制定组认为有些症状的特异性差，而且信度不高，因而不再强调这些症状。精神分裂症的 A 项诊断标准不再强调怪异的妄想和 Schneider 的一级症状中的幻听，诊断精神分裂症均需符合 A 项诊断标准 ≥ 2 个症状，且个体必须符合妄想、幻觉、言语紊乱 3 个阳性症状中的至少 1 个。对于妄想性障碍，A 项诊断标准也删除了"妄想必须是非怪异的"这一要求。

急性短暂性精神病的发病率和特征由于文化的不同而各异，但缺乏系统的研究。在我国，这一类精神障碍中最具有文化特点的是旅途性精神病。它在我国 20 世纪 80 年代民工大潮中高发，归属曾存在争议。CCMD – 2 – R 中首次出现了旅途精神病的诊断名称，并将其归于短暂精神病性障碍一章。CCMD – 3 中改为旅途性精神病，增加了相应的症状标准。然而 ICD –

10 并没有将旅途性精神病作为一个单独的诊断，而是把它归入急性短暂性精神病中。就国内文献来看，多数学者倾向于保留这一诊断。吴文源等研究表明，从疾病发病形式、临床特点来看，有必要确定旅途精神病在国内分类中的地位。张迪然等指出，旅途精神病是符合我国国情的疾病诊断，大部分患者发病时作案，因此在司法精神病学鉴定中尤为必要。Lee 等也认为，确定旅途性精神病为独立的诊断有助于司法精神病学的工作，同时加强了对其预防的研究和政府部门对改善乘车条件的投入。但周志壮等一项随访研究发现，15 例旅途精神病患者按 CCMD－3 标准再次诊断，全部修改了诊断，因此作者提出旅途性精神病能否成为独立的疾病单元值得商榷。

（二）心境障碍

CCMD－3 心境障碍这一部分基本照搬了 ICD－10，仅有个别差异，如根据我国实际情况保留复发性躁狂症以及不采用中度抑郁的分类概念。抑郁发作在 CCMD－3 中，仅分为轻度和重度抑郁症，后者根据有无精神病性症状再分。在 ICD－10 中，分为轻度、中度和重度 3 种形式，并在前两种形式中再分不伴或伴躯体症状。在病程标准上，CCMD－3 将 CCMD－2－R 中的 4 周改为 2 周，这与 ICD－10 保持了一致。之前 4 周的标准与国内相对严格的诊断要求部分相关。当时学者们认为，由于中国近代历史上战争、动乱和社会快速变化等情况，2 周的抑郁症状难以和社会原因造成的痛苦区分。

值得一提的是，CCMD－3 首次把曾归属于神经症的抑郁性神经症纳入心境障碍，归为"恶劣心境"一项，这与 ICD－10 的分类统一。国内一些研究也认为抑郁症和抑郁性神经症实际上是一个亚型。此外，CCMD－3 工作组对 35 例抑郁性神经症患者进行了为期 1 年的前瞻性随访，研究结论支持 ICD－10 的分类方法。但也指出由于样本较小，观察时间较短，而有待于进一步研究。

复发性躁狂症在 CCMD－3 中予以保留，而 ICD－10 将首次诊断为躁狂发作，再次出现躁狂发作的情况诊断为双相情感障碍。国内学者在 20 世纪 90 年代进行了系列的研究，发现我国确实存在复发性躁狂症状。例如，徐文炜等对 24 例单相躁狂患者进行了 8～10 年的随访研究，结果发现 18 例患者仍保留原诊断。CCMD－3 工作组对复发性躁狂症患者的 3 年随访结果表明，该诊断稳定性高，故 CCMD - 3 继续保持其分类学地位。但也指出，随着随访时间的延长，出现抑郁发作的可能性增大，因此需要进一步长期的观察。然而，从文献来看，近 10 年国内缺乏这方面的研究。

DSM - 5 将 DSM - 4 - TR 中 "心境障碍" 拆分为 "双相障碍与其他相关障碍" 和 "抑郁障碍" 两个独立章节，并对 "抑郁障碍" 进行了扩充，加入了新的抑郁障碍类型，如破坏性情绪失调障碍、月经前期烦闷障碍（存在于 DSM - 4 - TR 的附录 B 中）、持续性抑郁障碍（包括慢性抑郁症和恶劣心境）等。为了提高某些障碍诊断的准确性或便于早期发现，确保患者得到更好的照料，某些症状标准被删除或者适当降低。躁狂和轻躁狂的 A 项诊断标准强调了活动、精力和心境等方面发生的变化。

（三）癔症、应激相关障碍、神经症

神经症这一类障碍异质性高，国际上的分类也在不断地变化中。在 DSM - 4 中，神经症、神经症性这类术语已不再存在，而 ICD - 10 也不再把神经症作为一个主要的分类结构，仅偶尔使用。CCMD - 3 基于现场测试结果和神经症这一术语便于叙述和归纳，故仍作保留。

许又新指出我国医生（包括精神科和非精神科的）迄今仍普遍使用神经症这个术语和概念。国外一些学者也认为神经症的概念有它的临床效度，是一组与环境应激因素和人格特质相关的焦虑、抑郁综合征。

DSM - 5 将 DSM - 4 - TR 的 "焦虑障碍" 拆分、重组为 "焦虑障碍"、"强迫障碍与其他相关障碍" 和 "创伤和应激相关障碍"。DSM - 5 的 "焦虑障碍" 一章不再包括强迫症（归入在强迫障碍和相关障碍章节中）和创伤后应激障碍、急性应激障碍（归入在创伤相关和应激相关障碍中）。DSM - 5 的 "焦虑障碍" 一章除包括社交焦虑障碍（社交恐惧）、惊恐发作、广泛焦虑障碍、广场恐惧等障碍外，还纳入了分离性焦虑障碍和选择性缄默症等新的类型。由于相当一部分广场恐惧的患者并未伴有惊恐症状，因此将惊恐障碍伴广场恐惧、惊恐障碍不伴广场恐惧、广场恐惧不伴惊恐障碍史等诊断，更改为独立的惊恐障碍和广场恐惧两类，并允许共病。DSM - 5 将 DSM - 4 - TR 中描述惊恐发作不同亚型的复杂术语（如情境相关的、情境诱发的、不可预期的等）更改为 "不可预期的惊恐障碍" 和 "可预期的惊恐障碍"。"强迫障碍与其他相关障碍" 一章不仅包括 DSM - 4 - TR 中的强迫障碍，还包括躯体变形障碍、囤积症、撕皮症等，

拔毛癖也从 DSM - 4 - TR 的"未列入其他分类的冲动控制障碍"一章中移入"强迫障碍和其他相关障碍"一类中。"创伤和应激相关障碍"一章不仅包括 DSM - 4 - TR 中"焦虑障碍"一章中的急性应激障碍和创伤后应激障碍以及 DSM - 4 - TR 的"适应障碍"一章中的适应障碍,还列入了新的诊断,如反应性依恋障碍、去抑制型社交障碍等。DSM - 5 中急性应激障碍的应激源标准(A 项诊断标准)要求患者清楚直接经历的、目击的、间接体验的创伤性事件,删除了 A2 标准(主观体验标准)。急性创伤后的反应具有异质性,只要个体符合闯入、负性心境、解离、回避、唤醒这五类14 条症状中的任意 9 条,就可诊断为急性应激障碍。同样,创伤后应激障碍(PTSD)的应激源标准也要求患者清楚体验到创伤性事件,同时也删除了 A2 标准。PTSD 的症状群设为 4 个:再体验、唤醒、回避、认知与情绪持续的负性改变。

ICD - 10 和 DSM - 5 中已没有"癔症"这一术语,而使用"分离(转换)障碍"一词。CCMD - 3 根据我国实际情况,保留癔症的名称,同时把它从原来的神经症中分出来单列,以使神经症的概念与涵盖内容更趋完善。国内 20 世纪 90 年代关于神经症各亚型构成比的 10 年前后变化调查表明,癔症的构成比在下降。另一项神经症流行病学调查也提示癔症患病率在下降。但近 10 年国内未再见这方面的相关研究。这一节障碍中最具文化特点、也最具争议的应属神经衰弱。Lee 等关于社会文化因素对于我国神经衰弱分类影响的研究表明,它共可分为 3 个时期:改革前期(1980 年前),神经衰弱的诊断普遍,许多焦虑和心境障碍被归为这一诊断;改革期(1980 ~ 1995),DSM - 3 的引进和 Kleinman 在湖南的研究逐步改变了国内精神科医师对神经衰弱的概念;改革后期(1995 年后),国内精神科医师很少使用神经衰弱这一诊断。这一现象一方面体现了 DSM 诊断系统的全球影响力,另一方面说明 DSM 对地区诊断系统中具有独有文化特色的考虑缺失。也有学者指出,如果将一种文化的诊断标准或概念照搬到另一种文化中去而没有考虑到其语境的有效性,这是非常不合适的。

ICD - 10 和 CCMD - 3 中都存在神经衰弱这一诊断,但前者中的定义更为严格,需要疲倦感作为核心症状。但有研究表明中国神经衰弱患者的核心症状为失眠和头痛,而疲倦感只是附加症状。此外,石华孟对符合 CC-MD - 2 - R 神经衰弱诊断标准的患者 10 年后进行随访,经 CCMD - 3 重新诊断后，结果发现诊断改变为41%，其中31%改变诊断为躯体形式障碍。

文化相关综合征在国际性的诊断系统中始终存在着争议，在 ICD－10 与 DSM－5 中，没有列出这一分类，但在 CCMD－3 中予以列出，称之为"与文化相关的精神障碍"，其中最具有我国文化特色，并在国内研究较多的是气功所致精神障碍。国内文献报道以回顾性总结分析为主，发现这类患者的精神障碍可分为 4 类：分裂样、神经症性、癔症性和情感性精神障碍。多篇研究报道支持该障碍的分类学地位，认为可将它视为我国特殊文化传统与观念体系相关的一种"文化性精神障碍"。但也有研究认为，气功操作不当在该障碍中仅是诱因，其人格偏差是发病的主要因素，故不支持把它作为单独的疾病单元分类。不少随访研究中发现，改变原有诊断的情况并不少见，比率为 10%～50%。

（四）其他精神障碍

CCMD－3 中进食障碍的分类和诊断标准与 ICD－10 中的基本类似，但后者的亚型分类更详细。有学者指出，神经性厌食诊断中体质量减轻标准为"低于期望值 15% 以上的水平，或者 Quetelet 体质量指数为 17.5 或更低"，其计算结果不一致，容易带来某些情况下诊断的混乱。并建议使用 Quetelet 体质量指数低于 16 可能更加合适。

DSM－5 去除了神经性厌食症的"闭经"标准；神经性贪食症和暴食症诊断标准将贪食及不适当的代偿行为的频率或者反复发作的暴食频率从"6 个月内至少每周 2 次"改为"3 个月内至少每周 1 次"。喂养和进食障碍中增加及明确了暴食症。DSM－5 不要求像 DSM－4－TR 一样列出 5 轴诊断，而将轴Ⅲ与Ⅰ、Ⅱ合并，轴Ⅳ建议仍然使用 ICD－10 的方法，轴Ⅴ建议使用 WHODAS。由此看来，DSM－5 要求列出精神障碍名称、障碍严重程度以及对产生影响的心理社会因素，那么对精神障碍严重程度的判断显得愈加重要。DSM－5 对症状严重程度判断基于评估，所以比其他版本更强调对量表和问卷的运用。

人格障碍在国内并不是常见的诊断，其中原因可能与之前人格障碍被认为是道德问题而不是医学问题有关，同时缺乏操作性诊断标准也不利于人格障碍的确认，此外也与国内采用的是等级诊断，而非 DSM 系统的多轴诊断有关。除边缘性人格障碍之外，CCMD－3 人格障碍的类型基本与 ICD－10相同。由于当时 CCMD－3 工作组认为将冲动性和情绪不稳定医学化，会导致不必要的社会问题，所以未将边缘性人格障碍纳入。近10多年来，随着 DSM 系统轴Ⅱ概念和与之配套量表的引进，国内研究支持人格障碍在我国人群中的适用性和医学地位。

同性恋这一诊断在 CCMD-3 中予以保留，并强调个体为此感到焦虑、抑郁和内心痛苦，试图寻求治疗加以改变。ICD-10 中相对应的称之为"自我不和谐的性取向"。在 DSM 诊断系统中，已没有同性恋的诊断，这与来自同性恋团体的政治压力有关。

四、问题与展望

Sartorius 曾指出，分类是从某一时点看世界。也有学者们认为，国际性的分类不应该取代或代替地区性的分类，因为后者在地区性的背景下有着重要的价值。通过比较，我们可以发现 CCMD-3 正在与国际诊断系统接轨以及后者对我国诊断系统的影响，如精神分裂症和抑郁发作的病程标准、抑郁性神经症纳入心境障碍、神经衰弱的转变等，但 CCMD-3 同时也保留了自己的地区特色，如保留复发性躁狂症、神经症、癔症和同性恋，增加旅途性精神病、与文化相关的精神障碍等。此外，我们也发现，对于保留和增加的某些诊断，近10年来缺乏相应的研究，如长期随访研究、样本量大的前瞻性研究等，在将来国内诊断系统的修订过程中，这些诊断在其中的地位值得进一步探讨和研究。

第三章　精神分裂症

一、概述

精神分裂症是一种复杂、难治、易复发的重度精神疾病。多起病于青壮年，常有特殊的思维、知觉、情感和行为等多方面障碍，患者的精神活动与环境不协调，一般无意识及智能障碍，病程多迁延。德国精神病学家Kraepelin 最早开始研究其精神症状学，认为是一种独立的疾病，命名该疾病为"早发性痴呆"。瑞士精神病学家 Bleuler 指出该病的核心问题是人的精神分裂，认为其核心症状为 4A 症状：联想障碍（association disturbance）、情感淡漠（apathy）、意志缺乏（abulia）和内向性（autism），从而提出沿用至今的新命名"精神分裂症"。

二、流行病学

因精神分裂症在临床上无确切可靠的早期诊断工具，也无特异性的早期症状，因此获得准确的精神分裂症发病率比较困难。WHO 发布的精神分裂症发病率结果显示：不同国家、地区人群中精神分裂症发病率相近，其中加拿大温哥华地区精神分裂症发病率相对比较低为 0.04‰，印度马德拉斯地区相对较高为 0.58‰。在 18 个国家 20 个中心历时 20 多年的国际精神分裂症试点调查资料发现一般人群中精神分裂症发病率在 0.2‰ ~ 0.6‰，平均为 0.3‰。

三、生物学机制

（一）遗传学

流行病学研究认为精神分裂症是一种典型的复杂性遗传疾病，病因受到遗传因素和环境因素的共同影响，家系研究、双生子研究及其他相关研究结果表明遗传因素对精神分裂症的影响大约占 70% ~90%，因此从遗传学角度研究精神分裂症对疾病的诊断及治疗有重大意义。精神分裂症患者亲属患病率是一般居民的 6.2 倍，若患者的血缘关系越是靠近，其患病率就越高。患者一级亲属的患病率是 4% ~14%，为正常人群的 10 倍。如双亲均患病，其后代患病风险大约为 50%。与正常人群相比，患者二级亲属的患病风险高出 3 倍。此外，有研究发现精神分裂症患者中单卵双生子与双卵双生子相比，其同时患病率更高。双生子研究显示发病风险关系为：三级亲属（2%）＜二级亲属（4.25%）＜一级亲属（11%）＜同卵双生子（48%）。同卵双生子在不同的家庭进行抚养，患病的一致性仍然平均保持为 46%；但在异卵双生子中患病的一致性仅为 14%。一些学者通过寄养子女研究发现与正常人的子女寄养相比，精神分裂症患者的子女寄养成年后患病率更高。

目前，双生子、寄养子女、家系以及流行病学研究结果均已证实精神分裂症属于复杂的多基因遗传病，而其主效的易感基因至今未能发现。随着当前数据处理信息化程度的提高和分子生物学技术的进步，疾病的分子遗传学研究已步入一个全新的阶段。2011 年美国学者在《nature》上提出精神分裂症并不是一种纯粹的遗传性疾病，超过 50% 的患者发病可能由自身基因突变所致。通过对精神分裂症患者的全基因组进行研究发现有 7 个与该疾病相关的基因位点，其中有 5 个基因位点（1P21.3，2q32.3，8P23.2，8q21.3 和 10q24.32－q24.33）是首次确认；而双相性精神障碍的全基因组关联研究则确认了 4 个与此病相关的基因位点。研究者们进一步比较了这两次的研究结果发现有 3 个基因位点与这两种疾病都有关联，这表明精神分裂症和双相性精神障碍之间存在遗传重叠。这些研究结果均表明精神分裂症的病因与基因的多态性存在很大的相关性。

全基因组关联研究（GWAS）是在整个基因组水平研究 DNA 的变异，包括单核苷酸多态性（Single Nucleotide Polymorphisms，SNP）和拷贝数变异（Copy Number Variation，CNV）等，以发现低致病风险的常见等位基因。它结合了关联分析检测微效基因的效力强度以及连锁分析可以对发病机制不明的疾病进行染色体粗略定位的优点，目前已广泛应用于复杂遗传疾病的研究。国际精神分裂症联盟应用全基因组 SNP 研究来验证精神分裂症多基因遗传模型假说，研究显示约有 37000 个 SNPs 可能与精神分裂症有关，充分支持该模型假说。在包含了 8008 名患者及 19007 名对照的 Meta 分析显示染色体 6p22 上一个 209kb 区域内的 7 个 SNP 与精神分裂症相关，增加疾病风险 10% ~30%。2013 年发表在《Lancet》上的文章对 33332 名患者和 27888 名对照组的全基因组单核苷酸多态性分析发现精神分裂症与双相障碍、重症抑郁发作、注意缺陷多动症、孤独症存在 4 个位点的单核苷酸多态性变异，分别是染色体 3p21、10q24 和 L 形电压门控钙通道亚基 CACNA1C 和 CACNB2。

（二）表观遗传学

流行病学研究表明个体基因和环境因素共同构成精神分裂症的病理生理学基础。基因和环境的相互作用可能在疾病的发生中发挥重要的作用。表观遗传学的概念由 Waddington 提出，主要研究不涉及 DNA 序列突变的可逆性、可遗传性基因功能调控，这种调控主要通过 DNA 甲基化状态、组蛋白修饰的改变及非编码 RNA 的作用而实现。表观遗传机制对于阐明环境对精神分裂症的作用来说是个很有吸引力的分子假说。

1. DNA 甲基化

DNA 甲基化是一种直接的 DNA 共价修饰，其中至少有 3 个被编码的酶，称为 DNA 甲基转移酶（DNMTs），其催化一个 CH3 到 5 - 嘧啶环的胞嘧啶（C）残基上。胞嘧啶紧接一个能被甲基化的鸟嘌呤（G），以及使两者相连的磷酸酯键（p），这些 CpG 二核苷酸序列，通常在基因调控区域内和周围被成簇的发现，被称为 CpG 岛。在哺乳动物基因组中约有 4 万个 CpG 岛，它通常位于基因启动子的第一个外显子区。健康人基因组中，CpG 岛中的 CpG 位点通常处于非甲基化状态，而在 CpG 岛外的 CpG 位点则通常是甲基化的，这种甲基化的形式在细胞分裂的过程中能够稳定地保留。同时甲基化状态的改变与基因点突变、基因缺失及基因表达异常的发生密切相关。在调控区域内的 DNA 甲基化，通常与抑制基因的转录有关。总之，这些因素使染色质结构紧凑，限制转录机制的进行，反过来抑制基因的转录。但是，重要的是要注意围绕基因启动子的 DNA 甲基化，它通常与转录抑制有关。最近的研究表明 DNA 甲基化也可以与转录激活相关。

2. DNA 甲基化在精神分裂症中作用

越来越多的证据表明 DNA 甲基化在精神分裂症的 γ - 氨基丁酸（GA-

BA）能神经元功能障碍中起作用。一项前瞻性研究表明精神分裂症尸检个体中皮质和海马 GABA 能神经元 RELN 和 GAD1 基因都下调。从那时起，RELN 和 GAD1 表达（mRNA 和蛋白）减少在尸检研究中一直是最一致的发现。同样也有报道称在精神分裂症患者的大脑皮层中 DNMT1 mRNA 和蛋白水平显著增加，而与这些增加相对应的是 RELN 和 GAD1 的缺乏。类似的结果也出现在基底节 GABA 能神经元，这些转录产物的下调最有可能是由于基因启动子甲基化。

目前研究最广泛的是发生在外显子 1 的 5-羟色胺 2A 受体（HTR2A）多态性，它是在 102 位点的一个同义的 T/C 改变（102T/C）。在高加索和日本的研究中，有一些是 HTR2AC102 等位基因与精神分裂症有关联的发现。中国的尸检样本研究显示精神分裂症 HTR2AT102 等位基因出现频率增加，这可能是连锁不平衡中带有 102T/C 的一个不同 SNP 导致的。有报道 HTR2AC102 的表达水平在颞叶皮层是减少的，研究表明在有 HTR2AC102 等位基因的个体中，死后大脑和血小板受体结合减少。最近有研究发现 HTR2A 的两个多态性位点有甲基化的 CpG 位点。第一个位点在 102T/C 的 SNP，第二个位点在 1438A/G 的 SNP 基因启动子上。已发现 HTR2AC102 等位基因的甲基化与 DNMT1 表达水平有关。但是，在一项尸检研究中报告 HTR2A 甲基化在对照组和分裂症患者之间无差异。精神分裂症中表观遗传变异和 HTR2A 印记还没有得到广泛的验证。

儿茶酚氧位甲基转移酶（Catechol-O-MethylTransferase，COMT）有两种亚型：一种膜结合 COMT（MB-COMT）和一种可溶性 COMT（S-COMT），每个都有自己的启动子。与有 Met158 纯合子个体相比，COMTVal158 纯合子受试者表现出前额叶认知功能受损。在尸检脑的 COMT 的 DNA 甲基化分析研究中，发现 MB-COMT 的启动子被甲基化，这种 COMT 亚型主要负责大脑中多巴胺的代谢。MB-COMT 基因的启动子甲基化在精神分裂症患者和双相障碍患者中比正常对照组减少约 50%，尤其在左侧额叶。而且，MB-COMT 基因表达在精神分裂症和双相障碍患者中比对照组增加，而有 Val158 等位基因的个体有较低的 MB-COMT 启动子甲基化水平。

BDNF 基因是一个已知的在认知中发挥重要作用的基因，而这种基因的异常调节与认知水平以及精神障碍的病因和发病机制有关。最近提出

DNA 甲基化作为一种刺激性的分子机制在中枢神经系统中作用于 BDNF 转录的持续调控而介导突触的可塑性和记忆的形成，DNA 甲基化在活性 – 依赖性 BDNF 基因调控中发挥作用。另外，在恐惧学习中会发生 BDNF 启动子或基因内区段 DNA 甲基化水平改变。

已有少量的研究关注在精神分裂症中是否有 BDNF 的 DNA 甲基化改变。尸检报告表明在精神分裂症患者的前额叶皮层和海马中，BDNF 蛋白和 BDNFmRNA 水平均减少。DNA 是否甲基化与 BDNF 基因异常调控之间的机制还不是很明确。但是，一项最新研究发现 DNA 甲基化和 BDNF 基因型之间存在一个非同义 SNP（rs626 或 Val66met）上有关联的适度证据，这个 SNP 影响外显子的 CpG 位点。

3. 组蛋白修饰

在细胞核中，DNA 缠绕在由 4 种不同组蛋白组成的一个八聚体上（H2A、H2B、H3 和 H4），用 H1 作为连接蛋白，组蛋白尾部的氨基酸残基被共价修饰。根据氨基酸残基修饰，可能对基因转录有不同的影响。到目前为止，与精神分裂症中 DNA 甲基化相比，对组蛋白修饰了解很少。在 2005 年，一项研究首次证明组蛋白修饰与精神分裂症有关。研究者在额叶皮层样品的一小部分中发现精神分裂症患者与正常对照组相比有明显较高的染色质相关的 H3 甲基化（在第 17 位精氨酸上）。这种开创性的研究为精神分裂症的组蛋白修饰提供了证据。进一步研究显示精神分裂症患者的前额叶皮质有 H3 的第 4 和第 27 位赖氨酸甲基化和 HDAG 表达增加。大部分关于基因活性的组蛋白调控是来自于学习和记忆领域的研究，在基因启动子区域的组蛋白修饰对于成人中枢神经系统的转录调控来说是一种重要的控制机制。目前的假说认为翻译后组蛋白的修饰能改变基因启动子区域的染色质结构，并随后应对环境控制基因转录。组蛋白修饰也可能有助于与精神分裂症有关基因的异常调节。

显然，表观遗传机制不仅提供了联系大脑功能和行为变化的分子机制，而且也对成人中枢神经系统应对环境变化的反应作出了解释。因此，精神分裂症的表观遗传作用已成为一个有吸引力的重要研究领域。

（三）microRNA 研究

精神分裂症是一种涉及神经回路和突触功能失调的复杂神经精神紊乱性疾病。后转录基因和相关 microRNA 在神经网络构型中可能是重要的调节因子，microRNA 在脑部有大量表达，在神经细胞的增殖、发育、分化、凋亡以及突触塑形过程中发挥着重要作用，影响大脑的发育和功能。

1. microRNA 在精神分裂症患者中的异常表达

用多种微阵列基因芯片和逆转录定量多聚酶链反应（RT - qPCR）技术分析发现精神分裂症尸检脑组织中存在多种异常表达的 microRNA，用 miRBasev7.0 对死者脑颞上回的研究中发现精神分裂症患者的 miR - 181b 和 let - 7b 表达显著增高。在体外细胞 microRNA 的转染实验同样也证实了 miR - 181b 对这两种基因的抑制作用。在精神分裂症中 miR - 181b 水平的改变可能是脑皮质基因表达失调的一个重要因子。

在外周组织如淋巴细胞或者血液中也可检测到 microRNA 的特异性表达。在肿瘤的临床分类中外周 microRNA 是一个有用的生物标志物，甚至比 mRNA 更具预测性意义。有研究者对 112 例精神病患者和 76 例无精神病症状者外周血单个核细胞研究发现 83 种 microRNA 在精神分裂症患者中表达明显降低，其中包括来自染色体 14q32 上密切表达 DLK1 - DIO3 区单个嵌入点转录的绝大部分 microRNA。这表明外周血单个核细胞 microRNA 特征谱可能为精神分裂症诊断的生物标志物。

2. microRNA 在精神分裂症中的异常调节机制

microRNA 有潜在处理调节数百种靶基因的能力，其系统紊乱或异常具有实质性临床意义，特别是这种异常发生在中枢神经系统的发育期间。尽管对精神分裂症发病机制尚不明确，但从以上脑组织及外周异常表达的 microRNA 分析表明 microRNA 转录后的调控功能失调与该疾病的发生和发展都有密切联系。microRNA 的生物学通路会影响基因的大量变异和多态性，可能会在精神分裂症中表达，这与神经行为改变相关。由于 microRNA 本身广泛地受逆转录调节，而且对其生物学通路的改变敏感，所以 microR-NA 细胞内合成过程异常或突变都将导致神经性疾病包括精神分裂症的病理生理学改变。

（四）神经营养假说

神经营养因子在神经发育和脑可塑性中起重要作用，神经营养因子活性的改变可能导致脑发育过程中皮质环路和突触传递的异常改变，这将可能导致神经功能障碍，导致潜在的精神疾病如精神分裂症的发生。其中，脑源性神经营养因子（Brain Derived Neurotrophic Factor，BDNF）和胶质细胞源性神经营养因子（Glial cell line – Derived Neurotrophic Factor，GDNF）在神经精神疾病中研究较为广泛。

1. BDNF 与精神分裂症

BDNF 在中枢神经系统中表达最为广泛，分布于中枢神经系统的神经元细胞体、轴突和树突，尤其海马部位分布较多。一项尸检研究比较了 18 个精神分裂症患者和 36 个正常对照者，发现海马和前扣带回皮质的 BDNF 水平升高，但在前额叶和枕部皮质没升高。但也有研究发现 BDNF 蛋白水平在精神分裂症患者的前额叶皮质水平较低。海马区 BDNF 水平的研究结果也不一致。有研究发现在海马神经元的细胞膜 TrkB 免疫反应产物正常人较精神分裂症患者多。用 ELISA 方法发现新皮质的 BDNF 水平升高，海马区 BDNF 水平下降，在扣带回和丘脑 BDNF 水平无差别。也有研究对脑脊液中的 BDNF 作了检测，发现急性和慢性精神分裂症的脑脊液中 BDNF 蛋白表达减少。还有证据表明 BDNF 转录水平发生改变。研究发现精神分裂症患者大脑的背侧前额叶皮层（DLPFC）和海马区的 BDNFmRNA、BDNF 蛋白和 TrkBmRNA 较对照组降低。这些研究表明精神分裂症患者 BDNF 和它的受体在转录和翻译调控过程中发生改变。然而，由于这些数据的大部分来自服药患者的死后脑组织，因此不能明确这些观察到的变化是基本病理过程所致或实际上是精神药物治疗的结果。为了阐明这些发现是否也出现在临床患者中，因为脑中海马区神经营养因子水平最高，一些学者研究了血清 BDNF 水平与海马体积间的关系，研究发现精神分裂症患者的海马体积减小与 BDNF 水平降低相关。在老年患者中也有类似发现，随着海马体积的减小，血清 BDNF 水平降低，记忆力减退。

BDNF 能穿过血脑屏障，血液中的水平能反映中枢神经系统中的水平。通过 Meta 分析发现服药和未服药的精神分裂症患者血清和/或血浆 BDNF 水平降低。而且，Meta 分析显示精神分裂症 BDNF 降低与年龄或病程相关，而与用药剂量无关。经抗精神病药物治疗后，血浆中降低的 BDNF 可得到升高，而血清中的不能升高。一项对 250 例中国住院精神分裂症患者的研究发现 BDNF 与重复性成套神经心理状态测验（RBANS）的即刻记忆因子分有关，提示具有较高 BDNF 水平的慢性精神分裂症患者认知功能保存相对较好，BDNF 水平与认知损害呈负相关。BDNFmRNA 和蛋白水平在精神分裂症患者死后脑组织以及临床患者的血浆、血清和脑脊液的一致表达，表明它可能是精神分裂症的一种有用的生物学标记物。

2. GDNF 与精神分裂症

GDNF 对多巴胺（DA）能神经元有特异性营养作用，是一种有效的DA 能神经营养因子，而精神分裂症患者与 DA 系统功能异常密切相关，因此 GDNF 的异常可能与精神分裂症密切相关。抗精神病药物（包括第一和第二代的抗精神病药物）可以增加 C6 神经胶质瘤细胞 GDNF 分泌，提高 GDNFmRNA 和 GDNF 蛋白表达的水平。在意大利精神分裂症患者中发现 GDNF 基因的 3' UTR 区（AGG）n≥15 的等位基因是精神分裂症发病的保护因素，而 GDNF 基因的 rs4739217 多态性与精神分裂症患者的迟发性运动障碍发生有关联。GFRAs（GDNF 和酪氨酸蛋白激酶的共同受体）基因的多态性影响氯氮平对难治性精神分裂症患者的治疗效果，并且可能与精神分裂症的发病有关。但是，也有相关研究报道 GDNF 基因的多态性与精神分裂症之间无明显的相关性。

有研究分别比较了抑郁症、躁狂症、精神分裂症、强迫症患者中血清 GDNF 的水平，发现和正常人相比，躁狂症患者血清 GDNF 水平升高，而精神分裂症患者降低，这说明 GDNF 在不同的精神疾病当中有不同作用机理，精神分裂症患者 GDNF 水平下降提示其蛋白分泌减少与 DA 能神经元损伤有关。有报道显示病情稳定的精神分裂症患者血清 GDNF 水平和健康对照组之间没有显著差异，可能是因为抗精神分裂症药物诱导受损的星形胶质细胞内信号传导，从而增加 GDNF 分泌，加强对 DA 能神经元的营养支持作用。

GDNF 对海马的神经再生起重要作用，注入 GDNF 能增加海马神经再生。动物研究显示 GDNF 对认知能力有影响如学习和记忆，GDNF 突变小鼠显示异常海马突触传递和海马 CA1 区星形胶质细胞超表达，GDNF 能增强认知受损老龄大鼠空间学习和记忆性能。GDNF 杂合的突变小鼠水迷宫学习受损，在所有这些突变小鼠的大脑区域 GDNFmRNA 表达显著降低。这些研究结果提示精神分裂症患者的认知功能损害是否与 GDNF 水平低下有关。

（五）神经递质假说

1. 多巴胺（DA）功能亢进假说

这一假说的提出基于两个基本事实：一是中枢兴奋药物如多巴胺受体

的激动剂苯丙胺可以产生类精神分裂症的症状，并且苯丙胺可以使分裂症患者的病情恶化；二是大多数抗精神病药物的药理作用均和阻断多巴胺受体和拮抗多巴胺敏感性腺苷酸环化酶的功能有关。苯丙胺的药理作用是抑制中枢突触部位对 DA 的再摄取，使受体部位的 DA 含量增高。抗精神病药物是 DA 受体阻滞剂，其药理作用是通过阻滞 DA 受体的功能而发挥治疗效果。支持 DA 功能亢进假说的直接证据来自对患者 DA 受体的研究。有学者用 H‐spiperone 与患者脑标本的受体结合法，发现基底神经节和隔核 D2 受体数目增加，以后的研究发现 D2 受体数目与患者生前评定的阳性症状呈正相关，与阴性症状无关。高香草酸（HVA）是 DA 的代谢产物，有研究资料发现血浆 HVA 与患者精神症状呈正相关，精神症状较重者，血浆 HVA 水平较高。但亦有资料表明慢性精神分裂症血浆 HVA 较正常人低。

2. 5‐羟色胺（5‐HT）假说

该学说有两个主要依据：一是拟精神病药物 LSD‐25 在脑内直接作用于 5‐HT 神经元，使其放电减弱或停止，是 5‐HT 的拮抗剂，能在健康人身上引起一过性的类似精神分裂症的症状；二是非经典抗精神病药物的共同特点是除对 DA 受体有拮抗作用外，还对 5‐HT 的受体有很强的拮抗作用。5‐HT 通过作用于受体可以促进 DA 的合成和释放，5‐HT2A 受体拮抗剂可减少苯丙胺的作用。现有资料提示 5‐HT 可能与精神分裂症某些类型和症状有关。

3. 谷氨酸生化假说

这一假说的主要依据为：谷氨酸受体拮抗剂在人类可引起一过性精神症状，出现幻觉和妄想，亦能引起阴性症状。因此推测谷氨酸受体功能障碍在精神分裂症的药理生理中起重要作用。

（六）免疫学假说

越来越多证据表明免疫异常可能在精神分裂症的发病机制中起关键作用。研究显示在某些精神分裂症患者的脑脊液、神经组织和外周组织液中存在炎症反应和不同类型自身免疫反应相关的生物学指标异常，而一些自身免疫系统疾病患者发生精神分裂症的风险有所增加或可伴发精神症状。

1. 精神分裂症与感染

精神分裂症与感染的关系涉及以下几个方面：（1）出生季节。流行病学调查资料显示，精神分裂症患者多出生于晚冬和初春，由此推测季节变化相关因素（包括感染、营养、温度的变化以及外界的有害物等）可能对胎儿或婴儿造成损害，从而增加成年后患精神分裂症的风险。其中感染是最可能的因素，由于诸多感染性疾病具有季节性，精神分裂症患者出生的季节差异可能与胎儿发育的关键阶段母亲患了感染性疾病有关。（2）母孕期感染。诸多研究提示围产期或围产前期的病毒感染是精神分裂症发病的危险因素，感染微生物包括病毒和寄生虫。儿童期和发病前的病毒感染可能与精神分裂症的发病有关。

有学者报道精神分裂症患者血液或脑脊液中的一些抗病毒抗体显著增加，而且这些抗体浓度与阴性症状显著关联。进一步研究发现母孕期或发育期某些病毒感染（逆转录酶病毒、单纯疱疹病毒）可能导致大脑结构或功能损伤。单纯疱疹病毒感染与精神分裂症患者认知损害密切相关，认知损害出现在精神症状发作前，并且还可能会出现脑容量的变化。此外，还有研究显示弓形虫感染与精神分裂症的发病也有关，提出母孕期接触弓形虫是精神分裂症患病的危险因素之一。

2. 精神分裂症与自身免疫

（1）人类白细胞抗原（Human Leukocyte Antigen，HLA）

有研究显示 MHCI 类抗原中的 HLA - A9 抗原与精神分裂症相关；HLA - A2 在偏执型精神分裂症中增加，而且与抗 HLA 抗体的结合能被抗精神病药物所阻滞。HLA 和精神分裂症相关可推测精神分裂症可能存在免疫功能异常。但是，也有学者分别按临床分型、对抗精神病药物的疗效、侧脑室扩大程度等进行分组，均未发现 HLA 各类抗原在各组之间有显著差异。

（2）细胞免疫的研究

有报道显示精神分裂症患者外周 B 细胞数量增加或无变化，T 细胞增加、减少或与健康对照无差异。还有研究发现精神分裂症患者白细胞总数与症状的严重程度相关。动物实验结果表明成熟 T 细胞剥夺可导致啮齿类动物行为和认知功能异常，而补充 T 细胞可使这一异常逆转。在动物孕期给予非感染性免疫刺激可导致子代行为和学习功能障碍，而抗精神病药物的干预可纠正这些异常表现。

在细胞免疫通路中存在炎症前（T 辅助细胞 1 型，Th1）和抗炎症系统（Th2）之间的微平衡，这种微平衡由细胞因子调控。有学者认为精神分裂症存在 Th1 ~ Th2 的微平衡失调。诸多证据表明 Th2 系统活性增强（可能由病毒感染所致）和 Th1 系统活性减弱的免疫反应可能参与了精神分裂症的病理生理过程。

①Th1 系统异常与精神分裂症

Th1 主要分泌 IL - 1α、IL - 1β、IL - 2、TNF - α 和 IFN - γ 等。临床上应用 IL - 2 进行免疫治疗的患者可能会出现一系列的精神症状，包括幻觉、妄想、偏执、谵妄和退缩等。精神分裂症患者脑脊液中 IL - 2 水平显著增强，而且与精神病理症状相关，这与多巴胺功能亢进假说相符。由此推测精神分裂症患者在中枢神经系统水平存在细胞免疫功能异常，其原因为细胞因子大多为小分子，可顺利通过血脑屏障；精神分裂患者血脑屏障可能受损，T 细胞可顺利通过，直接参与中枢神经系统的免疫应答。有研究发现精神分裂症患者 IL - 2、IFN - γ 水平显著低于健康对照者，提示其自身免疫异常。另有学者报道首次发作、从未服药的患者外周血 IL - 2 水平显著降低，而且 IL - 2 与发病年龄呈明显正相关，与阴性症状呈明显负相关，这说明 IL - 2 水平降低不是由于药物治疗所造成，提示发病年龄早、IL - 2 水平低的患者可能是精神分裂症的一种亚型。与健康正常人比，药物治疗剂量稳定的精神分裂症患者的 IL - 2 水平显著高，而且 IL - 2 水平与思维形式障碍呈显著负相关。精神分裂症患者可能也存在血浆中可溶性 IL - 2 受体（SIL - 2R）水平增加、相关 T 辅助细胞被激活。

TNF - α 在炎症和免疫应答中起着关键作用。精神分裂症患者外周血清 TNF - α 水平显著增加，并与简明精神病评定量表总分和阳性症状评定量表总分相关联。TNF - α 可能会影响精神分裂症的前驱期、急性期、残留期症状以及患者对抗精神病药物的治疗反应，抗精神病药物治疗后精神分裂症患者增高的 TNF - α 水平降至正常，异常的 TNF - α 水平在精神分裂症的病因或精神病理症状中可能起重要作用。

②Th2 系统异常与精神分裂症

Th2 主要分泌 IL - 4、IL - 6 和 IL - 10 等。在起病早的精神分裂症患者脑脊液中 IL - 4 水平增加，但未服药与服药患者、疗效好与疗效差的患者以及与正常人之间血清 IL - 4 水平无差异。精神分裂症患者体内 IL - 6 水平明显增高，其中急性恶化患者的 IL - 6 水平比康复期患者明显增高，而且高水平的 IL－6 与疾病的病程和较差的疗效有相关性。但是，最近也发现首发未服药的精神分裂症患者血清 IL－6 水平低于健康对照。IL－10 能抑制外周和中枢的炎症反应，有研究报道精神分裂症患者脑脊液中 IL－10 显著增加，而且与阴性症状显著相关，使用氟哌啶醇治疗后，IL－10 水平与疾病严重程度仍显著相关。

（3）体液免疫的研究

①免疫球蛋白

有关精神分裂症免疫球蛋白的研究较多，包括检测血清及中枢神经系统中免疫球蛋白及其分型，但结果并不一致。有研究者发现精神分裂症患者血清中免疫球蛋白及其亚型增加，但也有不同的报道。在中枢神经系统中，对免疫球蛋白的检测结果也不太一致。最近发现精神分裂症患者外周 β2－微球蛋白显著升高，并与精神病理症状显著相关。

②抗脑抗体

在精神分裂症患者血清中存在抗脑抗体，并分离出一种因子，这种因子注射到猴及健康人体内，出现了类似精神分裂症的行为活动。有人认为这种因子是 IgG 的片段，并发现这种因子主要结合在隔区和基底区的尾状核上。应用交叉免疫电泳技术可检测到抗脑抗体，未经治疗的精神分裂症患者血清中的抗体会与猴隔区组织发生交叉反应。但是，也有研究者应用不同的免疫技术未能发现精神分裂症血清中抗脑抗体增加。国内有研究者使用 ELISA 的方法，发现精神分裂症患者血清抗脑抗体水平增加。

③抗核抗体（Anti－Nuclear Antibody，ANA）

服用氯丙嗪和其他抗精神病药物的精神分裂症患者会表现出 ANA 阳性，在服药的精神分裂症患者中 ANA 阳性率和滴度均较高，但未发现有抗 DNA 的抗体。ANA、抗－dsDNA 和抗－ssDNA 在精神分裂症患者及其一级亲属中出现频率均可能会明显增高，而且抗 DNA 的 IgM 在精神分裂症患者中更常见。

（七）影像学研究

因为大脑与精神医学的复杂性，精神疾病的病因与发病机制仍然是一个"谜"。最新的研究认为精神分裂症可能是表现为脑功能失调的一种神经发育性障碍，复杂的遗传危险因子与生物及环境因素的相互作用导致了该病的发生。神经影像学技术使精神疾病可以被作为神经系统的疾病来研究，而不是简单地被看作是单个神经递质数量与功能的改变。

1. 精神分裂症结构影像研究

1984 年 Smith 首次利用结构磁共振成像（sMRI）对精神分裂症患者的脑结构进行定量测量，从此精神分裂症神经生物学研究进入了一个崭新时代。精神分裂症的脑结构 MRI 研究有了一些重要发现，如脑室扩大和某些特定脑区的体积下降，尤其是额上回、颞叶内侧结构（杏仁核、海马和海马回）、前额叶和丘脑。

对精神分裂症不同疾病阶段的研究显示精神分裂症患者在刚开始发病时，海马、丘脑、左勾回/杏仁核区、双侧脑岛和前扣带回存在体积下降。在慢性精神分裂症患者皮质可观察到更广泛的体积下降，尤其是背外侧前额皮质的内侧和左侧，在颞上回也存在体积下降。但也有研究发现脑区体积增加，如首发精神分裂症大脑体积的增加，主要限于壳核部分，而慢性精神分裂症大脑体积的增加存在于整个背侧纹状体。这些增加不是遗传的，可能是抗精神病药物作用的结果。

VBM（Voxel Based Morphometry）分析技术研究发现颞叶和颞上回灰质密度下降。精神分裂症患者脑部的结构性 MRI 改变似乎出现在疾病发作时，这种变化可能是独立于药物的作用，而脑结构指标具有高度遗传性。ROI（Region of Interest）和 VBM 的 Meta 分析发现与正常对照组相比，精神分裂症患者亲属的局部和全脑体积下降。对处于高危的年轻人群随访研究发现杏仁核、海马和丘脑体积进行性下降。在超高危人群中，在转变为精神疾病的过渡阶段也存在相似的改变。超高危人群中转化为精神分裂症的人群与未转化为此病的人群相比，右前额皮质体积存在明显下降。这些结果提示处于基因遗传风险的人群在发展为精神分裂症的过程中脑部存在活动的疾病过程。

弥散张量成像（DTI）技术具有显示白质纤维束的独特功能，能通过各向异性分数（FA）对白质结构的完整性进行评价。DTI 研究发现与正常对照组相比精神分裂症患者 FA 值在前额白质、胼胝体压部、脑白质、前扣带回、左弓状纤维束、双侧扣带回、双侧的中间小脑脚均存在下降，但也有不一致的结果，如弓束和前扣带回的白质通路连接性也非对称性下降，可能是因为敏感性不同、应用测量技术的分辨率及易于受不同假象的影响。

2. 精神分裂症功能影像研究

功能磁共振成像（fMRI）技术在精神分裂症的病理生理研究中已得到了广泛运用。fMRI 主要是通过脑功能定位和脑功能连接两种方法来研究精神分裂症的脑功能异常。前者采用不同的实验范式给予被测试者刺激任务来观察和定位异常激活或负激活的脑区。而脑功能连接方法既可在任务刺激状态下分析某些特定脑区与其他脑区的功能连接性，也可在不受任务刺激影响的静息状态下分析精神分裂症患者固有的脑功能网络连接的异常。

（1）精神分裂症的大脑功能定位

认知障碍是精神分裂症的一个核心症状，而工作记忆是许多高级认知功能的基础，所以对精神分裂症患者的血氧水平依赖脑功能性成像研究多集中于工作记忆。测量工作记忆常采用 N－back 测验，主要对额叶、顶叶、颞叶、扣带回皮质，尤其是前额叶皮质形成有效刺激。

有学者提出了精神分裂症患者前额皮质功能障碍可能是工作记忆缺陷的病理基础，目前该理论已为众多研究证实。早期研究认为精神分裂症患者前额叶的功能低下，最近研究认为患者的前额叶激活程度不变甚至升高。有研究证实前额背侧核比腹侧核更多地参与了高级认知功能过程，精神分裂症患者存在着前额皮质受损并导致前额背侧核特化与整合功能受损、前额腹侧核代偿活动，在功能表现为工作记忆能力与执行认知功能下降。精神分裂症患者还显示出抑制和线索过程的执行困难，提示认知功能损害与顶叶有关。纹状体腹侧为大脑奖赏系统的中心区域，它的激活降低与未治疗精神分裂症患者阴性症状严重程度相关，此区域障碍可能导致了精神分裂症的部分阴性症状，而精神分裂症患者抽象学习的能力依赖纹状体功能的完整性。

针对特定精神症状的大脑功能定位研究发现有幻听症状的精神分裂症患者幻听严重程度与其在听外部语言时大脑语言皮层区后部活动呈负相关，显示精神分裂症患者幻听与外部语言加工竞争左颞上回颞叶皮层，幻听症状与大脑额颞叶功能联系减少有关。扣带回前缘激活与患者思维形式障碍严重程度呈正相关，在执行功能定位研究任务过程中，精神分裂症患者表现出语义记忆、语词工作记忆、矛盾发起与抑制所涉及的大脑区域的激活增加或抑制，具体到脑功能区分别是扣带回前缘双侧、颞枕联合、颞叶与海马旁皮质、右侧额下回、前额背外侧皮质激活增加，而顶叶激活降低，说明了语义记忆为思维形式的神经基础，语义记忆过程缺陷导致了思维形式障碍。

（2）精神分裂症的大脑功能连接

fMRI 功能定位研究已经证实了精神分裂症患者存在着多个脑区的激活异常，最近研究人员开始逐渐认识到这些功能异常的脑区之间的功能连接与精神分裂症关系的重要性。其中包括在静息状态与任务状态下两种研究方法，以后者的研究为多。

①精神分裂症静息状态下 fMRI 研究

精神分裂症存在脑区功能连接异常和区域异质性下降。一项研究利用静息状态 fMRI 方法比较 15 例患者与 15 例对照 116 个脑区的相关系数，发现全脑功能连接异常散在分布，这个结论支持精神分裂症可能由于广泛的大脑区域功能一体化破坏而致病的假说。针对特定脑区的分析又发现精神分裂症患者在静息状态下双侧前额背外侧皮质与顶叶、扣带回皮质后部、丘脑和纹状体的功能连接减少，而左侧前额背外侧皮质与左侧颞叶中后部、边缘旁小叶皮质的功能连接增加。利用区域一致性分析方法发现患者在静息状态下双侧额叶、颞叶、枕部皮质、小脑后部、右侧顶叶、左侧边缘叶均可见脑区异质性减低。也有学者对精神分裂症患者特定亚型进行研究，发现以原发性阴性症状为主的缺陷型精神分裂症患者在静息状态下存在左侧边缘叶、双侧额中回等脑区连接减弱。

但目前对"静息状态"的定义仍存在争议，因为受试者在"静息状态"下的认知活动情况难以确定，这种状态下患者情感和认知活动仍存在个体差异，这种不同可能造成相应脑区的不同功能状态。

②精神分裂症任务状态下 fMRI 研究

此类研究主要基于某种刺激或任务的研究手段，旨在探索精神分裂症患者某一方面功能缺陷的脑功能异常。精神分裂症患者左侧颞叶和左侧前额叶背外侧的相关系数明显减低并与幻听的严重度呈负相关，说明精神分裂症的额叶-颞叶功能连接减低可能与幻听有关，为额叶-颞叶连接异常可能是精神分裂症的症状学基础这一学说提供了有力支持。利用事件相关 fMRI 测量精神分裂症患者在词汇编码和提取时的脑激活模式，发现精神分裂症患者词汇编码时双侧前额叶激活缺陷、海马回激活升高，这种脑激活模式提示精神分裂症患者前额叶背外侧的颞叶边缘结构的功能连接异常。

小脑和丘脑构成的皮质－皮质下－小脑环路参与高级认知功能，精神分裂症的症状和认知缺陷与此信息处理通路紊乱有关。研究认为精神分裂症患者存在皮质－皮质下－小脑连接和小脑－丘脑连接减弱，而丘脑－前额叶（腹外侧和背外侧）皮质的连接增加；精神分裂症患者还存在双侧尾状核后部和苍白球及丘脑的显著激活缺陷，丘脑激活缺陷与尾状核后部及苍白球的激活缺陷相关，认为丘脑的激活异常是基底节的异常输出所导致；此外，额－纹状体－丘脑皮质回路功能异常与动眼运动障碍、基底核－丘脑回路功能异常与执行障碍的因果关系也得到了实验证实。

随着影像技术的发展与创新，神经影像研究将为探索精神分裂症神经生物病理性机制开辟一条新的有价值的途径。

四、临床表现

精神分裂症的临床症状多样复杂，几乎精神科的全部精神症状在该病的不同时期和不同类型中都可见到。精神分裂症的自身临床表现有其特征性，具有在思维、情感、行为意向的不协调和脱离现实环境的特点。

一般说来，精神分裂症的症状千奇百怪，在急性期主要的临床症状为幻觉、妄想和思维紊乱，这些症状常常被称为"阳性"症状。慢性期的主要临床表现为思维贫乏、情感淡漠、意向减退、动作迟缓和社会退缩，这些症状被称为"阴性"症状。在阳性与阴性症状评定表（PANSS）内，阳性精神症状分为7项：妄想、联想散漫、幻觉行为、兴奋、夸大、猜疑/被害、敌对性；阴性症状分为7项：情感迟钝、情感退缩、情感交流障碍、被动/淡漠社会退缩、抽象思维障碍、交流缺乏自发性和流畅性、刻板思维。阳性症状和阴性症状对精神症状的辨别和确认具有一定意义。

精神分裂症的临床症状从"过程"来看，可被描述为：认知过程、情感过程、意志行为过程、自知力等。从疾病的"不同阶段"来描述分为急性期和慢性期。这些描述都能将精神分裂症的特征性临床表现阐述清楚。

思维联想障碍在精神分裂症所有症状中是最令人费解的特征性症状。症状可出现在急性期、慢性期及残留期，但以急性期最常见，其特点是思维联想过程缺乏连贯性和逻辑性，患者在意识清楚的情况下，思维联想散漫或分裂，缺乏具体性和现实性。情感障碍表现情感淡漠、情感反应与思维内容以及外界刺激不协调，同样是精神分裂症的重要特征。最早涉及的是患者较细腻的情感如对同志的关怀、同情、对情人的体贴等。患者对周围事物的情感反应变得迟钝或平淡，对生活、学习的要求减退，兴趣爱好减少。随着疾病的发展，患者的情感体验日益贫乏，甚至对那些使一般人产生莫大痛苦的事件，患者表现淡漠，丧失了对周围环境的情感联系（情感淡漠），精神分裂症患者的情感平淡或淡漠，实际上是特征性的阴性症状之一。患者的活动减少，缺乏主动性，行为被动、退缩，即意志活动减退。患者对社交、工作和学习缺乏要求：不主动与人来往，对学习，生活和劳动缺乏积极性和主动性，行为懒散，无故不上课、不上班。另一部分患者在幻觉、妄想影响下，活动过度，四处奔波，行踪诡秘等。

在精神分裂症患者中各种感官的幻觉都可以出现，幻觉可相当的顽固，其特点是内容通常较荒谬并脱离现实。最常见的幻觉为听幻觉，主要是言语性幻听，具有特征性的是评论性幻听。精神分裂症患者的幻听与情感性精神障碍的幻听相反，通常与患者的情感不协调。妄想是精神分裂症的最常见症状之一，在部分病例中，妄想可非常突出，内容以关系妄想、被害妄想和影响妄想最为常见。精神分裂症的妄想具有以下特点：（1）内容离奇，逻辑荒谬，发生突然；（2）妄想所涉及的范围有不断夸大和泛化趋势或具有特殊意义；（3）妄想内容和患者利益休戚相关；（4）患者对妄想的内容多不愿意主动暴露，往往企图隐蔽它；（5）妄想具有时代特色，受到风俗文化的影响。由德国 Jasper 描述的原发性妄想几乎只见于精神分裂症，此时妄想的产生并不以感知、意识、情感或其他精神障碍以及患者的特殊心理状态为基础，而一旦出现，患者立即深信不疑。

紧张综合征也是精神分裂症患者中容易引起注意的症状之一。其明显的表现是紧张性木僵：患者缄默、不动、违拗，或呈被动性服从，并伴有肌张力增高。患者的姿势极不自然，如患者在床上，头与枕头间隔有一段距离（空气枕头），也有日夜不动地闭目站立。可见蜡样屈曲，患者的任何部位可随意摆布并保持在固定位置。有时可突然出现冲动行为，即紧张性兴奋：患者行为冲动，动作紊乱，做作并带有刻板性。

五、诊断标准

DSM-5 关于精神分裂症的诊断标准如下：

A. 存在 2 项（或更多）下列症状，每一项症状均在 1 个月中相当显著的一段时间里存在（如经过成功治疗，则时间可以更短），至少其中 1 项必须是（1）、（2）或（3）：

（1）妄想；

（2）幻觉；

（3）言语紊乱（例如频繁地离题或不连贯）；

（4）明显紊乱的或紧张症的行为；

（5）阴性症状（即情绪表达减少或动力缺乏）。

B. 自障碍发生以来的明显时间段内，1 个或更多重要方面的功能水平如，工作、人际关系或自我照顾，明显低于障碍发生前具有的水平（当障碍发生于儿童或青少年时，则人际关系、学业或职业功能未能达到应有的发展水平）。

C. 这种障碍的体征至少持续 6 个月。此 6 个月应包括至少 1 个月（如经过成功治疗，则时间可以更短）符合诊断标准 A 的症状（即活动期症状），可包括前驱期或残留期症状。在前驱期或残留期中，该障碍的体征可表现为仅有阴性症状或有轻微的诊断标准 A 所列的 2 项或更多的症状（例如，奇特的信念，不寻常的知觉体验）。

D. 分裂情感性障碍和抑郁或双相障碍伴精神病性特征已经被排除，因为：（1）没有与活动期症状同时出现的重性抑郁或躁狂发作；（2）如果心境障碍发作出现在症状活动期，则他们只是存在此疾病的活动期和残留期整个病程的小部分时间内。

E. 这种障碍不能归因于某种物质（例如滥用的毒品、药物）的生理效应或其他躯体疾病。

F. 如果有孤独症（自闭症）谱系障碍或儿童期发生的交流障碍的病史，除了精神分裂症的其他症状外，还需有显著的妄想和幻觉，且存在至少 1 个月（如经过成功治疗，则时间可以更短），才能作出精神分裂症的额外诊断。

标注如果是：

以下病程标注仅用于此障碍 1 年病程之后，如果他们不与诊断病程的标准相矛盾的话。

初次发作，目前在急性发作期：障碍的首次表现符合症状和时间的诊断标准。急性发作期是指症状符合诊断标准的时间段。

初次发作，目前为部分缓解期：部分缓解是先前发作后有所改善而现在部分符合诊断标准的时间段。

初次发作，目前为完全缓解：完全缓解是先前发作后没有障碍相关的特定症状存在的时间段。

多次发作，目前在急性发作期：至少经过 2 次发作后，可以确定为多次发作（即第一次发作并缓解，然后至少有 1 次复发）。

多次发作，目前为部分缓解。

多次发作，目前为完全缓解。

持续型：符合障碍诊断标准的症状在其病程的绝大部分时间内存在，阈下症状期相对于整个病程而言是非常短暂的。

未特定型

标注如果是：

伴紧张症（其定义参见与其他精神障碍有关的紧张症的诊断标准）。

编码备注：使用额外的编码 293.89（F06.1）与精神分裂症有关的紧张症，表明存在合并的紧张症。

标注目前的严重程度：

严重程度是用被量化的精神病主要症状来评估，包括妄想、幻觉、言语紊乱、异常的精神运动行为和阴性症状。每一种症状都可以用 5 分制测量来评估它目前的严重程度（过去 7 天里最严重的程度），从 0（不存在）到 4（存在且严重）。

注：精神分裂症的诊断可以不适用严重程度的标注。

六、精神分裂症的治疗

（一）概述

精神分裂症是一种终身性疾病，复发率高，给社会和家庭造成严重的经济负担，对家庭成员造成严重的精神负担。尽管精神分裂症的药物及心理治疗都在逐步进步，但远远没有达到治愈的效果，患者通常需要多次住院以及长期服用抗精神病药物来控制疾病的反复和发展。

精神分裂症急性期治疗的目标和方法应根据疾病严重程度和不同临床表现有所变化。药物治疗是急性期最为重要的治疗手段，急性期治疗是否恰当关系到今后长期治疗能否顺利进行。急性期的治疗目标：第一个目标是缓解或减轻有关疾病的最严重症状，特别是病理性兴奋/激越、敌对和严重的精神病性症状，激越和敌对症状常与阳性症状相伴，通常作为急性期住院治疗优先考虑的治疗目标。第二是优先控制各种行为障碍，如激越性行为、暴力和兴奋躁动，还包括自伤或自杀的危险性和其他难以预料的危险性行为。第三个目标是制订一个短期治疗计划和提出出院后长期巩固维持的基本原则。第四个目标是使精神分裂症的发作尽可能获得完全缓解。急性期治疗通常至少需要 4~8 周，治疗后精神症状缓解，但极易因环境应激、心理应激或药物变化而复燃，这一阶段可维持数月（通常至少 6个月），被称为巩固期，然后才进入维持期。处于维持期治疗的患者通常存在慢性精神症状，而极少能痊愈，维持期治疗要求临床医生尽可能减少精神病性发作的危险和处理各种持续存在的精神症状。

（二）难治性精神分裂症的治疗

大约有 1/5 到 1/3 的精神分裂症患者经 2 种或 2 种以上抗精神病药物足量足疗程治疗后，精神症状仍持续存在，临床上常称为"难治性精神分裂症"。由于这些患者生活质量和社会功能的降低，对这些患者的治疗已成为公共卫生的巨大挑战。

氯氮平是公认的唯一对难治性精神分裂症精神症状有效的药物。然而，在氯氮平血药浓度足量的情况下，其对 40%~70% 的难治性精神分裂症患者仍无效，而且它也存在明显的局限性，具有潜在的危及生命的副作用并要求有密切监测的条件。因此，针对氯氮平无效的难治性精神分裂症或超难治性精神分裂症患者，大量的药理学和非药理学方法已出现，包括药物治疗、电休克治疗（ECT）、重复经颅磁刺激（rTMS）和经颅直流电刺激（tDCS）。

1. 氯氮平基础上加用第二种抗精神病药物

对氯氮平耐药的精神分裂症患者常在氯氮平基础上加用第二种抗精神病药物。对 14 个随机双盲对照研究作了 Meta 分析，在 14 个研究中氯氮平对患者仅有部分疗效，由此合用了第二种抗精神病药物。其中，5 个试验是氯氮平与利培酮合用，3 个试验是与阿立哌唑合用，其余 6 个是与氨磺必利、氯丙嗪、氟哌啶醇、匹莫齐特、舍吲哚或舒必利合用。分析发现与第二种抗精神病药物合用的疗效略优于安慰剂，并两药都能耐受。联用第二种抗精神病药物可能需要 6 周的时间才能起效。在评估与氯氮平合用的利培酮和安慰剂对难治性精神分裂症的疗效的 Meta 分析中，未发现利培酮优于安慰剂。另一项包括 14 个随机开放试验和 6 个随机双盲试验的 Meta 分析发现氯氮平加用第二种抗精神病药物对难治性精神分裂症患者无明显疗效。尽管，大部分研究结果都是阴性结果，但是可能某种疾病的亚型会在加用第二种抗精神病药物后症状能得到改善。目前仍不明确氯氮平与哪种药物联用对难治性精神分裂症患者最有效。在氯氮平与舍吲哚联用的一些患者中，甚至可能会出现精神症状的加重，其机制未明。

2. 氯氮平与情感稳定剂联用

抗癫痫药拉莫三嗪通过拮抗钠通道和增加 γ - 氨基丁酸（GABA）的释放，抑制突触前皮质谷氨酸的过度释放，研究证明其可作为难治性精神分裂症的辅助治疗。对 5 个随机双盲对照试验所作的 Meta 分析中发现联用拉莫三嗪组在患者的精神症状总分、阳性症状和阴性症状分方面要优于安慰对照组。然而，最近的两个 Meta 分析结果却不一致，没有发现氯氮平与拉莫三嗪的合用效果要优于安慰剂。

抗癫痫药托吡脂能调节谷氨酸能信号肽，有时用于辅助治疗精神分裂症患者。在 4 个随机双盲对照研究中使用托吡脂作为氯氮平的辅助治疗，研究结果并不一致。有研究发现托吡脂在降低 PANSS 量表中的一般病理分方面要优于安慰剂，但在阳性或阴性症状方面无明显改善。但是，也有研究发现托吡脂在降低所有 PANSS 的分量表分方面优于安慰剂。在一些长达 24 周和 17 周的临床观察中，未能发现托吡脂对患者有治疗的增效作用。Meta 分析发现在降低总症状严重程度方面，托吡脂的疗效要优于安慰剂。然而，在排除离群值后，这种趋势消失。有趣的是，大量证据表明托吡脂可对抗第二代抗精神病药物包括氯氮平引起的体重增加。

总之，目前没有足够的证据证明拉莫三嗪和托吡脂类的药物对用氯氮平未能彻底治愈的患者有增效作用。

3. 氯氮平联用其他药物

丁苯那嗪（TBZ）是一种突触前单胺转运蛋白抑制剂，能优先减少多巴胺。在一项长达 12 周的双盲对照试验中，丁苯那嗪耐受性好，但患者的症状（总的症状、阳性和阴性症状）、总体严重程度和功能水平没有明显改善。

在氯氮平与 5 种谷氨酸能的药物包括 CX516、D - 环丝氨酸、D - 丝氨酸、甘氨酸和肌氨酸的随机双盲对照研究中发现仅 CX516（AMPA 受体的阳性调节剂）在整体症状和阴性症状方面疗效要优于安慰剂。然而，该研究的样本量小，并且 CX516 在阴性症状的改善方面明显优于安慰剂，可能是由于安慰剂组症状恶化引起。

在回顾抗抑郁剂（西酞普兰、氟西汀和米氮平）作为氯氮平增效治疗难治性精神分裂症的随机双盲对照研究发现联用氟西汀和米氮平没能改善总体症状，但西酞普兰对总体症状和阴性症状的疗效要好于安慰剂，但西酞普兰的研究只有一项报道，需要进一步重复验证。因此，目前抗抑郁剂作为氯氮平的增效治疗的证据仍缺乏。

雌激素能调节鼠脑中多巴胺 D2 受体的敏感性，可以降低多巴胺激动剂引起的行为异常，这表明雌激素有潜在的类似抗精神病药物样的作用。最近的一项大样本随机对照研究发现难治性精神分裂症育龄期女性患者经皮注射雌二醇作为辅助治疗，研究显示对整体症状和阳性症状的效果优于安慰剂。尽管雌激素对女性难治性精神分裂症患者是一种有用的辅助治疗，但它对男性精神分裂症患者的治疗作用未明。

4. 电休克治疗

在一个开放性试验、2 个随机对照试验和一个回顾性研究中均发现 ECT 与氯氮平联合治疗对难治性精神分裂症有潜在作用。例如，研究发现氯氮平组的 PANSS 分降低了 46%，与 ECT 联合治疗组降低了 71%，ECT 组降低 40%。由于研究的样本量小，ECT 作为难治性精神分裂症尤其是氯氮平耐药难治性精神分裂症的增效治疗还需要进一步研究。

5. 重复经颅磁刺激（rTMS）

对有言语性幻听但对药物耐受（至少两种抗精神病药物在足剂量下治疗至少六周无效）的精神分裂症患者实施了 rTMS 治疗后，发现 rTMS 治疗较假性治疗可使言语性幻听减轻。在一项对 5 个耐药的言语性幻听患者研究的 Meta 分析中，rTMS 作用于患者左颞顶皮质的疗效在随访一个月后不再明显。因此，rTMS 疗效的持续时间可能不超过 1 个月。在这些研究中，只有一项研究纳入了难治性精神分裂症患者，还需要有大样本的 rTMS 研究来探讨其对难治性精神分裂症的疗效，而且，还不能明确 rTMS 单一治疗与 rTMS 联合抗精神病药治疗相比，哪个效果更好。

6. 经颅直流电刺激

经颅直流电刺激（tDCS）最早被作为脑极化治疗，是一种非侵袭性神经刺激技术，已被应用超过半个世纪。在 tDCS 的治疗期间，患者意识清晰，治疗时间约 20min。tDCS 诱发负极区大脑皮质的超极化延长和正极区皮质去极化延长。这些影响与低频和高频 rTMS 引起的皮质抑制和兴奋大致类似。tDCS 可以改变 NMDA 受体的效能和 GABA 能活性，进而导致突触效能的延长。与 rTMS 和 ECT 相比，tDCS 更加方便和便宜。

在一项随机对照双盲研究中，用 tDCS 治疗难治性精神分裂症患者 3 个月以上，调查降低言语性幻听的严重程度和改善阴性症状的疗效，在整个治疗过程中观察到其效果明显优于假性 tDCS 治疗，tDCS 较假性治疗对 PANSS 总分有明显影响，在整个实验过程中未见明显副反应。

（三）儿童和青少年期的药物治疗

抗精神病药物在有严重精神卫生问题的成人患者中被广泛使用。然而，许多成人精神疾病起病于童年期或青春期。大量的临床研究为选择童年期精神疾病的一线抗精神病药物提供了依据。近年来，随着药物使用年龄的降低，抗精神病药物在儿童和青少年的神经发育障碍、行为紊乱和精神疾病中的应用明显增多。

1. 抗精神病药对儿童和青少年的疗效

最近的研究表明抗精神病药物疗效可能存在地区差异，抗精神病药物在亚洲和南美洲的青少年期精神分裂症患者中疗效要优于欧洲和美国。

对 15 个早发精神分裂症的治疗研究进行 Meta 分析，比较了第一代抗精神病药物（FGA）和第二代抗精神病药物（SGA）对儿童和青少年精神分裂症的疗效。发现 FGA 的平均反应率是 72.3%，SGA 是 55.7%。这种不同存在统计学差异。还有两个独立的研究与这个结果一致，这对 SGA 在慢性病例中具有优越的临床疗效这一观念是个挑战。

奥氮平、利培酮和氟哌啶醇治疗儿童和青少年精神病 8 周后，患者的临床症状得到改善。但不同药物疗效无明显差异。在比较 3 种不同的 SGA（利培酮、喹硫平、奥氮平）对早发精神病的疗效研究发现，经 6 个月的治疗后 3 种药物对症状的改善无差别。

比较吗茚酮（一种 FGA）和两种 SGA（奥氮平和利培酮）对早发精神分裂症谱群疾病（TEOSS）的疗效，3 种药物对精神分裂症和精神分裂样情感障碍年轻患者（11～19 岁）的症状均有改善，但治疗组间仍未发现明显差异。

氯氮平在短期治疗（12 周）难治性早发精神分裂症的疗效方面要优于氟哌啶醇和奥氮平。对早发精神分裂症和精神分裂症样情感障碍患者（10～17 岁）进行 3～11 年随访研究，发现在治疗儿童和青少年的早发精神分裂症方面氯氮平比氟哌啶醇、利培酮或奥氮平更加有效。因为氯氮平副作用较大，目前的指南建议氯氮平仅用于治疗难治性病例（使用两种或两种以上的一线抗精神病药物治疗无效的患者）。

2. 抗精神病药物在儿童和青少年使用的安全性

抗精神病药物会带来一系列的不良反应，对患者健康存在潜在的长期影响，其中代谢异常、催乳素水平升高和 TD 的风险对孩子尤其重要。由于这些孩子正经历正常激素、神经和社会发育，因此，如果他们需要长期的药物治疗，必须考虑抗精神病药物的疗效和安全性，不断密切监测药物副作用。尽管不同的 SGA 风险程度多变，出现体重增加和血脂异常的年轻患者到成年时患胰岛素抵抗、糖尿病、高血压、回避社交和心血管疾病的风险更高。

（1）代谢副作用

体重增加和代谢异常是 SGA 在成人患者中常见的不良反应。这在儿科人群中也较为常见。在儿童和青少年中，用氯氮平和奥氮平治疗会明显出现体重增加，但用利培酮、喹硫平和阿立哌唑治疗很少出现。齐拉西酮和吗茚酮对体重可能没有影响。儿童和青少年出现体重增加和代谢方面副反应的风险可能高于成人。在奥氮平治疗期间，体重增加在年轻患者（13～17岁）比成年患者更常见并且更显著。此外，奥氮平治疗的青少年会出现空腹血糖、总胆固醇、甘油三酯类和转氨酶的明显变化。

（2）内分泌副作用

使用阻断结节漏斗通路多巴胺 D2 受体的抗精神病药物，不管什么年龄阶层的患者都常会出现高催乳素血症。FGA、舒必利、氨磺必利和利培酮较其他 SGA 出现催乳素升高更为常见。高催乳素血症可潜在导致性欲和生殖功能障碍。然而，催乳素升高与明显的副反应间相关性很小。研究发现用利培酮治疗的早发精神分裂症患者只要减少催乳素水平，就可正常生长和发育。

（3）异常的不随意运动

年轻患者抗精神病药物引起的 EPS 的概率要高于成年患者。用 FGA 和利培酮治疗的患者更容易出现 EPS。年轻早发精神分裂症患者长期服用抗精神病药物治疗需注意 TD、舞蹈手足徐动症、多动症和不自主运动障碍的发生。用 FGA 治疗的年轻患者大约有 1/3 可能出现严重的 TD。也有研究探讨了服用 FGA 和/或 SGA 治疗 6 个月以上的年轻患者 EPS 和 TD 的发生率。发现 27% 的 FGA 服用者和 6% 的 SGA 服用者会出现 TD，这两者间的发生率存在明显差异。

（4）心血管安全

大多数的抗精神病药物可使 QTc 间期延长，当间期超过 450ms 时，预示着心律失常的风险增高。儿童和青少年的研究数据有限。检测年轻患者服用利培酮、奥氮平和喹硫平前和服用 6 个月后的 QTc 间期，没发现任何心血管变化。心电图正常的年轻患者使用齐拉西酮后心律失常的发生率很低。尽管临床上还缺乏其能致使年轻人出现心律失常的证据，但是在英国年轻患者禁用齐拉西酮，部分原因可能会导致 QTc 间期延长。阿立哌唑似乎不会危害儿童和年轻人群的心血管安全。

七、精神分裂症治疗的循证医学

据调查，超过 40% 的患者在 1 年内停药，主要原因是对药物疗效不满意和不能耐受不良反应。如何提高患者服药的依从性，成为目前关注的焦点。目前迫切需要对入选患者不加限制、随访时间长并且终点有临床意义的研究。在国外 2 项大型的临床研究中使用了新的研究方法，用患者坚持治疗的时间来综合反映疗效和安全性，选取样本更加全面和有代表性，反映了临床治疗现状，有望为精神分裂症的临床治疗提供循证支持。

（一）CATIE 研究

抗精神病药干预效应的临床试验（clinical antipsychotic trials of intervention effectvieness），简称为 CATIE 研究，由美国国立精神卫生研究院（NIMH）独立组织并资助，是迄今为止规模最大、历时最长的双盲、随机化临床试验。本研究的目的是要对抗精神病药物治疗精神分裂症的总体临床有效性进行评估，其测量指标是任何原因引起的停药，即将中断治疗前的时间（即持续治疗时间）作为主要疗效评定指标之一，这项指标综合反映了患者以及医生对某种药物的作用效果和安全性的判断以及患者对治疗耐受性的判断。安全性方面则主要评估了体重增加、代谢异常、EPS、抗胆碱能和催乳素相关的不良反应。

CATIE 研究共分Ⅰ、Ⅱ、Ⅲ期3个阶段。Ⅰ期研究的治疗观察为18个月，在这个阶段中，符合标准的1493例精神分裂症患者被随机分配到5个不同药物治疗组，包括：奋乃静组、奥氮平组、喹硫平组、利培酮组和齐拉西酮组。Ⅰ期研究治疗后疗效不佳或不能耐受的患者进入Ⅱ期研究，治疗观察至18个月。Ⅰ期治疗中服用第二代抗精神病药物者，因疗效不佳或不能耐受者换用其他第二代抗精神病药物。Ⅱ期治疗失败者进入Ⅲ期开放性治疗研究，医生根据病情可选择其他一种药物治疗或合并药物治疗（利培酮加奋乃静）。

Ⅰ期研究阶段：在疗效方面，结果发现所有治疗组持续服药时间都比较短暂，74%的患者终止了研究药物的治疗，奥氮平较其他组持续服药时间相对较长。在安全性方面，奥氮平组较其他药物存在更明显的体重增加，多数服用奥氮平的患者比基线体重增加$\geqslant 7\%$；奥氮平组队糖化血红蛋白、甘油三酯、胆固醇的影响显著高于其他几组；奋乃静组因 EPS 导致治疗中断的患者数显著高于其他各组；喹硫平组抗胆碱能不良反应发生率明显高于其他各组；各组催乳素相关的不良反应发生率，无显著性差异。

Ⅱ期研究阶段：在疗效方面，药物治疗的中断率（停药）由低到高依次是利培酮、奥氮平、喹硫平。利培酮和奥氮平治疗精神分裂症的疗效显著优于喹硫平和齐拉西酮。在不良反应方面，奥氮平治疗所致体重增加、胆固醇和甘油三酯升高显著高于利培酮和齐拉西酮组。喹硫平所致直立性低血压和自发汇报的不良事件发生率显著高于除氯氮平外的其他对照药物；齐拉西酮的严重不良事件发生率较高。

这项研究还显示奥氮平在成功治疗的持续时间和再住院风险方面，也比其他药物有更好的表现。这一点对于患者和医生来说很重要，因为研究表明长期坚持治疗的患者一般症状改善幅度较大，减少了住院时间和花费，并且他们日常生活功能较好。

（二）EUFEST 研究

欧洲首发精神分裂症临床试验（European first episode study in schizophrenia），简称为 EUFEST 研究，是一项在欧洲 14 个国家进行的为期一年的多中心、随机、开放、前瞻性研究，评估在最近发病（病程$\leqslant 2$年）的精神分裂症、分裂情感性精神障碍和分裂样精神障碍患者中，使用低剂量氟哌啶醇和氨磺必利、奥氮平、喹硫平及齐拉西酮的维持治疗率。此项研究的参与者共 498 名，为 18～40 岁的首发精神分裂症患者。同 CATIE 一样也是以停药率为主要观察指标，次要观察指标有：临床症状，药物不良作用，社会需求、生活质量、物质滥用和认知功能。

结果发现在 12 个月内首发精神分裂症患者第一年治疗期间，坚持服药率为 70%。很大部分参与者获得具有临床意义的有效性和缓解率，第二代抗精神病药物的治疗有效率和缓解率高于第一代抗精神病药物氟哌啶醇，停药率低于第一代抗精神病药物。其中奥氮平组和氨磺必利组因为疗效不佳的原因而停药率最低，喹硫平组因不良药物反应导致的停药率最低。在药物的不良反应中氟哌啶醇组的帕金森症较常见；奥氮平组体重增加最明显；氟哌啶醇组和齐拉西酮组患者体重变化最小，而使用抗胆碱能药物的可能性最大；奥氮平组患者使用抗抑郁药最常见。各组中对糖脂代谢的影响相似。

八、怀孕期女性精神分裂症患者的医学照顾

从 1997 年开始，临床学者开始关注女性精神分裂症患者的生殖照顾问题。通过研究精神分裂症这种疾病是如何影响性欲、怀孕、产后期、婴儿的照顾以及计划生育等方面，研究发现女性精神分裂症患者的强迫性行为发生率较高，采取相对较少的避孕措施，表现出高危的性行为方式，因此女性精神分裂症患者更易发生意外怀孕。女性精神分裂症患者分娩并发症的发生率往往很高，她们本身也会处于罹患产后精神病的危险之中，从而会导致她们失去对婴儿的监护权，因此对女性精神分裂症患者的围产期临床干预显得尤为重要。

（一）早期怀孕阶段

为了尽可能早地进行产前保健照顾，应该对所有处于孕龄阶段的住院女性精神分裂症患者进行妊娠试验，对于门诊患者可以根据临床判断来选择进行妊娠试验。如果怀孕是非故意的或不想要的，可能需要帮助患者决定是否采取治疗性流产的措施。所有的抗精神病药物都可以通过胎盘进入胎儿的体内，尽管进入的程度有所不同，所以说在怀孕早期没有一种抗精神病药物能够被证明是绝对安全的。目前，在怀孕早期是否可以使用适当的抗精神病药物还有争议。如果有可能，对于任何药物的标准建议是停止

服用，至少在妊娠的 4 到 8 周内（为了防止致畸作用），但是对于女性精神分裂症患者来说不太容易做到。在妊娠期使用抗精神病药物会轻度增加先天性畸形的风险，但是这两者之间的某些原因关系还不清楚。许多抗精神病药物会引起明显的体重增加，从而导致母亲发生妊娠糖尿病的危险。同时，也会增加婴儿出生时的体重以及由于过期妊娠而增加婴儿出生过大的风险。母亲怀孕期肥胖与一些婴儿出生缺陷相关联，尤其是神经管缺损。

停止精神疾病治疗对胎儿来说也是一种严重的风险，所以尽管存在上述的这些问题，在平衡风险和利益后，目前还不建议女性精神分裂症患者在怀孕期间停止抗精神病药物治疗。最新的建议是低剂量（因为胎儿的代谢系统不成熟以及相对较高的血脑屏障通透性，以防止对胎儿产生直接的毒性作用）、避免联合使用以及紧密的临床观察。因为长效制剂缺乏在剂量控制方面的灵活性，所以怀孕期间应该避免使用长效制剂。也有专家建议如果患者对长效制剂治疗有效，尤其是病情易复发的高危患者，应该继续使用长效制剂。许多女性在怀孕期间会拒绝药物治疗，因为她们担心会对胎儿造成伤害或者对自己的精神病性症状的特性缺乏自知力，并且不相信药物能够减轻她们的症状。如果在怀孕期间停止药物治疗，她们疾病的复发率相当高。在大部分的司法解释中，未出生的胎儿是不能够作为人类对待的，如果患者对自己或他人造成或即将造成伤害，这时可以对她们采取非自愿的治疗手段。要确保患者在怀孕期间坚持产前保健，尽管患者有时会拒绝这样做。产前保健包括：实验室和超声检查、维生素和叶酸检测、饮食保健以及一些常规的监测，不注重产前保健可能会对初生婴儿产生不利的后果。

在怀孕期尤其是胎儿器官形成的前 3 个月，物质滥用（通常是烟草、酒精和违禁药物）也是一个重要的问题，在怀孕期要优先考虑预防和处理物质滥用。在一项美国的调查中发现近 1/4 的怀孕期妇女有物质滥用，在怀孕期可能有精神病性症状者的物质滥用发生率会更高。精神分裂症患者的吸烟发生率较高，吸烟会导致机体对氧气的使用受限，吸烟这一个独立因素就可以与胎儿生长迟缓、早产以及围产期死亡相关联，所以戒烟对怀孕期妇女来说显得尤为重要。在英国，怀孕期女性的酒精使用率在下降，而大麻的使用率在上升。大麻酚类物质可以影响细胞增殖、神经再生、细胞迁移和轴突路径，对胎儿的发育产生重要的作用。怀孕期酒精滥用会导致早产和新生儿禁戒综合征。可卡因会导致母亲血管收缩，从而引起一系列的产科并发症和生殖伤亡如：自然流产、早产、胎盘早期剥离和先天异常等。

（二）中期怀孕阶段

在怀孕期的精神病背景下对自己或他人有危险时，可以采取躯体性约束。要防止压迫到大动脉，导致胎盘血流灌注下降。虽然 ECT 不是治疗精神分裂症的常规方法，但有时候可以考虑作为药物治疗的替代手段，在怀孕期通常认为 ECT 比药物治疗更安全。怀孕本身引起的正常生理改变也会触发一系列的代谢变化，如果再加上抗精神病药物的影响，会增加罹患妊娠期糖尿病的风险。在妊娠 24～28 周，需要进行葡萄糖耐量试验，并建议低碳水化合物饮食。在妊娠中期会发生血压下降现象，在接受抗精神病药物治疗的患者中需要监控体位性低血压（会减少胎盘血流灌注）。在美国的城区医院调查发现有近 14% 的女性在怀孕期间受到躯体虐待，而女性精神疾病的患者受到躯体虐待的现象将近是普通女性的两倍，女性精神分裂症患者在怀孕期间受到家庭暴力的现象已受到越来越多的关注。

在整个妊娠期间都需要密切注意抗精神病药物的治疗效果以及药物的副作用，因为患者的药物动力学（如：吸收、分布、代谢和排泄）会发生明显的变化，在妊娠期间每隔 3 个月需要对抗精神病药物的剂量进行适当的调整。随着妊娠的进展，患者 CYP1A2 酶的活性会被下调，这时奥氮平和氯氮平（主要通过 CYP1A2 代谢）的剂量需要减少，而其他抗精神病药物的剂量可能需要适当增加，因为这些药物代谢酶的活性会被上调。每个患者药物剂量的调整需要依据患者是属于慢代谢型还是快代谢型，尤其是通过 CYP2D6 代谢的药物。患者需要多大的药物剂量由许多因素来决定，目前还没有指南能够指导在怀孕期间哪些药物需要增加剂量或者哪些药物需要减少剂量，一般的建议是尽可能地使用低剂量，并密切观察患者。

（三）晚期怀孕阶段

临产前服用的药物可能会蓄积在胎儿的体内，新生儿出生后药物的排泄依靠发育还不成熟的肾脏系统，会导致药物副作用的发生。在预产期前 1 个月，为了预防新生儿发生药物副作用和撤药综合征，尤其需要保持低剂量的抗精神病药物。在新生儿中可以观察到抗精神病药物所导致的毒性作用，如：不宁综合征、肌张力障碍、肌张力亢进和肌震颤。2011年美国FDA对所有的抗精神病药物的说明书标签进行了更新，在新的说明标签中包含了在妊娠末期3个月暴露抗精神病药物的新生儿可能会发生异常肌肉运动和撤药综合征的潜在风险。

要教育患者了解出现分娩症状的先兆，并提前熟悉分娩的场所。面对即将要分娩的境况时患者有时可能会否认怀孕，这种情况需要精神科紧急处置，考虑独立分娩对患者有潜在的风险，对患者可以采取非自愿住院措施。有研究发现患有精神分裂症的女性发生难产的几率要高于患其他精神疾病的女性。

（四）产后阶段

女性精神分裂症患者分娩后住在医院的时间要足够长，以便充分完成对母亲和新生儿健康的评估。在这期间，要教育母亲熟悉自身产后以及婴儿照顾的一些注意事项。母亲出院后最好住在家里，以便社区精神健康照料小组能够通过家访与患者保持联系。像其他母亲一样，精神分裂症母亲产后也可能会变得抑郁和易激惹，但最令人担心的还是产后精神病。曾因精神问题住过院的首次生产的母亲发生产后精神病的风险是普通女性的100倍，25%的女性精神分裂症患者会罹患产后精神病，首次发生产后精神病后，以后复发的风险会更高。产后精神病通常会在产后1~4周内发生，精神病性症状较突出，以认知功能全面受损为特点，对疾病没有自知力，行为紊乱，对自身和婴儿有潜在伤害的风险，要特别关注有没有自杀行为或自杀观念的发生。体内激素的快速变化、产科并发症、脱水、睡眠不足、夫妻关系不和谐以及心理社会应激增加等因素在产后精神病的发生中都起到重要的作用。需要提前考虑分娩后可能会发生产后精神病的风险以及需要重新恢复足剂量的抗精神病药物治疗。

母乳喂养对母亲和婴儿的健康都有促进作用，会增强母婴之间的联系，对大部分母亲来说母乳喂养要比奶瓶喂养方便许多。美国怀孕联合会建议患者坚持母乳喂养，但是美国的FDA认为如果母亲正在服用新的第二代抗精神病药物，不建议坚持母乳喂养。通常的观念认为胎儿和新生儿如果暴露于抗精神病药物，可能会导致发育迟缓或对代谢系统有影响，这种担忧来自于对临床前一些动物实验的观察。目前有些个案报道正在服用第二代抗精神病药物的母亲坚持母乳喂养时几乎没有发生药物副作用，但是这方面的研究数据还相当缺乏，还需要更多的临床研究来探讨药物通过母乳对婴儿的影响。

九、精神分裂症患者病情复发的因素

首次发作的精神分裂症患者在 5 年内的复发率可以高达80%以上，复发本身就是以后会继续复发的重要预测因素，复发后一年的治疗费用是以往的 3 倍，多次复发会导致长期治疗效果不佳。精神分裂症患者的复发可以分为原发性和继发性，继发性复发比较常见，抗精神病药物治疗不依从和物质滥用是导致患者出现"十字形旋转门"现象的重要因素。精神分裂症患者的原发性复发现象已引起研究者的更多关注，因为这些患者的复发没有上述的影响因素，某些特定的生物学指标可能与原发性复发相关联。

（一）影响精神分裂症患者复发的临床因素

虽然在早期治疗和维持治疗方面还存在争议，但是目前许多国家和组织在指南中提出精神分裂症患者的主要治疗手段是接受抗精神病药物治疗。

1. 治疗的非依从性因素

维持抗精神病药物治疗一年后，可以降低复发率50%以上，而且，有证据表明复发可能有"毒性"作用，复发会导致病情再次治愈的时间延长，同时降低药物的治疗效果。大部分研究比较了接受氟哌啶醇与第二代抗精神病药物治疗的患者复发率，发现接受第二代抗精神病药物治疗的患者复发率相对低些，但是，一些潜在的影响因素如副作用和治疗的非依从性没有充分考虑。在某些患者即使早期接受药物治疗，症状的控制仍然不佳，氯氮平对这些所谓的"难治性"患者在症状控制或维持治疗效果方面有独特性。临床上也存在一些对氯氮平也不会有足够治疗效果的患者，即所谓的"超级难治性"患者。目前还不清楚氯氮平的哪些药理特性对难治性精神分裂症患者产生治疗效果以及导致超级难治性的潜在病理生理机制。

2. 长期抗精神病药物暴露因素

临床前的研究发现持续的抗精神病药物暴露可以产生生理上的适应以及行为学方面的耐受，在临床上随着时间的推移，有些患者会对抗精神病药物的治疗效果产生衰减，需要增加药物的剂量。在突然停用抗精神病药物后又接着给予抗精神病药物治疗的背景下，可能会发生超敏性精神病现象，这种现象可能与多巴胺系统有关，这些患者突然停用抗精神病药物后会更易发生精神病性症状加重或病情复发。在一项相对大样本的临床研究中比较了突然停用抗精神病药物和逐渐停用抗精神病药物的两组患者复发率，结果发现突然停药的患者复发率要远远高于逐渐停药者。在精神分裂症患者除了发现有生物化学方面的变化，许多研究证明随着病期的延长患者会发生中枢神经系统形态学改变。全脑体积以及局部脑体积（如：前额部）的减少可能会影响到患者远期的病情复发。因为患者中枢神经系统形态学改变与疾病本身或药物治疗之间以及与症状之间的关系还不是很清楚，所以精神分裂症是一种神经退行性疾病的观念目前正受到挑战。

3. 物质滥用因素

物质滥用主要通过直接的生物学作用和增加抗精神病药物治疗的非依从性这两个方面影响精神分裂症患者复发的危险性。在治疗依从的患者中有高达50%的患者会复发，在这些案例中物质滥用可能起了重要的作用。使用某些特定的物质可能会引起精神分裂症患者的症状恶化或复发，甲基苯丙胺依赖者在使用甲基苯丙胺时发生精神病性症状的危险性是其他物质的5倍。因为甲基苯丙胺对多巴胺系统有增敏作用，所以使用甲基苯丙胺的精神分裂症患者症状更易发生恶化。

（二）影响精神分裂症患者复发的生物学因素

1. 神经递质代谢产物因素

依据精神分裂症的多巴胺功能亢进假说和抗精神病药物的作用机理，可以通过检测神经递质代谢产物来评估患者体内神经递质的水平。在过去30多年的时间内，神经递质代谢产物的研究主要集中在患者的症状、治疗阶段、病程以及药物剂量等领域。神经递质及其代谢产物与病情复发的研究发现主要集中在两个方面：（1）对抗精神病药物治疗的效果是状态依赖性的，随着儿茶酚胺水平的提高患者的复发率也会增加；（2）各种变量包括焦虑、偏执症状以及儿茶酚胺和代谢产物水平的联合应用可以预测患者的复发率。

2. 电生理因素

精神分裂症患者可能存在自主神经系统功能障碍，早期的观察发现在烦躁不安和自动觉醒增加的患者中治疗效果欠佳。对氟哌啶醇维持治疗的精神分裂症患者进行瞳孔反应检测，停药 8 周后发现复发患者在治疗前的最大瞳孔缩小反应的潜伏期缩短。皮肤电活动可以反映外周交感神经系统的活性，在患者精神病性症状加重前可以出现紧张性的觉醒过度，这种反应可能是疾病的一种状态指标。对维持治疗的缓解期精神分裂症患者进行视觉诱发相关电位检测并随访 2 年，随访中发现与正常人相比复发患者的 NA、N2 和 P3 波形异常，与未复发的患者相比只局限于 P3 波形的异常。复发患者的 NA 波峰潜伏时间要显著延迟于未复发的患者，这项指标对复发的预测可以达到将近90%的可能性。

3. 激素水平因素

地塞米松抑制试验（DST）作为抑郁症的一种生物学指标可以追溯到几十年前，尽管在治疗有效和治疗无效的首次发作精神分裂症患者之间 DST 的非抑制率有所不同，但是 DST 没有被用来评估精神疾病的复发。应激和神经系统的相互作用可能在精神分裂症的病理机制中起到一定的作用，HPA 轴通过影响皮层下的多巴胺系统活性来增加罹患精神疾病的风险，HPA 轴的脱敏作用在疾病早期的演变过程中起重要的作用。在治疗前如果精神分裂症患者对促甲状腺激素刺激反应迟钝，那么经治疗后这些患者恢复的可能性就越大。在抑郁症患者的恢复期，对促甲状腺激素刺激反应迟钝的患者早期抑郁症复发的可能性大大增加，但是在精神分裂症患者中并没有进行过这项特定研究。

4. 免疫系统因素

细胞因子作为信号分子在免疫系统中有重要的作用，某些细胞因子（如：$IL-1\beta$、$IL-6$、TGF 和 $TGF-\beta$）可能是精神分裂症病情急性加重的状态标识物，而其他一些细胞因子（如：$IL-12$、$INF-\gamma$、$TNF-\alpha$ 和 $sIL-2R$）可能是精神分裂症的素质标识物。通过检测某些细胞因子，可以预测精神分裂症患者的早期治疗效果，同样也可以预测哪些患者在未来短时间内或长时间内可能会发生病情复发。

第四章　心境障碍

一、概述

心境障碍又称情感性精神障碍，是由各种原因引起的以显著而持久的心境或情感改变为主要特征的一组疾病。主要表现为情感高涨或低落，伴有相应的认知和行为改变，可有幻觉、妄想等精神病性症状。多为间歇病程，具有反复发作的倾向。间歇期精神活动基本正常，部分可有残留症状或转为慢性病程。按 DSM－5 分类，心境障碍分为抑郁障碍和双相障碍，其中抑郁障碍包括破坏性心境障碍、重性抑郁障碍（MDD）、持续性抑郁障碍和经前期烦躁障碍等类型，双相障碍包括双相Ⅰ型障碍、双相Ⅱ型障碍和环性心境障碍等。

由于心境障碍诊断概念及分类上的意见分歧，特别是早期的研究未将单相抑郁症和双相障碍分开，故所报道的患病率和发病率数字相差甚远。抑郁障碍的流行病学研究已有大量报道，1984 年美国国立卫生研究（NIH）在其建立的流行病学调查地区进行调查，发现抑郁症的终生患病率为 4.9%，恶劣心境为 3.3%。1994 年的另一项调查表明，抑郁症的终生患病率为 17.1%（其中男性为 12.7%，女性为 21.3%），恶劣心境为 6%。世界卫生组织（WHO，1993）的一项以 15 个城市为中心的全球性合作研究，调查综合医院就诊者中的心理障碍，发现患抑郁症和恶劣心境者达 12.5%。在 10 个国家和地区（包括美国、加拿大、黎巴嫩、韩国、中国台湾等）的对 38000 个社区调查，发现各国抑郁症的终生患病率相差悬殊，中国台湾仅为 1.5%，而黎巴嫩高达 19.0%；年发病率在中国台湾为 0.8%，美国新泽西则为 5.8%。根据 WHO 统计，MDD 目前是世界第四大疾患，截至 2010 年，全球共有约 2.89 亿人患此病，占世界总人口的

4.3%。其中美国抑郁症的患病率高达17%，我国的患病率为6%左右。

目前，我国对双相障碍的流行病学还缺乏大规模的系统调查。20世纪70~80年代的流行病学调查显示，西方发达国家双相障碍终身患病率为3.0%~3.4%，90年代则上升至5.5%~7.8%。Goodwin等报道的双相Ⅰ型患病率为1%，双相Ⅰ型和Ⅱ型合并发病率为3%，若再加上环性心境障碍，发病率则超过4%。目前，国际最新报道且较公认的双相障碍患病率为3.7%。

全球疾病负担研究结果显示，2010年精神疾病导致全球23.2万人死亡，是导致死亡和疾病的第5大原因，是导致非致命性疾病的首要原因。其中，抑郁症和双相情感障碍导致的伤残调整生命年分别占精神疾病的40.5%和7.0%，分别居首位和第四位。

二、病因与发病机制

(一) 遗传因素

1. 家系研究

群体遗传学研究发现心境障碍的发生与遗传因素密切相关。心境障碍先证者亲属的患病率较一般人群高10~30倍，血缘关系越近患病率越高，并且有早发遗传现象。在抑郁症患者的调查中发现大约有40%~70%的患者有遗传倾向，即大约将近或超过一半以上的患者可有抑郁症家族史。重性抑郁先证者的一级亲属患双相Ⅰ型障碍的可能性较一般人群高1.5~2.5倍。有自杀行为的抑郁患者Ⅰ级亲属自杀行为发生率及抑郁症患病率显著高于其Ⅱ、Ⅲ级亲属及无自杀行为抑郁症患者的Ⅰ级亲属。双相Ⅰ型障碍先证者的一级亲属中患双相Ⅰ型障碍者，较对照人群高8~18倍。约半数双相Ⅰ型障碍患者，其双亲中至少有一方患心境障碍，且常常是MDD。父母中若一方患有双相Ⅰ型障碍，其任一子女患心境障碍的概率约为25%，若父母双方均患有双相Ⅰ型障碍，其子女患心境障碍的概率达50%到75%。

2. 双生子、寄养子研究

双生子研究发现，单卵双生子双相Ⅰ型障碍的同病率达33%到90%，而双卵双生子约5%到25%。双卵双生的抑郁障碍的发病一致率为12%~38%，单卵双生为69%~95%；寄养子研究发现抑郁障碍患者的亲生父母患病率为 31%，养父母仅为 12%，提示遗传因素起重要作用。双生子调查发现，单、双相心境障碍双生子同病率显著不同，单相障碍的单卵双生子同病率为 40%，双卵双生子为 11%；双相障碍的单卵双生子同病率为 72%，而双卵双生子为 14%，同病率显著高于单相。

3. 遗传方式

心境障碍的遗传方式尚无定论，学界倾向于认为心境障碍是一种复杂、多基因的遗传病，是环境因素与遗传因素共同作用的结果。但有学者提出抑郁症为单基因常染色体显性遗传，也有学者提出是多基因共同作用，还有认为单相抑郁症与 X 连锁显性遗传密切相关。

4. 分子遗传学

（1）连锁分析

连锁分析的目的就是明确一种家族性疾病的 DNA 标记，在含有已知定位集合的染色体上直接定位致病基因。相关研究显示 1p、1q、2q、4q、5q、8p、10p、10q、11p、11q、15q、18q、19p 和 Xq 上共有 14 个区域与 MDD 显著连锁，其中 10 个区域为强连锁，以 11pter – p15 区连锁最强（LOD = 4.2），此区包含一个 MDD 易感基因即酪氨酸羟化酶基因（TH）。也有研究发现 17q11.2 与 MDD 连锁性较强（LOD = 2.1），此区包含另一个 MDD 的易感基因即 5 – HT 转运体基因（SLC6A4）；其他研究还显示 3p12.3 – q12.3、7p、12q22 – q23.2、15q25.3 – 26.2、18q21.33 – 122.2 区域均有与 MDD 呈性别特异性连锁的证据。而 X 染色体、6 号染色体、11 号染色体、5 号染色体、12 号染色体、16 号染色体、18 号染色体、21 号染色体以及 4 号染色体上的易感位点与双相障碍存在连锁关系。

（2）关联分析

连锁分析仅仅关注被检测标记的位置，而关联分析则通过与对照组对比，检测一个特定等位基因、基因型或单倍体型与实验组患者是否有相关性。关联分析最常采用候选基因法，候选基因可根据疾病的神经生物学或药物作用机制推测，称为基于假说的候选基因。MDD 生物学假说包括单胺能神经递质假说、脑奖赏通路受损假说、下丘脑 – 垂体 – 肾上腺素轴（HPA 轴）功能异常假说及神经营养假说等，研究显示 5 – HTT 基因、MAOA 基因、TPH2 基因、DRD4 内含子 3 区 2~10 次 48bp 重复序列多态性、精氨酸加压素受体 1b 基因、BDNF 基因等相关基因参与了 MDD 的发病。

（3）全基因组扫描分析

全基因组扫描是应用人类基因组中数以百万计 SNP 为标记进行病例——对照关联分析，以期发现影响复杂性疾病发生的遗传特征的一种新策略。MDD 的全基因组扫描始于 2008 年，目前已有 20 多篇相关文献发表，但未发现有意义的结果。自 1993 年对双相障碍患者进行全基因组扫描以来，已发现多个染色体区域与双相障碍有关。全基因组扫描结果很少得到重复，表明双相障碍并非某个单一基因位点所致，很可能是多个易患区域的微效作用，在众多的相关基因中找出发挥主要作用的基因，对早期识别双相障碍具有重要意义。

5. 表观遗传学

抑郁症的病因学研究由来已久，目前仍无法确切阐述其病理生理学机制，主流观点认为该疾病是遗传和环境因素相互作用的结果。然而，两者之间的相互作用机制目前尚不得而知。表观遗传学机制的引入在一定程度上拓展了抑郁症病因学研究者的视野，提供了一种解释环境因素影响基因表达的可能机制。因此，有学者提出了抑郁症的环境 – 表观遗传学 – 遗传学致病模型。

有研究表明同卵双生子的抑郁症发病存在不均等性，发病的不均等是由于非共享环境所致，同卵双生子间基因组 DNA 甲基化及组蛋白乙酰化水平的差异在出生时并不显著，但随着年龄增长可逐渐增大。与精神分裂症、抑郁症相关的特定基因，如多巴胺 D2 受体（DRD2）基因以及儿茶酚胺氧位甲基转移酶（COMT）基因的一些特定 CpG 位点在同卵双生子同样存在 DNA 甲基化差异，提示环境因素可能通过改变表观遗传学特征导致疾病易患性增加。

（二）神经递质

1. 单胺类神经递质

单胺类神经递质包括多巴胺（DA）、去甲肾上腺素（NA）和 5 – 羟色胺（5 – HT）。单胺假说认为持续的压力或者大脑功能紊乱使单胺类神经递质浓度和活性下降，从而导致抑郁；反之则发生躁狂症。

5 – HT 又名血清素，是一种重要的中枢神经递质，与其他中枢神经递质一起参与中枢神经系统的神经传递，参与行为活动、情绪、食欲调节等。5－HT 在合成、释放、转运、再摄取等任一环节异常都会导致疾病的发生。脑内 5－HT 的减少直接与精神及情绪变化有关，研究证实 5－HT 神经传递机能的减退不仅导致情绪障碍包括抑郁与焦虑的形成，而且它还可以通过影响其他神经递质的活动诱发抑郁症。临床上已使用 5－HT 再摄取抑制剂（SSRIs）作为治疗药物来控制和缓解抑郁症，有研究认为 SSRIs 通过 5－HT 能神经元脱抑制而分别作用于中脑的不同部位，从而发挥抗抑郁、抗强迫、抗惊恐等作用。对于 MDD 患者，国内研究者发现 5－HT 含量存在着明显的性别差异，表现为女性患者低于男性患者，且自杀观念和行为严重程度与 5－HT 含量呈明显负相关，而 NE 含量有逐渐上升的趋势。

DA 即邻苯二酚乙胺，属于儿茶酚胺类物质，是一种重要的单胺类神经递质，具有调节躯体活动、精神活动、内分泌和心血管活动的作用。研究表明体内 DA 的产生不足也与抑郁症发病密切相关，多巴胺能神经元突触前膜跨膜转运蛋白多巴胺转运体（DAT）可以回收突触末梢的 DA，维持突触间隙 DA 生理浓度。抑郁症患者纹状体上 DAT 的密度显著高于健康人，过高的 DAT 可以增加突触末梢 DA 的回收从而降低突触间隙 DA 的水平，从而引起抑郁症的发生。故适当提高多巴胺水平，可在一定程度上缓解抑郁症状。临床上也证实用 DA 激动剂能强化抗抑郁药的作用，而 DA 拮抗剂则能削弱药物的疗效。

NE 也属于儿茶酚胺类物质，既是神经递质，也是一种激素。许多研究显示抑郁症患者的下丘脑 NE 浓度降低，这提示了抑郁症与中枢 NE 能低下的相关联性。随着年龄的增长，蓝斑核的神经细胞数减少，NE 含量也下降，因而老年抑郁的发病率相对增高。NE 功能亢进可能与躁狂发作有关。

2. 氨基酸类神经递质

谷氨酸在哺乳动物大脑中是兴奋性神经传递的主要介质，在细胞可塑性和细胞弹性方面起重要作用。心境障碍患者的血浆、血清、脑脊液和脑组织中谷氨酸的异常都有报道。有研究发现抑郁症患者血浆谷氨酸水平显著提高，并且血浆谷氨酰胺与谷氨酸比值有下降趋势。对抑郁症患者脑脊液中谷氨酸含量的研究是非常有限的，只有个别研究显示同时患有抑郁症和双相情感障碍的病人脑脊液中谷氨酸含量减少。另有尸检结果显示患有抑郁症和双相情感障碍的病人额前皮质区谷氨酸水平显著上升。近年来，采用氢质子磁共振波谱技术检测脑内混合物谷氨酸/谷氨酰胺（Glx），研究结果显示抑郁症患者前扣带回、前额叶、杏仁核及海马 Glx 水平显著降低，Glx 水平与抑郁症严重程度呈负相关，且电休克治疗可逆转 Glx 水平，同时有研究发现抑郁症患者枕叶区及双相情感障碍儿童额叶 Glx 水平显著升高。基于以上研究，抑郁症发病机制很可能与脑内谷氨酸和谷氨酰胺的循环异常有密切关系。谷氨酸神经递质异常的原因，可能是应激增加谷氨酸的释放，致使神经元重塑修复能力下降，反复慢性应激诱导的神经胶质细胞对谷氨酸清除能力下降在抑郁症发病机制中也可能起了一定作用。

γ-氨基丁酸（GABA）是大脑皮质神经元分泌的一种抑制性神经递质，通过受体介导发挥抑制神经元兴奋性和调控神经网络相互联系的作用，调节的局部神经回路包括 NA、DA 及 5-HT 神经元。抑郁症患者可能存在 GABA 能功能不足，这一假说可在抑郁的动物模型中得到验证。在抑郁动物模型中，GABA 能药物具有抗抑郁作用。抑郁患者脑组织、脑脊液、血浆以及躁狂患者血浆中 GABA 下降，而抗抑郁药可使之显著升高。抑郁症自杀患者脑中 GABA 浓度降低并且与 GABA 受体结合的量增加，这说明 GABA 能神经传递受损。

3. 肽类神经递质

P 物质（SP）属于速激肽家族，是大脑中最重要的神经递质和调质之一，含有 SP 的神经元广泛分布在外周和中枢神经系统。有证据表明抑郁症患者血浆和脑脊液中 SP 水平升高，抗抑郁剂治疗会使之含量达到正常。SP 和它的神经激肽 1（NK1）受体在调控压力、恐惧和情感应激的大脑区域表达，例如杏仁核、下丘脑、额皮质，而且这些区域的 SP 的含量受压力应激影响。临床证实 NK1 受体拮抗剂可用于治疗抑郁症。NK1 受体拮抗剂的抗抑郁疗效与脑内单胺系统有关，P 物质与脑 5-HT、NE 能系统也有共分布现象。临床前研究表明 NK1 受体可能减弱 5-HT 神经功能，其拮抗剂则具有增强效应，但这是否为 NK1 受体拮抗剂的基本机制还有待研究。

神经肽 Y（NPY）对应激反应和情绪有调节作用，是神经系统表达较高的一种多肽。抑郁症患者 NPY 表达下降，应用抗抑郁药可明显提高额叶的 NPY 含量，也可增加下丘脑 NPY 浓度。给正常大鼠抗抑郁剂或电休克处理后，纹状体的 SP 及 NPY 浓度增加，NPY 及神经肽受体 Y1 的 mRNA

表达也相应增加。海马区微量注射 NPY，可起到抗抑郁的作用。

4. 胆碱能系统

胆碱能系统的异常与抑郁、躁动、精神异常以及人格改变有关。胆碱能和单胺能系统在调节情绪方面有动态交互作用。有学者提出了胆碱能与肾上腺素能平衡学说，正常情况下两者相互抑制，可保持正常的神经功能状态，一旦平衡失调，则引起情感障碍，前者活性超过后者引起抑郁；反之引起躁狂。抗胆碱能药物有较好的抗抑郁作用，能阻断突触前 NE 和 5－HT 再摄取，且与抑制胆碱能的活力有关。增加胆碱能活力可加重情感障碍者的抑郁相，胆碱能系统可能也参与了情感调节。

（三）受体假说

针对抗抑郁药用药起效缓慢而对神经递质发挥作用快的矛盾，近年来还提出抑郁症单胺类神经递质受体学说，认为单胺类神经递质受体如 NE 受体、5－HT 受体等数量和敏感性发生改变，进而导致神经传递功能下降和抑郁症的发生，其中以 5－HT 受体功能改变更为引人关注。

抑郁症的 5－HT 能受体假说认为 5－HT 受体功能不平衡会导致抑郁症的发生，突触前 5－HT 自身受体功能亢进也会导致抑郁。5－HT 受体具有多种亚型，其中与抑郁症发病最密切相关的是 5－HT1A 受体。研究发现 5－HT1A 受体在海马齿状回颗粒细胞层的表达下降和结合力降低与抑郁症发病密切相关。临床研究证明一些抗抑郁药物有下调肾上腺素受体和 5－HT 受体敏感性的作用。抑郁症的发生与 5－HT1A 受体和 5－HT2A 受体功能不平衡有关，5－HT 受体拮抗剂可增强 5－HT 摄取抑制剂在抗抑郁方面的作用。

抑郁症的肾上腺素受体假说认为：与抑郁症关系最密切的肾上腺素受体有 α1、α2、β1、β2 受体。抑郁症可能与突触前膜肾上腺素 α 受体超敏有关，而该受体激动剂能抑制腺苷酸环化酶系统，抑制 NE 的合成和释放。动物实验证实，突触前膜 α2 受体拮抗剂能加强 NE/DA 再摄取抑制药的作用，增强大鼠脑内 NE 浓度。突触前 β2 受体的作用是对 NE 释放形成负反馈调节，阻断 β2 受体可以减弱其对 NE 的负反馈调节，提高突触间隙 NE 浓度，产生抗抑郁作用。在 5－羟色胺能神经元上也发现有突触前 β2 受体存在，因而阻断突触前 β2 受体的抗抑郁药物实际是通过提高 NE 和 5－HT 两种神经递质浓度发挥疗效。

应用分子克隆技术证实 DA 受体有 D1 – D5 五种亚型，在抑郁症中 D2 和 D3 受体的表达和功能下调，经抗抑郁治疗后有可能增加了活性状态的 D2、D3 受体的密度，加强了 D2、D3 受体的表达和 DA 的释放。长期应激刺激的大鼠边缘系统的 D1 受体密度显著增加，而长期抗抑郁药物治疗则产生相反的作用，这表明 D1 受体参与抑郁症的病理机制。

随着神经生物化学理论的发展，更多种类的受体被发现参与到抑郁症的病理生理过程。如谷氨酸受体、神经激肽受体、促肾上腺皮质激素释放激素受体、糖皮质激素受体等所介导的生理功能失常为抑郁症的病理机制提供了较好的解释。它们的数量及功能状态亦可作为抑郁症的临床指标。

近年来谷氨酸受体中的 NMDA 受体、AMPA 受体以及代谢型受体 1 组（mGluR1 和 mGluR5）在抑郁症发病机制的研究中最受关注。抑郁症的发生和治疗可能与一些存在于 NMDA 受体复合体上用以传导信号的特殊结合位点相关。有些抗抑郁药通过改变结合位点的性质来影响离子通道开放，选择性地增加了 NMDA 受体拮抗剂所诱发的自发性运动亢进来起到抗抑郁的作用。反复的抗抑郁药给药和电休克可使 NMDA 受体复合体发生适应性改变，导致 NMDA 受体的功能降低。AMPA 受体在激活后通过刺激 MAPK 通路可以发挥抗抑郁的作用，有研究显示 AMPA 受体因为受体激活后可使脑源性神经营养因子等神经营养物质增加，从而使神经发生适应性改变来改善抑郁症状。研究发现长期服用丙咪嗪可使在海马切片上的 mGlu2/3 受体功能增强和表达增加。另外，小剂量的选择性 mGlu2/3 受体拮抗剂与丙咪嗪联合使用可以将经典抗抑郁药的起效时间缩短。

CRH1 受体在脑干、皮质、杏仁核等许多区域有分布，这就为 CRH 调节机体对应激的自主神经和情绪行为反应提供了条件，CRH1 受体所受的刺激在 CRH 分泌增多时增强，因而导致焦虑和抑郁的发生，抑制 CRH1 受体则可解决这一问题，而且类似抑郁的行为存在于 CRH2 基因缺乏的小鼠，因而 CRH1 可看作是治疗抑郁症的潜在靶点。

脑内海马组织中含有大量的糖皮质激素受体（GR），因而海马组织通过 GR 可以抑制应激过程中亢进的 HPA 轴，使其恢复到原始水平。另外，应用干扰素也会导致抑郁症，其机制与体内 GR 基因水平下降相关。GR 和 5 – HT1A 的 mRNA 的表达会因干扰素的使用而减弱，且 TCAs 和氟西汀可拮抗这种作用。

（四）神经内分泌

1. 下丘脑－垂体－肾上腺皮质轴（HPA 轴）

HPA 轴功能亢进是抑郁症最重要的神经内分泌改变，主要表现为 CRH 和 ACTH 分泌增多、血浆和尿液皮质醇浓度升高、失去了正常自发性夜间分泌抑制的节律（负反馈机制）以及地塞米松抑制试验（DST）阳性，长期处于肾上腺皮质功能亢进。抑郁症患者垂体和肾上腺体积增大，增生程度与皮质醇的浓度相关，随着抑郁恢复，增生也随着皮质醇下降而恢复。这些研究均表明抑郁症与 HPA 轴功能亢进有关。一般来说，抑郁程度越重，年龄越大，HPA 轴异常越明显。HPA 轴功能亢进是状态依赖的，即随着抑郁的缓解，HPA 轴功能亢进也逐渐恢复正常。

2. 下丘脑－垂体－甲状腺轴（HPT 轴）

多数抑郁症患者会出现 HPT 轴的改变。研究发现，抑郁症患者抗甲状腺素抗体增多，脑脊液中促甲状腺素释放激素（TRH）浓度升高，这可能是抑郁症患者存在 TRH 功能亢进。有的抑郁症患者 T4 日分泌量升高，提示抑郁症患者可能存在甲状腺功能亢进。国外一项调查发现，甲亢患者抑郁症或双相情感障碍复发率要高于非甲亢患者，提示甲亢症状与心境障碍有一定关系。研究还发现，在某些抑郁症患者中，HPA 轴功能亢进可能致 HPT 轴功能失调。学者研究发现，抑郁症患者中伴随着 TRH 神经活动增强和促甲状腺细胞内 TRH 效应的减弱，皮质醇的增多可能会抑制促甲状腺激素刺激素（TSH）对 TRH 的反应，即 TRH 兴奋试验阳性。约 1/3 患者出现 TSH 对 TRH 的反应迟钝，可能是皮质醇的增高在垂体部位抑制了 TSH 对 TRH 的反应。

3. 下丘脑－垂体－性腺轴（HPGA 轴）

抑郁症患者存在 HPGA 功能紊乱，主要表现为 HPGA 活性下降。

垂体功能的改变研究发现，卵泡刺激素（FSH）水平的急剧增高显著增加了抑郁症发生的危险。抑郁症患者均伴有血清催乳素水平的升高，且随日夜节律改变。各种原因如月经过少、泌乳等导致催乳素分泌过高，均可导致抑郁、精力不足等症状的出现，临床治疗使催乳素的水平下降后上述症状可获得改善。此外，男性抑郁症患者也伴有黄体生成素（LH）、FSH 水平的改变，症状改善后，相关激素水平得以恢复。

女性特殊生理时期的性腺功能改变，如产后、经前期及围绝经期等常有较高比例的抑郁症发生率，且老年男性抑郁症的发病率也较高。以上提示性激素与抑郁症具有相关性。临床发现，女性抑郁症患者血清雌二醇的水平明显下降，且其与人际关系敏感、抑郁呈负相关。给予雌二醇治疗后，可显著改善抑郁症状。同样的研究发现男性抑郁症患者的睾酮水平下降，补充睾酮也起到一定的治疗效果。性激素通过调节多种神经递质（如降低去甲肾上腺素、多巴胺、5－羟色胺和GABA能神经传导）介导抑郁症的发生。此外，HPGA还与褪黑素、脑源性神经营养因子（BDNF）等作用调节抑郁症的发生、发展。

4. 褪黑素（MT）

MT是松果体细胞分泌的肽类激素，由下丘脑视交叉上核控制，具有镇静、催眠、抗衰老、抗肿瘤、增强机体免疫等作用，对生殖功能有重要的调节作用，可使生物体的功能活动与外界的环境变化相适应。研究发现MT下降会导致抑郁症的发生。抑郁症发作时MT分泌量、分泌节律位相及幅度出现异常。抑郁症发作期褪黑素水平下降时，会导致患者出现入睡困难、早醒、深睡眠剥夺、频繁夜醒等睡眠障碍，而病情缓解后MT水平恢复正常。人下丘脑视交叉上核有丰富的MT1、MT2以及5－羟色胺2C受体，MT1受体可减少觉醒信号传递，MT2受体可能参与了生理节律的同步化，而5－羟色胺2C受体参与了睡眠的调节，尤其促进了深睡眠的形成。因此，作为MT1、MT2以及5－羟色胺2C受体拮抗剂的抗抑郁药阿戈美拉汀，可能通过调节生理节律而发挥抗抑郁作用。

（五）神经营养因子

有学者于2006年提出了"抑郁障碍的神经营养假说"，该假说认为BDNF水平降低会导致抑郁，而抗抑郁治疗通过提高脑内BDNF水平发挥抗抑郁作用，而其他神经营养因子可能也参与抑郁症的病理生理过程及治疗机制。

神经营养因子有BDNF、胶质细胞源性神经营养因子（GDNF）、神经营养生长因子（NGF）、神经营养素－3（NT－3）等20多种，总体功能可促进中枢和外周神经元生长分化，保护应激刺激后神经元存活、功能和结构完整性。其中研究最为广泛的是BDNF，最新的证据表明BDNF与心境障碍的发病机制关系极为密切。

1. BDNF 与心境障碍

临床前和临床研究都表明，BDNF 参与了抑郁症的发生。检测抑郁模型大鼠 BDNF 的含量，结果发现模型组大鼠脑脊液、海马和皮层 BDNF 的含量显著低于正常对照组。而且，BDNF 在动物模型中展现了抗抑郁样作用。在临床研究中也得到了一致结论，研究显示抑郁症患者血清中和海马区 BDNF 水平都较正常人群显著下降，且血清 BDNF 水平与抑郁程度负相关，女性患者较男性患者低，抗抑郁药治疗可显著增加 BDNF 水平。以上结果在基因水平也得到了验证，统计 2376 例抑郁症患者和相应对照人群的 BDNF 基因型后，发现 BDNF 基因与抑郁症发病有关。有自杀倾向的抑郁患者外周单核细胞 BDNF mRNA 的含量下降，且下降幅度与抑郁严重程度成正比。

大量研究发现 BDNF 还与双相障碍相关。双相障碍患者血清 BDNF 水平明显低于单相抑郁症患者和健康对照人群，经心境稳定剂如锂盐治疗后可使其水平恢复正常。而且，晚发性双相障碍患者血清 BDNF 水平低于早发性患者，血清 BDNF 水平也可能与双相障碍的病程有关。国外学者对 BDNF 基因 Val66Met 的多态性与双相障碍的关联性进行了研究，但结果尚需进一步证实。

2. GDNF 与心境障碍

血清水平的研究：有研究调查了部分或完全缓解的 MDD 和双相情感障碍患者血清 GDNF 水平，发现患者组的血清 GDNF 水平显著低于正常对照组。相反，也有研究发现在双相情感障碍患者的躁狂或抑郁发作时，患者血清 GDNF 浓度增高。

脑组织水平的研究：GDNF 及其受体在海马、前额皮质均有高表达。Michel 等发现在 MDD 患者顶叶皮层区的 GDNF 浓度显著增高，但在海马区 MDD 患者的 GDNF 浓度下降。

基因表达水平的研究：MDD 患者在抑郁发作期，外周血中的 GDNF mRNA 表达水平下降，而在抑郁缓解期，GDNF mRNA 的表达水平与正常组无差异。

NT-3、NT-4/5、胰岛素样生长因子 1（IGF-1）、血管内皮生长因子（VEGF）等也被证实参与了心境障碍的发生，但研究结果尚不一致，需进一步的研究。基础和临床研究均表明神经营养因子在心境障碍的发病和治疗中起重要作用，但其具体作用机制尚不够明确。

（六）神经可塑性

1. 海马与前额叶

一些研究者提出抑郁症可能存在成熟海马神经元再生下降从而引起海马结构可塑性改变，海马的可塑性损伤主要表现为：（1）海马神经元的萎缩；（2）海马神经再生减少；（3）海马神经元凋亡。海马功能的破坏包括神经可塑性改变可导致多个抑郁症状，如记忆力、注意力下降。近年来研究发现海马功能损害还会出现对新事物兴趣下降。此外，海马对 HPA 轴具有调节作用，海马功能损害导致个体应激能力下降，引起抑郁。不同抗抑郁剂能保护应激引起的海马萎缩，增加海马齿状回前体细胞的数量，随后逐渐改善临床症状。应激对前额叶皮层神经可塑性与海马有类似效应，应激导致前额叶树突萎缩及胶质细胞数量减少，与临床上抑郁症患者前额叶功能不足的表现相关。

2. 神经胶质细胞

神经胶质细胞有调节突触传递和突触可塑性的潜能。对 MDD 患者的死后脑组织研究发现神经胶质细胞的密度以及总的神经胶质细胞数目显著下降，而且 MDD 患者的神经胶质细胞核的超微结构以及胞核的大小也发生了变化。神经胶质细胞数目的下降一般发现在特定的额叶 – 边缘系统脑区如：前扣带回皮质腹侧部、前额皮质背外侧、扣带回皮质前膝部、眶额皮质。相反的研究发现 MDD 患者的海马 CA 区以及齿状回的颗粒细胞层神经胶质细胞的密度增加，神经胶质细胞的密度增加可能与神经胶质细胞的突起减少有关，而不是由于神经胶质细胞数目的丢失所引起。在 MDD 和未治疗的双相情感障碍患者的杏仁核同样发现存在神经胶质细胞数目的减少。

除了神经胶质细胞的密度以外，在情感障碍患者中也发现神经胶质细胞的体积和形状受到影响。在双相情感障碍和 MDD 患者的前额皮质背外侧区以及 MDD 患者的扣带回前皮质区的神经胶质细胞体的体积显著增大。然而，也有研究发现神经胶质细胞体的体积无改变。在双相情感障碍患者前额皮质背外侧区的神经胶质细胞核的圆形形态也会发生改变。神经胶质细胞密度降低与神经胶质细胞核的体积增加是平行发生，这表明可能发生了某些代偿机制。

3. S100B

S100B 起源于绝大多数神经胶质细胞和少突胶质细胞。S100B 蛋白容易通过血脑屏障，因此，在脑脊液和血液中容易检测。S100B 蛋白在神经细胞和胶质细胞的增殖分化，突触的形成和神经纤维的形成起着重要的作用。脑内生理水平的 S100B 主要是由星形胶质细胞产生，作用于神经元及其周围环境。与星形胶质细胞分泌的其他蛋白相反，过高的 S100B 水平对神经元有毒性作用。研究发现人体神经胶质细胞的标志蛋白 S100B 在精神疾病患者中，特别是抑郁症患者血液和脑脊液中浓度均升高，抗抑郁药物治疗可以降低血清中 S100B 水平。表明 S100B 蛋白与抑郁症存在着某种关联，并推测 S100B 蛋白可能是诊断抑郁症的生物标志物。同样在未治疗的双相情感障碍患者血清中也发现 S100B 水平增高。

（七）免疫

越来越多的研究表明免疫系统在抑郁症中具有重要作用，抑郁症可被看作是一种心理神经免疫紊乱性疾病。早年研究倾向于抑郁症患者的免疫功能抑制。近来研究认为抑郁症存在明显的免疫激活和细胞因子增高的现象。细胞因子是由免疫活性细胞分泌的具有调节免疫应答生物活性的信号分子，根据在炎症反应中的不同作用又可分为炎性细胞因子和抗炎性细胞因子。炎性细胞因子直接和间接参与炎性过程，如：IL-1、IL-6、IFN-γ 和 TNF-α。而抗炎性细胞因子通过抵抗细胞激活和炎性调节子的产生抵抗免疫应答，包括：IL-4、IL-10、IL-13 等。

外周或中枢给予细胞因子或炎症诱导剂可引发动物抑郁样行为，且可被抗抑郁药阻断；而将细胞因子阻断或使其受体缺失则可产生抗抑郁作用。临床研究发现抑郁症患者外周血中 TNF-α、IL-1、IFN-γ、IL-6 等细胞因子表达水平升高，而 IL-10 血清水平显著降低。抑郁症患者的 IL-2/IL-10 和 IL-2/TGF 的比例较正常人明显上调，炎性与抗炎性细胞因子比率失衡，提示抑郁症患者处于一种免疫激活状态。IL-10 家族中的 IL-20 和 IL-24 单核苷酸多态性可能与抑郁症发病风险增加有关，但可能需要和其他基因多态性共同作用从而增加抑郁症的易感性。

免疫激活产生的细胞因子能影响中枢神经系统的多个方面，包括神经递质代谢、神经内分泌功能、神经可塑性以及与抑郁性行为改变有关的信息过程。未来的研究需要进一步确认细胞因子在抑郁症发病机制中的作用。

（八）miRNA

近年的研究显示 miRNA 的调控障碍以及编码序列的改变与心境障碍在内的多种精神疾病的发生有关。miRNA 存在于真核生物细胞内，是一种不编码蛋白质的小 RNA 分子，可以在转录后水平调节基因的表达，广泛参与调控细胞增殖、凋亡、分化、神经发育等生命活动。

1. miRNA 与抑郁症

2012 年 Smalhheiser 等检测了自杀抑郁症患者前额叶皮质中 367 种 miRNA，发现有 21 种 miRNA 表达水平明显降低，且这些 miRNA 的部分靶基因如 5EGFA、BCL2 等之前已证实与抑郁症有关联。母婴分离大鼠前额叶皮质沉默转录因子 4（REST4）的 miRNA 及蛋白的表达增加会导致其成年期的抑郁样行为和快感缺失，而 REST 能够调节一些大脑中含量丰富且与大脑发育和突触可塑性有关的 miRNA 表达，因此母婴分离引起出生后早期 REST4 介导 miRNA 表达异常，可能与成年期抑郁样行为有关。

目前，miRNA 在心境障碍中表达谱的研究相对较少，主要集中在多态研究，已发现有两个 pre－miRNA 的 SNP 与抑郁症有关。在中国汉族人群样本中发现 pre－miR－30e 的 rs178077483 SNP 与抑郁症易感性有关联。国外研究发现 pre－miR－182 的 rs76481776 单核苷酸多态性 T 等位基因突变与重性抑郁患者的失眠症状有关，且该 SNP 能引起 miR－182 表达上调及其靶基因 CLOCK 基因表达下调，而 CLOCK 基因本身参与生物节律和抑郁行为表现的调节。这些研究表明 miRNA 编码基因或调控 miRNA 成熟的蛋白质基因的多态性可能导致 miRNA 表达改变，从而与抑郁发生相关。

在抑郁症病因相关的多条途径中，包括神经发生、突触可塑性、应激、昼夜节律以及抗抑郁药恢复神经发生、神经递质传递的效应等方面发挥重要作用，明确抑郁症引起的 miRNA 谱改变以及相关 miRNA 对应的目标靶基因和蛋白质，有助于我们在 miRNA 水平诊断和治疗抑郁症。

2. miRNA 与双相障碍

有研究通过逆转录 PCR 验证出双相障碍患者中有 4 个 miRNA 的表达水平与正常人比有差异。在精神分裂症患者和双相障碍患者尸脑前额叶 BA9 区取样，研究发现两组间存在相同的差异性表达 miRNA，进一步支持了近几年来提出的双相障碍与精神分裂症之间可能存在共同病理基础的假说。

除了大规模地针对脑组织样本的芯片研究，动物实验显示 miRNA 和靶基因还会受到精神药物的调节。给大鼠分别注射锂盐和丙戊酸盐 4 周后取海马进行芯片检测，发现锂盐和丙戊酸盐可下调 miR – 34a 表达，间接上调了谷氧酸代谢型受体 7 表达水平，miRNA 及靶基因可能参与了心境稳定剂的作用机理，从而导致行为学的改变。

近年来，对外周血 miRNA 的研究也逐渐受到了重视。对双相障碍 I 型患者外周血 miR – 134 进行检测，结果发现未服药组、服药 2 周组、服药 4 周组的外周血 miR – 134 水平低于正常对照组；但 miR – 134 表达水平与服药的时间长短呈正相关，与症状严重程度呈负相关。是否可考虑 miR – 134 作为双相障碍 I 型急性发作或检测用药的外周血生物学标记还需要进一步验证。

三、临床表现

（一）抑郁发作

抑郁发作的典型症状概括为情绪低落、思维迟缓、意志活动减退即所谓的"三低"症状。目前认为抑郁发作的表现可分为核心症状、心理症状群和躯体症状群。发作应至少持续 2 周，并且不同程度地丧失社会功能给本人造成痛苦或不良后果。

1. 核心症状

抑郁症的核心症状包括心境或情绪低落，兴趣缺乏及快感缺失，这是抑郁障碍的关键症状。

（1）情绪低落：患者体验到情绪低沉、悲伤，情绪的基本色调是低沉、灰暗的。典型病例会出现晨重暮轻节律改变的特点。在抑郁发作的基础上，患者会出现"三无"症状：无望、无助和无用。无望：对自己的将来感到悲观失望，认为没有出路。无助：在无望的基础上产生，对自己的现状缺乏改变的信心和决心，对治疗失去信心。无用：认为自己一无是处，毫无价值，不会对任何人有用。

（2）兴趣缺乏：指患者对以前喜欢的各种活动兴趣显著减退或丧失。

（3）快感缺失：丧失了体验快乐的能力，不能从生活中体验到快乐。

2. 心理症状群

抑郁症的心理症状群可分为心理学伴随症状和精神运动性症状。

（1）心理学伴随症状：包括焦虑、自责自罪、精神病性症状（主要是妄想和幻觉，如罪恶妄想）、认知症状（主要是记忆力和注意力的下降）、自杀观念和行为、自知力（单相抑郁患者自知力要比双相障碍抑郁发作患者的完整）。

（2）精神运动性症状：精神运动性迟滞或激越。精神运动性迟滞的患者表现为思维迟缓，同时常伴有记忆与注意力的下降，运动迟缓，严重者达到木僵状态。激越患者表现为思维内容缺乏条理，思维效率降低，烦躁不安，紧张激越，不能控制自己的动作。

3. 躯体症状群

表现为睡眠紊乱、饮食紊乱、性功能减退、精力丧失和其他非特异性症状。

（二）躁狂发作

典型症状为"三高"症状，即情感高涨、思维奔逸、意志活动增强和其他症状。

1. 情感高涨：这是躁狂发作的主要原发症状，其高涨的情感具有一定的感染力。有时患者也可出现情绪不稳，易激惹，但持续时间短，易转怒为喜。患者常常在早期表现为愉快，而在后期转换为易激惹。

2. 思维奔逸：是思维联想速度的加快，可出现音联、意联。

3. 意志活动增强：即协调性的精神运动性兴奋，内心体验、行为方式与外界环境相协调，表现为喜交际、好管闲事、整日忙碌、行为鲁莽和自控力差。

4. 其他症状：睡眠需求减少，性欲亢进等。

四、诊断

（一）抑郁障碍 DSM-5 诊断标准

1. 重性抑郁障碍

A. 在同一个两周时期内，出现 5 个以上的下列症状，表现出与先前功能相比不同的变化，其中至少 1 项是心境抑郁或丧失兴趣或愉悦感。

注：不包括那些能够明确归因于其他躯体疾病的症状。

（1）几乎每天大部分时间都心境抑郁，既可以是主观的报告（例如：

感到悲伤、空虚、无望），也可以是他人的观察（例如：表现流泪）（注：儿童和青少年可能表现为心境易激惹）。

（2）几乎每天或每天的大部分时间，对于所有或几乎所有活动的兴趣或乐趣都明显减少（既可以是主观体验，也可以是观察所见）。

（3）在未节食的情况下体重明显减轻，或体重增加（例如：一个月内体重变化超过原体重的5%），或几乎每天食欲都减退或增加（注：儿童可表现为未达到应增体重）。

（4）几乎每天都失眠或睡眠过多。

（5）几乎每天都精神运动性激越或迟滞（由他人观察所见，而不仅仅是主观体验到的坐立不安或迟钝）。

（6）几乎每天都疲惫或精力不足。

（7）几乎每天都感到自己毫无价值，或过分地、不适当地感到内疚（可以达到妄想的程度），（并不仅仅是因为患病而自责或内疚）。

（8）几乎每天都存在思考或注意力集中的能力减退或犹豫不决（既可以是主观的体验，也可以是他人的观察）。

（9）反复出现死亡的想法（而不仅仅是恐惧死亡），反复出现没有特定计划的自杀观念，或有某种自杀企图，或有某种实施自杀的特定计划。

B. 这些症状引起有临床意义的痛苦，或导致社交、职业或其他重要功能方面的损害。

C. 这些症状不能归因于某种物质的生理效应，或其他躯体疾病。

注：诊断标准 A—C 构成了重性抑郁发作。

D. 这种重性抑郁发作的出现不能用分裂样情感性障碍、精神分裂症、精神分裂症样障碍、妄想障碍，或其他特定的或未特定的精神分裂症谱系及其他精神病性障碍来更好地解释。

E. 从无躁狂发作或轻躁狂发作。

注：若所有躁狂样或轻躁狂样发作都是由物质滥用所致的，或归因于其他躯体疾病的生理效应，则此排除条款不适用。

2. 持续性抑郁障碍（心境恶劣）

此障碍由 DSM‑4 所定义的慢性重性抑郁障碍与心境恶劣障碍合并而来。

A. 至少在 2 年内的多数日子里，一天中的多数时间中出现抑郁心境，既可以是主观的体验，也可以是他人的观察。

注：儿童和青少年的心境可以表现为易激惹，且持续至少1年。

B. 抑郁状态时，有下列2项（或更多）症状存在：

（1）食欲不振或过度进食；

（2）失眠或睡眠过多；

（3）缺乏精力或疲惫；

（4）自尊心低；

（5）注意力不集中或犹豫不决；

（6）感到无望。

C. 在2年的病程中（儿童或青少年为1年），个体从来没有一次不存在诊断标准A和B的症状超过2个月的情况。

D. 重性抑郁障碍的诊断可以连续存在2年。

E. 从未有过躁狂或轻躁狂发作，且从不符合环性心境障碍的诊断标准。

F. 这种障碍不能用一种持续性的分裂样情感性障碍、精神分裂症、精神分裂症样障碍、妄想障碍，或其他特定的或未特定的精神分裂症谱系及其他精神病性障碍来更好地解释。

G. 这些症状不能归因于某种物质（例如：滥用的毒品、药物）的生理效应，或其他躯体疾病（例如：甲状腺功能低下）。

H. 这些症状引起有临床意义的痛苦，或导致社交、职业或其他重要功能方面的损害。

注：因为持续性抑郁障碍（心境恶劣）的症状列表中，缺乏重性抑郁发作的诊断标准所含的4项症状，所以只有极少数个体持续存在抑郁症状超过2年却不符合持续性抑郁障碍的诊断标准。如果在当前发作病程中的某一个时刻，符合了重性抑郁发作的全部诊断标准，则应该给予重性抑郁障碍的诊断。否则，有理由诊断为其他特定的抑郁障碍或未特定的抑郁障碍。

（二）双相障碍DSM－5诊断标准

诊断双相Ⅰ型障碍，必须符合下面躁狂发作的诊断标准。在躁狂发作之前或之后可以有轻躁狂或重性抑郁发作。

诊断双相Ⅱ型障碍，必须符合下面目前或过去的轻躁狂发作和目前或过去的重性抑郁发作的诊断标准。

现将躁狂发作、轻躁狂发作、重性抑郁发作的诊断标准摘录如下:

1. 躁狂发作

A. 在持续至少 1 周的时间内,几乎每一天的大部分时间里,有明显的、持续的情绪高涨、扩张或心境易激惹,或异常的、持续的活动增多或精力旺盛(或如果有必要住院治疗,则可短于 1 周)。

B. 在心境障碍、精力旺盛或活动增加的时期内,存在 3 项(或更多)以下症状(如果心境仅仅是易激惹,则为 4 项),并达到显著的程度,且表现出与平常行为相比有明显的变化。

(1)自尊心膨胀或夸大。

(2)睡眠的需求减少(例如:仅仅睡了 3 小时,就感到休息好了)。

(3)比平时更健谈或有持续讲话的压力感。

(4)意念飘忽或主观感受到思维奔逸。

(5)自我报告或被观察到的随境转移(即注意力太容易被不重要或无关的外界刺激所吸引)。

(6)有目标的活动增多(工作或上学时的社交,或性活动)或精神运动性激越(即无目的、无目标的活动)。

(7)过度地参与那些很有可能导致痛苦结果的活动(例如:无节制的购物、轻率的性行为、愚蠢的商业投资)。

C. 这种心境障碍严重到足以导致显著的社交或职业功能的损害,或必须住院以防止伤害自己或他人,或存在精神病性特征。

D. 这种发作不能归因于某种物质(例如:滥用的毒品、药物、其他治疗)的生理效应或其他躯体疾病。

注:由抗抑郁治疗(例如,药物、电抽搐疗法)引起的一次完整的躁狂发作,持续存在的全部症状超过了所使用治疗的生理效应,这对于躁狂发作而言是足够的证据,因此可以诊断为双相 I 型障碍。

注:诊断标准 A—D 构成了躁狂发作,诊断为双相 I 型障碍需要个体一生中有 1 次躁狂发作。

2. 轻躁狂发作

A. 在持续至少 4 天的时间内,几乎每一天的大部分时间里,有明显的、持续的情绪高涨、扩张或心境易激惹,或异常的、持续的活动增多或精力旺盛。

B. 在心境障碍、精力旺盛或活动增加的时期内，存在 3 项（或更多）以下症状（如果心境仅仅是易激惹，则为 4 项），并达到显著的程度，且表现出与平常行为相比有明显的变化，且达到显著的程度。

（1）自尊心膨胀或夸大。

（2）睡眠的需求减少（例如：仅仅睡了 3 小时，就感到休息好了）。

（3）比平时更健谈或有持续讲话的压力感。

（4）意念飘忽或主观感受到思维奔逸。

（5）自我报告或被观察到的随境转移（即注意力太容易被不重要或无关的外界刺激所吸引）。

（6）有目标的活动增多（工作或上学时的社交，或性活动）或精神运动性激越。

（7）过度地参与那些很有可能导致痛苦结果的活动（例如：无节制的购物、轻率的性行为、愚蠢的商业投资）。

C. 这种发作与明显的功能改变有关，个体无症状时没有这种情况。

D. 这种心境障碍和功能的改变可以明显被他人观察到。

E. 这种发作没有严重到足以导致显著的社交或职业功能的损害或必须住院治疗。如果存在精神病性特征，根据定义，则为躁狂发作。

F. 这种发作不能归因于某种物质（例如：滥用的毒品、药物、其他治疗）的生理效应。

注：诊断标准 A—F 构成了轻躁狂发作，轻躁狂发作虽然常见于双相Ⅰ型障碍，但对于双相Ⅰ型障碍的诊断而言并不重要。

3. 重性抑郁发作

见上述重性抑郁障碍的诊断标准。

4. 双相Ⅰ型障碍

A. 至少一次符合了躁狂的诊断标准（上述躁狂发作 A—D 的诊断标准）。

B. 这种躁狂和重性抑郁发作的出现不能用分裂样障碍或其他的或未特定的精神分裂症、精神分裂症样障碍或其他特定的或未特定的精神分裂症谱系及其他精神病性障碍来更好地解释。

5. 双相Ⅱ型障碍

A. 至少一次符合了轻躁狂发作（上述轻躁狂发作 A—F 的诊断标准）

和至少一次重性抑郁发作（上述"重性抑郁发作"A—C 的诊断标准）。

B. 从未有过躁狂发作。

C. 这种轻躁狂和重性抑郁发作的出现不能用分裂样情感性障碍、精神分裂症、精神分裂症样障碍、妄想障碍，或其他特定的或未特定的精神分裂症谱系及其他精神病性障碍来更好地解释。

D. 抑郁期和轻躁狂期的频繁交替所致的抑郁症状或不可预测性，引起有临床意义的痛苦，或导致社交、职业或其他重要功能方面的损害。

（三）环性心境障碍

A. 至少两年（儿童和青少年至少 1 年）的时间内有多次轻躁狂症状，但不符合轻躁狂发作的诊断标准，且有多次抑郁症状，但不符合重性抑郁发作的诊断标准。

B. 在上述的两年（儿童和青少年为 1 年）的时间内，轻躁狂期和抑郁期至少有一半的时间，且个体无症状的时间每次从未超过两个月。

C. 从不符合重性抑郁、躁狂或轻躁狂发作的诊断标准。

D. 诊断标准 A 的症状不能用分裂样情感性障碍、精神分裂症、精神分裂症样障碍、妄想障碍，或其他特定的或未特定的精神分裂症谱系及其他精神病性障碍来更好地解释。

E. 这些症状不能归因于某种物质（例如：滥用的毒品、药物）的生理效应，或其他躯体疾病（例如：甲状腺功能亢进）。

F. 这些症状引起有临床意义的痛苦，或导致社交、职业或其他重要功能的损害。

五、治疗

（一）抑郁症的治疗

1. 治疗目标

（1）提高抑郁症的临床治疗率，最大限度减少病残率和自杀率。

（2）提高生活质量，恢复社会功能，达到真正意义的治愈，而不仅仅是症状的消失。

（3）预防复发。

2. 药物治疗

（1）抗抑郁药物分类及代表药（见下表）

抗抑郁药物分类及代表药表

抗抑郁药分类	代表药
三环类抗抑郁药（TCAs）	丙咪嗪、氯米帕明、阿米替林、多塞平、马普替林
单胺氧化酶抑制剂（MAOIs）	吗氯贝胺
选择性 5–羟色胺再摄取抑制剂（SSRIs）	氟西汀、帕罗西汀、舍曲林、氟伏沙明、西酞普兰、艾司西酞普兰
5–羟色胺和去甲肾上腺素再摄取抑制剂（SNRIs）	文拉法辛、度洛西汀
去甲肾上腺素和多巴胺再摄取抑制剂（NDRIs）	安非他酮
选择性去甲肾上腺素再摄取抑制剂（NRIs）	瑞波西汀
5–羟色胺阻滞和再摄取抑制剂（SARIs）	曲唑酮
肾上腺素能和特异 5–羟色胺能抗抑郁药（NaSSA）	米安色林、米氮平
褪黑素受体激动剂	阿伐美拉汀

（2）相对疗效及副作用

临床疗效肯定而且证据较多的是艾司西酞普兰、米氮平、文拉法辛、舍曲林；有 Meta 分析显示米氮平、艾司西酞普兰、文拉法辛及舍曲林的疗效显著优于度洛西汀、氟西汀、氟伏沙明、帕罗西汀及瑞波西汀，而瑞波西汀的效能显著劣于其他药物。TCAs 与 SSRIs 的效能及疗效并无具有临床意义的显著差异；但对于某些病情严重的住院患者，包括阿米替林及氯米帕明在内的某些三环类抗抑郁药（TCAs）及文拉法辛的疗效稍优于 SSRIs。米氮平的效能同样与 TCAs 相仿。

抗抑郁药的副作用属性、与其他药物发生相互作用的潜力及过量服用的危险差异甚大。SSRIs 的耐受性总体优于 TCAs，安全性较好，抗胆碱能效应及心血管毒性较轻，治疗中止率较低。SSRIs 在美国《抑郁障碍患者治疗实践指南第 3 版》中仍占据首位治疗推荐地位。SSRIs 类药物潜在的药物间相互作用显著不同，舍曲林、西酞普兰、艾司西酞普兰与其他药物间相互作用低于氟西汀、氟伏沙明、帕罗西汀。SSRIs 的常见副作用包括胃肠道反应、激惹/不安、性功能障碍及神经系统副作用。SSRIs 可影响血小板功能，尤其是在与其他具有此效应的药物联用时，因此建议监测出血的临床征象及相关指标。SSRIs 同时存在抗利尿激素分泌异常综合征（SI-ADH）的风险，而高剂量的此类药物与 QT 间期延长相关（如西酞普兰）。另外，须警惕 5－HT 综合征风险。SNRIs 类药物文拉法辛及度洛西汀的副作用较 SSRIs 类药物艾司西酞普兰和舍曲林更常见，使用此类药物应注意血压情况。米氮平停药率与 SSRIs 相仿，体重增加和镇静较为显著，但恶心及性功能障碍的发生频率较 SSRIs 低。要注意阿伐美拉汀所引起的肝功能损害风险，转氨酶可能会上升 10 倍，某些病例可能出现肝衰竭、肝炎、黄疸，故而在治疗起始及加量过程中须常规监测肝功能。三环类药物在性功能障碍方面，与度洛西汀和瑞波西汀相比，TCAs、SSRIs 及文拉法辛出现这一副作用的风险更高；米氮平的风险低于 SSRIs，而安非他酮则低于氟西汀、帕罗西汀、舍曲林及艾司西酞普兰。阿伐美拉汀的性功能副作用与安慰剂相仿。

（3）药物选择

SSRIs 通常被视为一线治疗选择，其次为米氮平、SNRIs、四环类药物、安非他酮、噻奈普汀和阿伐美拉汀。TCA 应被视为二线治疗选择，可逆性 MAOIs 吗氯贝胺常被作为一线治疗选择，而其他 MAOIs 则被视为二线或三线选择。

世界生物精神病学会联合会（WFSBP）对抑郁症治疗的推荐：

轻度抑郁发作：针对中重度抑郁的心理教育及心理治疗可替代抗抑郁药。如需用药，SSRIs 及其他新型抗抑郁药应被视为一线选择。

中度抑郁发作：SSRIs 及其他新型抗抑郁药应被视为一线选择。

重度抑郁发作：推荐使用 TCAs、SSRIs 及 SNRIs。

针对起始治疗应采用单药治疗或是联合治疗，研究结果并不一致。

3. 重复经颅磁刺激（rTMS）

重复经颅磁刺激是一种无创性大脑皮层刺激技术，其基本原理是磁场穿过皮肤、软组织和颅骨，在大脑神经中产生电流和引起神经元的去极化，平衡皮质之间的兴奋抑制联系。有研究显示 rTMS 能改善抑郁症状同时还可选择性提高患者的认知功能，rTMS 治疗优于心理治疗，与氟西汀疗效相当，且其抗抑郁效果可维持 8 周。目前研究认为 rTMS 治疗抑郁症疗效不及 ECT，尤其是对伴精神病性症状和伴有自杀行为的抑郁发作。

rTMS 可能通过影响大脑神经网络、神经递质、神经元的可塑性、神经内分泌、免疫功能等多种途径发挥抗抑郁作用。影响 rTMS 效果的因素有 rTMS 本身因素和患者因素两大方面：研究发现 rTMS 刺激高强度、治疗时间长、刺激总量高者疗效好。而难治性抑郁症、病程长、年龄大、伴有精神病性症状、皮质萎缩、ECT 无效、联用苯二氮䓬类及抗癫痫药物使 rTMS 疗效变差。不良反应可能有头颈部疼痛、癫痫发生、诱发轻躁狂/躁狂、轻度的听力丧失等，在 rTMS 治疗中其他副作用偶有报道，如可引起刺激点附近脑电图记录电极处的皮肤灼伤、颅骨灼热、瞬时的同侧偏盲及哭泣等情感反应。以轻中度的头颈部疼痛最多见，多数研究者认为头痛与头皮及头部肌肉紧张性收缩有关，可自然减轻或服用止痛药短时间内消除。目前关于 rTMS 是否会诱发癫痫颇受争议，是 rTMS 最大的安全隐患。

4. 脑深部电刺激（DBS）

脑深部电刺激是一种手术疗法，在脑的深部埋置刺激电极，直接将电刺激施加在与疾病相关的脑区内，从而达到治疗目的。它最早作为中枢神经系统疾病的治疗，如今 DBS 技术在慢性、难治性抑郁症治疗方面，取得了较大的进展。

DBS 对抑郁症的治疗有许多脑部刺激部位，但目前尚无法确定最佳部位，主要集中在下扣带回（SCG）、伏隔核（NA）、内囊（NC）、下丘脑下脚（ITP）、腹侧内囊/腹侧纹状体（5C/5S）。目前的研究认为 DBS 治疗精神障碍的刺激参数标准为电压 0 ~ 10.55、脉宽 60 ~ 450us、频率 30 ~ 190Hz。一般情况下，电压 <85，频率 <200Hz，否则可能产生严重的不良反应。可能出现的不良反应有情绪状态变化（焦虑、抑郁、易激惹）、癫痫发作、感染、吞咽困难、眼睛肿胀、红细胞增多、流汗、轻躁狂、头痛等。以上的不良反应都是短暂和一过性的，通过改变刺激参数而消失。虽然 DBS 给难治性抑郁症患者带来希望，但目前尚处于试验性治疗阶段，尚需进一步的研究。

5. 特殊类型及特殊人群的治疗

（1）伴精神病性症状的抑郁

针对此类患者，建议在起始治疗时联用抗抑郁药和抗精神病药或合并电休克治疗。治疗伴精神病性症状的抑郁时，抗精神病药的用量应低于治疗精神分裂症时。当精神病性症状消失后，继续治疗1～2个月，若症状未再出现，可考虑减药，直至停药。

（2）伴有明显激越的抑郁

治疗时要考虑选用有镇静作用或抗焦虑作用的抗抑郁剂，如SSRIs中的氟伏沙明、帕罗西汀，SARIs中的曲唑酮，以及TCAs中的阿米替林、氯米帕明等，也可选用SNRIs中的文拉法辛。治疗早期可考虑抗抑郁药合并苯二氮䓬类药物。当激越焦虑的症状缓解后可逐渐停用苯二氮䓬类药物，继续使用抗抑郁剂治疗。抗抑郁剂治疗应保证足量和足疗程。

（3）伴有强迫症状的抑郁症

通常使用TCAs中的氯米帕明，以及SSRIs的氟伏沙明、舍曲林、帕罗西汀和氟西汀。通常使用的剂量较大，氟伏沙明可用至200～300mg/d，舍曲林150～250mg/d，氯米帕明150～300mg/d。强迫症状是比较顽固的症状，配合心理治疗效果可能较好。

（4）伴有体质量改变的抑郁症

食欲减退或体质量减轻为抑郁发作的核心生物症状。另外，也有少部分患者表现为食欲增加，体质量增加。有研究显示随着体质量失常的缓解或逆转，抑郁症状也可缓解，这种现象被认为是疾病恢复的重要标志。

在抑郁症的急性治疗期，米氮平、阿米替林和去甲替林比安慰剂显著增加体质量；而安非他酮、氟西汀、舍曲林、西酞普兰、度洛西汀、文拉法辛等比安慰剂显著减轻体质量，其他抗抑郁剂在急性治疗期对体质量的影响基本不大。对于维持治疗期，帕罗西汀、米氮平和阿米替林比安慰剂显著增加体质量；而安非他酮比安慰剂显著减轻体质量，其他抗抑郁剂在维持治疗中对体质量无明显影响。因此，可根据患者体质量和食欲特点选择相应的药物进行治疗。

（5）伴睡眠障碍的抑郁症

睡眠障碍是抑郁症最普遍的症状之一，主要包括失眠与嗜睡两大类。它不仅是抑郁症的诊断标准之一，还是评价治疗疗效的重要指标。对伴发睡眠障碍的抑郁症患者应进行睡眠重点评估，其对治疗有重要的指导意义。如入睡困难要选择半衰期较短的药物，而夜间觉醒和早醒者可能需要疗效较强和半衰期相对较长的促睡眠药。

伴发失眠的抑郁症的治疗：建议使用具有镇静作用的抗抑郁剂治疗

如：米氮平、阿伐美拉汀。曲唑酮、奈法唑酮和部分三环类抗抑郁剂由于不良反应多，不作为首选。另外，部分抗抑郁剂如 SSRIs、SNRIs 和安非他酮，在使用的初期可能会出现激越、失眠、焦虑等不良反应，因此不宜单独使用于伴发失眠的抑郁患者。可联用镇静作用强的抗抑郁剂或与促睡眠药联合使用。常用的促睡眠药有苯二氮䓬类和新型镇静催眠药如：唑吡坦、扎来普隆、佐匹克隆及右佐匹克隆。另外，一些新型抗精神病药如：喹硫平、奥氮平等，也具有显著的镇静作用，也被用来辅助治疗失眠，但由于存在显著的不良反应，不应作为常规治疗。促睡眠药通常在抗抑郁治疗早期合并使用，待失眠症状消失后即逐渐停用。

伴发嗜睡的抑郁症治疗：不管是由于抗抑郁药物还是疾病本身所致的日间困倦都较少被系统研究过。2010 年美国精神病学协会发布的《抑郁症治疗指南》指出，对于部分患者，在排除了药物所致的睡眠过多后，可选择具有激活和兴奋作用的抗抑郁剂如：SNRIs。莫达非尼可用于非典型抑郁症和 SSRIs 治疗中的疲劳感和嗜睡。

（6）自杀倾向

如果患者存在自杀风险或企图，应选择安全谱广的抗抑郁药。文拉法辛及米氮平过量致死的风险高于 SSRIs，但显著低于 TCAs。在 SSRIs 中西酞普兰过的毒性最大。ECT 被选为具有高度自杀风险患者的一线治疗。目前尚缺乏特异性的药物能快速控制自杀行为。联用苯二氮䓬类药物可短期内控制自杀冲动。预防性使用锂盐可降低自杀风险，而该药是否具有急性抗自杀效应，目前尚不明确。

（7）儿童和青少年

有研究认为 SSRIs 以及其他新型抗抑郁药在儿童和青少年中短期不良反应少，耐受性好，SSRIs 可作为儿童和青少年抑郁症患者的一线治疗药物。由于三环类抗抑郁剂不良反应较多，不建议作为一线治疗药物。美国 FDA 仅批准氟西汀可用于儿童和青少年抑郁症。有研究显示，文拉法辛对青少年患者有效，而对儿童患者疗效不显著。

儿童和青少年使用抗抑郁剂治疗时，除了起效剂量比成人低外，治疗剂量大多与成人相当，缓慢加量有助于提高依从性。有研究显示舍曲林、西酞普兰、帕罗西汀等在儿童和青少年的半衰期比成年人短，因此应尽早告知"停药综合征"的注意事项。也有研究认为抗抑郁剂与青少年自杀风险相关，因此儿童青少年服用抗抑郁治疗需要仔细评估自杀观念和行为以及其他可能与自杀相关的症状和不良反应。

（8）老年患者

由于老年患者的肌肉－脂肪比和肝脏代谢系统效率下降，使用抗抑郁剂后血药浓度水平高、半衰期长，会比年轻患者出现更多的不良反应。因此，老年患者使用抗抑郁药应遵从"小剂量起始，缓慢加量"的原则。美国精神病学学会指出老年患者的血药浓度与青壮年患者一样时，抗抑郁药可发挥其最大疗效。对于老年人而言，SSRIs 和 SNRIs 较三环抗抑郁剂安全，不过，严重抑郁的老年患者不仅要考虑药物治疗还要考虑非药物治疗策略，如联合心理治疗、严重时使用电抽搐治疗等。

（9）共病其他疾病的抑郁症

痴呆患者对药物的抗胆碱作用（影响患者的记忆力和注意力）尤其敏感，应接受抗胆碱作用小的药物治疗如：安非他酮、氟西汀、舍曲林等。对于冠心病患者而言，应优先考虑使用不降低血压以及不影响心电传导的药物（如：安非他酮及 SSRIs）。1/3 ~ 1/2 的卒中患者会在发生卒中后数周至数月内出现抑郁情绪，随机对照研究显示舍曲林、氟西汀、西酞普兰等 SSRIs 类药物可有效地治疗卒中后抑郁。有证据显示 SSRIs 对抑郁症伴有糖尿病的患者优于 TCA。

（二）双相情感障碍的治疗

1. 治疗原则

（1）综合治疗原则

尽管各类用于治疗双相障碍的药物有了长足的发展，但双相障碍各种发作的急性期治疗及预防复发的疗效仍不尽如人意。应采用精神药物、躯体治疗、物理治疗、心理治疗（包括家庭治疗）和危机干预等措施的综合运用，其目的在于提高疗效、改善依从性、预防复发和自杀，改善社会功能和更好提高患者生活质量。

（2）长期治疗原则

由于双相障碍几乎终身以循环方式反复发作，其发作的频率远较抑郁障碍为高，尤以快速循环障碍者为甚。因此，双相障碍常是慢性障碍，其治疗目标除缓解急性期症状外，还应坚持长期治疗原则以阻止反复发作。长期治疗可分为 3 个治疗期，即急性治疗期、巩固治疗期和维持治疗期。

急性治疗期：治疗目的是控制症状、缩短病程。注意治疗应充分并达到完全缓解，以免症状复燃或恶化。如非难治性病例，一般情况下 6 ~ 8 周可达到此目的。

巩固治疗期：从急性症状完全缓解后即进入此期，其目的是防止症状复燃、促使社会功能的恢复。一般而言，此期间主要治疗药物（如心境稳定剂）剂量应维持急性期水平不变。一般巩固治疗时间为：抑郁发作 4 ~ 6 个月，躁狂或混合性发作 2 ~ 3 个月。

维持治疗期：治疗目的在于防止复发，维持良好社会功能，提高患者生活质量。维持治疗应持续多久尚无定论，如过去为多次发作，可维持治疗 2 ~ 3 年或更长，在维持治疗期间应密切监测血药浓度并嘱患者定期复诊观察。

（3）患者和家属共同参与治疗原则

由于双相障碍呈慢性反复循环发作性病程，而又需要长期治疗。为取得患者和家属的认同和合作，必须对他们双方进行相关的健康教育。同时，医生应就其疑虑和面临的问题与他们进行充分的讨论，针对性地解决问题。讨论的内容可以包括双相障碍的疾病本质、临床表现、病程特点、治疗方法及有关药物知识、长期治疗的必要性、复发的早期表现及自我监测、复发的有关因素及处理、婚育及疾病遗传倾向等问题。患者及家属教育有助于改善医患关系，提高患者治疗的依从性，增强预防复发的效果，提高患者生活质量。

2. 药物治疗

（1）药物治疗原则

①首先使用最安全有效的药物，以心境稳定剂为主。

②根据病情需要，及时联合用药。

药物的联用方式有两种心境稳定剂联用、心境稳定剂加抗精神病药或苯二氮卓类药物、心境稳定剂加抗抑郁药。在联合用药时，要了解药物对代谢酶的诱导或抑制产生的药物相互作用。

③定期监测血药浓度，评估疗效及不良反应。

取血时间应在末次服药后 12 小时（如次日晨），以测定谷血药浓度为标准。

④一种药物疗效不好可换用或加用另一种药物。

（2）常用药物

①心境稳定剂

目前，比较公认的心境稳定剂包括碳酸锂、抗抽搐药（丙戊酸盐、卡马西平）。已有证据显示一些其他的抗抽搐药如：拉莫三嗪、托吡酯、加巴喷丁，以及某些抗精神病药物如：氯氮平、奥氮平、利培酮、喹硫平等可能具有一定的心境稳定剂作用，可列为候选的心境稳定剂。

碳酸锂

锂盐是治疗躁狂发作的首选药物，对躁狂和抑郁的复发有预防作用，也用于治疗分裂情感性精神病。对抑郁障碍的治疗作用不够理想，但对双相抑郁有一定疗效，对难治性抑郁有增效作用。一般来说，锂盐对轻症躁狂比重症躁狂效果好，对躁狂发作比混合性发作或分裂情感性障碍好，对迅速发作的疗效欠佳。另外，锂盐可使双相障碍维持治疗阶段的自杀行为减少85.7%。

丙戊酸盐

主要药物为丙戊酸钠和丙戊酸镁，用于双相障碍的躁狂发作，特别是快速循环发作及混合性发作效果较好，对于双相情感障碍有预防复发的作用。对锂盐反应不佳或不能耐受的患者是较为理想的替换药物。

卡马西平

用于急性躁狂发作的治疗，适用于碳酸锂治疗无效，或快速循环发作或混合发作患者。该药也可与碳酸锂合用，但剂量要相应减少，对双相障碍有预防复发的作用。

拉莫三嗪

可与其他心境稳定剂合用，治疗双相快速循环型及双相抑郁发作，也可作为难治性抑郁的增效剂，但对双相躁狂疗效不好。

抗精神病药

第二代抗精神病药物中的氯氮平、奥氮平、利培酮与喹硫平也具有一定的心境稳定剂作用，在双相障碍躁狂发作的急性期治疗阶段，可单独使用或与心境稳定剂联合使用治疗急性躁狂发作。其中，喹硫平可改善双相抑郁症状。

心境稳定剂的选择：对双相障碍Ⅰ型急性躁狂或双相Ⅱ型轻躁狂发作，可首选锂盐治疗。如果既往对锂盐缺乏疗效，则选用丙戊酸盐或卡马西平，或在锂盐的基础上加用丙戊酸盐或卡马西平。如果不能耐受锂盐治疗，则选用丙戊酸盐或卡马西平。对于快速循环发作或混合性发作，应首选丙戊酸盐或卡马西平，或与候选的心境稳定剂联合用药治疗。对双相抑郁障碍，可首选拉莫三嗪，必要时也可短期合用抗抑郁剂。对难治性病例，可联合应用锂盐和丙戊酸盐或卡马西平。若仍无效，可在原治疗基础上加用候选的心境稳定剂或根据情况加用增效剂。

②第一代抗精神病药

对于具有兴奋、激惹、攻击或精神病性症状的急性躁狂或混合性发作患者，伴有精神病性症状的抑郁发作患者，也可在治疗早期阶段短期联用心境稳定剂与第一代抗精神病药。第一代抗精神病药中的氟哌啶醇和氯丙嗪能较快地控制躁狂发作的精神运动性兴奋，且效果较好。

③苯二氮卓类药物

苯二氮卓类药物中的氯羟西泮（罗拉）和氯硝西泮具有抗躁狂作用，两药具有起效快和作用时间较短的特点，并能注射给药。临床上在躁狂发作治疗的早期阶段，常与心境稳定剂临时联合使用，以控制兴奋、激惹、攻击等急性症状，在心境稳定剂产生疗效后即可停止使用。这些药物并不属于心境稳定剂，不能预防复发，且长期使用可能出现药物依赖。

④增效剂

对于难治性双相障碍患者，特别是难治性双相快速循环发作患者，候选的心境稳定剂、钙离子通道拮抗剂、甲状腺激素、5－HT1A受体拮抗剂（如丁螺环酮）等可考虑作为增强剂与经典心境稳定剂联合使用。

钙离子拮抗剂：常用的有维拉帕米（异搏定）和尼莫地平。有研究表明它们对躁狂症状有效，对抑郁发作症状也有一定的疗效。主要与心境稳定剂联用治疗难治性双相障碍。

甲状腺激素：甲状腺激素主要与心境稳定剂联用治疗难治性快速循环发作，也可作为抗抑郁药的增效剂治疗难治性双相Ⅱ型抑郁患者。

⑤抗抑郁剂

双相抑郁发作是否使用、如何使用抗抑郁药物一直是有争议的话题，临床研究结果也各不相同，甚至意见相反。普遍认为抗抑郁药物常导致与预期相反的不良效应如：疗效差、加剧心境不稳定和转躁、恶化双相障碍病程以及混合发作和快速循环发作增多等。

双相障碍国际协会工作小组关于抗抑郁剂在双相障碍的应用建议如下：

（1）双相Ⅰ型和双相Ⅱ型抑郁发作的患者以前对抗抑郁剂有效，可以在急性期辅助使用抗抑郁剂。

（2）急性双相Ⅰ型或Ⅱ型抑郁发作伴随有精神运动性激越或快速循环的两个或多个躁狂核心症状的患者应避免辅助抗抑郁药。

（3）如果患者停止服用抗抑郁剂后抑郁复发，维持期应辅助抗抑郁药。

（4）在双相Ⅰ型障碍中应避免使用抗抑郁剂单一疗法。

（5）应避免在双相Ⅰ型和Ⅱ型抑郁发作并伴有两个或多个躁狂核心症状的患者辅助抗抑郁药单一疗法。

（6）使用抗抑郁药的双相情感障碍患者，应密切监测其轻躁狂或躁狂和精神运动性激越加重的迹象，一旦出现，应立即停用。

（7）如果既往服用抗抑郁药有躁狂症、轻躁狂或混合发作史，不应再次使用。

（8）在双相患者心境高度不稳定或有快速循环史的患者应避免使用抗抑郁药。

（9）在躁狂和抑郁混合发作时应避免抗抑郁药。

（10）在主要是混合状态的双相患者应避免抗抑郁药。

（11）目前处于混合状态的患者应停用抗抑郁药。

（12）其他抗抑郁药治疗无效时，才应考虑用 5 - 羟色胺和去甲肾上腺素再摄取抑制剂或三环和四环类抗抑郁药辅助治疗，并且应密切检测，由于增加了转躁或心境不稳的风险。

基于目前的临床研究发现双相障碍患者使用抗抑郁药利弊的证据仍然不足。因此，临床应用的建议还尚无充分证据，ISBD 工作组一致认为双相抑郁患者在使用抗抑郁药前应考虑单一使用非抗抑郁药物治疗，包括锂盐、拉莫三嗪、喹硫平、奥氮平和齐拉西酮。抗抑郁剂引起的心境高涨的频率和严重程度在双相Ⅰ型比双相Ⅱ型大，如果双相Ⅰ型患者使用抗抑郁药，应联用心境稳定剂。在转躁方面，5 - HT 再摄取抑制剂和安非他酮比三环、四环抗抑郁药和 SNRIs 的转躁风险低。

3. 电抽搐治疗

对于双相障碍的严重抑郁、难治性抑郁或躁狂，以及无法阻断的快速循环发作，电抽搐治疗是起效迅速、安全有效的最佳选择之一。因此有电抽搐治疗条件的人可以采取电抽搐治疗，特别是对拒食、木僵、有严重自伤或自杀危险的病人，更应优先采用。对于极度兴奋躁动、药物治疗无效或不能耐受的病人，以及因躯体疾病不能接受药物治疗者，也可以考虑使用电抽搐治疗。治疗前应适当减少药物的剂量。

4. 双相障碍治疗规范化程序

（1）双相Ⅰ型的急性躁狂及混合性发作、双相Ⅱ型的轻躁狂发作

第一步骤：有三种治疗方案，以心境稳定剂（包括某些第二代抗精神病药物）单药治疗为主。第一种方案躁狂或轻躁狂由锂盐开始治疗；第二种治疗方案混合发作选用一种抗抽搐药开始治疗，如丙戊酸盐、卡马西平；第三种治疗方案伴有过分兴奋、暴力行为及精神病性症状的躁狂及混合发作宜直接采用第二代抗精神病药物，如奥氮平。若兴奋症状突出，也可在三种方案中直接临时加用苯二氮卓类药物，控制症状后逐渐停用。一般情况下，各方案中所用药物均应在患者可以耐受的情况下，尽快达到有效治疗剂量。如经2~3周治疗无明显效果，应将该药加至最大治疗剂量。若加大剂量2周后仍无明显效果，经检讨无治疗方案以外因素影响治疗方案，则应转入第二步骤，选择适当方案继续进行。

第二步骤：采用联合治疗方案。一般继续沿用第一步骤所选的方案加用另一种药物（包括第一代抗精神病药物）进行联合治疗。联合方式有：锂盐与抗抽搐药或第二代抗精神病药物、抗抽搐药与第二代/第一代抗精神病药物、两种抗抽搐药合用。联合时应注意药物相互作用对药效和安全性的影响。联合治疗2周仍无效或仅部分缓解，总疗程达6~8周的患者，应尽快进入第三步骤加强治疗。

第三步骤：加用ECT强化治疗。ECT可每周治疗3次，一般多在6次以内达到完全缓解。以后可用第二步骤中的药物进行维持治疗。在临床上，严重兴奋状态可能导致严重后果，为尽快控制症状，也可以在治疗的第一、第二步骤便实施ECT。

经药物治疗病情缓解者，应继续原治疗方案2~3个月，以防复燃。然后给予维持治疗以防复发，此期可在密切观察下适当减少药量或药种，但仍以心境稳定剂的联合治疗为宜。

（2）双相抑郁发作

本程序是在患者已接受心境稳定剂治疗的基础上开始的，主要使用于

双相Ⅰ型，也可用于双相Ⅱ型。

第一步骤：回避使用抗抑郁剂期。在双相Ⅰ型抑郁发作治疗的第一步骤，应避免使用抗抑郁剂，以免转躁或使发作变频，或转为快速循环发作。原心境稳定剂不能预防抑郁发作时，可首先考虑用锂盐（加用或加大原用锂盐剂量），其次是锂盐合用拉莫三嗪。当患者有木僵状态、拒食或有自杀观念或企图者时，应及时给予ECT。经该步骤治疗无明显反应者，心境稳定剂或血药浓度达到了有效范围，则可转入第二步骤。

第二步骤：联用抗抑郁剂期。药物应选转躁风险最小者，依次是：丁胺苯丙酮、SSRIs、SNRIs、TCAs。应尽量避免使用转躁作用较为明显的TCAs。如常规剂量不能取得疗效，可加大抗抑郁剂剂量。

第三步骤：调整治疗期。如上两步仍无效时，可考虑换另一种抗抑郁剂或加用抗抑郁剂增效剂。

第四步骤：强化治疗期。以上三步均无效时，可在原治疗基础上使用ECT。症状完全缓解后，如仍在使用抗抑郁剂，则应逐渐停用，以心境稳定剂维持治疗。

（3）双相快速循环发作

本程序是在患者已接受心境稳定剂维持治疗的基础上开始的。

第一步骤：如已用锂盐可改用或加用一种抗抽搐药，首选丙戊酸盐。如原已使用一种抗抽搐药，可增大剂量继续观察。双相Ⅱ型抑郁发作，最合理的方案是加用拉莫三嗪。如果既往抑郁发作平均持续时间超过4周，则可在足够心境稳定剂治疗的基础上，加用抗抑郁剂，缓解后逐渐停药。

第二步骤：上述治疗无效时，应采用多种心境稳定剂联合治疗，或在原方案中加用一种第二代抗精神病药，或加用其他增效剂。

第三步骤：上述治疗无明显效果或仍反复发作，应给予ECT治疗。

5. 特殊人群的双相障碍的处理

（1）儿童和青少年

儿童和青少年双相障碍较成人有更高的双相障碍阳性家族史，早年即可表现较明显的环性情绪波动，发病与环境因素较少联系，躁狂相和抑郁相的转换也比成人频繁。儿童和青少年常合并注意缺陷障碍及行为障碍，锂盐和丙戊酸盐是最为常用的心境稳定剂，其他方案如非典型抗精神病药物、卡马西平，或者这些药物的联用也可考虑。一般来说，躁狂发作控制后至少维持治疗18个月。对病情持久稳定的患儿，撤药时应逐步减量，忌骤然停药，尤其是抗抽搐药。

（2）老年患者

65岁以上老年双相障碍患病率为0.1%～0.4%。躁狂发作时具有双相障碍家族史较少、一次发作持续时间较长、发作也较频繁等特点。首次躁狂发作多与患者躯体疾病及神经系统疾病有关，右半球皮质或皮质下缺损最明显。抑郁发作时，常伴有疑病症状，躯体化症状较为突出，尤以消化道症状最为多见，自杀倾向较为严重，思维内容常带有妄想性质，有时表现与痴呆类似，有时伴有认知功能的改变。

治疗原则：①由于老年患者肾脏清除率下降，最好选择半衰期短的药物，尽可能避免使用长效制剂。②药物宜从较低剂量开始，加量不要过快，治疗剂量应低于青壮年。65～80岁的老人可用成人剂量的1/3～1/2，80岁以上者剂量应更低。③一天的剂量应分次给予，一般不要一次服用。④应密切注意不良反应：服用锂盐或苯二氮卓类药物时，易出现认知功能障碍，抗精神病药物治疗时锥体外系不良反应发生率较高。

（3）妊娠期女性

由于双相障碍具有一定的遗传倾向，并且双相障碍的药物治疗会增加新生儿缺陷风险，因此，育龄期双相障碍的女性应尽可能地计划妊娠，在怀孕前逐渐减药或停药。

治疗原则

①对有躁狂病史而正常间歇期很长的患者或双相Ⅱ型患者，受孕前即应将锂盐逐渐停用。

②有躁狂和抑郁频繁发作史的严重双相障碍患者，因复发风险高，妊娠期不宜停药者，可服用风险较低的卡马西平或丙戊酸盐，并可以预防性地补充叶酸，妊娠16～19周对胎儿作超声波检查，以减少胎儿神经管发育障碍的风险。

③妊娠期尤其头3个月服用锂盐的患者，其胎儿致畸率可高达4%～12%，可于妊娠的16～18周做胎儿心脏超声波检查，以便及早发现先天畸形，及时处理。

④对于妊娠中后期以锂盐做维持治疗者，在分娩前应将药量减少25%～30%，以避免或减轻药物对胎儿和母体的毒性。

⑤产褥期是双相障碍发生或复发的高危时期，不宜完全停药。

⑥若持续使用心境稳定剂，应定期检测母亲血药浓度及甲状腺功能，必要时补充维生素 K，定期作超声检查或羊水检查。产后注意观察新生儿，检测其体内药物浓度，定期检查甲状腺功能，必要时也补充维生素 K。

⑦对妊娠期抑郁症患者，应根据病情严重度选择治疗。如既往无抑郁症病史，妊娠头 3 个月出现轻度抑郁，应首选非药物治疗，包括心理治疗、光疗等。对妊娠期重性抑郁伴有自杀、精神病性症状、个人生活不能自理时，需快速治疗，可住院并行 MECT，同时注意对胎儿的监测。

⑧对目前试图怀孕又想继续治疗的轻至中度抑郁患者，如既往用 SS-RIs 类药物有效，应选择半衰期较短的药物。

⑨对目前试图怀孕，有中度至重度抑郁症状反复发作，并曾有多次停药后病情复发或波动病史的患者，宜持续使用抗抑郁剂治疗。SSRIs 对胎儿的影响较少，资料显示其中氟西汀、西酞普兰安全性最高，SNRIs 中的文拉法辛对孕妇也相对较安全。

⑩现有的研究认为在孕期第一阶段使用 SSRIs 类抗抑郁剂的致畸风险较低，孕晚期使用抗抑郁剂有药物并发症如：撤药综合征等，且三环类抗抑郁剂和 SSRIs 的代谢加快。

（4）哺乳期女性

所有治疗双相障碍的药物都会不同程度地随乳汁分泌，因此母亲消化吸收的药物会影响新生儿。对哺乳期有精神疾患的女性应首先考虑非药物治疗如：心理治疗、电休克治疗。如果这些方法不能被患者或其家属接受或无效时，则需权衡药物治疗对母婴双方的利弊。对于早产儿及有病理性高胆红素血症等躯体疾病的婴儿，由于其肝药酶系统不成熟或已受损，药物代谢能力差，易导致药物蓄积。此时，接受精神药物治疗的母亲，就需停止哺乳。对于躯体状况良好的母亲，婴儿也足月健康时，可以考虑在哺乳期进行药物治疗。2010 年美国精神病学协会发布的《抑郁症治疗指南》指出，对于边哺乳，边服抗抑郁剂的患者应予支持。许多研究认为抗抑郁剂在乳汁中的浓度低，但氟西汀除外。许多专家也不提倡选择母乳喂养的患者服用锂盐。

第五章　抑郁相关障碍

第一节　破坏性心境失调障碍

一、概述

儿童期慢性严重的易激惹心境一直是儿童精神病学家所关心的症状表现，因为慢性严重的易激惹心境对疾病诊断的特异性不高，在心境障碍、焦虑障碍和破坏性行为障碍的患者中都可能出现这种症状。如果患儿表现为慢性易激惹的心境，通常会被诊断为双相障碍，这会导致儿童精神疾病中双相障碍的发生率显著上升。在美国1994~1995年，儿童双相障碍的发生率为每10万儿童中有25名，到2002~2003年，儿童双相障碍的发生率上升到每10万儿童中有1003名。在这些患儿中，有60%的患儿会接受多种药物治疗，有48%的患儿会被给予不典型的抗精神病药物治疗。虽然抗精神病药物可缓解双相障碍患儿的躁狂发作以及孤独症患儿的攻击和易激惹，但对慢性易激惹和严重脾气爆发的治疗效果还不明确。因此，对有慢性严重的易激惹患儿的不恰当诊断和治疗已经引起关注。

在20世纪90年代，为了更好地描述青少年的慢性易激惹现象，有人提出了"严重心境失调"（Severe Mood Dysregulation，SMD）这一概念。与双相障碍患者相反，SMD患者主要表现为非发作性的易激惹、过分的情绪反应和过分觉醒。在家族聚集、对挫折的生理反应和神经环路对社会性刺激的反应等方面，SMD和双相障碍患者之间有明显不同。对美国大雾山研究项目（主要研究青少年精神疾病的发生率）的数据纵向再分析发现，青少年时期的SMD与成年后的抑郁症之间有关联，该研究所发现的早期慢性易激惹与后期抑郁症之间的关联与临床所观察到的儿童期易激惹症状可预测成年期抑郁症相一致。

二、流行病学

目前还没有特定针对 SMD 或破坏性心境失调障碍（Disruptive Mood Dysregulation Disorder，DMDD）的流行病学调查资料，一些对 SMD 所观察到的数据来自于临床样本。在美国大雾山研究中，对 1420 例年龄在 9～19 岁的儿童中发现 SMD 的发病率为 3.3%。2013 年 Copeland 等使用 3 个较大的流行病学样本数据（其中也包括美国大雾山研究）对学龄前儿童（2～5 岁）和上学年龄的儿童（9～17 岁）的 DMDD 流行病学状况进行调查。在评估前的 3 个月期间，将近有一半的上学年龄青少年有严重的脾气爆发。如果将脾气爆发的发作频率纳入诊断标准，DMDD 的发病率下降到 6%～7%。如果考虑病程标准，DMDD 的发病率进一步下降到 1.5%～2.8%。最后，完全符合 DMDD 诊断标准的发病率大约为 1%。如果不考虑 DMDD 的年龄诊断标准，在学龄前儿童中 DMDD 的发病率为 3.3%。

三、临床表现

上述的这些发现奠定了 DSM－5 提出 DMDD 这一疾病的诊断，并将 DMDD 归于抑郁障碍的分类中，DSM－5 强调 DMDD 中的心境要素以及与双相障碍的区别。DMDD 的核心症状是慢性、严重并持久的易激惹并伴随有严重的脾气爆发，每周至少发作 3 次，与周围环境刺激和发育水平不成比例。患者的病期至少持续 1 年以上（没有超过 3 个月的完全缓解期），10 岁前开始疾病发作，DMDD 的诊断不适用于 6 岁前或 18 岁后。DMDD 的症状表现与 SMD 大部分相一致，但是 SMD 中的过分觉醒这一症状被排除在 DMDD 的症状标准外。提出 DMDD 这种疾病诊断不是为了将所有有严重脾气爆发的儿童纳入这一疾病范围，在一项对 5～9 岁有频繁、严重脾气爆发的大样本儿童研究中发现，将近有一半的儿童不符合 DMDD 的诊断，因为这些儿童没有表现出慢性易激惹的症状。因为目前只有一个独立的研究组在短期住院的青少年中进行 DMDD 的相关系列研究，所以当 DMDD 的疾病诊断被提出以后，主要的反对观念认为对 DMDD 的临床观察还不充分。但是 DMDD 的提出可以改变对有慢性易激惹心境的儿童被错误诊断为双相障碍的现状。

四、诊断和鉴别诊断

DMDD 的 DSM – 5 诊断标准如下：

A. 严重并反复的脾气爆发，表现为言语（例如：言语暴力）和/或行为（例如：以肢体攻击他人或财物），其强度或持续时间与所处情况或所受的挑衅完全不成比例。

B. 脾气爆发与其发育阶段不一致。

C. 脾气爆发平均每周 3 次或 3 次以上。

D. 几乎每天或每天的大部分时间，在脾气爆发之间的心境是持续的易激惹或发怒，且可被他人观察到（例如：父母、老师、同伴）。

E. 诊断标准 A – D 的症状已经持续存在 12 个月或更长时间，在此期间，个体从未有过连续 3 个月或更长时间诊断标准 A – D 中的全部症状都没有的情况。

F. 诊断标准 A 和 D 至少在下列 3 种（即在家、在学校、与同伴在一起）的两种场景中存在，且至少在其中一种场景中是严重的。

G. 首次诊断不能在 6 岁前或 18 岁后。

H. 根据病史或观察，诊断标准 A – E 的症状出现的年龄在 10 岁前。

I. 从未有超过持续 1 天的特别时期，在此期间，除了持续时间以外，符合了躁狂或轻躁狂发作的全部诊断标准。

注：与发育阶段相符的情绪高涨，例如遇到或预期到一个非常积极的事件发生，则不能被视为躁狂或轻躁狂的症状。

J. 这些行为不仅仅出现在重性抑郁障碍的发作期，其不能用其他精神障碍来更好地解释（例如：孤独症谱系障碍、创伤后应激障碍、分离焦虑障碍、心境恶劣）。

注：此诊断不能与对立违抗障碍、间歇性暴怒障碍或双相障碍并存，但可与其他精神障碍并存，包括重性抑郁障碍、注意缺陷/多动障碍、品行障碍和物质使用障碍。若个体症状同时符合 DMDD 和对立违抗障碍的诊断标准，则只能诊断为 DMDD。如果个体曾有关躁狂或轻躁狂发作，则不能诊断为 DMDD。

K. 这些症状不能归因于某种物质的生理效应、其他躯体疾病或神经系统疾病。

DMDD 与其他精神障碍相鉴别时，主要依靠仔细鉴别出易激惹心境和脾气爆发这两项特征。比如，DMDD 和双相障碍相鉴别时，DMDD 主要表现为慢性易激惹，DMDD 患儿的心境是持续的易激惹或发怒，而双相障碍患者的易激惹是发作性的，双相障碍患者的心境是在心境正常、抑郁和躁狂之间有交替变化。其他精神障碍患者也可能表现为伴有或不伴有易激惹的脾气爆发，如：对立违抗障碍和间歇性暴怒障碍。间歇性暴怒障碍患儿的脾气爆发频率为 1 周至少 2 次并持续 3 个月，虽然间歇性暴怒障碍患儿可出现持续的易激惹，但是持续的易激惹症状不是间歇性暴怒障碍的诊断标准，如果患儿同时符合间歇性暴怒障碍和 DMDD 的诊断标准，在 DSM - 5 诊断系统中 DMDD 有优先诊断权，如果患儿的病程未超过 1 年，诊断为间歇性暴怒障碍也是适宜的。DMDD 和对立违抗障碍的诊断标准中都包含有易激惹和脾气爆发，但这两种疾病之间也存在不同点。首先，DMDD 的脾气爆发 1 周至少 3 次，而对立违抗障碍的脾气爆发为 1 周至少 1 次。其次，DMDD 需要 12 个月或更长时间的病程，而对立违抗障碍的病程为 6 个月。最后，DMDD 患儿的症状需要在 3 种场景中（即在家、在学校、与同伴在一起）的两种场景中存在，且必须在一种场景中的表现是严重的，而对立违抗障碍没有这些要求。实际上，在两个大样本的社区调查中发现有将近 70% 的 DMDD 患儿也符合对立违抗障碍的诊断，但是少于 40% 的对立违抗障碍患儿符合 DMDD 的诊断标准。因此，DMDD 患儿中的大部分也同时符合对立违抗障碍的诊断，反之则不然。如果患儿症状同时符合 DM-DD 和对立违抗障碍的诊断标准，则只能诊断为 DMDD。

五、治疗

由于 DMDD 是一种新进入 DSM - 5 中的疾病，目前还没有关于临床治疗的试验研究可指导临床治疗 DMDD。某些精神障碍患儿会有 DMDD 的主要诊断标准中的一些临床表现，可以从这些精神障碍的临床治疗方案中寻找出合理的 DMDD 临床治疗策略。根据这种方法，基于对 SMD、对立违抗障碍或攻击行为患儿的治疗研究，可得出对 DMDD 治疗的间接建议。

ADHD 患儿经常会出现易激惹和严重脾气爆发的现象，精神兴奋剂是否对这些症状也有一定的治疗效果。一项荟萃分析发现精神兴奋剂对 ADHD 患儿的攻击行为可达到中度以上的治疗效果。同样，精神兴奋剂对品行障碍患儿（不管是否共病 ADHD）的攻击行为治疗有效。在交叉试验研究中，对 ADHD 患儿和 ADHD 共病 SMD 的患儿分别交叉给予利他林或利他林联合行为治疗的两种治疗方案，在 ADHD 症状方面这两组都有相似的治疗效果，而且，共病有 SMD 的 ADHD 患儿的"躁狂样"症状也得到明显改善。托莫西汀可用于治疗 ADHD，但对 ADHD 患儿的攻击行为没有明显的治疗效果。α 受体激动剂可乐宁经常会用于辅助治疗 ADHD，可乐宁对广泛定义的品行症状治疗效果不佳，而且有明显的药物副作用，可乐宁还没有用于治疗与 DMDD 相关的症状。

双盲和安慰剂对照研究发现丙戊酸盐可用于治疗对立违抗障碍或品行障碍患儿中类似 DMDD 的心境失调症状如：心境不稳、发怒和敌意、爆发性发火。丙戊酸盐也可辅助精神兴奋剂治疗伴有攻击行为的 ADHD 患儿。由于丙戊酸盐也可用于抗躁狂治疗，丙戊酸盐对心境失调症状的治疗是否与丙戊酸盐治疗躁狂行为的特性相关。在安慰剂对照研究中发现锂盐对 SMD 的症状没有治疗效果。

抗精神病药物可用于治疗所有年龄段患者的行为失调，荟萃分析发现利培酮对攻击行为的治疗效果要优于安慰剂，而且利培酮可以缩短住院患儿暴怒的发作时间。在一项非对照、单药治疗研究中发现利培酮可以减轻 SMD 患儿的易激惹、ADHD 症状和抑郁症状。非典型抗精神病药物可能会改善 DMDD 的易激惹和攻击行为等症状，但是非典型抗精神病药物的副作用会限制在 DMDD 中的广泛使用。

总之，目前还没有临床对照研究 DMDD 的治疗，上述的一些治疗方法还是基于与 DMDD 有相似的精神病理现象（如：攻击和易激惹）的儿童精神疾病。从文献报道中可以发现精神兴奋剂可能是治疗 DMDD 的一线药物，精神兴奋剂可以增强儿童的适应能力和对挫折的耐受力，减少攻击行为，并且副作用少。同样，对 DMDD 患儿可以采取心理社会干预的方法，对年龄小的儿童可以通过改善教养方式进行干预，对年龄较大的儿童，可以运用认知行为治疗的方法。如果精神兴奋剂和心理社会干预联合治疗效果不佳，可以考虑使用情感稳定剂（如：丙戊酸盐）或一种非典型抗精神病药物。因为 DMDD 患儿的临床表现较复杂以及对家庭功能和父母－子女关系的负性影响，可能需要采取联合治疗的方法。

第二节　经前期烦躁障碍

一、概述

经前期有关躯体和情绪方面的不适很常见，大概会影响到 90% 以上的排卵期妇女。在 DSM – 4 中就已经介绍了经前期烦躁障碍（premenstrual dysphoric disorder，PMDD）的具体诊断，但是，PMDD 被收录在 DSM – 4 的附录中，当时认为还需要进一步研究来确定 PMDD 是否是一种与其他精神疾病明显不同的独立疾病。根据诊断的稳定性和流行病学的调查结果以及 5 – HT 类抗抑郁药和某些激素对 PMDD 有更好的治疗效果，PMDD 不再被收录在 DSM – 4 的附录中，而是作为一种独立的疾病诊断被分类在抑郁障碍的条目中。

二、临床表现和流行病学

在月经前的 1 周左右，PMDD 患者的症状开始出现，在月经期开始到结束后症状逐渐缓解并消失。在月经期结束后以及下一次排卵前这一段时间内，患者基本没有症状表现。最常见的严重症状包括情绪和行为方面，比如：易激惹、抑郁、焦虑、情绪不稳定、"失去控制"感、注意力集中困难和虚弱。躯体症状通常包括腹胀、乳房疼痛、头痛和全身疼痛感。诊断 PMDD 时，在 11 条经前期的症状中至少要符合 5 条症状，并且至少要包括 1 条核心的情绪症状（明显的抑郁，焦虑或紧张，情绪不稳，持久的易激惹或愤怒）。至少要在未来的两个月经周期内，记录患者经前期症状出现的时间以及月经期后没有症状的间隔时间。在过去 1 年的绝大多数月经周期内，症状会导致患者的家庭、社会以及职业方面的功能受到损害。

大概有 3% ~8% 的妇女会完全符合 PMDD 的诊断，PMDD 的发病率没有地域的差异，在不同的国家如：印度、冰岛、德国和美国，PMDD 的发病率都是在 3% ~8%。在一项研究中发现有高达 18% 的妇女就因为缺少 1 条症状，而未能达到 PMDD 的诊断标准，这说明有许多妇女已非常接近 PMDD 的诊断"阈值范围"。据估计有近 20% 的生殖期妇女会有这些令人烦恼的症状，导致明显的功能损害并需要相应的治疗。50%~78%患有PMDD的妇女一生中会发生其他精神障碍如：恶劣心境、抑郁症、季节性情感障碍和广泛性焦虑障碍。目前还没有足够的研究调查PMDD患者共病精神分裂症或双相障碍的发生率，一些回顾性资料已经发现双相障碍妇女的严重经前期综合征的发生率明显增高。

三、病理机制

PMDD的确切病理生理机制目前还不清楚，PMDD症状发生在特定时间段、排卵可触发症状的发生、在黄体酮后期达到高峰以及月经开始后症状减轻并逐渐消失，这些现象表明性腺激素的变化尤其是黄体酮可能与PMDD的病理机制有关。在非排卵的经前期PMDD的症状会消失，在卵巢切除和抑制排卵的妇女以及绝经期妇女的PMDD症状同样会消失。黄体酮的代谢产物有孕烷醇酮、别孕烯醇酮和ALLO，这些代谢产物可存在卵巢、肾上腺和脑中。孕烷醇酮和ALLO对大脑中的GABA神经递质有正性调节作用，GABA是哺乳动物大脑中主要的抑制性神经递质，GABA在调节焦虑、失眠、警觉、应激和抽搐中起重要的作用。有研究发现在PMDD患者的黄体期外周血中的ALLO水平降低，ALLO很易通过血脑屏障，ALLO水平降低可能会降低GABA所介导的对神经系统的抑制作用。

5-HT类抗抑郁药可用于治疗PMDD，这说明5-HT系统异常可能也与PMDD的发病机制有关，PMDD患者有更低的5-HT转运体的受体密度，如果色氨酸（5-HT的前体物质）被耗竭或者给予5-HT拮抗剂，可激发出易感妇女的PMDD症状。在患有经前期综合征妇女的黄体期，患者血小板回吸收5-HT能力下降、全血中5-HT水平降低以及血小板单胺氧化酶活性降低。因为血小板与大脑中的5-HT能神经元相类似，都具有回吸收5-HT的特点，所以可以通过检测外周血小板的5-HT功能，间接反映大脑中的5-HT能神经元的功能。通过PET研究发现，PMDD妇女在月经周期内的情绪症状变化与不同脑区对5-HT的摄取水平有相关性。

PMDD患者可能存在大脑的结构和功能方面的改变，卵巢分泌的激素可以调节与PMDD症状相关的脑区如：前额叶、犒赏系统和应激神经环路的活动。通过PET和功能MRI研究发现PMDD患者在工作记忆时表现出与正常人不同的异常大脑活动模式，尤其是在前额叶的背外侧区表现出的差异更明显，而该脑区对认知、情感和社会功能起重要的作用。在 PMDD 患者的卵泡期和黄体后期之间，PET 研究发现患者的小脑活动增强，而且小脑区的活动变化与患者的情绪恶化相平行，小脑区富含 GABA 受体，GABA 能神经元的抑制作用减弱会反馈性地引起小脑的活动增强，而小脑对疼痛和执行功能具有调节作用。

四、诊断标准

PMDD 的 DSM – 5 诊断标准如下：

A. 在大多数的月经周期中，下列症状至少有 5 个在月经开始前 1 周出现；在月经开始后几天内症状开始改善，在月经 1 周后症状变得轻微或不存在。

B. 必须存在下列 1 个（或更多）症状。

1. 明显的情绪不稳定（例如：情绪波动、突然感到悲伤或流泪，或对拒绝的敏感性增强）。

2. 明显的易激惹或愤怒后人际冲突增多。

3. 明显的抑郁心境、无望感或自我贬低的想法。

4. 明显的焦虑、紧张和/或感到烦躁或有站在悬崖边的感觉。

C. 必须另外存在下列 1 个（或更多）症状，结合诊断标准 B 的症状累计符合 5 个症状。

1. 对日常活动的兴趣下降（例如：工作、学校、朋友、爱好）。

2. 主观感觉注意力难以集中。

3. 嗜睡、易疲劳或精力明显不足。

4. 明显的食欲改变，进食过多或对特定食物的渴求。

5. 睡眠过多或失眠。

6. 感到被压垮或失去控制。

7. 躯体症状，例如：乳房疼痛和肿胀，关节或肌肉疼痛，感觉"肿胀"或体重增加。

注：在过去 1 年绝大多数的月经周期中，必须符合诊断标准 A – C 的症状。

D. 这些症状与临床上明显的痛苦有关，或干扰了工作、学习、平常的社交活动或与他人的关系（例如：回避社交活动，在工作、学校或家庭中的效率下降)。

E. 这种障碍不仅仅是其他障碍症状的加重,例如:抑郁症、惊恐障碍、心境恶劣或某种人格障碍(尽管 PMDD 可以与这些障碍中的任一种共同出现)。

F. 诊断标准 A 应该在未来至少两个症状周期的每日评估中得以确认(注:在确认之前可以临时作出诊断)。

G. 这些症状不能归因于某种物质(例如:滥用的毒品、药物或其他治疗)的生理效应或其他躯体疾病(例如:甲状腺功能亢进)。

记录步骤:如果症状不能在未来至少两个症状周期的每日评估中得以确认,则应在诊断的名称后备注"临时"(即:"经前期烦躁障碍,临时")。

五、治疗

对于严重的 PMDD 患者通常需要给予药物治疗,3 种 SSRIs 类药物(氟西汀、舍曲林和帕罗西汀)已经被美国 FDA 批准用于治疗 PMDD。2006 年,美国 FDA 同样也批准使用口服避孕药用于治疗有避孕需求的 PMDD 患者。SSRIs 类抗抑郁药物治疗 PMDD 患者的独特之处在于药物能够对患者快速起作用,通常在第一个月经循环周期的第 1~2 天就显示出药物的治疗效果。抗抑郁药物对 PMDD 的这种快速起效作用不同于治疗抑郁症或焦虑症,常常需要 3~4 周才出现治疗效果。因为抗抑郁药物能够对 PMDD 患者快速起效,可以考虑间歇性的黄体期治疗和间歇性的症状发作期治疗方案。根据 PMDD 患者的症状、药物副作用、治疗效果以及患者的偏好,针对每个具体的患者可以选择连续性或间歇性的药物治疗方案。如果 PMDD 患者第一次接受 SSRIs 类药物治疗,通常需要接受连续性的抗抑郁药物治疗,但是最近有许多研究开始评估间歇性的黄体期治疗方案,即在每个月的排卵期开始接受治疗,持续治疗 14 天。SSRIs 类抗抑郁药物对 PMDD 患者的治疗率可以达到 50% 以上,对治疗效果欠佳的患者,可以考虑 SSRIs 类抗抑郁药物联合口服避孕药或抗焦虑药物来进一步缓解患者的躯体或精神症状,但是对这些方法的运用目前还没有相关的研究报道。对于一些残留的躯体症状如疼痛或肿胀感,可以考虑使用特定的口服避孕药、止痛剂或轻度的利尿剂。

　　到目前为止，SSRIs 类抗抑郁药物是治疗 PMDD 患者的一线药物。虽然激素治疗的目的是通过抑制可触发 PMDD 症状的性腺类固醇激素的周期性，但是大部分口服避孕药对缓解 PMDD 患者症状的效果还不一致。在治疗 PMDD 患者时，需考虑在达到最理想的症状缓解的同时不能够出现导致患者严重不适的药物副作用。由于 PMDD 患者都是处于生殖期的年龄，需要了解患者有关避孕以及怀孕的情况。

第六章 强迫相关障碍

第一节 躯体变形障碍

一、概述

人的外貌和体形在人类的意识形态中一直占有重要的地位，并且与社会地位存在一定的关联。在古埃及的木乃伊坟墓中，考古学家就已经发现人类所使用的化妆品。近一个世纪以来，躯体变形障碍（BDD）曾被描述为皮肤病疑病症、美貌疑病症和皮肤病恐怖症。在1980年，BDD作为畸形恐怖症被收录进DSM-3中，在躯体形式障碍分类中作为不典型的躯体形式障碍。在DSM-4中，对BDD的诊断中增加了一条标准，即这种障碍不能够被另一种精神疾病更好地解释（如：神经性厌食症），但是，BDD还是被分类在躯体形式障碍条目下。最近的研究发现BDD和强迫症之间有明显的内在联系，所以DSM-5将BDD归类在强迫症及相关障碍中。目前的主流观念认为BDD是一种强迫症谱系障碍，BDD和强迫症之间无论在现象、表现、共病还是在治疗效果方面，都有强烈的证据表明这两种疾病存在相互交叠。尽管在DSM系统中，对BDD的诊断和分类发生了一些变化，但是感觉到自己躯体外貌有缺陷的强烈先占观念一直是BDD的核心定义。

二、流行病学和共病

BDD的发病年龄平均大约为 16.0 ± 6.9 岁，普通人群BDD的时点患病率在 $1.7\% \sim 2.4\%$ 范围，在大学生人群中BDD的患病率高达 5.3%。在临床病例中，调查发现 BDD 的患病率相对较高，在出院病人中 BDD 的患病率为 1.8%～6.7%，在住院病人中 BDD 的患病率为 13.1%～16.0%，在非精神科治疗的患者中如：整容外科、皮肤病科，BDD 的患病率可高达 7.7%～24.5%。在一项美国调查发现女性（2.5%）BDD 的患病率略高于男性（2.2%），跟女性患者相比男性患者更可能是单身和独自生活，男性 BDD 患者更多地认为自己的生殖器、体格和头发存在缺陷，而女性患者往往觉得自己的皮肤、腹部、体重、胸部、臀部、腿部、脚趾和体毛有瑕疵。在一项 4 年的自然随访调查发现，只有 20% 的患者病情会完全缓解，有 42% 的患者病情缓解后会完全复发，而且病情越严重的患者，病情缓解的可能性越低。

BDD 患者的抑郁、焦虑和激怒性攻击的量表评分明显高于正常人，妄想型 BDD 患者比非妄想型 BDD 有更高的共病率。在 DSM 系统的轴 I 诊断中，有 21.7% 的 BDD 患者患有 1 种、28.6% 患者患有两种和 41.4% 患者患有 3 种以上的其他精神疾病，强迫症和抑郁症是轴 I 诊断中最常见的两个共病。焦虑障碍与 BDD 通常会共同发生，有超过 60% 的 BDD 患者报告终生有过焦虑障碍史，BDD 患者终生发生社交恐怖障碍的可能性大约为 30%，而且社交恐怖障碍往往会早于 BDD 发生。

三、病因

BDD 的病因较复杂，因为生物、心理和社会、环境等多种因素在 BDD 的发生和发展中都起重要的作用。某些生物因素可能与 BDD 的病理生理机制有关，例如：与正常人相比，BDD 患者的眼窝前额皮质和前扣带皮层的体积异常、双侧尾状核不对称以及白质体积增加。BDD 患者的症状严重程度与左侧额下回和右侧杏仁核的体积有明显的相关性，但是这些脑区的体积在 BDD 患者和正常人之间没有区别。如果患者视觉处理他们自己的面部或熟悉的面部时会表现出左侧眶额皮层和双侧尾状核头部的活动增强。尽管因为病例的特征和任务刺激的不同，研究结果会不尽相同，但是研究已经证明 BDD 的病理生理机制类似于强迫症，而且在强迫症的一级亲属中 BDD 的发生率要显著高于其他强迫症谱系障碍、疑病症、进食障碍和冲动控制障碍的一级亲属，这些结果证明 BDD 是强迫症谱系障碍中的一种疾病。

社会学习模式认为儿童早期的习得性经历会强化对自己外貌的错误信念，通过常规或评价体系后，个体可能会形成有关外貌的厌恶反应，导致形成有关外貌吸引力无价值的核心信念。认知行为模式是被广泛接受的BDD心理学理论，该模式强调素质和应激因素共同作用，整合了在BDD的病因和发展中起作用的生物学素质、文化因素、早期儿童经历和心理易感性等各种因素，BDD的认知行为模式重点强调患者潜在的对外貌重要性的不良信念。BDD患者的认知偏差与患者的认知行为模式相一致，与中性词语相比，BDD患者对情绪性词语有选择性的注意偏差。与强迫症和正常人群相比，BDD患者对与躯体相关和社会化的一些场景更有可能作出负性的解释。这些注意和解释的偏差可进一步支持BDD可部分归因于认知方面的因素。

四、临床表现

BDD不同于对自己外貌的正常关心，BDD患者有明显的痛苦，并会导致在人际关系和职业状态方面有明显的功能损害。即使确实存在躯体上的缺陷，BDD患者也会严重夸大对这种缺陷严重程度的担心，主要通过有关缺陷的先占观念的频率、时间和剧烈程度表现出来。BDD患者也会表现出仪式化的行为模式，如：反复照镜子检查、用东西遮挡或修饰自己觉察到的缺陷。因为担心别人会评价他们的外貌，患者可能会避免与其他人接触，不肯去某些场所或地区。患者有时很难控制自己这种先占观念，可能会影响患者一天中几个小时。在一些严重病例中，患者被觉察到自己躯体的缺陷或瑕疵的先占观念所折磨，可能会停止工作或社会交往，甚至会居家不肯外出。患者通常会存在自尊心下降，有丑陋感和尴尬等内心体验。由于羞耻感和疾病的隐匿性，BDD有时很难被识别并得到有效的治疗。

BDD患者所担心的躯体方面可以是一处或多处，最常见的是皮肤、头发和鼻子，对外貌的几个方面都存在先占观念也很常见。许多BDD患者完全相信他们所察觉到的缺陷是完全真实的，认为其他人在某种程度上会特别注意他们的缺陷。有研究使用Brown信念评估量表评估BDD患者的妄想信念（delusionality），发现84%的患者有妄想信念或对疾病有较差的自知力，而且46.5%的患者相信对自己外表的这种信念是完全真实的。另一项研究分析了100例BDD患者的临床特征，发现有52例是妄想型BDD，48

例是非妄想型 BDD，但是这两组之间在人口学、临床表现和对药物的治疗效果方面没有差别，这表明妄想型 BDD 和非妄想型 BDD 之间没有本质区别，妄想型 BDD 患者的疾病严重程度可能更严重些。与其他的精神障碍相比，BDD 的独特性可能就在于有较高的妄想信念发生率，比如，虽然 BDD 和强迫症是同一谱系障碍，但是 BDD 患者的妄想信念和自知力缺乏明显高于强迫症患者。

BDD 患者有较高的自杀意念和自杀行为的发生率，在 BDD 患者的一生中有 80% 的患者有自杀意念，高达 25% 的患者有自杀行为。BDD 患者的自杀意念和自杀行为分别是普通人群的 10～25 倍和 2～12 倍，而自杀死亡率是普通人群的 45 倍。BDD 的严重程度、终生性的病程以及共病有抑郁症、双相障碍或边缘性的人格障碍与患者的自杀意念和自杀行为的发生有关联，其他的一些危险因素还包括：因精神疾病住院治疗、失业、较差的社会支持、较差的自尊心和受虐待史等。

五、诊断和鉴别诊断

BDD 的 DSM–5 的诊断标准如下：

1. 具有一个或多个自我感知到的且他人观察不到或看起来微小的外貌方面的缺陷或瑕疵的先占观念。

2. 在此障碍病程的某些时间段内，作为对关注外貌的反应，个体表现出重复行为（如：照镜子、过度修饰、皮肤搔抓、寻求肯定）或精神活动（如：对比自己和他人的外貌）。

3. 这种先占观念引起具有临床意义的痛苦，或导致社交、职业或其他重要功能方面的损害。

4. 外貌先占观念不能用符合进食障碍诊断标准的个体对身体脂肪和体重的关注的症状来更好地解释。

标注如果是：

伴肌肉变形：个体有认为自己的体格太小或肌肉不够发达的先占观念。即使个体也经常有身体其他部位的先占观念，此标注也应被使用。

标注如果是：

表明对躯体变形障碍信念的自知力程度（如："我看起来很丑陋"或"我看起来是畸形的"）。

伴良好或一般的自知力：个体意识到躯体变形障碍的信念肯定或可能不是真的，或者它们也许是或也许不是真的。

伴差的自知力：个体意识到躯体变形障碍的信念可能是真的。

缺乏自知力/妄想信念：个体完全确信躯体变形障碍的信念是真的。

BDD 患者的症状有些类似强迫症，两者都有相似的认知偏差，如：完美主义和对称性偏好，有反复检查行为和回避会引起痛苦的场景，BDD 和强迫症之间有高达 30% 的共病率，都对 SSRIs 治疗可能有效。BDD 和强迫症之间也有明显的区别，27% ~39% 的 BDD 患者有妄想信念，绝大部分的 BDD 患者不能够认识自己的这种信念是精神疾病，BDD 患者对疾病的自知力明显差于强迫症患者，BDD 患者有更高的单身和失业率，BDD 患者的自杀意念、共病抑郁症和物质滥用的发生率要显著高于强迫症患者。BDD 和社交焦虑障碍同样具有病态的担心别人会负性评价自己这一核心特征，临床观察也发现 BDD 和社交焦虑障碍在性别分布和自杀企图史方面有相似，但是社交焦虑障碍的发病年龄要早于 BDD，与社交焦虑障碍相比，BDD 患者有更高的强迫症、进食障碍和精神病性障碍的共病率。进食障碍患者也会有对自己的外貌和体形不满意的先占观念，进食障碍患者更多是对体重和体形的担心，而 BDD 患者是对外貌不同部位的担心。有 12% 住院的进食障碍患者共病有 BDD，这些进食障碍患者更多担心的是与体重无关的体貌，这说明进食障碍和 BDD 有很多交叠的地方。BDD 患者有时也会有关系妄想，认为有人嘲笑或谈论患者所觉察到的外貌方面的缺陷，但是 BDD 患者没有其他的精神病性症状如：言语性幻听、感知和运动障碍，而且 BDD 患者所表现出仅有的妄想是集中在对自己外貌的担心，可能会有低于 3% 的 BDD 患者能够满足精神病性障碍的诊断标准。

六、治疗

目前用于治疗 BDD 的药物主要集中在 SSRIs 类药物如：氟西汀、氟伏沙明、西酞普兰和艾司西酞普兰，这类药物对 BDD 的症状改善和有效率大概在 53% ~73%。一项双盲交叉对照研究发现氯丙咪嗪对 BDD 治疗的有效率要高于去甲丙咪嗪，目前还没有研究报道非作用于 5 – HT 神经递质的药物可单一治疗 BDD，所以治疗 BDD 的一线药物建议选择作用于 5 – HT 神经递质的药物。SSRIs 类药物用于治疗 BDD 可能需要更高的剂量和治疗时间，SSRIs 类药物对 BDD 的平均起效时间为 6~9 周，而且在一项研究中氟西汀的平均剂量为 77.7±8.0mg，有证据表明西酞普兰和艾司西酞普兰对 BDD 的起效时间可能更快些，分别是 4.6 周和 4.7 周。基于临床经验，专家建议对于耐受性较好的患者可给予更高剂量的药物，但是也只有部分 BDD 患者对最高建议剂量的药物治疗有效，将来的研究需要探索理想的治疗剂量和治疗时间。在一些个案和小样本的公开研究发现可使用丁螺环酮作为 SSRIs 类药物的增效剂来治疗 BDD 患者。如果其他精神疾病患者出现妄想症状时通常会给予抗精神病药物治疗，但是一些治疗结果表明妄想型的 BDD 患者对 SSRIs 类药物的疗效与非妄想型的 BDD 患者相当。回顾性的研究已经发现单独抗精神病药物治疗对妄想型的 BDD 患者几乎没有效果，因此对妄想型的 BDD 患者应给予作用于 5-HT 神经递质的药物，而不是单一抗精神病药物治疗。

认知行为治疗对 BDD 患者是有效的，并且在 3 个月和 6 个月的随访中发现认知行为治疗对 BDD 患者的疗效依然存在。到目前为止，没有研究对 BDD 患者认知行为治疗和药物治疗这两种方法的疗效差异进行比较，也没有单一认知行为治疗或药物治疗与联合治疗进行比较。目前还不清楚认知行为和药物联合治疗是否优于认知行为或药物的单一治疗。一项荟萃分析总结了心理治疗或药物治疗对 BDD 患者的疗效。心理治疗的次数一般较短，大约 7~30 次，心理治疗（包括：认知治疗、行为治疗和认知行为治疗）对 BDD 患者的疗效是肯定的。虽然药物治疗对 BDD 患者也同样有效，但是研究者发现认知行为治疗在治疗效果上优于药物治疗。当然，对这些结果的解释需要谨慎，因为在入组心理治疗干预组的患者中，有许多患者会服用固定剂量的药物，所以在分析单一心理治疗的疗效时可能会过高地评估了心理治疗的效果。

由于有部分 BDD 患者的妄想信念认为自己身体上的缺陷是躯体性的，而不是心理上的问题。BDD 患者可能会寻求整形科或皮肤科治疗，而不是寻求心理或药物治疗。在一项对 289 例 BDD 患者的调查发现有 76.4% 的患者寻求非精神科治疗和外科手术治疗，男女比例基本相当。鼻整形术和隆胸是 BDD 患者最常接受的手术治疗，在所有接受手术治疗的 BDD 患者中分别占到 37.7% 和 8.2%，一些患者接受硅胶注射和微晶磨皮术（美容整形）也很常见。BDD 患者接受整形后，患者的症状可能会暂时得到缓解，但是缓解效果通常不能长久，手术或微型整形只能使 BDD 患者总体症状的 2.3% 得到永久的改善。

第二节 囤积障碍

一、概述

囤积障碍是 DSM－5 新收录的一种精神障碍，被分类在强迫及相关障碍的条目之下。囤积障碍的核心特征是持续存在难以丢弃或割舍物品。患者最常见的囤积物品有报纸、旧衣服、包、书籍和文件等。在诊断时不需要考虑患者所囤积的物品是否有价值，患者通常也会囤积有价值的物品。囤积障碍患者往往认为他们难以丢弃这些物品是因为它们还有使用价值或者这些物品有视觉上的美感效果，患者往往会在情感上强烈地依恋这些所囤积的物品，希望避免造成浪费或其他的一些联合原因。当患者考虑丢弃或割舍自己所囤积的物品时，会引起患者显著的痛苦，这是考虑诊断囤积障碍的一个重要的标准。这些杂乱无序的囤积物会填满患者实际的生活空间，导致患者本来的生活空间不能被正常使用，并且引起患者明显的痛苦或者社会、职业和其他功能方面的损害，包括不能为自己和他人保持一个安全的环境。

囤积障碍患者因为在自己的住所囤积物品，可能会导致无法在床上睡觉，在客厅无法入座或者在厨房无法做饭。在某些病例中，患者囤积物品的范围会超过他们的实际生活区域，并且妨碍他们正常使用其他的一些空间区域，比如卫生间、前后院、工作区域和家人的房间。在少数病例中，囤积会产生危害健康的危险性，包括火灾、跌倒和公共卫生问题。因房屋火灾或者囤积物崩塌而导致囤积障碍患者死亡的危险性也在增加。囤积障碍患者的生活质量和家庭关系受到明显的影响，有时候也会影响到邻居和其他居住附近人群的健康和安全。囤积障碍患者如果对自己的疾病具有较差的自知力时，他们可能不一定会主诉有痛苦感，而那些与他们密切接触者或者周围邻居往往会受到损害。如果第三方企图移除这些囤积物时，会引起患者的痛苦，甚至会引发冲突。

二、流行病学、危险因素和共病

社区调查估计有明显临床意义囤积的时点发病率在成人为 2% ~6%，青少年为 2%。在一项流行病学调查中使用 DSM－5 的标准并且在家庭里进行精神症状检查，调查发现在男性和女性中囤积障碍的发病率估计为 1.5%，病程通常表现为慢性和进展性，很少有患者表现为缓解和复发交替波动的病程。患者往往在早年（通常在十几岁时）生活中就表现出有囤积行为，而且随着年龄的增加，症状越来越严重。在 20 岁左右，囤积症状逐渐开始对患者的日常功能产生影响，在 30 岁左右，会导致患者表现出有明显临床意义的损害。

囤积障碍的病因目前还不太清楚，但在家庭成员中会出现有相同的表现。在双生子研究中发现，在成年时出现囤积障碍的原因中，50% 原因可以归因于遗传因素，剩下的 50% 原因是由于不同的生活环境。在囤积障碍的分子遗传研究中，某些特定基因是否是易感基因，目前还没有一致性、可重复性的研究结果。患者通常会回顾性地反映在囤积症状发生或加重前，患者经历过应激性和创伤性的生活事件，但是还不清楚这些因素是否与囤积障碍的发生原因相关联。尽管通常认为儿童期父母离异可能对罹患该病产生一定的影响，但是还缺乏纵向研究提供证据来表明儿童期父母离异者更有可能发生囤积障碍。

在临床病例中，大约有 75% 的囤积障碍患者共病有情绪或焦虑障碍，注意力缺陷多动症状尤其是注意力不集中也很常见。患者前去临床咨询的主要原因往往是共病症状，而不是囤积症状。与同年龄的正常人相比，囤积障碍患者尤其是老年患者，他们往往有更差的健康状况和更多的躯体疾病。

三、临床表现

囤积障碍具有如下几个临床特征：（1）患者一直存在难以割舍自己所拥有的物品，囤积物品导致患者的生活空间显得严重的杂乱无章，所引起的痛苦和损害不能够归于其他的神经系统或精神疾病；（2）绝大部分患者大量地囤积那些他们并不需要或者没有空间放置的物品；（3）许多囤积障碍患者对自己目前困境的自知力有限，他们不愿意寻求帮助；（4）通过对患者直接进行精神状态检查，诊断囤积障碍并不困难，最好能够在患者的住所评估囤积物的杂乱和损害程度；（5）目前，最强烈的证据表明认知行为治疗是干预囤积障碍的有效方法。

囤积障碍患者通常就诊的首要原因不是囤积问题，临床医生有时需要直接询问患者"你是否难以丢弃或割舍自己所拥有的物品"，或者"在你住所的房间里是否杂乱无章地堆满了大量的物品"。如果患者对上述问题是肯定的回答时，可进一步对患者进行精神检查，同时也可以结合有效的临床评估量表，可得出相应的诊断，建议在家庭现场对患者进行评估囤积、损害和有关危险性的程度。如果不能够对患者进行在家庭现场评估，临床医生也可以通过可靠的信息提供者如伴侣或者亲属来了解一些额外的信息，这对于自知力较差的囤积障碍患者显得尤为重要，因为这些患者可能会低估他们目前困境的严重程度和相关的后果。

四、诊断和鉴别诊断

囤积障碍的 DSM‐5 诊断标准如下：

1. 持续地难以丢弃或割舍物品，不管它们的实际价值如何。

2. 这种困难是由于感到需要这些积攒的物品以及丢弃这些物品所引起的痛苦。

3. 难以丢弃的物品会导致物品越积越多，以致实际生活区域变得拥挤和杂乱，且显著地影响了生活区域的用途。如果生活区域不杂乱，则仅仅是因为有第三方的干预（例如：家庭成员、清洁工、权威人士）。

4. 这种囤积引起具有临床意义的痛苦，或者导致社交、职业或其他重要功能方面的损害（包括为自己和他人保持一个安全的环境）。

5. 这种囤积不能归因于其他躯体疾病（例如：脑损伤、脑血管疾病、Prader‐Willi 综合征）。

6. 这种囤积不能用其他精神疾病的症状来更好地解释（如：强迫症中的强迫性思维、抑郁症中的动力降低、精神分裂症或其他精神病性障碍中的妄想、重度神经认知障碍中的认知缺项、孤独症谱系障碍中的兴趣狭窄）。

标注如果是：

伴过度收集：如果在难以丢弃物品的同时伴随有过度收集不需要的物

品或者物品没有空间可存放。

标注如果是：

伴良好或一般的自知力：个体意识到与囤积相关的信念和行为（与难以丢弃物品、杂乱物或过度收集有关）是有问题的。

伴差的自知力：尽管存在相反证据，个体仍几乎确信与囤积相关的信念和行为（与难以丢弃物品、杂乱物或过度收集有关）没有问题。

无自知力/妄想信念：尽管存在相反证据，个体仍完全确信与囤积相关的信念和行为（与难以丢弃物品、杂乱物或过度收集有关）没有问题。

临床上要诊断囤积障碍必须符合上述的 6 条标准，而两个标注的内容在诊断囤积障碍时不是必须的条款。如果患者符合囤积障碍的诊断标准，要同时对两个标注的内容进行描述。首先，患者是否伴有过度收集，伴有过度收集的患者可能会拿免费的物品、大量购买物品或者偶尔偷窃物品，往往这些物品对患者来说不是必需的或者这些物品已经没有空间可存放。大约有80%～90%的囤积障碍患者伴有过度收集，患者如果不能收集物品或者被阻止收集物品时，患者会有痛苦体验。其次，患者对自己与囤积相关的信念和行为是否是病态的认识程度，许多囤积障碍患者对自己的疾病缺乏自知力，并且面对自己的困境不愿意寻求帮助。

当其他的可能出现过度集聚物品现象的神经系统疾病（如：脑损伤或脑肿瘤）和精神疾病（如：孤独症谱系障碍或痴呆）被排除后，才可以诊断囤积障碍。在 DSM-4 中，囤积是作为强迫性人格障碍的一个症状，囤积有时候是强迫症的典型症状的后果（如害怕受污染或伤害或者有不完整感），在这些病例中应该考虑强迫症。如果囤积症状是独立于强迫症的一些典型症状，并且与强迫症的这些典型症状同时存在，可考虑囤积障碍和强迫症两个诊断。囤积障碍也应该与正常的收藏爱好相鉴别，正常的收藏一般是有益并令人愉快的，不会导致危害自己的身体健康。大部分儿童和高达 30% 的成人在某个时间点有收集物品的行为，收藏爱好者也有收集、依恋并且不愿意割舍他们物品的特点，但是，他们不具有囤积障碍患者所具有的杂乱无章地囤积、痛苦和损害等特征。跟囤积障碍患者相反，收藏爱好者的收集是有高度的计划性、组织性、选择性、愉悦性和社会性的行为。

五、治疗

囤积障碍作为一种独立的精神疾病刚被认识不久，目前还没有大样本的临床研究结果来指导临床治疗。有关5－羟色胺回吸收抑制剂（SSRIs）对伴有强迫性囤积症状的强迫症患者临床治疗效果的结果还不太一致，有研究发现伴有强迫性囤积症状的强迫症患者对 SSRIs 的治疗效果差于不伴有强迫性囤积症状的强迫症患者，但是，在研究入组的伴有强迫性囤积症状的强迫症患者中有多少例患者符合 DSM－5 中囤积障碍的诊断标准还不清楚。而且，也有调查发现 SSRIs 对这两组患者之间的治疗效果没有差别。在一个公开、前瞻性的单一帕罗西汀治疗中，帕罗西汀对伴有囤积症状的强迫症患者（包括囤积症状）与不伴有囤积症状的患者的疗效相当。目前，还需要双盲、安慰剂对照来证明 SSRIs 和其他药物治疗囤积障碍的效果。动物研究发现多巴胺系统在囤积行为中起重要的作用，与不伴有囤积症状的强迫症患者相比，在伴有囤积症状的强迫症患者中抽动症状也很常见，所以非典型抗精神病药物联合 SSRIs 可能对治疗囤积障碍有一定的效果。

认知行为治疗是治疗囤积障碍有效的心理治疗方法之一。在最近一项对照研究中，将46例囤积障碍患者随机分成两组，一组接受认知行为治疗，另一组等待接受认知行为治疗，12周后发现接受认知行为治疗的囤积障碍患者中有10例患者（43%）的症状有明显或非常明显的改善，而在等待接受认知行为治疗的囤积障碍患者中没有一例患者的症状有所改善。从第13周开始，同样也给予等待组认知行为治疗，26周后有71%的患者症状有改善。认知行为治疗持续1年以后，在所有坚持完成治疗的患者中，有62%的囤积障碍患者获得明显或非常明显的治疗效果。

第三节　拔毛癖

一、概述

在1889年，一个法国的皮肤病专家发现有些病人有不可抗拒的冲动去拔除自己的毛发，他把这种现象命名为"Trichotillomania"（拔毛癖，简称 TTM）。在1987年，TTM 作为冲动控制障碍首次被收录在 DSM－3－R 中，当时认为 TTM 的主要特征是患者不能够控制拔除自己毛发的愿望，并且在拔除自己的毛发后会有解脱或愉快体验。其他的冲动控制障碍还包括：病理性赌博、偷窃癖、纵火癖和间歇性爆发性障碍。在 DSM-3 中，对 TTM 的诊断标准进行了修改，在第 2 条诊断标准中增加了"拔毛前立即会出现逐渐加重的紧张感"，并且新增加了第 5 条诊断标准"引起具有临床意义的痛苦或社交、职业或其他重要功能的损害"，同时也提出，如果是由于皮肤病、幻觉或妄想所引起的拔毛表现，则不能诊断为 TTM。DSM-4 对 TTM 的诊断标准引起了争议，许多看皮肤科的 TTM 患者并不表现有拔毛前立即出现逐渐加重的紧张感和拔除自己的毛发后有"解脱感"，而且"拔毛前立即会出现逐渐加重的紧张感"和"拔除自己的毛发后会有解脱或愉快体验"这两条诊断标准与 TTM 患者的精神症状、功能损害和拔毛的严重程度无相关性。在 DSM-5 中，将 TTM 归于强迫及相关障碍的条目中，并且删除了 DSM-4 中的第 2 条和第 3 条的诊断标准。

二、流行病学和共病

在某些地区的人群中，TTM 的终生发生率为 0.6% ~4%，在儿童期，TTM 的发生率最高。有研究发现约 1/3 的 TTM 患者反映在他们 10 岁时就开始拔毛，并且有 15% 的患者在更早时（7 岁左右）就有拔毛行为。在成年人群中，女性通常更容易比男性发生 TTM。在寻求治疗帮助的患者中，有高达 95% 的患者是女性，所以，女性 TTM 的发生率高于男性，与女性患者更有可能寻求治疗有关。

TTM 患者通常会共病有其他的精神疾病。在慢性 TTM 患者中，发生情感障碍或焦虑障碍的终生发生率分别为 65% 和 57%，有 1/3 的成人 TTM 患者就诊的原因是其他精神障碍。在边缘性、表演性和强迫性人格障碍中，被同时诊断为患有 TTM 也很常见。在儿童和青少年的 TTM 中，20% 的患者共病有抑郁症，13% 的患者共病有焦虑症。在寻求治疗的儿童 TTM 患者中，38.3% ~39.1% 至少共病有广泛性焦虑、社交恐怖、强迫症、注意缺陷障碍和对立违抗性障碍中的一种疾病。皮肤搔抓障碍也常见于 TTM 患者，有学者甚至建议将皮肤搔抓障碍和 TTM 这两种疾病分类在一起。在 TTM 中，发生皮肤搔抓障碍为 10% ~34%，在皮肤搔抓障碍中，发生 TTM 为 5% ~29.2%。

三、病因

多种因素可能对 TTM 的发生和发展具有一定的影响，目前主要集中于神经影像、神经生化等方面的研究和探索。

运用结构和功能神经影像来研究 TTM 的病理机制，主要涉及已知与强迫症有关的脑区。关于 TTM 的神经解剖结构和功能研究的文献不是很多，目前对这种疾病的病因还不能提供一致性的结论。在结构影像研究中，主要集中在与运动控制、习得性运动和奖赏性运动相关的脑区。在一项使用 MRI 的研究中发现 TTM 患者和对照组之间的尾状核体积无明显差别，其他一些研究发现 TTM 患者的左额下回和左侧壳核的体积减小，而楔形皮质的体积增大。同样，也有研究者发现 TTM 患者的小脑体积小于正常人。

最近，一些研究探讨 TTM 患者是否存在神经环路的异常。在一组不共病有其他精神疾病的 TTM 患者中，研究发现与情感调节、运动习惯和严密认知有关脑区的灰质密度增高。使用弥散张量成像技术发现 TTM 患者的前扣带回、前运动辅助区和颞叶皮质的白质密度连贯性降低。在前额－纹状体－丘脑的通路中，白质的平均弥散度与 TTM 的病程和严重性有明显的相关性。这些结果表明在涉及处理和学习感觉运动功能的脑区，TTM 患者存在功能上的异常。正电子发射断层扫描（PET）发现 TTM 患者的双侧小脑和顶叶皮层的静息脑部葡萄糖代谢率高于对照组。使用单光子 CT 扫描技术（SPECT）对共同患有 TTM 的双生子进行研究，发现患者的颞叶灌注水平下降，而且患者的病情越重，颞叶灌注水平下降越明显。对 TTM 患者使用 SSRIs 治疗后，SPECT 发现患者的前脑皮层、左侧壳核和前颞叶的活动下降与患者症状的严重程度变化有关联。对 TTM 患者进行系列任务刺激时，使用功能 MRI 对患者的脑部活动进行检测，没有发现 TTM 患者和正常人之间有差别。

一些神经递质和神经肽系统可能与 TTM 的病理机制有关，而这些证据大部分是来自于可用于治疗 TTM 药物的药理作用研究。目前对 TTM 的神经生化研究主要集中在单胺类神经递质系统（如：5－HT、多巴胺和去甲肾上腺素），临床发现氯丙咪嗪对 TTM 的症状改善要相对优于去甲丙咪嗪，进一步证明 5－HT 系统与 TTM 的病理机制相关。动物模型已经发现多巴胺系统在动物的刻板和理毛行为中起重要的作用，多巴胺受体激动剂可以增加动物的拔毛行为，而多巴胺受体拮抗剂却可以减少动物拔毛的刻板行为。TTM 患者体内对停止信号反应的缺乏就有可能涉及去甲肾上腺素系统，但到目前为止还没有作用去甲肾上腺素系统的药物显示出治疗 TTM 的临床效果。一项安慰剂对照研究发现 N－乙酰半胱氨酸可显著减少成人TTM 患者的拔毛行为，N－乙酰半胱氨酸通过影响伏核区的谷氨酸系统，从而达到减少重复拔毛的行为。

四、临床表现

TTM 患者的冲动性拔毛行为可以发生在身体的许多区域，男性患者的拔毛区域往往要大于女性患者。绝大部分患者的典型表现是头皮的斑驳状或不完全脱发状。典型患者的头部秃发表现就像理发师理发形成模样，呈环形皇冠状，延伸到前额边缘，保留有颞部两侧的部分。在病情较轻的患者中，患者秃发的范围更小，可以表现为区域性或者廋条形。患者头皮的状况基本可表现正常，没有感染或结痂。除了头皮的毛发以外，眉毛、眼睫毛和阴毛可能也会受到影响。因为没有毛发的区域常常引起患者羞耻和尴尬的感觉，所以患者会使用化妆、假发、围巾、帽子、眼镜或者特殊的发型来遮挡这些区域。羞耻感也会导致患者经常否认拔除毛发，反而归咎于起床后在床上所发现的头发丝球。有些患者会给他们的拔毛行为合理化的解释。一些活动（如：约会、亲密行为等）需要患者暴露出受到拔毛影响的身体区域，患者可能会长时间地回避这些活动，从而导致患者被建议寻求医疗帮助。

从理论上讲，患者的拔毛行为有两种形式，一种为"集中"方式，另一种为"安静/沉思"方式。第一种方式的患者通常伴随有典型的拔毛前后的紧张感增加和解脱感，患者所有的注意力都被集中到拔毛行为中，患者强烈的负性情绪与这种"集中"方式的拔毛行为有很高的相关性。第二种方式的拔毛行为更有可能发生在患者处于安静活动状态时，如：看电视、读书、卧床和学习。如果患者正在从事一些高风险的工作或活动，当患者将手放置于被拔毛的附近区域时，可能就会使患者处于危险的境况。

患者通常认为这些被拔除的毛发与其他毛发"不一样"（如：颜色、粗细）或质地不同（如：易脆、异状），为使自己的毛发看起来"更好些"，患者认为有必要拔除这些"不同"的毛发。为了选中那些将要被拔除的毛发，患者也会牵连到其他周围的许多毛发，有高达 40% 以上的患者会有对称性的拔除毛发。有些患者可能会使用一些工具如：镊子或钳子来精准地抓住毛发，少数患者会冲动性地刮擦头皮来拔出毛发。拔毛行为的发生方式可以是慢性的、发作性的或者是在一段时间内每天几秒到几分钟。患者对拔除的毛发会有仪式化的动作，如：用嘴巴摩擦毛发、用牙齿刮擦毛发、吸吮或咬发束、吞食部分或全部发束。毛石症很罕见，却是有潜在生命危险的 TTM 并发症，在患者的上腹部或者胃肠区左上 1/4 处有可触及、软性、可移动的被吞食的毛发团块。

五、诊断和鉴别诊断

TTM 的 DSM－5 诊断标准如下：

1. 反复拔除自己的毛发而导致毛发脱失。

2. 重复性地试图减少或停止拔除毛发。

3. 拔除毛发引起具有临床意义的痛苦或者导致社交、职业或其他重要功能方面的损害。

4. 拔除毛发或毛发脱失不能归因于其他躯体疾病（如：皮肤病）。

5. 拔除毛发不能用其他精神障碍的症状来更好地解释（如：在躯体变形障碍中试图改进可感受到的外貌方面的期限或瑕疵）。

有些精神障碍患者也会表现有拔毛行为，需要与 TTM 相鉴别。躯体变形障碍患者可能会感到自己存在发际线不对称这种缺陷，躯体变形障碍患者的拔毛行为是为了使自己更具有吸引人的外表，而 TTM 患者对拔毛所导致的后果通常感到羞愧和尴尬。神经发育障碍患者通常会出现没有目的性的拔毛行为，TTM 患者的拔毛行为是有指向性的，神经发育障碍患者的临床表现要早于 TTM 患者。在人格障碍患者中，患者会出现自我伤害式的拔毛行为，患者出现这种行为是为了调节情绪和导致引人注意的躯体伤害。TTM 有时与强迫症不太容易相鉴别，在 TTM 的一级亲属中发生强迫症的概率要显著高于普通人群，这表明 TTM 与强迫症之间可能存在一定的关系，TTM 与强迫症之间最明显的不同点在于 TTM 不存在强迫性思维，TTM 的行为比强迫症中的强迫性行为更易抵制。TTM 还需要与斑形脱发相鉴别，斑形脱发患者的脱发区域主要表现为圆形或椭圆形、平滑和无疤痕，并与正常毛发区域有明显的周围边界。TTM 患者的毛发脱失区域的边界呈不规则状，如同"蛀虫"咬出来的形状。斑形脱发患者头部会有细毫头发群、营养不良头发和头发结节。了解病史对由于其他躯体疾病或中毒所引起的脱发也有鉴别帮助，如：铊中毒、过度使用头发软化剂、放射线、黏液性水肿等。

六、治疗

目前为止，FDA 还没有批准用于治疗 TTM 的药物，但是，在对照研究中发现三环类抗抑郁药物氯丙咪嗪对 TTM 的治疗有一定的疗效，TTM 患者对氯丙咪嗪的长期效果和耐受性还不明确。在对 12 例 TTM 患者给予 SSRIs（氟西汀或氟伏沙明）或氯丙咪嗪持续治疗 1～5 个月，有 75%（9/12）TTM 患者的病情治疗到复发前的水平。与行为治疗相比，氯丙咪嗪对 TTM 的治疗也是仅仅接近有统计学意义的治疗效果。虽然氯丙咪嗪对 TTM 有一定的疗效，临床上还是广泛使用 SSRIs 类药物来治疗 TTM，因为 SSRIs 类药物的副反应小，并且对共病有抑郁症或焦虑症的 TTM 患者有帮助。有两项研究发现使用氟西汀治疗 6 周或 12 周，对 TTM 患者没有治疗效果。因为 TTM 与抽动和冲动障碍的临床表现有些相似，也有试探性地使用抗精神病药物来治疗 TTM。对共病有精神病性障碍、智力残疾和发育障碍的 TTM 患者，氯氮平治疗可能会有一定的帮助。使用奥氮平与安慰剂进行随机、双盲和对照治疗 TTM 患者，奥氮平治疗（11/13）组的有效率达到 85%，而安慰剂组的有效率为 17%。为了提高治疗效果，也可进行药物联合治疗，联合氯丙咪嗪和哌咪清治疗，效果优于单用氯丙咪嗪的治疗效果，对 SSRIs 治疗不佳的 TTM 患者，也可换用氯丙咪嗪和哌咪清联合治疗。

N - 乙酰半胱氨酸通过调节谷氨酸系统达到治疗 TTM 的效果，对 50 例 TTM 患者进行随机、双盲和对照治疗研究，在开始治疗的 9 周内 N - 乙酰半胱氨酸就可显示出较好的治疗效果，N - 乙酰半胱氨酸治疗组中有 56% 的 TTM 患者的拔毛症状得到显著改善，而安慰剂组为 16%。通过健康饮食也可以摄取 N - 乙酰半胱氨酸，可以增加临床上对 TTM 患者的治疗效果。

目前 TTM 的非药物治疗主要包括两种方法，一种是习惯逆转训练（HRT），另一种是刺激控制。HRT 是一种行为治疗方法，它主要包括 3 个步骤，即意识训练、竞争性反应训练和社会支持。在意识训练过程中，要让患者能够详细描述自己拔毛的过程。患者对自己的拔毛行为有了较强的意识后，开始鼓励患者做一个竞争性的躯体行为来阻止拔毛行为的发生，对拔毛行为有竞争性反应的最常用动作是握紧双拳。为了鼓励患者使用竞争性反应来对抗拔毛行为，需要为患者确定一个社会支持者，当患者不能正确使用竞争性反应时，社会支持者要提醒患者如何正确使用竞争性反应，当患者正确使用竞争性反应时，社会支持者要真诚地赞赏患者。刺激控制主要包括确定触发拔毛的环境因素或者维系拔毛的感官因素，并且教育患者如何消除这些因素和减少与这些因素的接触，或者以某种方式来改变这些因素，从而达到减少拔毛的行为。比如，许多TTM患者会在镜子前或在浴室间有明亮的灯光时产生拔毛行为，此时就可以采用刺激控制方法，将镜子搬离或者将浴室间的灯光调暗，从而减少患者的拔毛行为。

第七章　神经发育和认知障碍

第一节　精神发育迟滞

一、概述

虽然 ICD（国际疾病分类）和许多其他分类系统仍然使用"精神发育迟滞"这一术语，但当前被优先选用的术语是"Intellectual Disability"（智力残疾，简称 ID）。ID 被 DSM－5 分类在神经发育障碍的条目之下，是一组以智力低下和社会适应困难为临床特征的精神障碍。患者起病在发育阶段（18 岁以前），神经系统受到影响或功能发生改变。

ID 包括在抽象、社会功能、实践领域的智力和适应缺陷。智力低下以推理、解决问题、计划、抽象思维、判断、学业性学习和经验性学习能力低下为特点。这些方面的智力低下导致患者的适应能力受损，以至于在日常生活中的一个或多个方面，如：交流、社会参与、学业或职业功能、独立生活或社区活动，不能达到个人独立生活和承担社会责任的标准。

ID 患者必须同时具备以下 3 个特征：（1）在推理、解决问题、计划、抽象思维、判断、学业学习和经验学习等方面存在智力缺陷，且能对这些缺陷进行临床评估，或该缺陷可以被不同的标准化的智力测验所证实。（2）适应能力障碍导致患者不能满足作为独立个人生活和承担社会责任的标准，且这种标准是发展变化并符合社会文化的标准。在没有持续支持的情况下，适应障碍会限制患者一种或多种的日常生活，如交流、社会参与和独立生活，而且这些活动都是横跨多种环境的，如家、学校、工作地和社区。（3）智力和适应缺陷都开始于发育阶段。

按照习惯，可以通过标准智力测验的评估结果对 ID 进行分级。标准智力测验可以测定患者的智力商数（IQ），如果 IQ 值低于 70 分则提示智力显著受限，还可以用社会适应评估量表对患者的社会适应能力进行评估。智力和社会适应能力可以随着时间而改变，而同时患者的各种能力也可以通过训练而获得中等程度的改善。

二、病因学和流行病学

ID 的病因复杂而广泛，从单基因突变到染色体畸形，乃至多种多样的环境因素均可影响正常的神经系统发育。美国智力和发育障碍协会对 ID 的病因分类包括：产前、围生期和产后。产前因素包括：染色体异常、先天性代谢障碍、脑形成发育障碍和环境影响（包括营养失调和药物影响）。围生期和产后因素主要包括这一时期的传染病和创伤。

脆性 X 综合征是一种发病率仅次于先天愚型的遗传性先天性智力低下综合征，是 X 连锁不完全显性遗传病，该病是由 X 染色体上的脆性 X 智力低下 I 号基因（FMRI）缺陷引起 FMRI 蛋白（FMRP）合成减少，导致脆性 X 综合征。许多研究都提示 FMRP 通过调节 mRNA 的翻译和蛋白质的合成来影响突触的形成和功能，对果蝇的研究表明 FMRP 对突触的发生和轴突树状分枝起重要作用。FMRP 可以通过调控靶蛋白的翻译影响微管的稳定性，FMRP 缺失使局部特定蛋白合成失控，引起突触可塑性改变。几乎所有（99%）导致脆性 X 综合征的 FMRI 突变表现为（CGG）n 重复扩展伴异常甲基化。FMRI 基因点突变或缺失引起的脆性 X 综合征不到 1%。

胎儿酒精谱系障碍，简称 FASD，是众所周知的精神发育迟滞的病因之一。乙醇的神经发育毒性是多方面的，且严格依赖剂量和暴露时间。FASD 啮齿类模型研究发现出生后立即进行两周酒精干预的小鼠出现皮质细胞凋亡，而 P75NTR（一种神经营养因子受体）的选择性出现表明这种凋亡可能涉及锥体神经细胞。先天性甲碱的实验模型也证实细胞凋亡的增多与 P75NTR 受体上调有关。脆性 X 综合征和 Rett 综合征的研究均表明神经细胞凋亡过度或缺乏均可导致皮质网络受损而引起认知缺陷。

依据 DSM-5 的数据，ID 的总人口患病率约为 1%，严重 ID 的患病率为 0.6%。而美国儿科学会的一份临床报告估算 ID 的患病率在 1%~3%。

三、临床表现

我国常用 Wechsler 智力测验测评智商，并建议用儿童社会适应行为量表测评社会功能。CCMD－3（中国精神障碍分类与诊断标准）根据智商将精神发育迟滞分为 4 个等级：轻度、中度、重度、极重度。但 DSM－5 依据适应能力而不是 IQ 对 ID 进行分级。DSM－5 在说明中解释到：适应能力决定了需要获得帮助或支持的程度，且 IQ 测验对智商过低的患者可能无效。DSM－5 对 ID 的分级如下。

（一）轻度

对于学龄前儿童来说，也许没有明显脑力能力的不同。但学龄儿童和成人在学校技能方面存在困难，包括阅读、写作、算术、时间和金钱观念，需要在一个或多个方面获得帮助以达到与其年龄相当的预期表现。成人在抽象思维、执行功能（如计划、制定战略、制定优先次序和认知灵活性）、短期记忆以及学校技能的应用（如阅读、购物、管理）方面出现功能受损。与同龄人相比，处事方法在一定程度上较为呆板。

与正常同龄人相比在社会交往中显得不成熟。例如，在准确感知同龄人的社会暗示方面存在困难。交往、交谈和语言与同年龄人相比显得较呆板和不成熟。在与其年龄相当的条件下，情绪和行为管理困难，且这些困难在社会环境中与其同龄人相处时表现得尤为明显。在社会中对于危险的预判受限，社会辨别能力与同年龄人相比显得不成熟，有被别人利用的风险（易受骗）。

在简单的日常生活方面的能力表现与其年龄相符。与同龄人相比，在较复杂的日常生活方面需要帮助。成人患者需要获得帮助的活动主要包括：购买食品杂货、使用交通工具、照看家庭及儿童、烧菜、银行业务和理财。娱乐休闲方面与同龄人相似，尽管其判断的依据是患者在进行休闲活动时获得快乐是否需要帮助。对于成人来说，并不依赖于脑力能力的工作很多。患者一般需要在健康保健、法律决定及学习胜任工作的技能方面需要帮助。通常需要抚养家庭的支持。

（二）中度

经过发育，患者脑力能力显著落后于同龄人。对于学龄前儿童，其语言和学龄前技能发展缓慢。对于学龄儿童，其阅读、写作、数学、对金钱和时间的理解等方面发展缓慢，且与同龄人相比明显受限。对于成人，其学校技能处于初级水平，且在工作和个人生活中使用所有的学校技能时都需要帮助。在完成日常生活中的脑力劳动时，正常人可以自己独立完成，但患者需要持续的帮助。

患者在社会和交往行为发展过程中与同龄人相比有显著不同。语言是社会交流的基本工具，但是患者的语言较同龄人相比没有那么复杂。患者维护人际关系的能力明显依赖家人和朋友，也许在生活中会有成功的友谊，有时会有恋爱关系。可是，患者可能不能准确认识或理解社会暗示。社会判断和作决定的能力受限，监护人必须帮助患者作出人生重大的决定。与同龄人的典型的友谊发展受到患者社交能力局限性的影响。在工作中获得成功需要在社会交往和理解沟通方面获得重要支持。

患者在吃饭、穿衣、大小便、个人卫生方面可以照顾自己。当然患者在以上方面独立以前需要长期教育和实践，并且可能需要人提醒。经过长期教育，成年患者可以参加所有的家务劳动，为了获得和正常成人一样的表现患者需要持续的帮助。患者可以独立完成脑力劳动和对交流技巧要求不高的工作，但需要同事、上级和其他人的相当大的帮助来管理社会期望、复杂性工作和附带的事物如日程安排、交通、保健福利和理财。这些非常需要额外支持和长期教育。适应不良行为出现的较多，且导致社会问题。

（三）重度

脑力技能表现受限。一般来讲患者对书面语以及对数字、数量、时间和金钱概念了解很少。监护人需为患者解决问题终身提供帮助。

就词汇和语法而言，患者的口头语言非常有限。患者只能说一个单词或短语，需要借助其他办法来表达意思。语言和交流仅限于日常生活中的此时此刻和此情此景。使用语言不仅是为了解释说明更是为了社会交往。患者理解简单的语言和手势交流。与家人以及熟人的关系是获得快乐和帮助的源泉。

患者日常生活的所有活动，如吃饭，穿衣，洗澡，大小便均需要人帮助。患者始终需要人监护。考虑到患者自己及他人的幸福，患者不能作任何需要负责任的决定。成人患者参加家务劳动，娱乐、工作都需要持续的支持和帮助。在任何领域获得技能均需要长期教育和持续支持。适应不良行为出现的较多，包括自身伤害。

（四）极重度

脑力技能一般仅限于实物而不能进行符号处理。在目标导向型的自我照顾、工作和娱乐中，患者可能使用实物。患者可以习得一定的视空间技能如依赖实物特征的匹配和分拣。但是动力和感觉受损的存在可能会阻止患者对实物的使用能力。

患者对语言、手势动作等符号交流的理解能力非常有限。他可能能够理解简单的说明和手势。患者表达自己的渴望和感情主要通过非语言、非符号化的交流方式。患者可以享受与家人、照料者和熟人的相处，通过手势动作和情感反应对社会互动作出反应。如果共病有感觉和运动障碍会阻碍患者的许多社会活动。

对于日常生活中身体清洁、健康、安全的所有方面，虽然患者也许能够参与这些活动中的一部分，但均需要依赖他人。患者如果没有严重的运动障碍，可以帮助做家务，如把盘子拿到桌子上。在高水平的持续支持下，患者能做出简单动作而这些动作也许是将来参与到一些工作活动的基础。患者也许能够进行娱乐活动，如听音乐、看电影、散步、戏水，但所有以上活动均需要在别人的帮助下进行。共病的运动和感觉障碍经常阻碍患者参与家庭娱乐和职业活动，这里的参与不是指只在一旁看。患者的适应不良行为并不少见。

四、预防与治疗

检测遗传性疾病、做好围生期保健，避免围生期并发症，防止和尽早治疗中枢神经系统疾病是预防该病的重要措施。对新生儿实施一些常见的遗传性疾病的血液生化筛查，能有效预防该类疾病的发生，也为早期病因学治疗提供了依据。对于诊断明确的患者应尽量找出病因，有利于治疗和康复，也为患者家庭的优生、优育提供有用的资料和指导。

ID 患者的智力和能力可以通过训练得到改善，这一观点是最近才被接受，之前人们认为 ID 是静止不变的。然而仍然存在着一种观点认为 ID 是由于发育过程中的不可逆改变导致的。这种长期存在的观点受到一些非直接证据的支持如：（1）在存在发育缺陷时，有诊断学价值的身体特征的形态学改变可以直接观察到（如面部畸形）；（2）存在一个环境伤害易影响发育的关键时期；（3）最近基因也牵涉到 ID 的起病当中，特别是在胚胎发育阶段。虽然该观点显得直截了当，且对部分病例适用，但也不是适用于 ID 的所有病例。对基因病的动物模型研究发现学习不能和注意缺陷是分子信号机制改变导致的。这种损害可以被药物和合适的教养方式战胜。因此，与一般观点不同，这些损害不是由于结构性和不可逆改变导致的，而是功能性的。总之人类的学习和注意缺陷是可以被治疗的。

ID 患者的治疗原则是以教育和康复训练为主，辅以心理治疗，仅少数需要药物对伴随的精神症状进行对症治疗。

第二节　孤独症谱系障碍

一、概述

1943 年 Kanner 第一次报道了在 11 例儿童中表现为"自我为中心式紊乱"的一组综合征，这些儿童所表现出来的行为模式，在以往未曾见报道，主要表现为社会交往能力差、执念、刻板行为以及模仿言语。孤独症（autistic disorder，AD）相关的一些术语、定义及诊断标准在过去的数十年中一直存在变化。在 1987 年颁布的 DSM－3 的修订版中仅有术语 AD。20世纪 90 年代以前，孤独症谱系障碍（autistic spectrum disorders，ASD）这一术语应用较少（当时仅欧洲的一些研究者常用该词汇）。1994 年以来，因为 AD 的诊断标准已不能满足临床和科研的需要，美国学者普遍开始接受 ASD 这一术语，所以 ASD 出现在 DSM－4 中。当时的 ASD 包括了 AD、阿斯博格综合征（Asperger's Syndrome，AS）和未分类的广泛性发育障碍（pervasive evelopmental disorder，not otherwise specified，PDD－NOS）。在 DSM－4 中的广泛性发育障碍中除 ASD 所包括的 AD、AS 和 PDD－NOS外，还包括 Rett 综合征及儿童瓦解性精神障碍。近年来关于 PDD 的临床研究发现 Rett 综合征的基因已基本明确，学者们将其称为"症状性孤独症"，认为 Rett 综合征可以不再包括在 PDD 中。儿童瓦解性精神障碍往往会伴随有明显大小便失禁等神经系统症状，且临床诊断也较困难，故学者们认为应从 PDD 中去除该诊断。在临床上发现 AS 和 PDD－NOS 在不同的年龄段可以互相转化，被干预后也可能彼此转化，更像是一种病的不同表现程度。PDD 的临床特征并非"广泛"，而主要表现为社会交流缺陷和狭隘刻板兴趣行为。基于以上研究基础，DSM－5 对 ASD 的标准作了重要的修订：（1）用 ASD 替代 PDD 术语；（2）ASD 中不再分 AD、AS、PDD－NOS 亚类，统一诊断为 ASD；（3）删除 Rett 综合征及儿童瓦解性精神障碍的诊断；（4）因为 ASD 所表现出的社会障碍和交流障碍很难区分，ASD 的核心症状从 DSM－4 中的社会障碍、交流障碍、狭隘刻板 3 项修订为 DSM－5 中的社会交流障碍和狭隘刻板 2 项。

二、流行病学

自从 20 世纪 40 年代孤独症被发现以来，它的发病率一直在显著的增加，在 10000 个儿童中可能就会有 2～4 个儿童患有该病，目前认为孤独症是一种最常见的发育障碍。基于对美国父母的诊断调查报告，ASD 的患病率可以高达 1.1%。ASD 的患病率较高可以归因于许多因素，ASD 的诊断标准范围进一步扩大，现在孤独障碍的概念包括孤独症和更广的孤独症谱系障碍（包括阿斯博格综合征和 PDD－NOS），有时也会与脆性 X 染色体综合征、Tourette 综合征和 Down 综合征等其他疾病共同诊断。发展中国家的父母和老师对该病的知晓率越来越高，许多患儿在早期就会得到明确诊断。其他因素还包括成立了更多的服务机构以及提高了对更年幼患儿的诊断能力。

三、病理机制

（一）遗传学研究

ASD 是一种多基因遗传病，即可能是在一定的遗传倾向性下，由环境致病因素诱发的一种疾病。大量研究表明，ASD 发病有明显的遗传倾向，遗传度可从 70% 到 90%。研究显示，某些染色体异常可能会导致 ASD 的发生，针对 ASD 的全基因组扫描发现了数个与其相关的染色体区域。目前已知的相关染色体有 7q、22q13、2q37、18q 等。其中 7q 区域与 ASD 的关联是最紧密的。家系研究发现 ASD 存在明显的家族聚集现象，在一个先证者家系中，患者同胞可能被诊断为 ASD 的相对风险至少是人群患病率的 25 倍。双生子研究显示，在单卵双生子中的共患病率高达 61%～90%，而异

卵双生子则未见明显的共患病情况。兄弟姊妹之间的再患病率，在 4.5%
左右。目前发现的易感基因包括 EN2、FOXP2、RELN、MET、Reelin、
CNTNAP2 等。

拷贝数变异（copy number variants，CNVs）是人类基因组内常见的亚
显微结构变异，这种变异是 DNA 片段上从 kb 到 Mb 范围的缺失、嵌入、
复制或复合多位点变异。CNVs 可遗传自父母，称为遗传性 CNVs，此类
CNVs 可能是某些疾病具有家族聚集性的遗传学基础；CN5s 也可以是自发
产生的新突变，称为新生拷贝数突变，此类 CNVs 可能导致某些散发性病
例发生。在散发性 ASD 研究中发现 16p11.2 区域的微缺失/微重复是最常
见的 CNVs（约 0.8%），且缺失出现的频率高于重复。在 22q11.2 微缺失
的成年人有 3% 符合孤独症的诊断，存在 22q11.2 微缺失的儿童有 22% 表
现出明显的孤独症样行为，这提示 22q11.2 区 CNVs 可能是 ASD 的一个致
病因素。2p16 及位于该区域 NRXN1 基因以及 17q12 区的 CNVs 可能增加
ASD 的发病风险。有研究发现 ASD 与其他精神疾病存在 CNVs 位点的重
叠，如 ASD 和精神分裂症患者存在 NRXN1 基因、16p11.2 和 1q21.1 区域
的阳性 CNVs，这说明 CNVs 具有多效性，即一种 CNVs 可引起多种不同的
临床表型。这种多效性或许可以解释为同一种 CNVs 引起蛋白质的不同功
能区域出现异常，进而导致不同蛋白质间的相互作用（如配体和受体）、
多蛋白复合体中各蛋白间的相互作用出现异常，而这些蛋白质又存在于细
胞通路的不同阶段，最终导致不同疾病表型的发生。

（二）蛋白组学研究

对 ASD 患者脑组织进行蛋白双向凝胶电泳分析发现，8 个 ASD 患者中
有 4 个患者的醛酮变位酶 1（GL01）在 419 号氨基酸位点发生突变
（C419A），随后对 71 个 ASD 患者和 49 个正常人的 GL01 基因序列进行分
析，发现该突变在 ASD 患者中明显比正常人高，而且证明该突变能显著降
低 GL01 的活性。虽然现在还没有从血液中找到确切的 ASD 生物标记物，
但 ASD 能导致血液中组分的改变，特别是免疫系统相关蛋白。从血液中分
离单核细胞，经培养转化成淋巴细胞 B，采用蛋白抗体芯片技术分析 ASD
患者和正常人蛋白组分表达差异，结果发现 4 个与免疫通路相关的蛋白，
即 IKKa、Tyk2、EIF4G1、PRKCI 表达异常。

（三）免疫学研究

近年的研究表明母孕期感染与 ASD 的发生相关，ASD 患者及其亲属均可能存在免疫异常，免疫异常与遗传、环境等因素共同作用可能对 ASD 的发生起重要作用。母亲免疫激活（MIA）可引起母亲体内细胞因子水平升高，通过胎盘和血脑屏障，使胎儿神经 – 内分泌 – 免疫系统稳态受到损害，增加子代 ASD 的患病风险。ASD 患者存在中枢免疫异常，使用流式细胞技术对 ASD 患者的大脑前额叶免疫因子检测结果显示，患者脑组织中促炎细胞因子（TNF – α 和巨噬细胞集落刺激因子）、Th1 细胞因子（IFN – γ）和趋化因子（IL – 8）水平均显著升高。虽然 ASD 患者外周细胞因子的改变与行为学异常往往相关联，但是有关 ASD 患者的外周血细胞因子水平的研究结果还不太一致，在 ASD 发病机制中的作用仍不明确，需要进一步寻找与疾病相关的免疫学分子标记物。

（四）神经影像学研究

目前关于 ASD 的 MRI 研究主要集中在脑结构、脑连接（包括结构连接及功能连接）及脑递质 3 个方面。ASD 患者额叶 – 丘脑 – 纹状体系统、额颞叶环路、额叶小脑环路等脑区的体积与对照组比较存在显著差异，脑区体积变化与症状严重程度存在关联。ASD 患者在儿童期、青少年时期、成人期均存在广泛的脑白质异常，在胼胝体、舌回、弓状束、上纵状束、钩状束、颞上回和颞叶主干部分等多个脑区白质体积减少或各向异性分数值下降。fMRI 研究发现 ASD 患者在执行社交任务时，左侧中央前回激活增强，而颞上回、海马旁回、杏仁核等区域激活则相对较弱。基于静息态的功能连接分析发现 ASD 患者长距离功能连接低下，而部分脑区网络，如默认网络，额颞叶、运动、视觉及 Salience 网络等功能连接增强；并且 Salience 网络的功能连接增强作为辅助指标，能够区分出孤独症与非孤独症患者，准确率为 83%。

（五）环境因素

影响 ASD 发病的环境因素众多，主要包括以下几个方面：（1）父亲年龄：国外相关报道父亲年龄过大（年龄 > 38 岁）是 ASD 的危险因素。（2）母亲人工流产史：母亲人工流产史也是 ASD 的危险因素。60% 的 ASD 患儿母亲怀孕早期服用过米索前列醇片，这 60% 的患者都是服用米索前列醇片流产失败后选择继续妊娠。（3）早产：在 ASD 的围产期危险因素研究中发现早产也是危险因素，并且 ASD 中早产患儿先天畸形发生率也很高。（4）社会心理因素：社会阶层较低，单亲家庭，幼年创伤都易引发 ASD。（5）父亲有害职业史：父亲工作中长期接触汽油和煤油也是 ASD 的危险因素。在 ASD 与空气污染关系的研究中发现 ASD 父母在怀孕前接触含高浓度汽油和煤油的空气。

四、临床表现

所有 ASD 患者表现为以下 3 个症状群的异常：社会交往障碍，言语及非言语性交流障碍，刻板和重复的行为或兴趣。不同 ASD 患儿认知功能方面的表现差异较大，可分布在极重度精神发育迟滞到优良的传统智商测试成绩这个范围。

（一）社会交往障碍

ASD 婴儿可能不会寻求拥抱，或者在被拥抱时身体僵硬，与人交流时没有目光对视，面无微笑。稍大的患儿不能指出需要的某种东西或者不能用眼神接触与他人分享看到某事物的喜悦，这种现象被称为共同关注缺陷。共同关注缺陷被认为是 ASD 患儿初期较明显的特征表现。患儿缺乏对社会交往的兴趣，对家人和陌生人均不予理睬，常没有同龄伙伴，喜欢独自玩耍。

（二）交流障碍

ASD 患儿的言语表达功能可以表现为从言语流畅到完全缄默。在婴儿期，一些 ASD 患儿不能牙牙学语，也不使用其他交流性语言方式，这种婴儿常被描述为"安静的婴儿"。他们甚至不能用面部表情或手势来补偿这种言语发育方面的缺陷。ASD 患儿的言语特征是即刻或延迟模仿言语。在角色扮演游戏时一些患儿不能恰当选择和使用玩具、动物或玩偶。他们常常对一些符号游戏或固定的仪式有异常的喜爱或者对某些特定的物体、玩具具有特殊的依恋。

（三）局限、重复和刻板的行为模式和兴趣

ASD 患儿在很多方面有异常的行为，包括独特的怪癖行为、异乎寻常依恋某些物体、强迫、冲动、自伤和刻板行为。患儿常反复询问同一问

题，而不管问题已经被回答过，或者沉迷于高度重复和刻板的游戏。患儿也会有一些不平常的特殊兴趣爱好。在家庭和学校环境或日常生活中，许多孤独症患儿会遵循一致和固定的程序，许多患儿会表现出一些典型的行为，如把玩具、录像带或其他喜欢的物品排成一队。

五、诊断

ASD 的 DSM – 5 诊断标准如下：

A. 在跨越多场景的社会沟通和社会交往上存在持续性缺陷，现时或历史地表现出下列几项：

1. 社会情感互动存在缺陷，范围从异常的社交方式和不能正常对话，对兴趣、情绪及感情的分享减少，到不能发起或响应社会互动。

2. 用于社会交往的非语言沟通行为存在缺陷，范围从口语和非口语沟通结合应用差；目光对视和身体语言异常；或者理解和使用非口语沟通缺陷，到面部表情或肢体语言完全缺乏。

3. 发展、维持和理解关系存在缺陷，包括：从如难以调整行为去适应不同的社会环境；共享想象性游戏或交友困难；到对同伴缺乏兴趣。

B. 受限制、重复性模式的行为、兴趣或活动，现时或历史地表现出以下至少两项：

1. 刻板或重复的动作、使用物品，或讲话（例如，简单运动刻板、排列玩具或翻转物品、模仿言语、古怪言语）。

2. 坚持千篇一律，固守常规惯例，或仪式化的语言或非语言行为模式（例如，对微小的变化极端痛苦难忍，过渡困难，死板的思维模式、问候礼仪，坚持走同样的路线，或每天吃同样的食物）。

3. 非常刻板固定的兴趣爱好，且异常强烈或集中（例如，强烈的依恋，或着迷于不寻常之物，兴趣范围狭窄且执拗）。

4. 感官反应过高或过低，或对环境中的感官因素有不寻常的兴趣（例如，对疼痛/温度觉明显迟钝，对特定的声音或质地有厌恶反应，过度嗅闻或触摸物体，陶醉于观察光线或旋转的物品）。

C. 症状必须存在于发育早期（但症状可能并没有充分表现出来直到社交需求超过其受限的能力时，或可能被后来在生活中习得的策略所掩盖）。

D. 症状导致患者在社交、工作或日常生活的其他重要领域出现临床上显著的损害。

E. 这些症状都不能用智力残疾（智力发展障碍）或全面性发展迟缓更好地解释。智力残疾和孤独症谱系障碍经常共同发生；作出孤独症谱系障碍和智力残疾的共病诊断，则社交能力应该低于预期的一般发育水平。

注：符合广为接受的 DSM－4 中孤独症、阿斯博格症或待分类的广泛性发展障碍诊断的个人应当被给予孤独症谱系障碍的诊断。在社交沟通方面有明显的缺陷，但其症状并不符合孤独症谱系障碍标准的个人，应对其进行社交（实际的）沟通障碍的评估。

六、ASD 的分级

DSM－5 中有关 ASD 的分级如下：

一级："需要帮助"

社会交流：如果没有帮助，其社会交流的缺陷带来可被察觉到的障碍。主动发起社交交往有困难，对他人的主动接近曾有不寻常或不成功的回应。可能表现出对社会交往兴趣低。比如，可以说完整的句子，可以交流，但无法进行你来我往的对话，试图交朋友的方式怪异，往往不成功。

局限的、重复的行为：行为刻板，干扰了一个或几个情形下的功能。难以从一个活动转换到另一个。组织和计划方面的障碍影响其独立性。

二级："需要大量帮助"

社会交流：言语和非言语社交交流能力有明显缺陷；即使在被帮助的情况下也表现出有社交障碍；主动发起社会交往有限；对他人的社交接近回应不够或异常。比如，只会说简单句子、其社会交往只局限于狭窄的特殊兴趣、有着明显怪异的非言语交流。

局限的、重复的行为：行为刻板、适应变化困难、或者其他的局限重复行为出现的频率高到能让旁观者注意到，干扰了多个情形下的功能。改变注意点或行动困难，并使患者感到难受。

三级："需要非常大量帮助"

社会交流：言语和非言语社交交流能力有严重缺陷，造成严重的功能障碍；主动发起社会交往非常有限，对他人的社交接近极少回应。比如，只会说很少几个别人听得懂的词，很少主动发起社交行为，并且即使在有社交行为的时候，也只是用不寻常的方式来满足其需求，只对非常直接的社交接触有所回应。

局限的、重复的行为：行为刻板、适应变化极度困难或者其他的局限重复行为明显地干扰各方面的正常功能。改变注意点或行动非常困难，并使患者感到难受。

七、ASD 的治疗

孤独症虽尚无特效治疗，但综合治疗对多数患者有所帮助，其中少数尚可获得明显好转。康复训练是目前国内外公认的改善儿童孤独症核心症状、提高患者生活质量的最有效方法。目前国际和国内推荐的教育方法有：应用行为分析法（ABA），具有结构化教育特点的孤独症以及相关障碍患儿治疗和教育课程（TEACCH），人际关系发展干预法（RDI）。行为治疗可用来校正不良行为，强化良好的行为。伴发的精神病性障碍及癫痫等可使用药物治疗。使用第二代抗精神病药和第二代抗抑郁药作对症治疗。症状改善甚慢，治疗者必须要有充分的耐心。

γ - 氨基丁酸（GABA）调节的突触在孤独症病理改变中发挥了重大的作用。在孤独症患者中使用苯二氮卓类药物会增加患者的癫痫发生率。而我们所熟知的苯二氮卓类药物可通过 GABA 使得细胞内的氯离子浓度增加从而在临床上发挥抗癫痫的作用。而使用布美他尼却可以使细胞内的氯离子浓度减少。一项随机对照研究比较了布美他尼与安慰剂对孤独症患儿的治疗效果，分别制作受试儿童 0 天和 90 天的视频资料，结果证实布美他尼使孤独症患者的症状获得明显改善。

第三节　注意缺陷多动障碍

一、概述

注意缺陷多动障碍（Attention – deficit hyperactivity disorder，ADHD）在 DSM – 5 中被归类为神经发育障碍，以注意力不集中、多动和冲动为主要核心症状，DSM – 5 将 ADHD 分为 3 种亚型：注意缺陷型、多动/冲动型和组合型。ADHD 的全球发病率大约为 5% 左右，虽然 ADHD 主要是表现在儿童期的一种疾病，但是现在普遍认为 ADHD 是一种终生患病的疾病。在学龄前 ADHD 患儿就可表现 ADHD 的症状和神经心理功能的损害，尽管某些患儿随着年龄的增大 ADHD 的症状逐渐得到缓解，但是大约 60% ~ 80% 的 ADHD 症状能够持续到成年，在成年社区样本中 ADHD 的发病率大约为 2.5%。

二、病因

尽管 ADHD 是精神科最常被研究的疾病之一，但是有关 ADHD 的确切病因还不明了。潜在的危险因素可能与生物学和环境因素有关，在 ADHD 的病因学研究中主要还是集中在遗传因素和非遗传因素，这两种因素的交互作用可能会增加罹患 ADHD 的危险性。

（一）遗传因素

ADHD 的遗传度估计在 0.7 左右，ADHD 被认为是最易遗传的精神疾病之一。目前认为 ADHD 不是单基因遗传的疾病，ADHD 可能是多个具有微小效应的危险突变基因的交互作用的结果。因为观察到 ADHD 患儿存在多巴胺系统缺陷以及多巴胺激动剂（哌甲酯）可以产生治疗效果，所以有关 ADHD 遗传基因的研究主要集中在多巴胺神经递质。关于候选基因研究的荟萃分析发现 ADHD 与多巴胺转运体（DAT1）、多巴胺受体（DRD4 和 DRD5）以及 5 - HT 转运体（5 - HTT）基因的突变存在中等程度的相关联。全基因组扫描（GWAS）目前还没有确定出单个的候选基因，这可能与涉及的样本数量太少有关。

（二）大脑结构

神经影像技术如磁共振成像（MRI）已经发现在 ADHD 患儿的脑部存在许多形态学方面的异常。有研究发现 ADHD 可能存在全脑体积减小，而且特定脑区的异常也有发现，如，在形成大脑额叶环路区域的灰质体积减小。由于在许多神经环路存在不典型的白质体积变化，ADHD 患儿可能在这些相关脑区的神经联系存在损害。其他的异常发现还包括皮质较薄，ADHD 患儿的皮质发育较迟，ADHD 患儿达到皮质厚度高峰水平的时间比正常组迟 3 年左右。因此，ADHD 的病理机制可能与许多脑区和神经连接环路的复杂结构异常有关。遗传因素可能在部分脑部结构异常中起一定的作用，有证据表明在 ADHD 患儿的未发病单卵双生子中同样也存在脑部结构的异常。环境因素对大脑的发育过程同样也有重要的作用，因为在负性教养方式与皮质厚度降低之间存在明显的相关性。

（三）分娩前吸烟

母亲怀孕期吸烟一直被认为是后代易发生 ADHD 的潜在的环境危险因素，估计这种危险度可以达到 2.39 倍。但是，一些新出现的证据逐渐表明母亲怀孕期吸烟与 ADHD 之间的这种相关性可能是复杂的遗传或环境因素作用的结果，而不是母亲怀孕期吸烟对胎儿的大脑发育产生不利的影响。有研究报道怀孕期母亲和父亲都吸烟与后代 ADHD 之间的联系强度没有统计学意义上的差别。在怀孕期母亲不吸烟而父亲吸烟的家庭中，后代与 ADHD 之间的关联有时也会存在。母亲怀孕期吸烟可能只对其后代的 ADHD 症状有影响。因为怀孕期吸烟的母亲人数相对较少，所以纳入研究的样本数偏少，但是还不能够绝对排除怀孕期吸烟这种潜在的环境危险因素。

（四）早产/低出生体重

低出生体重也被认为可能是增加罹患 ADHD 的危险因素，早产儿（小于 26 周，更可能会有低出生体重）将来可能会被诊断为 ADHD 的危险性是正常儿童的 4 倍多，尤其在注意障碍亚型。为了进一步探讨早产或低出生体重对罹患 ADHD 的影响，在一项将早产和低出生体重作为独立控制因素的纵向研究中发现早产和将来的 ADHD 临床症状水平之间没有联系，但是，低出生体重婴儿将来达到 ADHD 临床诊断标准是妊娠期相同的平均体重婴儿的 3 倍。为了排除复杂的遗传因素的潜在影响，在瑞典的 1480 对双生子研究中发现低出生体重是发生 ADHD 的危险因素，即使控制遗传因素后这种危险性仍然存在。虽然动物研究表明胎儿生长的限制会对大脑的发育有影响，但是有关低出生体重对 ADHD 影响的确切机制目前还不清楚。

（五）饮食

相对于正常发育的儿童，横断面研究发现 ADHD 患儿存在营养不良，这些营养不良包括脂肪酸、锌和铁等物质的缺少。一些研究同样也发现 ADHD 症状的严重性与营养不良存在正相关。在现阶段，还没有足够的证据表明营养不良是发生 ADHD 的原因因素，不同研究之间的方法学差异可能会导致在 ADHD 中有关营养不良的研究结果不一致。在某些 ADHD 患儿中，目前还不清楚饮食是否是发生营养不良的主要原因或者营养物质的代谢存在差异。尽管如此，许多父母可能会反映饮食是加重他们孩子 ADHD 症状的一个因素。人造的染色食品会增加正常发育儿童和已有过度活动表现儿童的活动水平。对于某些 ADHD 患儿，饮食干预可能是可供选择并有希望前途的方法。

（六）家庭环境/父母教养

在 ADHD 患儿的家庭中通常会观察到负性的家庭环境和父母教养方式。目前还不清楚父母教养方式在 ADHD 的病因因素中占多大作用或者是对儿童负性行为起多大作用。纵向研究开始调查父母教养方式和 ADHD 之间的短时间内相关性，但是，迄今为止所有研究结果都相对较混乱。父母教养方式和儿童行为之间的关系可能存在生物导向性，在遗传水平上可能就决定了父母以某种方式对负性儿童行为的反应，这种父母的反应方式会使儿童的负性行为得到维持或加重，所以鼓励父母采取支持性和积极性的教养方式来阻断儿童固有的不良方式。父母教养方式对 ADHD 患儿的其他功能领域方面的不良表现也会有重要的影响，如，对立行为、学业成绩、社会及认知功能。由于 ADHD 是一种遗传度较高的疾病，许多带患儿就诊的父母本身可能就罹患 ADHD，他们的症状可能会影响到他们的教养技巧。如果双亲本身患有 ADHD，父母可能会更多地使用负性惩罚性的手段以及家庭环境长期处于混乱状态。如果患儿双亲本身患有 ADHD 时，这时需要治疗成人 ADHD 的专家提供帮助。

有强烈的证据表明早期的严重忽视是以后发生 ADHD 的危险因素之一。早期在罗马尼亚被抚养的孤儿，如果有严重父母剥夺和忽视的经历，虽然随后被英国家庭收养，但是这些儿童也会表现出注意力不集中和活动过度。

（七）基因-环境的相互作用

现在广泛认为一些复杂的疾病（如：ADHD）是遗传和环境因素相互作用的结果。基因-环境的相互作用可以很好解释为什么一些儿童对环境危险因素很敏感，而其他一些儿童在某种程度上对这些环境危险因素有抵抗作用。尽管还处在研究的早期阶段，但是一些探索性的研究已开始寻找具体的基因突变和某些环境因素的相互作用下是否会增加罹患 ADHD 的风险。虽然早期有一些令人鼓舞的发现，但是不同研究之间的异质性以及基因－环境的相互作用研究的不可重复性，还不能够将所有研究结果纳入统一分析。基因和环境在某种方式上有重叠和交互作用，基因能够决定个人所暴露的环境类型（包括所接受到的父母教养的质量），但是环境经历也能够影响基因的表达，将来的研究设计要考虑到复杂的基因和环境交互作用的潜在影响。

三、共病

ADHD 通常与许多其他精神疾病相共病，父母有时会更多地担心共病的精神障碍所导致的损害，而不是 ADHD 症状的本身，在制订治疗计划时，同时要考虑到这些重要的因素。

ADHD 与破坏性行为障碍包括对立违抗障碍和品行障碍有很高的共病性，有高达 50% 的 ADHD 患儿也会有对立违抗障碍和品行障碍的表现。如果共病有行为问题的疾病，会增加 ADHD 疾病的复杂性且长期治疗效果欠佳，如果 ADHD 患儿早期有活动过多和破坏性行为表现，那么早期干预显得尤为重要。有证据表明如果 ADHD 患儿同时也有已被确认的行为问题，这些患儿往往对治疗更有抵抗性。

ADHD 患儿也会常常被发现患有心境障碍（例如：抑郁症、心境恶劣和双相障碍）和焦虑障碍（例如：分离性焦虑、广泛性焦虑障碍和惊恐障碍）。在一项对 381 例学龄期 ADHD 患儿的临床调查中，50% 的 ADHD 患儿有心境障碍，30% 的 ADHD 患儿表现有焦虑障碍。使用中枢兴奋剂治疗 ADHD 患儿，可能会降低 ADHD 患儿以后会发生心境和焦虑障碍的风险。

ADHD 患儿也会表现有抽动障碍或 Tourette 综合征，据估计大约有 60% ~ 70% 的抽动障碍儿童也会满足 ADHD 的诊断标准。如果 ADHD 患儿表现有抽动障碍，担心药物治疗能够加重抽动症状，这样会增加治疗 ADHD 的复杂性。也有研究发现使用哌甲酯和阿托西汀治疗 ADHD 不会加重抽动障碍的症状。如果抽动障碍患儿共患有 ADHD，会影响到患儿的预后，所以早期治疗 ADHD 症状尤其重要。

ADHD 也会与以后的物质滥用问题相关联，并且 ADHD 症状可以对物质滥用现象发挥独立的影响作用。在 4 例物质依赖的患者中大约有 1 例同时也是 ADHD 患者。共病抽动障碍的 ADHD 患儿日后发生物质滥用的危险性明显增高，抽动障碍在 ADHD 患儿以后发生物质滥用问题中究竟发挥多大的作用目前还不清楚。荟萃分析发现未接受药物治疗的 ADHD 患儿日后发生物质滥用问题的危险性是接受药物治疗的 ADHD 患儿的 1.9 倍。

四、临床表现

ADHD 儿童的临床表现。

（一）注意障碍

人的注意力分为两种：一种为主动注意，即按主观意志把精力集中到某一事物上，以达到某个目的、完成某项任务。主动注意需要意志和毅力。另一种是被动注意，是客观事物由其本身的特点吸引了人的注意力，于是人们可以随意地、不费劲地把注意力转向和集中到这些事物上。ADHD 儿童注意力的特征就是主动注意力的不足和被动注意力的相对亢进。患儿上课不能专心听讲、玩文具、画画、想动画片等；易受外界的细微干扰而分心，如小鸟飞过、人走过都要看看；做作业粗心、漏题、做游戏不专心，一会儿玩这样一会儿玩那样，且玩具乱放；做事不坚持，常半途而废等。有些 ADHD 儿童可对特别感兴趣的事物产生较强的动机，使注意力集中的时间延长。如在看特别喜爱的动画片、玩电脑游戏等可能会有所专注，属被动注意亢进，不能因此而排除 ADHD 的诊断。但在重症 ADHD 儿童则无论主动或被动注意都可表现明显不足。

（二）过度活动

ADHD 儿童由于注意障碍、自控能力差导致活动过多，表现为与年龄不相称的活动水平过高。部分儿童多动症状在婴幼儿期和学龄前期即可有表现，婴儿期表现为好哭、手足不停地舞动、兴奋少眠，难以养成有规律的饮食和排便习惯。会走路后即表现出活动明显较一般同龄儿增多，往往以跑代步，并且对周围的东西非要用手触弄不可，易发生外伤。在幼儿园不守纪律，难以静心听老师讲解和教唱、注意短暂等。正常儿童的好动顽皮多出于某种动机、欲达到某个目的，因而其动作多是系统完整的、有始有终的。如在课堂上为了表现自己的能力常不举手就抢先回答老师的提问等。ADHD 儿童的多动症状则多无目的性、动作杂乱无章，并不停地变换花样，动作多有始无终。如在课堂上一会儿用铅笔或小刀在课本或书桌上乱刻乱画，一会儿又玩文具，咬指甲或做鬼脸逗周围同学发笑，骚扰周围的同学，甚至在老师讲课时突然插话、敲桌子、吹口哨或离开座位在教室里走动，全然不顾应遵守的纪律和对周围的干扰，其动作行为缺乏完整性而显得支离破碎。

（三）情感异常

ADHD 儿童由于注意障碍、活动过多、冲动任性、学习成绩下降而常遭到老师的批评、同学的讥讽、鄙视和家长的训斥打骂。他们的自尊心受到伤害，情感更加脆弱，容易出现情感和行为异常，如退缩、回避、幻想和孤独等。ADHD 儿童往往适应新情景困难，容易过度兴奋。

（四）冲动行为

ADHD 儿童很难自我控制、规范自己的行为，对有危险性的游乐活动不具有与年龄相当的自我保护意识，其行为动作多不计后果、不顾危害、冲动任性，喜欢爬高、翻越各种栏杆，甚至在行驶的汽车前突然横穿马路，不会游泳则可能会突然下水等，因而常带有破坏性，易发生意外事故。患儿有时做事欠考虑，行为冲动，不顾及后果，甚至伤害他人。如患儿可能在课堂上忽然大叫大喊，来回走动。平常缺乏忍耐或等待，要什么非得立即满足，否则吵闹或破坏东西。有学者提到，ADHD 儿童"心灵见解能力"偏低，难于理解别人内心活动、表情或无恶意的玩笑，因而常作出与场景不符的反应。

（五）学习困难

ADHD 儿童的智力水平大都正常，有些处于临界状态，可能与测验时注意力不集中有关。ADHD 儿童由于注意障碍、多动、情感和行为异常，必然导致学习困难。据统计约有 60% 的 ADHD 儿童可伴有学习困难。学习成绩的"波动性"和"逐年下降趋势"是 ADHD 儿童学习困难的突出表现。注意缺陷和多动的直接结果是不能有效输入信息，从而导致学习失败。具体表现是视、听辨别能力低下，手眼协调困难，短时记忆困难，可能出现写字凌乱歪扭，时间方位判断不良，辨别立体图困难，不能把握整体，精细动作如写字、绘画笨拙，缺乏想象，出现类似儿童学习障碍的表现。

（六）神经体征

ADHD 儿童神经系统检查大多完全正常。部分患儿可出现轻微共济运动失调和神经系统的软体征。轻微共济运动失调表现在走路时不能沿直线前进而走"S"形。走路或奔跑时易摔跤。做体操、跳绳、踢键运动，动作和姿势不正确、不协调、不灵活、缺乏节奏感，且很难纠正，使用剪刀等工具时动作显得笨拙。另外约有 50% 的 ADHD 儿童可出现 1~2 种神经系统的软体征，这些体征并无神经系统定性和定位意义，在正常儿童中也可能会出现，而且会随着年龄的增长逐渐消失。软性神经体征有 20~130 种之多。常用的有翻手试验、指鼻试验、对指试验等。软性神经体征在 ADHD 儿童的阳性率达 67.5%。这些体征一般不能列为 ADHD 的诊断标准，但可作为诊断参考指标。

五、诊断

ADHD 的 DSM-5 诊断标准如下：

A. 一个持续的注意缺陷和/或多动-冲动的模式，干扰了功能或发育，以下列（1）或（2）为特征。

1. 注意障碍：6 项（或更多）的下列症状持续至少 6 个月，且达到了与发育水平不相符的程度，并直接负性地影响了社会和学业/职业活动。

注：这些症状不仅仅是对立行为、违拗、敌意的表现，或不能理解任务或指令。年龄较大（17 岁及以上）的青少年和成人，至少需要下列症状中的 5 项：

（1）经常不能密切关注细节或在作业、工作或其他活动中犯粗心大意的错误（例如，忽视或遗漏细节，工作不精确）。

（2）在任务或游戏活动中经常难以维持注意力（例如，在听课、对话或长时间的阅读中难以维持注意力）。

（3）当别人对其直接讲话时，经常看起来没有在听（例如，即使在没有任何明显干扰的情况下显得心不在焉）。

（4）经常不遵循指示以致无法完成作业、家务活动中的职责（例如，可以开始任务但很快就失去注意力，容易分神）。

（5）经常难以组织任务和活动（例如，难以管理有条理的任务；难以把材料和物品放得整整齐齐；凌乱、工作没头绪；不良的时间管理；不能遵守截止日期）。

（6）经常回避、厌恶或不情愿从事那些需要精神上持续努力的任务（例如，学校作业或家庭作业；对于年龄较大的青年人和成人，则为准备报告、完成表格或阅读冗长的文章）。

（7）经常丢失任务或活动所需的物品（例如，学校的资料、铅笔、书、钱包、钥匙、文件、眼镜、手机）。

（8）经常容易被外界的刺激分神（对于年龄较大的青少年和成人，可能包括不相关的想法）。

（9）经常在日常活动中忘记事情（例如，做家务、外出办事；对于年龄较大的青年人和成人，则为回电话、付账单、约会）。

2. 多动和冲动：6 项（或更多）的下列症状持续至少 6 个月，且达到了与发育水平不相符的程度，并直接负性地影响了社会和学业/职业活动。

注：这些症状不仅仅是对立行为、违拗、敌意的表现，或不能理解任务或指令。年龄较大（17 岁及以上）的青少年和成人，至少需要下列症状中的 5 项：

（1）经常手脚动个不停或在座位上扭动。

（2）当被期待坐在座位上时却经常离座（例如，离开他/她在教室、办公室或其他工作的场所，或是在其他情况下需要保持原来的位置）。

（3）经常在不适当的场合跑来跑去或爬上爬下（注：对于青少年或成人，可以仅限于感到坐立不安）。

（4）经常无法安静地玩耍或从事休闲活动。

（5）经常"忙个不停"，好像"被发动机驱动着"（例如，在餐厅、会议中无法长时间保持不动或觉得不舒服；可能被他人感受为坐立不安或难以跟上）。

（6）经常讲话过多。

（7）经常在提问还没有讲完之前就把答案脱口而出（例如，接别人的话；不能等待交谈的顺序）。

（8）经常难以等待轮到他/她（例如，当排队等待时）。

（9）经常打断或侵扰他人（例如，插别人的对话、游戏或活动；没有询问或未经允许就开始使用他人的东西；对于青少年和成人，可能侵扰或接管他人正在做的事情）。

B. 若干注意障碍或多动 – 冲动的症状在 12 岁之前就存在。

C. 若干注意障碍或多动 – 冲动的症状在于两个或更多的场合（例如，在家里、学校或工作中；与朋友或亲属互动中；在其他活动中）。

D. 有明确的证据显示这些症状干扰或降低了社交、学业或职业功能的质量。

E. 这些症状不能仅仅出现在精神分裂症或其他精神病性障碍的病程中，也不能用其他精神障碍来更好地解释（例如，心境障碍、焦虑障碍、分离障碍、人格障碍、物质中毒或戒断）。

标注是否是：

组合表现：如果在过去的 6 个月内，同时符合诊断标准 A1（注意障碍）和诊断标准 A2（多动—冲动）。

主要表现为注意缺陷：如果在过去的 6 个月内，符合诊断标准 A1（注意障碍）但不符合诊断标准 A2（多动—冲动）。

主要表现为多动/冲动：如果在过去的 6 个月内，符合诊断标准 A2（多动—冲动）但不符合诊断标准 A1（注意障碍）。

标注如果是：

部分缓解：先前符合全部诊断标准，但在过去的 6 个月内不符合全部诊断标准，且症状仍然导致社交、学业或职业功能方面的损害。

标准目前的严重程度：

轻度：存在非常少的超出诊断所需的症状，且症状导致社交或职业功能方面的轻微损害。

中度：症状或功能损害介于"轻度"和"重度"之间。

重度：存在非常多的超出诊断所需的症状，或存在若干特别严重的症状，或症状导致明显的社交或职业功能方面的损害。

六、治疗

ADHD 的治疗包括药物治疗、行为治疗和联合治疗，不管使用何种治疗方法，需要早期治疗 ADHD 患儿，早期治疗可以有更好地预后以及成年期残留更少的症状。许多心理学家认为 ADHD 可能是不良的教养方式所导致的结果，一些用于治疗 ADHD 的行为治疗方法应运而生，但是这些行为治疗方法总体上来说不是对所有患者都有效。随着有关 ADHD 的神经生化研究结果的发现，药物治疗可能被认为比行为治疗更有效。许多临床医师会联合使用药物治疗和行为治疗，但是需要了解药物治疗和行为治疗的相对治疗效果、两种方法联合治疗的益处以及不同治疗方法的长期效果如何？一系列的研究结果已经证明不同治疗方法都有长期的治疗效果，但是药物治疗对 ADHD 症状和临床表现的控制要优于行为治疗，药物和行为治疗的联合应用对治疗效果没有叠加作用。也有一些研究发现行为治疗与低剂量中枢兴奋剂的治疗效果相当，所以对于症状较轻和损害较小的 ADHD 患者以及不愿意接受药物治疗的患者可以考虑给予行为治疗。同样，对药物治疗部分有效的患者或者共病有其他精神疾病时可考虑联合行为治疗。

美国 FDA（食品和药品管理局）批准用于治疗 ADHD 的药物包括中枢兴奋剂（一线药物）如，哌醋甲和苯丙胺、非中枢兴奋剂（备选药物）如：阿托西汀、α2 受体激动剂的缓释片（胍法辛、可乐定）、三环类抗抑郁药。安非他酮和 α2 受体激动剂的速释片不在治疗 ADHD 的处方适应证中，但是临床上有时也会使用，只有在不能使用上述药物或者治疗无效时，才可以考虑使用这两种药物。

（一）中枢兴奋剂

哌醋甲和苯丙胺这两种中枢兴奋剂被 FDA 批准可以使用于所有年龄阶段的 ADHD 患者，中枢兴奋剂通过作用于多巴胺和去甲肾上腺素转运体，抑制突触前膜对多巴胺和去甲肾上腺素的回吸收，同时中枢兴奋剂也可抑制单胺氧化酶的活性，结果可以提高突触间隙多巴胺和去甲肾上腺素神经递质的浓度。哌醋甲和苯丙胺对 ADHD 的长期治疗效果相当，在临床上有速释片和缓释片两种剂型，两种剂型的疗效相当。长期使用中枢兴奋剂会引起某些担心和争议，在导致躯体伤害和依赖的物质中哌醋甲和苯丙胺分别排在第 6 位和 12 位、第 8 位和 13 位。中枢兴奋剂作为处方药物治疗 ADHD 时似乎对大脑伏核区（负责犒赏的脑区）的多巴胺和去甲肾上腺素转运体没有抑制作用，实际中枢兴奋剂会降低 ADHD 患者发生物质滥用的风险，特别是在早期开始接受治疗的患者中这种效果更明显。中枢兴奋剂治疗也会降低 ADHD 患者发生抑郁症、强迫症、焦虑障碍的可能性，减少 ADHD 患者的攻击和反社会的行为。患者的父母或照料者要重视中枢兴奋剂是作为处方药用于治疗 ADHD，要防止中枢兴奋剂被错用或滥用，因为调查发现在 25％的成人和青少年中有中枢兴奋剂的错用或滥用现象。

因为中枢兴奋剂可以增强正常人的记忆功能，中枢兴奋剂是否能够使ADHD 患者的学习成绩或工作能力超过一般的人群，从而引起不公平竞争的担心。如果中枢兴奋剂作为处方药物被使用，可以使 ADHD 患者的注意能力恢复正常，但对患者的记忆能力没有增强作用，所以中枢兴奋剂不会增强 ADHD 患儿的学习或理论能力以及成人 ADHD 的工作能力。

中枢兴奋剂是否会影响躯体的生长同样也存在争议，有研究认为中枢兴奋剂的使用对躯体生长没有明显的影响，也有研究发现中枢兴奋剂使用的初期会减慢躯体的生长，但是随着时间的变化这种现象逐渐消失。目前还不清楚在一些研究中所发现的躯体生长缓慢现象是否存在，如果确实存在，是由于 ADHD 疾病的本身、中枢兴奋剂还是药物的副作用（如：厌食）所引起，目前也不明确。尽管如此，建议每 6 个月要评估患儿的身高和体重，在一些患儿如果表现出躯体生长缓慢现象，并且短暂停药后患儿的躯体生长缓慢现象达到缓解，可以考虑药物假日疗法（如：周末、暑假和其他的假期暂停服药）。

中枢兴奋剂引起的猝死导致 FDA 在药物的外包装上加以黑框警告，但是最近发现患者潜在的心血管问题可能是导致猝死的原因，所有心脏结构异常、心肌病以及心律异常的患者要避免使用中枢兴奋剂。表现有胸痛、呼吸急促、眩晕现象以及有心血管疾病家族史的患儿，要常规监测心电图。

中枢兴奋剂的其他副作用往往在治疗的初期较明显，但不会影响患者的治疗依从性。在饭时或饭后服药可以缓解胃肠道的副作用，在药物浓度较低的早晨和晚间，可以鼓励患者进食更多有营养的食物。降低药物的剂量以及在晚间更早时间服药会对失眠有帮助，使用 α2 受体激动剂赛庚啶或褪黑激素可以改善患者的失眠现象。分别加用阿托西汀或抗抑郁药、α2受体激动剂可以改善患者的焦虑和冲动症状。

（二）非中枢兴奋剂

虽然中枢兴奋剂是治疗 ADHD 的一线用药，但是有将近 30% 的患者不适合使用。对中枢兴奋剂无效或有部分效果、不能耐受副作用、出现其他的医学问题如：精神问题、心血管疾病或冲动障碍以及家庭厌恶使用受控制药物情况下可以考虑换用或加用非中枢兴奋剂来治疗 ADHD。FDA 批准用于治疗 ADHD 的非中枢兴奋剂包括阿托西汀、α2 受体激动剂的缓释片

（胍法辛、可乐定）。几个荟萃分析发现非中枢兴奋剂对 ADHD 的治疗效果略差于中枢兴奋剂，但是目前还缺乏严格的头对头对照研究。也有研究和荟萃分析发现这两类药物之间存在非劣效性或疗效相当。这些荟萃分析结果的不一致可能是由于研究方法和疗效评判的差异所导致。非中枢兴奋剂发挥完全起效的时间往往需要数周，而且绝大部分研究的时间都相对较短，这些研究会更有利于中枢兴奋剂，所以需要长期、随机双盲、安慰剂对照以及头对头的研究进行这两类药物的疗效比较。

阿托西汀可用于治疗儿童、青少年以及成人的 ADHD 患者，与中枢兴奋剂类似，阿托西汀可提高额叶前皮质区突触间隙的多巴胺和去甲肾上腺素水平，从而改善 ADHD 患者的额叶前皮质区的功能。因为阿托西汀不作用于纹状体区，所以至少需要 4～6 周才能发挥最佳的治疗效果，与中枢兴奋剂比有更低的发生滥用可能性，同时要告知患者的父母/照料者对阿托西汀起效时间要有一定的耐心。阿托西汀可以降低抽动和焦虑，对共病这些症状的 ADHD 患者可以使用阿托西汀。阿托西汀可以早晨一次顿服或者一日两次，虽然每天一次顿服可以提高治疗的依从性，但是也会导致更多有关胃肠道方面的副作用。阿托西汀有较好的耐受性，它所引起的副作用要少于中枢兴奋剂。阿托西汀在儿童和青少年所引起的罕见的肝细胞毒性和自杀意念要引起重视，临床上不需要常规监测肝功能，如果患者有明显的肝功能受损，要降低阿托西汀的起始和治疗剂量。对于控制不良高血压、心脏结构异常、心肌病以及心律异常的患者，同样不可使用阿托西汀。

α2 受体激动剂的缓释片（胍法辛、可乐定）被 FDA 批准用于治疗儿童和青少年 ADHD 患者，这些药物的治疗效果可能不如中枢兴奋剂，但是与行为治疗的效果相当，在考虑使用这些药物之前，可以考虑先进行行为治疗。胍法辛和可乐定可作用于突触前和突触后 α2a 受体，兴奋突触后 α2a 受体可以缓解 ADHD 患者的症状。胍法辛和可乐定可以单独或联合中枢兴奋剂治疗共病的攻击、冲动和睡眠症状，这两种药物的起效时间也较慢，大约需要 4 周左右，所引起的副作用相对较轻，建议通过逐步加量滴定来决定具有最小副作用的治疗剂量。胍法辛和可乐定不可突然停药，否则可能会引起高血压危象，通常需要 1～2 周的时间逐步停药。

安非他酮被 FDA 批准用于治疗抑郁症和戒烟，但是在一些研究中也会超适应证范围之外用于治疗 ADHD。安非他酮可抑制多巴胺和去甲肾上腺素的回吸收，但不会产生依赖和滥用，安非他酮的起效时间快于阿托西汀或 α2 受体激动剂，为 2 周左右，但是疗效相当。安非他酮不可用于有癫痫或进食障碍的 ADHD 患者，通过分顿服用，可以减少相应的副作用。超适应证范围之外单一用于治疗 ADHD 的最广泛药物是三环类抗抑郁药（TCAs），TCAs 的优越性在于作用时间长、无滥用的危险性以及可治疗抑郁和抽动，但是 TCAs 可引起许多心血管、神经系统和抗胆碱能的副作用以及存在许多的药物相互作用，并且疗效差于中枢兴奋剂，所以目前临床上不太考虑使用 TCAs。只有在 ADHD 患者对中枢兴奋剂或其他药物疗效不佳、不能耐受或者有滥用的危险、抽动、抑郁时，才可以考虑使用 TCAs。

虽然非中枢兴奋剂不存在滥用的危险性，而且耐受性也优于中枢兴奋剂，但是非中枢兴奋剂也存在疗效不优于中枢兴奋剂以及起效时间长的特点。考虑到阿托西汀所引起的肝细胞毒性和自杀意念以及 TCAs 的副作用和药物的相互作用，在有心血管问题的患者中不能够使用这两类药物。这些都迫切需要有更好的药物用于治疗 ADHD。最近发现一种 D4 受体激动剂（A－412997）可以改善大鼠 ADHD 模型的症状，而且没有滥用或依赖的风险。

第四节　阿尔茨海默病

一、概述

阿尔茨海默病（Alzheimer's Disease，AD）是一种进行性中枢神经系统退行性疾病，其主要临床表现为记忆减退、认知障碍及人格改变等，病程 6~12 年，常发生于老年和老年前期。随着人类平均寿命的延长，世界人口老龄化步伐加快，AD 的发病率也逐年上升，AD 成为威胁人类健康的重大疾病之一。在我国患有 AD 的约有 500 万人，而且平均每年还会新增 30 万患者。在 75~85 岁老人中，痴呆与心脏病发病率相似，约为 2.4%，成为该年龄段老人的第四位死因，近年资料显示 60 岁以后每 5 年痴呆患病率和发病率增加 1 倍，65 岁以后 AD 的患病率将近 10%，85 岁以上超过 40%。

二、病理机制

AD 存在特征性的病理、神经化学改变，其临床发病机制被认为主要有以下几种：

（一）胆碱能损伤学说

乙酰胆碱（Acetylcholine，ACH）是被发现与认知功能、学习记忆最为密切的一种神经递质，中枢神经系统胆碱能神经集中分布于大脑皮质、海马、基底前脑、纹状体、脑干等部位，各部位神经元之间由突触相互联系，形成广泛而复杂的通路。中枢胆碱能神经元主要有局部环路细胞和投射神经元两类。局部环路细胞是在核团内组成局部环路，不向核外发出投射纤维，属于中间神经元。主要位于纹状体（尾－壳核复合体）、伏隔核、嗅结节、大脑皮层 Ⅱ~Ⅳ 和海马。乙酰胆碱能投射神经元的胞体主要分布于基底前脑和脑干，它们组成了基底前脑胆碱能系统和脑干胆碱能系统。基底前脑是指端脑和间脑腹侧和内侧的一些灰质结构。基底前脑胆碱能系统：胞体位于隔内侧核、Broca 区的斜角带、苍白球腹侧 Meynert 基底核。它们的投射纤维形成以下通路：（1）隔内侧核、斜角带－海马通路；（2）斜角带－杏仁核复合体通路；（3）隔区、视前区－僵内侧核、中脑脚间核通路；（4）Meynert 基底核－大脑皮质通路。这些胆碱能输入的脑区主要是大脑皮质和海马。

中枢胆碱能系统的活性随着机体的不同状态而发生改变，一般情况处于基础发放水平，但受到外界刺激后处于激活状态。当哺乳动物进行认知功能训练时，中枢胆碱能系统活性增强，海马内乙酰胆碱释放量显著增加。同时，皮层的神经元活动增加。ACH 被认为与近事记忆相关，而近事记忆障碍正是 AD 早期的主要临床症状。早期研究发现 AD 患者基底前脑区的胆碱能神经元丢失，从基底节到皮层的胆碱能乙酰转移酶和乙酰胆碱酯酶的活性明显降低，造成 ACH 的合成、储存和释放减少，皮层 ACH 受体数目也减少，从而导致以学习记忆减退和认知障碍为主的多种临床表现，产生痴呆症状。因此有学者提出了 AD 的胆碱能假说，即各种原因引起的基底前脑胆碱能神经元损伤，以及与此相关的皮层及海马等脑区的胆碱能神经传递受损，这些变化对 AD 患者记忆及认知功能损伤过程起重要作用。此外，ACH 还与知觉、情绪、注意力、情感言语等有关联。由于

AD 患者确实存在严重的突触前胆碱能损伤，因此在 AD 的发病机制中，此学说是目前较为公认的假说。

（二）基因学说

大约 10% 的 AD 患者有家族性遗传背景，为常染色体显性遗传，多见于早期发作的 AD 患者。近年来的研究表明，在第 1、14、19 和 21 号染色体上均找到与 AD 发生有关联的基因，即 21 号染色体的淀粉样蛋白前体（APP）基因；14 号染色体的早老素（PS 或称 STM）1 基因（PS－1）；1 号染色体的早老素 2 基因（PS－2）和 19 号染色体的载脂蛋白 E（APOE）4 基因。APOE 基因与迟发型家族性 AD 有关，与散发性 AD 也有一定关系。APOE4 和 PS－1 基因缺陷在散发性 AD 较为常见。APP、PS－1、PS－2 基因与早发型家族性 AD 有关联，早发型家族性 AD 病人至少有其中一项的异常。目前认为淀粉样前体蛋白（amyloid precursor protein，APP）的代谢产物 β－淀粉样蛋白（βA）的过量产生是 AD 发病的重要原因之一。βA 由 770 个氨基酸组成，与某些酶的功能有关，可能是酶的调节剂，还具有受体样功能，对创伤愈合有一定作用。正常时，由 α－分泌酶将 APP 分子 β 部位中第 15 位和第 16 位氨基酸之间切断，其分泌形式（可溶性 APP）具有生长因子的作用，埋在神经细胞膜中的剩余的 β 部分起着与神经元的联系作用。APP 的基因突变引起 APP 分子中第 717 位的氨基酸或第 670/671 位氨基酸发生改变。APP 异常时，由 β－分泌酶将 APP 分子 β 部位第 1 位氨基酸切开，再由 SD－分泌酶切开 β 部位的另一段，释放出完整的 βA，含有 40~43 个氨基酸。Aβ 是老年斑的主要成分，有神经毒作用，可增加神经元对有害物质的敏感性。其引起神经毒的主要作用机制是对钙稳态的破坏、活性氧的产生、神经细胞对各种伤害性刺激的反应增强以及神经细胞的凋亡。基因学说认为 APP 基因缺陷是 AD 的原发病因，突变的基因引起遗传性 AD 发生，特别是早期发作者，常常为 40~50 岁的患者。载脂蛋白一共含有 3 个等位基因（ε2、ε3 以及 ε4），老年痴呆症（散发性、迟发性）的出现与载脂蛋白中的 ε4 关联性很大。

（三）tau 蛋白过度磷酸化

目前，tau 蛋白过度磷酸化已是公认的 AD 神经病理学机制之一。研究显示老年痴呆患者中的 tau 蛋白较非痴呆老年高约 300%，其中起主要作用的是磷酸化的 tau 蛋白，而在正常人中也存在与年龄相关的广泛升高，而且其对于诊断 AD 的敏感性和特异性约80% ~ 90%。在正常人体内，tau 蛋白的磷酸化和去磷酸化处于动态平衡之中，但当机体由于某些原因发生异常致使 tau 磷酸化的速度高于去磷酸化速度时，体内的 tau 蛋白就会增加，从而致病。有学者认为 tau 蛋白含量与 AD 发病之间有关联，并认为是磷酸化的 tau 蛋白形成了双螺旋纤维丝，并最终形成了一些不溶物，影响了微管的结构和功能。AD 患者脑内 tau 蛋白过度磷酸化及 NFT 的形成可能是发生在 Aβ 毒性基础上演变而来的结果。但 tau 蛋白过度磷酸化的具体机制仍存在许多争议，有待更深入的研究。

（四）神经血管学说

神经血管功能对 AD 的严重程度有重要影响。大部分的 AD 患者脑皮质和基底节深部白质有不同程度的小血管病变，主要病理改变是大脑皮质及软脑膜的小血管壁的中层和外膜有 Aβ 沉积，部分患者还存在血脑屏障破坏和大血管粥样硬化。小血管壁 Aβ 沉积加剧脑血管痉挛，使脑血流量降低，局部能量供应不足。

同时，AD 患者周围血管和血脑屏障清除 Aβ 的能力受损。神经血管解偶联学说认为，Aβ 通过血脑屏障的转运障碍主要原因是低密度脂蛋白受体相关蛋白和糖基化终末产物表达异常，从而有可能造成 Aβ 内外流动失衡。神经血管功能的衰退使神经血管解偶联、血管退化、脑低灌注等，最终影响血管屏障功能，从而导致神经外环境失衡，引起 AD。脑血管血流量的减少可影响与记忆和学习有关蛋白质的合成，并最终导致神经炎性损伤和神经元的死亡。神经血管功能的衰退为 AD 的研究提供了新的角度。

（五）神经细胞钙代谢紊乱学说

神经细胞死亡有两种形式分别为细胞坏死和细胞凋亡，凋亡主要是"死亡基因"表达增加所致，坏死来自不可控制的大量离子内流和细胞溶解。钙稳态失调和自由基的形成过多是引起死亡基因的表达增加或大量离子内流入细胞的主要原因。出现凋亡或坏死，由损伤的程度和持续时间所决定，而非损伤的性质。反之，各种基因和环境因素都会影响神经元的钙稳态和自由基代谢，破坏钙稳态致胞内钙超载的因素包括兴奋性毒、能量利用减少和 Aβ 的作用。钙营养缺乏或钙吸收障碍导致血清钙降低，甲状旁腺激素分泌增多,引起细胞内 Ca^{2+} 水平的升高,细胞内的钙外移并沉淀,而细胞内钙减少可导致 APP 的异常裂解和神经纤维缠结形成,并且低钙可使血清中过氧化脂质水平升高,自由基生成增多,从而使神经细胞变性,促使 AD 的发生、发展。研究发现向小鼠海马内注射 $CaCl_2$ 或乙二胺四乙酸二钠均使小鼠记忆下降,说明 Ca^{2+} 浓度过高可损害小鼠记忆巩固过程,而人参 Rbl 可通过增加大鼠突触体 $Na^+ - K^+ ATPase$ 及 $Ca^{2+} - Mg^{2+}$ ATPase 活性从而抑制神经细胞内钙超载。

(六) 自由基损伤学说

自由基是指那些外层轨道上具有不成对电子的分子或原子基团,具有自由基性质的分子是一种高活化的分子,当这种分子与其他物质反应时力图得到电子,而对组织或细胞产生有害的生物学效应。衰老过程中,神经元细胞膜上的不饱和脂肪酸被氧化而产生大量自由基。自由基可以损伤细胞膜、细胞器和酶的功能并使 DNA 发生突变、交联、单链断裂等结构和功能的改变。神经系统及脑由于其结构及功能上的特点,更易于产生氧自由基,且对氧自由基的损害特别敏感。脑内神经组织含有高浓度的不饱和脂肪酸及大量的磷脂,容易受氧自由基的损害。大脑的主要供能营养素是葡萄糖,脑内葡萄糖代谢旺盛,脑内神经元必须通过线粒体的氧化磷酸化产生 ATP 以获取能量,这一过程会产生大量的氧自由基。神经细胞内含有大量的溶酶体,当氧自由基破坏溶酶体后会使神经细胞本身进一步损伤和破坏。在 AD 病人尸检中发现其脑组织脂质发生严重过氧化,自由基生成增加,细胞核和线粒体的 DNA 损伤,其中线粒体的 DNA 损伤更为严重。但究竟 AD 病人脑中自由基增加是引起 AD 的病因还是 AD 发病过程中的结果,目前尚无定论。

(七) 代谢紊乱学说

线粒体电子传递功能障碍、兴奋性氨基酸过度刺激或胰岛素受体失敏会导致大脑能量和糖代谢紊乱,从而发生以下变化:(1) 产生过多的自由基并对自由基等毒性物质的敏感性增加。(2) 乙酰辅酶 A 生成减少,使胆碱合成乙酰胆碱受阻。(3) 氧化磷酸化减低,机体激活蛋白激酶,使 Tau 蛋白转变为双螺旋丝的结构。(4) ATP 生成不足,APP 蛋白难以插入细胞膜内部,异常裂解为 Aβ。这些均促进 AD 的发生。有学者研究表明糖代谢下降 40% 以上，就可促进 Aβ 的沉积。测定 AD 病人脑的局部耗氧量和糖代谢率，均发现有不同程度的下降。但是有人对此提出异议，认为脑的血流量和能量降低是继发于脑萎缩等病理改变。

（八）其他学说

以不同的角度研究 AD 的学者们也提出了导致 AD 发生的其他假说。因为在 AD 病人脑中，特别是 Aβ 中存在急性期蛋白反应物和免疫反应标志物，脑中 Aβ 能结合补体 Clq 并激活不依赖抗体形成的经典途径，所以有人提出了 AD 是一种类似关节炎的慢性炎症疾病。在 AD 病人血清中测得单纯疱疹病毒（HSV）、麻疹病毒和腺病毒的抗体浓度增加，所以考虑 AD 与病毒感染有关。用胆固醇抑制剂降低血胆固醇的水平，APP 裂解为 Aβ 的过程被阻断，恢复胆固醇的含量，APP 又可裂解为 Aβ，提示在胆固醇、APP 和 AD 之间存在着一定的联系。但是以上学说均缺乏足够的证据，目前也未得到广泛的认可。

还有研究提示，AD 的发生受环境因素影响，文化程度低、吸烟、脑外伤、重金属接触史、母亲怀孕时年龄小以及亲属患 Down 综合征等可增加患病风险。AD 的病因和发病机理复杂，可能不是由单一因素引起，目前只是有两点可以肯定：（1）它与机体衰老有关；（2）多数 AD 发病与遗传有关。随着分子生物学及其相关科学的进展，我们对 AD 的病因和发病机理的认识必将更加深入。

三、组织病理学特征

AD 可见颞、顶及前额叶萎缩。组织病理学特征主要如下：

（一）老年斑

老年斑（senile plaques，SP）由 APP 裂解生成的 Aβ 沉积脑内形成，其为 $50 \sim 200 \mu m$ 球形结构。银染可分为 3 种类型：（1）原始型或早期斑；（2）经典型或成熟斑；（3）燃尽型或致密斑。使用 Aβ 抗体可显示脑中淀粉样蛋白沉积，Aβ 存在于新皮质、海马、丘脑、杏仁核、尾状核、豆状核、Meynert 基底核、中脑、脑桥、延髓、小脑皮质和脊髓等结构。老年斑附近可见大量胶质细胞增生和激活的小胶质细胞等免疫炎性反应。

（二）神经纤维缠结（neurofibrillarytangles，NFT）

NFT是含过磷酸化tau蛋白（一种微管相关蛋白）和泛素的细胞内沉积物，是异常细胞骨架组成的神经元内结构，为磷酸化tau蛋白的变异型，是微管相关糖蛋白的主要成分。正常老年人颞叶和其他神经系统变性病可见NFT，但AD病人的NFT遍及整个大脑，常见于海马和内嗅皮质；不仅数量要多于正常老年人，且与临床症状及神经元死亡有关。

（三）神经元丢失

主要是表浅皮质较大的胆碱能神经元，发病越早，神经元丢失越明显，且常伴神经胶质细胞增生。AD神经元突触较正常人减少36%～46%，老年斑部位明显，神经元和突触减少与临床表现有关。

（四）颗粒空泡变性

颗粒空泡变性是细胞浆内空泡结构，由一个或多个直径3.5μm空泡组成，每个空泡中心有一个致密颗粒，颗粒成分与抗tubulin、tau蛋白、泛素抗体呈阳性反应。

（五）血管淀粉样变

AD病人脑血管内皮细胞可见Aβ沉积，当处于高浓度状态后，Aβ对分化、成熟的神经元具有毒性影响，使脑中神经纤维发生退行性病变。脑血管壁上Aβ经刚果红染色在偏振光下呈现苹果绿色光，故称为嗜刚果红血管病或脑类淀粉血管病，这种病变通常影响软脑膜和皮质浅表小动脉。现已确定血管淀粉样变与老年斑中类淀粉核心是同一物质。

四、临床表现

（一）早期（Ⅰ期）轻度痴呆期

记忆障碍是AD典型首发征象，主要是记忆减退，近事遗忘突出，当天发生的事、刚做过的事或说过的话不能记忆，熟悉的人名记不起来。判断能力下降，不能正常工作，不能对事物进行分析、思考、判断，难以处理复杂困难的问题。言语能力下降，熟悉运用语言及交流能力下降，语言词汇量减少，命名困难。尽管日常生活能自理，但对新事物难以理解。情感淡漠，常有多疑。

（二）中期（Ⅱ期）中度痴呆期

记忆障碍主要为远、近记忆严重受损，出现时间定向障碍，对所处的场所和人物能作出定向，对所处的地理位置定向困难。简单结构的视空间能力差，主要是穿衣服时手不能伸进袖子，迷路或不认识家门，叠衣服时不能将衣服对折。计算能力下降，主要为不能进行家庭理财、算错账、付错钱，最后连简单的计算能力都不会。社交能力下降，找词困难，出现错语症，阅读能力受损，最后完全失语。不能进行独立的个人卫生以及个人仪表的保持，可见尿失禁，生活需要他人帮助。易激惹，急躁不安，常走动不停。

（三）晚期（Ⅲ期）重度痴呆期

严重记忆障碍，仅存片段的记忆。精神症状突出，如：抑郁、淡漠、焦躁或欣快、精神病伴偏执、妄想和古怪行为，直至缄默。日常生活完全依赖他人，肢体僵直，大小便失禁，卧床状态。查体可见锥体束阳性，有握持、摸索和吸吮等原始反射。

五、辅助检查

目前尚无确诊 AD 的特殊检查，但可排除其他疾病。

（一）结构性 MRI

采用结构磁共振成像能够获得脑三维结构，以手动勾画兴趣区和基于体素的形态学分析显示脑萎缩等结构改变。对正常对照者、轻度认知损害和阿尔茨海默病患者进行海马、内嗅皮质、全脑和脑室体积进行测定，计算 1 ~ 5 年受试者大脑年萎缩速度，结果显示受试者大脑每年均有不同程度萎缩，以遗忘型轻度认知损害进展至 AD 患者年萎缩速度最迅速，遗忘型轻度认知损害未进展至 AD 者次之，正常人最慢。考虑到遗传等高危因素对发病时间的影响，一项对 AD 患者的脑结构成像研究显示，迟发性 AD 患者表现为海马、右侧颞叶和小脑萎缩，而早发性 AD 患者呈现海马、颞叶、楔前叶、扣带回和额下回萎缩，二者比较，早发性患者以楔前叶萎缩为主，迟发性患者则以颞叶内侧萎缩更为严重。

（二）正电子发射断层扫描（PET）

PET 图像是一种反映某种生理物质在人体内的动态变化和代谢过程，是在分子水平上反映人体的生理或病理变化，反映了大脑葡萄糖代谢的功能状态。通过 PET 图像在器官尚未发生结构变化的阶段可以对疾病进行早期诊断。

以 18F–FDG 作为显像剂的 PET 显像，是通过测定脑葡萄糖代谢率来观察 AD 患者脑功能变化。AD 患者 18F–FDG PET 显像呈现特征性皮质低代谢，其降低程度和范围与疾病严重程度呈正相关。与年龄相匹配的正常人相比，AD 患者全脑葡萄糖代谢率降低 30%～70%，且多呈双侧性；但也有文献报道颞叶内侧葡萄糖代谢率降低呈单侧性。18F–FDG PET 显像对 AD 临床前患者具有较高的诊断价值，对海马和内嗅皮质葡萄糖代谢率降低的纵向研究可以预测认知功能正常向轻度认知损害的转化。更多的纵向随访研究发现，进展为 AD 的轻度认知损害患者与病情稳定者相比，其基线 18F–FDG PET 显像表现为皮质代谢率降低更明显，降低速度更迅速。

近年研制出能够选择性与 Aβ 相结合的放射性显像剂，其中最早应用于临床的是 11C–匹兹堡复合物 B（11C–PIB），可以评价 Aβ 沉积变化。11C–PIB PET 显像研究显示，与正常人相比，AD 患者脑组织中有明显的 Aβ 沉积，且 PET 所显示的沉积部位与尸检或活检结果基本一致，主要分布于额、顶、颞叶；且在出现认知损害症状之前即可观察到 Aβ 沉积，提示淀粉样蛋白 PET 显像可以作为临床前诊断标志。11C–PIB PET 显像纵向研究表明，阿尔茨海默病患者脑组织 11C–PIB 沉积可于临床症状出现之前即达到平台期，但其沉积量并不随病程的延长而明显增加，不同于 18F–FDG 代谢改变与临床症状进展相关。

（三）生物学检测

1. 脑脊液水平检测

研究发现 AD 患者脑脊液中 Aβ42 水平较正常人明显降低，但在血管性痴呆及额颞叶痴呆等其他类型痴呆患者脑脊液中也可以观察到同样改变，结合 Aβ42 水平及 Aβ42/Aβ40 比率的检测能提高 AD 诊断的敏感性及特异性。AD 患者脑脊液中 t–tau 水平及 p–tau 水平较正常人高，t–tau

诊断的敏感性较低，p – tau 水平升高对于 AD 诊断更有意义。目前研究较多的有 p – tau181、p – tau231 以及 p – tau199。研究表明 tau 水平的变化晚于 Aβ 水平的改变，因此推测脑脊液中 Aβ 水平及 Aβ42/Aβ40 比率降低较 p – tau 水平升高在 AD 早期诊断的敏感性及特异性上更高。

2. 血液水平检测

血液生物标志物水平的改变不如脑脊液敏感。研究发现 AD 早期血浆 Aβ42 水平会显著降低，但也有研究显示 AD 患者与正常人的血浆 Aβ42 水平无明显差异。多数研究认为血浆 Aβ42/Aβ40 比率降低对 AD 早期诊断的特异性较高。

血小板是血液中 APP 的主要来源，一项关于血小板内 APP 形成率的回顾性分析研究发现，AD 患者血小板内 APP 形成率显著低于正常人及非 AD 的痴呆对照组，这种变化在 AD 早期即会出现，且降低程度与 AD 的严重程度呈正相关。因此，通过检测血小板内 APP 形成率与神经影像学检查结合可提高诊断的特异性。

3. 尿液中 AD7c – NTP 的检测

AD 相关神经丝蛋白（Alzheimer – associated neuronal thread protein，AD7c – NTP）属神经丝蛋白家族，可促进细胞死亡，对存活的细胞发生神经炎性反应。在早期 AD 患者的脑组织、脑脊液和尿液中水平都有升高，并且其含量与 AD 的严重程度成正比。鉴于尿 AD7c – NTP 含量测定可以较好地间接反映 AD 患者脑内神经元 AD7c – NTP 含量，并且尿液标本相对容易获得，尿液检测的优越性在于无创性，易被患者接受，通过测定尿液中 AD7c – NTP 含量可以帮助临床诊断 AD。

六、诊断和鉴别诊断

根据美国国立神经病语言障碍卒中研究所 AD 及相关疾病协会（NINCDS – ADRDA）规定的诊断标准。

（一）可能为 AD 的诊断标准

A 加上一个或多个支持性特征 B、C、D 或 E。

核心诊断标准：

A. 出现早期和显著的情景记忆障碍，包括以下特征

1. 患者或知情者诉有超过 6 个月的缓慢进行性记忆减退。

2. 测试发现有严重的情景记忆损害的客观证据：主要为回忆受损，通过暗示或再认测试不能显著改善或恢复正常。

3. 在 AD 发病或 AD 进展时，情景记忆损害可与其他认知功能改变独立或相关。

支持性特征：

B. 颞中回萎缩

使用视觉评分进行定性评定（参照特定人群的年龄常模），或对感兴趣区进行定量体积测定（参照特定人群的年龄常模），磁共振显示海马、内嗅皮质、杏仁核体积缩小。

C. 异常的脑脊液生物标记

Aβ1－42 浓度降低，总 tau 蛋白浓度升高，或磷酸化 tau 蛋白浓度升高，或此三者的组合。

将来发现并经验证的生物标记。

D. PET 功能神经影像的特异性成像

双侧颞、顶叶葡萄糖代谢率减低。

其他经验证的配体，包括匹兹堡复合物 B 或 18F－FDDNP。

E. 直系亲属中有明确的 AD 相关的常染色体显性突变。

排除标准：

病史：突然发病；早期出现下列症状：步态障碍，癫痫发作，行为改变。

临床表现：局灶性神经表现，包括轻偏瘫，感觉缺失，视野缺损；早期锥体外系症状。

其他内科疾病，严重到足以引起记忆和相关症状：非 AD 痴呆、严重抑郁、脑血管病、中毒和代谢异常，这些还需要特殊检查。与感染性或血管性损伤相一致的颞中回 MRI 的 FLAIR 或 T2 信号异常。

（二）确诊 AD 的标准

如果有以下表现，即可确诊 AD。

既有临床又有组织病理（脑活检或尸检）的证据，与 NIA－Reagan 要求的 AD 尸检确诊标准一致。两方面的标准必须同时满足。

既有临床又有遗传学（1 号、14 号或 21 号染色体的突变）的 AD 诊断证据；两方面的标准必须同时满足。

（三）鉴别诊断

（1）轻度认知障碍（MCI）：仅有记忆障碍，无其他认知障碍；部分患者可能是 AD 的早期表现。

（2）抑郁症：早期 AD 可与抑郁症相似，如抑郁心境、对各种事情缺乏兴趣、记忆障碍、失眠、易疲劳或无力等。

（3）多梗死性痴呆以反复发生缺血性卒中事件后出现痴呆为特点；帕金森病痴呆早期先于痴呆的锥体外系运动障碍症状，多巴胺类药物治疗有效，认知障碍晚期出现；Creutzfeldt－Jakob 病表现肌阵挛和特征性脑电图等改变；其他痴呆性疾病，如正常颅压脑积水表现痴呆、步态异常及尿失禁等三联征；Huntington 病为常染色体显性遗传变性病，为 4 号染色体（4p16.3）Huntington 基因 CAG 三核甘酸重复扩散，表现运动障碍、精神症状和痴呆；进行性核上性麻痹表现核上性眼肌麻痹、假性球麻痹、轴性肌张力障碍伴或不伴肢体锥体外系强直和痴呆。

七、药物治疗

目前，药物治疗是阿尔茨海默病的主要治疗方法，分为症状性治疗和疾病调节治疗两大类，其中仅多奈哌齐、卡巴拉汀、加兰他敏和美金刚的临床疗效较为肯定，并已获得美国 FDA 批准作为临床一线药物。然而，这些药物均属于症状性治疗药物，仅能改善临床症状，并不能改变疾病进程。因此，能够影响 AD 病理进程的疾病调节药物更值得研究。近年来，AD 相关药物研究颇受瞩目，已进入Ⅲ期临床试验的药物包括罗格列酮、司马西特、巴匹珠单抗、苏兰珠单抗、Latrepirdine、静脉注射免疫球蛋白和 Tramiprosate。

（一）胆碱酯酶抑制剂

胆碱酯酶抑制剂通过抑制乙酰胆碱的分解，提高脑内胆碱能神经递质的传递而发挥临床作用。有四种胆碱酯酶抑制剂已经用于临床数年，多奈哌齐是选择性的可逆乙酰胆碱酯酶抑制剂，卡巴拉汀可同时抑制乙酰胆碱酯酶和丁酰胆碱酯酶，加兰他敏可以激动烟碱型乙酰胆碱受体，抑制乙酰胆碱酯酶的活性。他克林作为第一个批准用于临床的 AD 治疗药物，因其包括肝毒性在内的副反应，目前已较少用于临床。一些临床试验、统计学分析已经证实了这些药物的临床疗效，但从长远来看，这些药物并不能改变患者认知功能的下降，只是起到了暂时缓解临床症状的作用。

（二）N－甲基－D－天冬氨酸（NMDA）受体阻断药

是一类通过抑制 NMDA 受体以防止谷氨酸介导的兴奋毒性作用的药物。美金刚为非竞争性 NMDA 受体阻断药，是第一种非胆碱能类抗 AD 药物，亦是美国和欧洲授权用于治疗中至重度 AD 的一线药物。其药物作用机制源自氧化应激反应，后者为 AD 病理进程的主要环节，而 AD 患者脑组织产生的 Aβ 可以激活 NMDA 受体，进一步促进氧自由基生成，进而推动整个疾病进程的发生与发展。美金刚可以抑制 Aβ 与 NMDA 受体结合，从而改善临床症状。美金刚可以改善 AD 患者的认知功能、神经精神及行为症状和临床总体印象评分，且可以缓解 AD 患者晚期的精神症状，如激越、情绪改变及妄想等，同乙酰胆碱酯酶抑制剂一样，该药物不能改变 AD 病程的进展。

（三）抗氧化剂

氧化自由基被认为参与 AD 脑细胞死亡过程。自由基引起 Aβ 沉积，与神经膜产生反应，导致细胞内氧化过程，造成自由基释放。在脑中减少自由基生成的药物和保护神经元免受自由基影响的药物有可能减慢病变的过程，因此，抗氧化剂可能有治疗 AD 的作用。维生素 E 可有效地阻止脑脊液脂蛋白和大脑脂质的氧化，减缓 AD 的发展。动物试验发现维生素 E 可抑制脂质过氧化，降低 Aβ 水平和淀粉样蛋白的沉积，但需在疾病早期给予。

（四）减少淀粉样蛋白产生的药物

AD 的主要病理改变之一是老年斑块的形成，而老年斑的主要成分是 Aβ，因此阻断 Aβ 的异常代谢途径成为 AD 病因治疗的一个潜在靶点。主要通过以下 3 个方面：（1）作用于 APP 蛋白水解的过程和 Aβ 产生的酶的抑制剂；（2）大脑 Aβ 降解和清除的途径；（3）防止大脑 Aβ 沉积及其神经毒性作用的淀粉样物质聚集的抑制剂。礼来公司开发的 Semagacestat 是 γ－分泌酶抑制剂，可有效抑制 Aβ 的生成，降低外周和中枢内 Aβ 水平，用于轻中度 AD 的治疗。然而，礼来最终因 Semagacestat 的Ⅲ期研究显示可能会加重 AD 患者的病情而终止了此药的所有研究。

（五）免疫治疗

免疫治疗分为主动免疫治疗和被动免疫治疗，是通过延缓和清除脑组织中 Aβ 的集聚，改善 AD 的临床症状。在体外实验中发现抗 Aβ 的单克隆抗体可以降低 Aβ 纤维的聚集，且在一定程度上恢复其可溶性，同时可以使 PC12 细胞免受 Aβ 纤维的神经毒性损害。动物实验证实，注射 Aβ 抗体可以诱导脑内 Aβ 的清除，并可逆转由 Aβ 引起的神经病理学改变。代表性的被动免疫疫苗是抗 Aβ13 − 28 的 Solanezumab 疫苗，作用于外周的 Aβ，通过改变脑脊液及血浆中 Aβ 的浓度梯度来发挥治疗作用，礼来公司 2013 年 7 月宣布将进行新的Ⅲ期临床试验。

AD 的病因治疗取得一定的进展，但遗憾的是目前有关于 AD 病因治疗的药物临床试验均未取得良好效果。关于 AD 的病因治疗多集中于 Aβ 为靶点的方面，而以非 Aβ 为靶点的治疗相对较少。药物在进入临床试验之前多以 APP 转基因鼠为动物模型，但是家族性 AD 患者在 AD 的全部患者中占的比例较小。在今后的 AD 病因治疗研究中，可以把重心放在散发型 AD 患者研究。我国已经进入老龄化社会，AD 为常见的老年性精神疾病，严重影响患者的生活质量，AD 带来的家庭社会负担日益显见。在临床工作中发现来医院就诊的 AD 患者很少，与流行病学调查结果的痴呆患病率相差甚远，且来医院就诊的痴呆患者中大多数为中重度痴呆，表明大多数痴呆患者没有及时就诊，从而耽误了早发现早治疗，加重了社会家庭负担。而综合有效的康复治疗能够显著地减缓 AD 的发展，提高患者的生活质量。

第八章 精神康复

一、概述

精神疾病是致残性疾病，严重影响患者的社会功能，人们认识到相当一部分严重慢性精神障碍患者遭受长期残疾的折磨，从而促进了精神疾病在康复领域的发展。30多年前美国波士顿大学康复中心的Anthony博士和他的团队致力于发展一套结合心理学、职业治疗、康复咨询等不同的学术知识，另外再加上测试和科学实证的过程，最后他们成功地研发出一门新的技术——精神康复（Psychiatric rehabilitation），并在美国国内进行了大量的人员培训。美国加州大学洛杉矶分校的利伯曼（Robert Paul Liberman）博士和他的团队对精神康复的发展也是功不可没，特别是在提出具体培训人才的内容方面。

经过多年的推广和实践，尤其是对重性精神障碍患者而言，精神康复专业已经是一个受到广泛认可的精神疾病干预模式。

（一）精神康复的概念

研究显示，不少精神障碍患者在初次发病前就出现了明显的社会功能受损，而且这种受损随着病程和年龄的增长有逐渐加重的趋势。社会功能缺陷已是精神障碍患者的重要特征。病耻感、治疗不当、失业、居住条件恶劣、缺乏社交和休闲机会，这些均使得严重的精神障碍患者的社会功能残疾变得更为突出。

精神康复的概念来源于躯体康复的概念，后者主要包含两个方面的内容：（1）治疗患者的躯体残疾症状，如药物和生理治疗等；（2）采用长期策略以使者适应周围环境，如无障碍通道或轮椅等。Bennett（1983）指出精神康复概念的演变发展过程有6个不同阶段：

1. 试图改善患者的精神残疾，然后增强患者其他方面的能力来代偿其残疾，并将他们安排在能够发挥其能力的环境中；

2. 帮助精神残疾患者解决工作问题；

3. 尽量使精神残疾患者能够恢复至病前状况，甚至优于病前，尤其是指帮助他们摆脱长期住院状况；

4. 通过训练患者的技能来帮助其重返家庭、学校、工作和社区；

5. 增强残疾患者的生活技能及社会适应功能，其重点是强调改善功能而并非指望治愈；

6. 帮助精神残疾患者最大限度地利用其所残存的能力，以一种相适应的功能状态尽可能地生存在正常的社会环境中。

Anthony 和 Liberman 于 1986 年较全面地阐述了精神康复的概念范围：精神康复是通过学习（训练）措施和环境支持，以尽可能使社会性及工具性（职能性）角色功能恢复到最大限度；当功能恢复受到持续性缺陷和症状的限制及干扰时，应致力于帮助康复对象获得补偿性的社会、学习、工作的环境（如庇护工厂、中途宿舍等），并尽力将其功能调整或训练到实际上可达到的水平。

精神康复和躯体康复一样在原则上包含两项基本干预：发展患者技能和发展环境支持。因此精神康复的操作可归纳为以下服务：（1）调整药物剂量使之与精神症状的类型和严重程度相符，而又不带来过度镇静或不良反应，后者会干扰康复治疗的积极性；（2）发展技能使患者能够应对来自于独立生活等处境的挑战；（3）一系列的社会支持性服务，包括过渡性或支持性居住、教育和就业，经济资助，多学科的治疗小组和个案管理。

精神康复从其康复体系来看，应该分为医院康复和社区康复，这是不可分割的两个组成部分，两者存在相辅相成的关系而不能偏颇。但从国内外的发展趋势来看，精神康复也像其他疾病和残疾一样，康复服务工作的重点正逐渐地从医院康复向社区康复转移，这也是我国卫生保健事业的一个重要改革方向。WHO 早已提出"以院所为基础的康复不可能满足绝大多数病残者的需要，而以社区为基础的康复能给至今尚未得到帮助的病残者提供基本的康复服务"。我国民政系统精神卫生机构服务对象具有相对的特殊性，慢性患者相对较多，各种原因导致患者普遍住院时间较长，所以在医院内的精神康复方面积累了较多的经验，后面将举例介绍。

（二）康复的指导模式

1. "医疗"或"治愈"模式

主要是指我们在观察到患者的一组症状后，作出诊断，并给予特异性治疗干预，以期达到治愈的目的。但这一模式并非适用于所有情况，其弊端在于过于期待治愈疗效，并不是所有的患者都可以取得满意的疗效，社会功能的恢复受多种因素的制约。

2. 残疾模式

接受康复服务的患者往往都会存在精神残疾，而康复则正是帮助患者不断适应其精神残疾和障碍的过程。如果某一残疾是永久性的，那么则需要通过改变或调整环境来代偿其残疾。

3. 技能模式

技能模式与 Bennett 的康复概念的第四、五发展阶段是一致的。Anthony 认为康复的目的就是要使残疾患者获得在社区生存、学习和工作所必需的躯体、智能、情感技能，以使其能够在最少量的专业干预下"正常"生活。技能模式强调的是患者的技能发展和社区行为的改变，而并不是指症状的缓解和自知力的恢复。

技能模式认为多数患者都是从未学到或已经丧失在社区中生存所必需的技能。因此，如能教给他们这些技能，那么必然会有助于改善其社区生活状况。

Anthony（1977）曾提出改善技能的 3 个步骤：（1）找出能够影响患者有效实施社会功能的技能缺陷；（2）对每一种技能缺陷都要评估患者目前的状况及其所需要达到的水平；（3）将所要学习的技能分解为多个循序渐进的具体步骤进行实施。此外，还要为患者提供适宜的环境以使其有机会演练所学技能，同时对他们的表现给予积极反馈。

4. 需求模式

随着康复的不断进展，人们的目光已逐渐从全面对患者进行评估，再制定出个体化的技能训练方案的模式，转向强调满足患者的需求为重点的模式。之所以出现需求模式，最主要的原因是人们急于要避免长期住院给患者所带来的种种不利，如：与世隔绝、治疗依赖等。

尽管目前还很难确切地定义"需求"的概念，但这一理论模式仍然十分惹人注目。因为它要求把患者的生活状况作为一个整体来考虑，并迫使我们不断拓宽思路，目光不能只局限于那些常规的特异性干预措施上，而是要创造出更多的方法来满足患者的个体化的需求，以使其生活质量真正得到提高。

5. 角色

精神疾病导致的各种社会功能缺陷（如人际交流困难、学习工作能力下降等），最终使得患者难以完成一个人应当具有的社会角色，也就是社会功能残疾。而康复过程本身就是要识别、阻止或减轻其致残的原因；同时帮助患者发展或运用自己的能力，通过取得社会成绩来获取自信。社会角色的保持和发展被认为是减轻精神疾病所致社会残疾的一种方式。然而慢性精神残疾患者所面临的最大难题之一，就是如何在社会环境中实施其角色功能。

在社会中每个人都具有多种不同的角色功能，如，职业、家庭、社会等。如果我们的行为表现不能达到某种社会规范的要求，就必然会被视为失败者。在精神康复中保持慢性精神残疾患者的职业角色功能是十分重要的，既有利于保持他们的自信心，又可以使他们有更多的机会与外界接触。Parry（1983）指出患者的家庭功能同样不可忽视，如：父母、夫妻，等等。此外，需要提醒注意的是慢性精神残疾患者的功能状态呈现波动性。因此专业人士要经常对患者的角色功能予以评估，适度地增加或降低干预的程度。

（三）康复的指导原则

1. 非住院化运动（Deinstitutionalization movement）

1955～1980 年的非住院化运动（去机构化运动）是近些年来对精神卫生政策和临床实践最具影响力的变革。Bachrach（1988）指出，我们应该从 3 个方面来考察非住院化运动：作为一种事实、一个过程和一种理论。

（1）事实

非住院化运动是一个业已存在的事实，开始于 1955 年，英国当时有历史上最多的 15 万成年住院精神病人，到 2003 年仅有 3.4 万成人精神疾病病床。伴随着医院规模的缩小，新的设施不断取代旧建筑，而且地区分布比以前更分散，到 2004 年，只有大约 15 个旧的大医院还在提供大量服务。而成人精神病人的住院服务主要通过综合医院的精神病区提供，老年病人的住院服务大部分通过养老院和社区支持性服务提供。

在美国，1955 年在州立的大型精神病医院住院的病人数最多曾达 5.6 万人，而现在虽然人口又显著增加，但住院病人数还不到 6000 人。现在普遍认为当时的"去机构化"将患者统一从州立医院转移至社区精神卫生中心的计划在有些方面是失败的，因种种原因使更多的病人因失去照顾而流落街头或进入监狱。目前私立精神病院尤其是综合医院已经成为治疗急性精神病人的主要力量。

（2）过程

非住院化运动本身就是一个社会变革的过程，患者的照料方式从医院服务转向社区服务。不仅是指减少床位数，而且还包括重新建立各类其他服务设施。因此非住院化运动所涉及的范围较广，既包括因医院关闭而搬出的患者，也包括那些从未住院和所有将要接受新型服务的患者。

（3）理论

非住院化运动作为一种理论，主要来源于 20 世纪五六十年代的抵抗精神医学运动。当时人们将精神病患者的恶劣处境归罪于大型精神病收容院的存在，并强烈呼吁为患者提供更为人道的照料。Thornicroft 和 Bebbington（1989）曾撰文指出，非住院化运动之所以产生，最主要的原因是人们认为它是解决当时精神病院过度拥挤的唯一出路。

尽管非住院化运动的理论只是来源于各种假说，并非植根于确凿的科学验证，但是由于它具有人道主义目标，给患者带来了全新的希望和憧憬，因此，它一经产生便势不可当，飞速发展。

2. 社区照料

社区照料是为长期住院的慢性患者提供服务的新型机构，其重点强调尽可能长时间让患者生活在院外社区中，同时照料责任人也由完全的医疗性转为社会性。

社区照料的方式是否成功，主要取决于其提供服务的质量如何。Bachrach 曾建议慢性精神病患者的社区照料应包括如下内容：（1）优先照料那些严重的持续患者；（2）充分地利用现有的社区资源条件；（3）社区要为患者提供全方位的综合性服务，如：住房、饮食、医疗、工作，等等；（4）为患者提供个体化治疗方案，包括药物、心理和社会治疗；（5）雇佣训练有素的治疗师；（6）社区应与附近的精神病院有一定的联系，必要时患者能被及时送往医院住院治疗；（7）具备自我监督机制；（8）提供上门服务。

精神康复的患者并非只是在院外的社区环境中重新定居下来，因此它并不完全等同于社区照料这一概念。

3. 正常化

正常化或称之为"社会角色的稳定性"，是人们运用尽可能符合常规的方式来建立、促进或支持自己的那些符合常规的人际交往和行为表现。也就是运用正常人普遍肯定的方式，过着尽可能普通的生活。

正常化原则适用于所有人，其核心是强调精神残疾患者有权利过上正常人的充实生活。目前在我们并没有深刻认识这一原则本身时，它的观念已逐渐成为日常临床工作的组成部分。正常化原则要求我们首先将病人视为平等的人，不应歧视他们，鼓励患者重新融入社会以及充分调动其内在潜能等。当然在实际应用中也产生了不少的问题，如经常会有这样的争论：是不是将慢性精神残疾的患者置身于"正常"的环境中，他们就会逐渐"正常"呢？此外这类患者往往都存在需要治疗的残疾和障碍，这一事实也易被忽视。

因此，建议临床医生面对众多纷繁复杂的康复模式和原则，切不可过于机械和教条，而应认清形势，具体分析，将满足患者的当前需求作为首要标准，方可真正达到目的。

二、精神康复的评估

尽管治疗与康复之间没有概念和操作性的差异，但研究者和从业医生根据其工作需要，分为短期与长期的、单一与综合的、药物与社会心理的服务，所以治疗与康复这两个词也就被无意中分割开来。因此在系统的精神康复之前需要进行科学的评估，并针对患者的个体差异制订不同的康复计划。Hall 在 1981 年就指出康复评估的目的包括：（1）判定患者的功能残疾状况；（2）制订出康复计划；（3）观察康复疗效；（4）进行临床科研。

评估可以分为标准化和个体化两类。标准化评估是通过严谨的信度、效度检测而制成，目的是评估被评对象与常模的距离和差异。相反，个体化评估并没有与常模比较的要求，它是根据康复师对患者的观察和访谈中收集的资料而总结出的结果。

康复中所使用的评估方法各不相同，但大多数均采纳访谈方式（定式、半定式和非定式）和量表评估的方法进行。需要注意的是临床与科研不同，前者所使用的方法应该易于被工作人员掌握和应用。

美国精神康复协会（USPRA）建议精神康复的评估内容应该包括以下几点：（1）康复师需要有洞察患者就绪的能力，并协助患者订立个人意愿的优先顺序和根据个人的价值订立目标；（2）康复师需要有功能评估、资源评估、症状评估等能力，从而可以帮助患者识别长处和寻求支持；（3）康复师需要有提高患者参与访谈的能力，这样才能帮助患者识别长处和兴趣，同时制订康复计划，另外，康复师也需要有一定的技巧，如解决问题方法、认知处理风格、建立危机处理方案等；（4）康复师更需要协助患者建立一个可实行的行动计划，计划的主要内容必须是有关如何行动的。

常见的精神康复评估包括：（1）临床评定；（2）心理评定；（3）脑功能评定；（4）社会功能评定；（5）精神康复就绪评定；（6）自我照顾能力评定；（7）生活技能评定。下面就临床工作中常用的评估方法进行介绍。

（一）精神症状评估

在康复训练前，通过药物治疗控制患者突出的精神病性症状是实施康复的先决条件。精神症状的类型和严重程度，会对患者的社会行为和康复干预治疗产生极大的影响。对于严重妄想和极度抑郁的患者来说，很难发挥出正常的社会功能，以及从康复治疗中获益，甚至会使其阳性症状恶化，异常行为增多。

在康复训练前应该首先由主管医师对患者的病情进行评估，根据评估结果决定是否可以参加康复训练。精神症状的评估内容包括：目前的主要症状、严重程度、对行为的影响、长期治疗可能的结局。临床中患者的症状变化往往是缓慢而轻微的，并且患者在表达自己的需求方面也常存在一定困难，故每隔一段时间就要重复这样的症状评估，以免遗漏有用信息。患者的自知力对其康复疗效影响很大。因此，自知力程度的判定也很必要。

不能参加康复活动的标准应该包括以下内容：（1）有严重的自杀风险者：包括自杀观念、近4周内曾有过自杀行为、情绪极度低落、悲观绝望等；（2）有冲动风险者：较高程度的兴奋、有冲动和毁物行为、症状丰富且行为受症状支配、情绪易激惹等；（3）有逃跑风险者：对住院治疗有明显抵触情绪或自知力不完整、有逃跑企图或行为者；（4）有严重躯体疾病者：年老体弱、行动不便，有比较严重的心脑血管疾病或明显的药物副反应。

临床常用的症状评定量表包括：简明精神病量表（BPRS）、阴性症状量表（SANS）、阳性症状量表（SAPS）等。

（二）精神康复就绪评定

就绪评估（Readiness Assessment）是在所有精神康复开始之前的必需程序。评估内容包括患者对康复活动的意愿、他们的技能以及操作环境等。然后，便可以根据评估结果和患者意愿的优先顺序去制订具体的康复计划。

Frakas 等（2000）建议就绪评估应该包括以下 5 个访谈内容：（1）改变的需要：了解患者对目前所处的社会、工作、学习的环境的评价。提问："你对身边的人、身体状况、居住环境等是喜欢还是不喜欢？为什么？""你在学习、工作、生活中表现好吗？""身边的人怎么看你？"在提问过程中还要观察患者有没有改变自己或者环境的动机。（2）改变的承诺：了解患者对理想、能力与支持的信心。提问："你的改变对生活、学习或者工作有什么重要性？""改变居住环境对你会更好吗？你认为你可以改变现在的环境或者自己吗？""你认为你的改变会得到支持还是阻力？"等。（3）自我意识：观察患者对自己选择的认识。提问："你在你的工作、学习或者生活中有什么爱好？""当你作重要决定的时候，你抱着什么个人价值？"等。（4）对环境的意识：观察患者对未来的生活、学习或者工作环境的认识。提问："适合你的生活、学习及工作的环境是怎样的？"等。（5）与康复师的关系：了解患者与康复师及相关专业人员互动的数量与质量。提问："你认为与康复人员的个人互动时间足够吗？""你对为你工作的康复人员满意吗？"等。

以上各项就绪评估可采用 1~5 分由轻到重的评分来记录。最后得分低的则说明患者对精神康复缺乏希望、信心和动机，康复师应先进行就绪发展的干预，利用动机访谈（Motivational Interview）来帮助患者提升接受康复服务的意愿。得分高的则说明患者对精神康复具有信心和动机，康复师帮助患者在工作、学习或生活中选择一个有价值的角色作为目标，并在一定的时间内达成。考虑到国家间的文化差异及患者文化程度的不同，上述就绪评估 5 个访谈内容的提问方式应结合实际情况作出调整。

（三）社交技能评估

社交技能是社会功能的重要成分之一，主要指用于沟通情感并达成人际目标的人际互动行为，包括言语和非言语的社交行为。

良好的社交技能包括以下的素质：（1）眼神接触：眼神交流表现很好。（2）姿势：站或坐有良好的姿势，放松，但是腰很直。（3）肢体动作/手势：谈话时配上合适的肢体动作和手势。（4）面部表情：适当、令人愉快且能表露感情。听别人说话时适当地点头或者微笑，这一点很重要。（5）声音大小：声音大小要让人感觉舒服，不要太大或太小，音调要有适当的变化，要避免单调语气。（6）语言流利程度：说话要流利，句子要连贯准确；用第一人称表达；表达意思要清楚简短。（7）精神状态：总体状况要显示出适当的热情和对所谈的话题有兴趣。

慢性重性精神障碍患者在履行社会角色和维系社会关系过程中，常常表现出一系列的困难，因此社交技能缺陷被认为是慢性重性精神障碍患者社会功能损害中较为突出的问题。随着精神障碍治疗目标和理念的不断更新，社交技能正逐渐成为重性精神障碍患者社会功能康复的重要指标。

社交技能评估主要使用的评估工具为《社交技能评定量表》和《社会适应功能评估量表》，评估周期分别为 1 个月和 3 个月，评估人员为固定的医师和康复治疗师，以保证评估标准的统一性。

《社交技能评定量表》（Social Skills Checklist，SSC）用于评估精神障碍患者的社会交往技能。共 12 项，分为交谈能力、建立关系能力和冲突处理能力 3 个方面。各条目 0~4 级评分，评分越高，受损越严重。最后累计分值之和≥4 分，则说明患者存在一定程度的社交缺陷。

社交技能评定量表（SSC）

圈上最适合的情况（0 总是 1 经常 2 有时 3 偶尔 4 不能）					
1	谈话时能有适当的目光交流	0	1	2	3	4
2	维持恰当的社交距离（大约一臂远）	0	1	2	3	4

续表

	圈上最适合的情况（0 总是　1 经常　2 有时　3 偶尔　4 不能）					
3	使其他人觉得舒服（例如：欢迎别人，倾听他人的谈话，对他人说一些正性的、支持性的话）	0	1	2	3	4
4	发起谈话	0	1	2	3	4
5	维持谈话	0	1	2	3	4
6	对他人表达正性情感	0	1	2	3	4
7	不用争论而解决冲突	0	1	2	3	4
8	与他人保持社会交往	0	1	2	3	4
9	维持至少一个亲密的人际关系（和朋友、家人、男/女朋友、病友）	0	1	2	3	4
10	自信、礼貌地大声表达意见	0	1	2	3	4
11	自信、礼貌地请求帮助	0	1	2	3	4
12	和工作人员用提问和/或表达关心等形式交流	0	1	2	3	4

《社会适应功能评估量表》（Social – Adaptive Functioning Evaluation, SAFE），用于评估精神疾病患者的社会适应功能。共 19 项，分为基本生活技能、高级生活技能、社交技能和沟通技能 4 方面；各条目 0～4 级评分，评分越高，受损越严重；最后累计分值之和 ≥6 分，则说明患者存在一定程度的社会功能缺陷。

社会适应功能评估量表（SAFE）

	圈上最适合的情况（0 没有损害　1 轻微损害　2 中度损害　3 严重损害　4 完全损害）					
1	洗漱和整洁	0	1	2	3	4
2	穿衣	0	1	2	3	4
3	吃饭、喂养和饮食	0	1	2	3	4
4	理财	0	1	2	3	4
5	整洁和维持	0	1	2	3	4
6	定向力/灵活性	0	1	2	3	4

圈上最适合的情况（0 没有损害　1 轻微损害　2 中度损害　3 严重损害　4 完全损害）					
7	阅读/写作	0	1	2	3	4
8	对冲动的控制性	0	1	2	3	4
9	对所有物的关心	0	1	2	3	4
10	使用电话的技能	0	1	2	3	4
11	会谈技能	0	1	2	3	4
12	求助的社会技能	0	1	2	3	4
13	尊重和关心其他事物	0	1	2	3	4
14	礼貌	0	1	2	3	4
15	社会参与	0	1	2	3	4
16	友好	0	1	2	3	4
17	消遣/休闲	0	1	2	3	4
18	参与室内社会活动	0	1	2	3	4
19	对治疗的合作	0	1	2	3	4

（四）生活自理能力评估

生活自理能力评估使用的工具为《日常生活能力量表》，评估周期为 2 周。评估者就患者实际的生活自理情况给出具体的分值。

《日常生活能力量表》（Activity of Daily Living Scale，ADL），由美国的 Lawton 和 Brody 制定于 1969 年，主要用于评定被试的日常生活能力。共 14 项，由躯体生活自理量表（Physical Self – maintenance Scale，PSMS）和工具性日常生活活动量表（Instrumental Activities of Daily L4ing Scale，IADL）两个分量表组成，前者 6 项：上厕所、进食、穿衣、梳洗、行走和洗澡；后者 8 项：打电话、购物、备餐、做家务、洗衣、使用交通工具、服药和自理经济。

总分大于 16 分则提示有不同程度的功能下降。单项分 2～4 分为功能下降。凡有 2 项及 2 项以上的单项分≥3 分，或总分≥22 分，则为功能有明显障碍。

ADL 受多种因素影响，年龄、视、听或运动功能障碍，躯体疾病，情绪低落等，均影响日常生活功能，因此对 ADL 结果的解释应谨慎。

日常生活能力量表（ADL）

圈出最适合的情况（1 完全自己完成　2 有些困难　3 需要帮助　4 根本无法做）		
1 使用公共车辆　1 2 3 4	8 梳头、刷牙等　1 2 3 4	
2 行走　1 2 3 4	9 洗衣　1 2 3 4	
3 做饭菜　1 2 3 4	10 洗澡　1 2 3 4	
4 做家务　1 2 3 4	11 购物·　1 2 3 4	
5 吃药　1 2 3 4	12 定时上厕所　1 2 3 4	
6 吃饭　1 2 3 4	13 打电话　1 2 3 4	
7 穿衣　1 2 3 4	14 处理自己财物　1 2 3 4	

（五）躯体障碍的评估

精神障碍患者如同时合并躯体疾病，则其精神状态、社会功能、生活质量将会受到很大的负面影响。而精神病患者的躯体症状常易被人忽视，尤其是在医院外的患者；而且相当一部分精神病患者缺乏必要的医学知识，或解释不清自己所具有的症状，或本身就不愿看病，担心医生会误以为是精神症状而继续加药治疗。因此康复人员要给予关注。

抗精神病药物治疗所致的副作用也是值得提醒注意的问题。除了常规的实验室检查（如血药浓度等）外，量表评定锥体外系症状应经常重复进行，以便于迅速检查出是否存在上述症状及其严重程度。

北大六院（大兴）康复基地的做法是编制《躯体健康状况评估》表格，评估周期为 1 周。其中血压（BP）≥140/95mmHg、高血脂、体重指数（BMI）≥25、腰围超标（男性≥100cm、女性≥90cm），存在上述情况之一者，安排参加运动康复小组。

（六）精神医学知识的评估

北大六院（大兴）康复基地的做法是向患者发放《精神疾病常识调查问卷》，共 10 个问题，若有 3 个及以上回答"否"，则可进入健康教育小组。

精神疾病常识调查问卷

	该问卷是我们向您了解您对精神疾病常识的了解情况，请如实在下面的问题中作答		
1	您是否知道您所患的是哪种疾病？	是	否
2	您是否知道您所服用的药物都叫什么名称？		
3	您是否知道您所服用的药物都起哪些治疗作用？		
4	您是否知道如何处理常见的药物副作用？		
5	您是否知道为什么要进行住院治疗？		
6	您是否知道如何去看门诊？		
7	您是否知道什么是心理治疗？		
8	您是否知道什么是精神疾病的康复治疗？		
9	您是否知道疾病复发的先兆有哪些？		
10	您是否知道家庭康复应该注意些什么？		

三、精神康复计划的制订

康复治疗师根据康复评估总结出患者存在的问题，并与患者协商制订康复训练计划。告诉患者为其安排的康复训练有哪些，康复训练的内容、康复训练的好处、康复训练的要求等。如果患者不同意参加康复训练，则由主管医生再次找患者谈话协商参加康复训练的事宜。

精神康复计划表格包括精神康复目标和精神康复活动两个部分。Hemphill（1991）其中常见的精神康复目标的描述方法举例如下：（1）沟通方面：提升表达/接收言语能力；提升表达/接收非言语能力；改善言语技巧。（2）认知方面：改善记忆力；提升注意力；加强学术概念；强化定向感；提升学习能力；改善识别能力；加强条理性；学习分类技巧；改善解决问题能力。（3）肢体方面：促进感知辨别能力；改善动作计划能力；加强左右辨别能力；提升肌肉能力；加强肌肉持久力；改良姿势；提升大小肌肉协调能力。（4）情绪方面：提升情绪的认识；促进情绪与情境的吻合；认识个体角色；明白个人价值；认识个人兴趣；提升积极性；改善自我形象。（5）社交方面：发展正面的社会行为；提升言语交流能力；改善自我表达能力；学习自我管理能力；提升处理问题技巧；学习时间管理；

改善自我控制能力；学习建立友谊。（6）生活技能方面：学习餐桌礼仪；学习食物营养知识；学习处理食物知识；学习煮食技巧；学习穿衣技巧；学习处理衣物方法；改善个人卫生习惯；认识办理居住手续；学习家居卫生技巧；学习使用电话、电子邮件等联系方法；认识财务管理的方法；懂得使用公共交通设施。（7）闲暇生活计划方面：认识不同的闲暇活动种类；学习规划个人活动，改善计划执行能力。（8）健康行为方面：明白医疗系统的运作与使用；懂得服药的方法；学习基本个人健康知识；知道均衡饮食的概念；学习压力管理方法；知道身体的基本运作知识；学习药物滥用和物质依赖的知识。（9）个人安全方面：懂得寻求紧急帮助的方法；知道电力与天然气的安全使用规则；明白防火安全的知识；知道处理毒药的方法；学习处理伤口与家居意外的方法。（10）工作行为方面：知道到达工作地点的方法；知道完成任务的工序；懂得使用工作上的相关仪器和工具；发展工作上的社交行为；跟从指令；学习撰写履历。

上述的精神康复目标可能因国家间的文化差异而有所不同，更与患者的病情严重程度、文化程度、生活与工作背景、家庭与社会的支持程度等因素的差异而有所不同，因此在实际使用时可参照上述的精神康复目标的框架给予个体化的调整与选择。

四、精神康复的措施

已有综述严格地评价了技能训练对重性精神疾病患者的疗效。最佳的检测技能训练效能的方法就是看这种技能能否保持长久，能否在实际生活中应用，以及能否用于其他的背景或情境。综述的结论回答了这两个关键问题："患者可以学习和保持技能吗？"如果可以的话，"患者能将其所学运用于自然环境中并能完成技能吗"？

综述引证了20多个研究显示：参加技能训练者的知识与行为得到明显和实质性的改善，而且这些改善保持长达2年。但参加训练者将学习到的技能运用于生活环境的结果并不理想。

已有干预措施用以帮助患者调整其功能行为，以适应可利用的情境或增加环境支持。一项技巧就是在角色扮演或行为排练时采用最现实的生活环境。另一项重要的技巧是在培训中增加家庭成员的参与，帮助他们了解培训原理，并向他们展示如何提供特定的可靠的支持，强化患者将学习到的技能用于真实的生活环境。

下面将介绍常见的精神康复措施。另在本章节后附录摘自《中国心理卫生杂志》2009年第12期（增刊2）精神分裂症住院康复管理手册——社交技能训练的课程，供培训学习时参考借鉴。

（一）社交技能训练

Mueser 等研究发现大约50%的精神分裂症患者持续表现出社交技能缺陷。Bellack 将精神分裂症患者的社交技能缺陷概括为：不会主动发起谈话，难以表达自身情感、解决现实问题的能力差等多个方面。社交技能缺陷影响了精神分裂症患者建立和维持社会关系、独立生活和就业，严重影响了生活质量和社会功能。

社会技能训练（Social Skills Training，SST）一般指"社交能力"，近年来部分学者将其概念范围有所扩大，如 Liberman；但多数学者描述的SST仍主要针对人际交流技能（社交技能）的训练。

社交指社会上人与人的交际往来。社交技能是指符合社会规范，得到社会认可的人际行为能力。社交技能包括衣着得体、谈吐得当、合理地表达感受、保持恰当的人际交往距离等内容；还包括在不同的场合能做出相应的恰当行为。在社交中交流本身一般并不难，但是有时候无法用语言表达本想传递的信息，因而交流的结果不能令人满意。当患有精神疾病时，清楚和有效的交流会变得更困难和无效，例如，精神分裂症和躁狂症的患者有时非常难以集中注意力；另外精神疾病可以使人精力分散、易激惹或孤僻。

导致精神分裂症患者的社交技能缺陷可能有多种多样的因素。有的患者由于起病年龄小，没有学习过社交技能；有的患者由于疾病严重或长期住院等原因丧失了这种能力。此外还有研究显示由于精神分裂症患者在记忆、注意、学习等广泛的认知领域存在着功能缺陷，影响了患者日常生活中包括社交技能在内的多种技能的掌握。有学者进一步指出，精神分裂症患者存在着社会认知（Social cognition）缺陷，难以识别他人的表情和情绪的细微变化，难以理解他人言语和行为的含义，造成了患者的社交技能缺陷。

社交技能训练采用的是行为治疗的方式，以操作条件反射为理论原理。通过社交技能训练，患者可以学习如何与他人交流情感，怎样向别人提出要求或者恰当地回应他人的要求。

社交学习的理论基础，包括：（1）示范：很多患者很难通过他人的言语反馈来改变自己的行为，但却能够在观察小组工作人员的技能示范后改变自己的行为。（2）强化：在每一项社交技能训练中，工作人员都要从头到尾对学员运用社交技能的行为给予足够的正性强化，同时还要引导小组其他成员也做出正性强化。高强度的正性强化、严格避免贬低或批评，能使学员感觉参加社交技能训练是一件相当愉快，而且没有任何顾虑的学习经历。（3）形成：精神分裂症患者在社交技能上取得的进步往往是点滴的积累。这就要求工作人员留意学员行为中即使是极其微小的、微不足道的改变。对这些微小的改变给予强化，学员的社交技能就会有进一步的改善。（4）过度学习：在社交技能训练中，学员在小组中以角色扮演的形式反复练习社交技能，小组结束后，还要以家庭作业的形式练习。小组工作人员的目标是为学员们提供尽可能多的机会进行练习，使他们形成习惯，能在恰当场合运用这些技能。所谓"过度"学习，就是针对患者的缺陷进行"矫枉"的过程时，刻意达到"过正"。（5）推广：有效的社交技能训练，要求既能够让学员学会特定的社交技能，又能够在他们的生活中使用这些社交技能。社交技能能否得到推广是社交技能训练的最终检验标准。因此，社交技能训练在设计上就要最大限度地将学员在训练中学到的技能推广到训练之外的情景之中，也就是要学会"举一反三"。学员在训练中学习了一种技能，训练结束后要完成家庭作业，在日常环境中练习技能。接下来进行的训练中还要复习家庭作业。工作人员或其他有关人员要鼓励学员在日常生活环境中使用目标技能。鼓励社交技能的推广是社交技能训练的关键组成部分，经常还会要求与学员直接接触的其他人员也参与进来，以保证目标技能出现时能得到身边人给予的强化。

根据 Goldstein、Falloon、Birrel 等多数学者的论述，基本的人际交往训练内容包括：（1）核心部分：表达正面或肯定的感受、提出正面和积极的请求、表达负面或否定的请求；（2）辅助部分：主动倾听、妥协和协商、要求暂停。

到目前为止已经有两种较为成熟的社交训练的规范方案。一种是 Liberman 的独立生活技能训练，分为用药自我管理、症状处置、休闲娱乐活动、基本会话、整洁与自理生活。在 20 世纪 80～90 年代就已形成了一系列较详尽的技能训练模式，对精神康复技术的发展贡献很大，因此 Liberman 博士成为举世闻名的生物行为治疗专家。国内翁永振教授研究证实 Liberman 的社交技能训练模式能有效地防止精神分裂症复发，并且容易被中国的患者所接受。另一种是 Bellack 的社交技能训练，Bellack 等在其社交技能训练教程（Social Skills Training for Schizophrenia）中，将复杂的社交技能分解成一个个单元，分别进行训练。这些单元包括四项基本社交技能（发起谈话、维持谈话、表达积极感受、表达消极感受）、会谈技能、决断的技能、处理冲突的技能、集体生活技能、交友约会的技能、维护健康的技能、职业/工作的技能和应对酒药使用的技能。

社交技能训练以个别治疗、夫妻治疗、家庭治疗或者小组治疗的形式进行，目前多数相关研究采用的都是小组治疗的形式。每个社交技能训练小组有 1~2 名治疗师进行训练，4~10 名患者参与其中，每次训练每个患者都要进行 3~4 次的角色扮演。这样的设置有利于保证每个患者都有机会进行角色扮演并互相给予反馈和鼓励。

社交技能训练的操作流程：

1. 明确学习技能的原因。

工作人员可以带有倾向地提问技能有什么重要性，以引导学员发现为什么要学习新的技能。接下来再提问不运用某种技能的不利之处，从正反两方面明确学习技能的重要性。如学员没有能力自己想出为什么要学习技能，工作人员可直接告诉其原因。

为了检查学员们理解的情况，工作人员要鼓励他们换一种说法来复述根本的原因。这样，正确的理解可以得到强化，错误的解释可以得到纠正。

2. 讨论学习技能的步骤。

将学习技能的步骤张贴在房间里固定的位置，让所有参与的人都能够看到。给学员分发学习技能步骤的学员手册。将由两名工作人员先以角色扮演的方式示范技能，一个人演示技能，另一个人做搭档。在开始角色扮演之前，先要告诉学员要注意观察工作人员都运用了技能的哪些步骤。示范后和学员回顾扮演的过程。

3. 工作人员进行角色扮演。

（1）工作人员进行角色扮演结束后，立即和学员们回顾该技能的每一个步骤，逐个步骤地引导他们说出这个步骤有没有表演出来。在回顾各个步骤之后，要求学员们从总体上评价工作人员进行的交流是否是有效的。

（2）角色扮演开始和结束要有明显的标志。要有专门进行角色扮演的位置，一般是学员围坐一圈，中心是表演区。开始角色扮演时，表演者进入表演区，工作人员说："现在开始角色扮演"。结束的时候，工作人员说："停"。表演者离开表演区。这样可以增加角色扮演的戏剧性，吸引那些没有什么兴趣的患者或存在认知损害的患者的注意力。

（3）基本技能的角色扮演要持续至少 15～45 秒，其他更复杂的技能需要的时间则更长。

4. 请学员进行角色扮演。

（1）工作人员要解释：他希望每一个参与小组的人都有机会练习这项技能。接下来就由一位学员和一位工作人员进行角色扮演。

（2）学员的第一次角色扮演练习要用工作人员演示过的同一个场景。

（3）要从那些合作的、技能水平比较高的人开始进行角色扮演，这样有利于小组中技能水平比较低的成员在随后的角色扮演中模仿水平较高的成员。

（4）用要求的口气邀请学员参加角色扮演，"我希望你来做角色扮演"，而不要让他们自己主动出来参加，这样能更有效地请到学员。

5. 给予肯定的反馈。

（1）在学员们进行角色扮演后，总是要马上告诉他们什么地方做得好，必须要找出真正的优点。可以由工作人员给予肯定的反馈，也可以是工作人员引导其他学员给予肯定。可以问："你们觉得××使用了这项技能的哪些步骤？"

（2）工作人员要注意保证这一阶段所有的反馈都是积极和肯定的，消极的或纠正的反馈出现后要马上打断。如果某个学员的表现实在太差，工作人员担心其他人找不到值得表扬的地方，可以引导他们注意目光交流、语气、手势等非语言的方面。工作人员要避免使用"还可以"、"还不错"等不是很肯定的评价。

（3）给予肯定反馈的时间是半分钟到两分钟。

6. 给予纠正的反馈。

（1）纠正反馈应该是简短的、非批评的、中肯的，越是针对具体的行为越好。

（2）由工作人员单独给予纠正反馈更为合适，因为这样能使学员最大限度地将注意力集中到那些关键点上。

（3）纠正反馈不需要详细罗列学员的所有问题，而应该集中到技能的一到两个最关键的点上。

（4）可以这样说："你的角色扮演做得很好，要是……就会更好。"

7. 安排同一学员用同样的场景再进行一次角色扮演。

（1）要求学员再次用同一场景进行角色扮演，要根据纠正反馈作出一到两处小的变动。

（2）再次进行角色扮演之前要给予参与者指导。

（3）指导要具体，要限定在一到两处最显著，学员最有可能改进的方面。

（4）指导要用提要求的方式（"我希望你能这样做……"）。

8. 给出进一步的反馈。

（1）第二次角色扮演后也要给予肯定的和纠正的反馈。

（2）针对进步作肯定的反馈。如果学员没表现出工作人员所希望的进步，也要对别的表现得好的方面作出肯定的反馈。

（3）还是要将纠正反馈限制在一到两个方面，点到为止反而效果最好，眼光要放得长远，过多的纠正会使学员失去信心。

9. 安排其他学员进行角色扮演并作出反馈。

（1）每一次角色扮演，适用于每一位学员的原则都是同样的：针对具体行为的反馈和针对每一次微小的进步充分赞扬。

（2）除了第一个进行角色扮演的要求是比较合作、水平较高的学员，安排其他学员进行角色扮演不要有固定的顺序。

10. 布置课下作业并在下一次训练的开始进行复习。

（1）社交技能训练成功的关键是要在现实环境中使用技能，所以课下作业很重要，无论怎么强调都不为过。

（2）布置作业的例子："你们已经在小组中通过角色扮演练习过这项技能了，但还要在各自日常生活中再试着运用技能，这很重要。下次课要告诉我你们成功地运用了哪些步骤，还有哪些问题和困难。"

（3）作业布置得越清楚越具体越好，而且要在学员的能力范围之内。

（4）发给学员作业纸，让他们记录作业完成情况，下次课开始的时候收回。

11. 分享作业。

（1）每次训练开始的时候先分享上次的作业。

（2）分享作业时让学员说出他在什么场合使用了什么技能，或者说说自己觉得当时可以使用什么技能但没有使用。

（3）如果学员成功地使用了技能，就询问他的目的是否达到。要指出运用技能的积极成果，这样参与者能感受到使用技能的努力得到了认可。

（4）如果某个学员使用了技能，但是却没有成功，工作人员可以发起一个简短的讨论，看看在这种场合用其他的方式达到目的。

（5）对于没有完成作业的学员，要帮助他们确定什么场合适合使用技能，并在下一次布置作业的时候问他们有没有困难，帮助他们解决困难。

（二）药物自我管理技能训练

众所周知，抗精神病药物的巩固维持治疗是防止精神分裂症复发的最重要因素。精神疾病患者自觉遵医嘱服药的能力（服药依从性）是精神康复的基本技能，是回归社会的前提保障。服药依从性通常是指患者对医生开处方的执行程度，包括按处方服药的时间（按医嘱服药的持续时间），服药的剂量（每天服用处方药物的片数）。依从性差会降低精神障碍治疗的有效性，与复发及再次入院密切相关。

对精神分裂症患者的服药依从性的影响最大的是药物的不良反应和自知力，前者不同程度地影响着患者服药后的主观舒适度（Subjective well-being），而自知力是判定病情轻重程度和疾病好转程度的重要指标，对疾病有认识能力的患者预后及社会适应能力较好。

影响服药依从性的因素大致有以下几个方面：（1）对所患疾病认识不够，缺乏用药知识，不了解不良反应和相应防范，因此在服药中产生不适而中断或停止服药；（2）治疗方案复杂，药物获得有困难，均可降低病人用药依从性，特别是老年病人由于记忆力差、易遗忘而不能按时服药；（3）治疗效果不佳，患者对治疗丧失信心；（4）家庭环境不良、支持不够也对病人依从性有较大的负面影响；（5）物质滥用等。

Liberman认为对治疗的依从性并不应该完全由患者负责，因为他们有记忆、注意力和其他方面的认知功能障碍，这些障碍都可能影响正确用药。"不依从"是精神科医生所用的术语，从而忽视了教会患者正确用药和防止复发技能的责任。

据文献报道通过健康教育（包括疾病知识、药物知识等）、行为矫正、简化用药、有效干预等方式，可以促进患者服药依从性的改善，从而大大减少精神分裂症复发的风险。这也正是精神康复中患者服药技能训练的方式和方法。

Liberman 的药物管理程式使用高度结构化和完全具体的操作技巧以便于辅助专业人员接受很少的培训和咨询都可以使用。技巧的讲授结合了多种方法：重点指导、录像演示、角色扮演练习、社会和录像反馈、问题解决以及通过在自然环境中练习和布置家庭作业。患者将进行 5 个技能领域的辅导：（1）了解抗精神病药物的益处；（2）自我管理药物的技能；（3）应对药物的副作用；（4）与卫生保健提供者进行药物问题的讨论；（5）了解长效注射药物的优点。

国外的研究显示，在一项包含 28 个精神卫生服务机构的对照研究中，有一半实施了上述程式。那些学习了如何使药物疗效最大化和尽量减少药物副作用，采用负责和可靠的方式使用药物者，服药依从性更高。研究证明药物的自我管理技能训练有助于改善患者出院后远期病情状况。服药技能训练通过改善精神分裂症患者的服药依从性和服药习惯，有效减少了疾病复发和加重的进程。

药物自我管理技能训练采用小组的方式，再辅以个别辅导进行。通过服药依从性训练，获得有关抗精神病药物的知识；通过服药习惯训练，学会正确的自我药物管理。需要注意的是服药技能训练的过程也存在着药物管理上的风险，实际操作中应注意控制风险。

（三）生活技能训练

生活技能一般是指一个人有效应付日常生活中的需求和挑战的能力。是一个人保持良好的精神状态，在其所处的文化环境中和在与他人的交往中所表现出来的适当的、健康的行为。

精神分裂症患者病后的社会功能及生活自理能力减退，阻碍着患者回归家庭、回归社会。长期住院及阴性症状突出的精神分裂症患者，其自理能力受损更为明显。研究显示病人的总病程、总住院时间、连续住院时间越长，其社会功能缺陷越重。但病程在 5 年内的患者社会功能缺陷尚不严重，及早对患者进行生活技能训练，不仅能预防社会功能缺陷的发生，还能提升患者的生活质量。

行为治疗的学者认为，人的行为不管是功能性的还是非功能性的、正常的还是病态的，都可以经过学习而获得，而且也能经过学习而更改、增加或删除。多项研究表明，综合性生活技能训练可以减轻活动缺乏及减少不良行为的发生，有利于改善病人阴性症状，增强其社会适应性行为，提高病人的生活质量与社会独立生活技能，达到减轻或消除精神残疾的目的。

生活技能训练可以使精神分裂症患者获得独立生活能力。生活技能训练的内容主要包括饮食、洗漱、沐浴、家务劳动、出行、理财、基本的社交礼仪、求助、合理着装等几个方面，还要帮助患者制定合理的生活制度，由患者自己料理生活，家属督促实施。训练以小组的形式进行理论讲解和实践练习，不断加以强化，要求患者在日常生活中不断使用学习的各种技能，并给予正性鼓励。总之，生活技能训练为患者今后回归社会做准备，使其以接近正常的行为能力适应社会活动。

生活技能训练以小组形式进行，由一名康复治疗师（或护士）带领，每组 5~6 人。

（四）工娱治疗

工娱治疗（Occupational and Recreational Therapy）包括工疗（又名工作、职业、劳动治疗/康复）和娱疗（包括文艺、体育、音乐、美术治疗），也就是分为工作康复和娱乐消遣两个部分。工作疗法是指利用选定的教育、职业和康复活动，以帮助康复期患者在生活中达到最高的功能水平，建立工作与休闲平衡的生活方式。娱乐疗法是为患者提供治疗、休闲教育和娱乐的服务，帮助精神疾病患者恢复和重建功能，发展、维护和表达他们的休闲生活方式。工娱治疗可以促进患者与环境的接触，保持乐观的情绪，树立生活的信心，延缓精神衰退；还可以增强患者的体质，重建患者的职业和社会适应能力。工娱治疗是促进患者病情早日恢复的辅助治疗方法。

工娱治疗的内容很多，如手工、美术、音乐、棋类、舞蹈等。在安排内容和选择对象时需要考虑患者的年龄、性别、爱好、习惯、文化程度等因素，不能千篇一律，强迫进行。需要注意的是急性患者、严重躯体疾病、躯体虚弱者不宜参加工娱治疗。儿童、老年患者的工娱活动量应该有所限制。工娱治疗的关键是要注意安全,参加工娱治疗前注意挑选适宜的患者;对工娱治疗时的工具应有专人管理;患者在工娱治疗时的表现应该有记录,并反馈给经治医生,发现有问题的患者,应该及时停止工娱治疗。

我国各地民政系统的精神卫生机构开展的工娱治疗丰富多彩,各具特色,积累了不少的成功经验,值得同行互相学习借鉴。

1. 工作康复

精神分裂症患者由于长期反复住院和疾病慢性化的特征,常常会使工作技能明显退化。尽管许多重性精神障碍患者想去工作,估计能在竞争性岗位就业率仅为10%～20%。认知缺陷和随时闯入性症状,再加上多年的残疾,妨碍了多数渴望就业的精神障碍患者就业。另外在影响因素中还常与患者本人的人格问题和生活态度密切相关。在决定精神障碍患者受雇佣能力的因素中,良好的人际关系和适宜的社会行为是最有意义的。因此,在工作康复的实施中要注重发展这两方面的因素。

所谓“工作治疗”作为康复手段由来已久,并被证实对患者的社会技能恢复有明确的效果。但在精神病学中,对“工作”的概念及疗效的估计不甚明确。“工作”常常被用作“就业”的同义语。而从康复的角度来看,可以将“工作”视为在一定时间内有目的的活动,其活动具有社会含义。有的活动并不一定按市场价值规律予以回报,也可以无酬金,甚至在某些情况下还得自己付费获得工作治疗的机会,但这些活动的确有益于患者的某些社会功能的恢复。

工作康复的目的并不只是为了让患者将来被雇佣,其本身就是患者回归社会的过程。有研究指出,在医院小工作间工作一段时间后的患者,就能与周围病友融洽相处,并以常人能够接受的方式与他人联系。因此,即使在重度庇护的环境中,患者的工作表现既是改善其社会适应的手段,又是度量其社会适应能力的方法。工作康复对于轻中度精神残疾的患者是十分有效的,不仅可以改善患者的工作表现,同时也可促进他们相应的社会行为发生良性变化。

工作康复有很多模式和类型,但也都存在着以下的共性:(1)都有一个计划周密、多学科成员组成的康复小组。由于社会残疾是临床疾病和社会功能障碍相互交织作用的结果，因此联合使用各种康复方法是非常关键的。（2）实施康复的主要场所（包括评估、计划和实施干预措施，以及准备将患者安置到适宜的工作环境等），最好选择在社区中进行，因为如果将患者的住院角色直接转换成工人角色，跨度未免过大。（3）工作康复是循序渐进的发展过程，既要有十分庇护的环境，又要有开放的雇佣场所。（4）要有良好的支持系统，以满足患者本人、家属及同事的各种需求。

　　Jacobs（1988）指出，精神病患者的职业康复步骤可看作一个连续的职业服务过程，其中大部分在社区进行；但并非所有患者必定通过全过程，那些较严重的精神残疾者可能停顿于中间的步骤（如庇护工厂），而那些具有良好技能的患者可能一开始就较快进入后面的步骤。这个连续的康复服务过程可分为7个步骤：

　　①工作技能评估：评估病前的和目前保留的工作技能，主要在医院进行，如未住院则在社区评估；

　　②工作适应训练：评估工作适应能力或称为"就业前技能"（Prevocational skill），也主要在医院；

　　③职业技能训练：训练一种特定的职业、手艺或技能，可由医院提供，也可在社区过渡性就业机构等场合进行；

　　④庇护性就业：将患者安排在庇护工厂内使之体验到模拟性就业机会，大多设在社区，也可设在医院内，应由专业人员监控并使用有选择性的干预手段加以指导；

　　⑤过渡性就业：患者从庇护性机构获得可靠的就业前技能后，可在专业人员的管理下参加社区的工业或商业性机构的工作；

　　⑥工作安置：首先是协助患者找到职业，需要动员社会各方面力量的充分支持，力争合理安置；

　　⑦职业保持：需要患者充分具备必要的技能，如能保持就可能"真正"回归社会。

　　根据Katz（1989）的经验，大多数精神病患者适合安排在社区设置的特殊就业场所，而这种就业场所应具备庇护性、支持性、辅导帮助性的设施要求。国外一些国家和地区较多设立的庇护工厂（Sheltered workshop）即属于上述类型的场所，而我国多数省、市建立的"工疗站"也是类似的庇护性就业设施。

下面将分别介绍社区及医院的工作职业康复的类型。

（1）社区工作康复类型

社区工作康复的重点是要致力于建立患者工作康复的支持体系。如果没有良好的支持体系，任何工作康复形式都不可能长久存在。Wansbrough和 Cooper（1980）在对受雇佣的精神残疾患者进行研究后发现，很少有人症状复发和工作缺席，而如果出现上述问题，也往往都是由于社会和家庭事件及不坚持服药所致，因此在这些方面患者很需要支持和帮助。

帮助受雇佣的患者，除了常规的门诊随访和家访外，很重要的一点就是对患者的帮助请求要迅速予以回答。工作康复组中患者的相互支持是十分有价值的，因为他们常常会有相同或相似的经历。有时患者初到一个新环境，专业工作者还可以直接给予现场指导，但这样做也会带来一定的负面影响，使患者更为孤立。

对雇主及其成员的专业支持程度，将会影响他们对待患者的态度。而这种充足、持久的支持，以及在出现问题时能即刻得到咨询并使矛盾化解，被认为是患者工作康复的救星。因此，雇主也就乐于为精神残疾患者提供就业的机会。相反，如果得不到足够的支持，雇主是不会愿意雇佣残疾患者的。

专业工作者需要做大量工作来帮助患者的家庭，使其了解工作康复的价值，并将他们的期望值调整至现实的水准。在精神残疾这一痛苦的现实面前，大多数的家庭都需要不同程度的帮助和支持。

①受雇佣训练

给长期未受雇佣者讲授职业技能知识的方法，同样适用于轻中度精神残疾患者的工作康复。其优点在于能够鼓励患者积极学习新知识，但如果学习速度过快或环境压力过大，也会导致患者症状复发。

目前认为最为理想的训练方式，应该是其内容能够随着劳动力市场的变化而不断调整，合理安排进度，并尽量使患者所学技能得以应用。

②庇护性工作训练

Wing（1966）在其研究中曾质疑：尽管重性精神残疾的患者看起来几乎是不可能受人雇佣的，那么他们就应该因此而被排除在工作康复之外吗？

Morgan（1983）在对有关工作康复的各类文章进行综述后指出，数十年间院内职业康复已发生了巨大变化。曾有批评家认为院内职业康复只能增加患者对未来就业的不适宜期待，但这一结论并没有得到科研成果的支持。对于那些需要监督、支持，需要社会交往，需要友情的重度残疾患者来说，庇护条件下的职业工作训练是十分有价值的手段。社区中的重残患者同样适用这一方法，否则他们只是终日无所事事或毫无目的地在大街上闲逛。至此，我们已经明确地回答了 Wing 的提问。

③日间康复站

日间康复站最好位于社区的中心地带、交通便利的地方，要有各类康复专业工作者参与，并直接监督指导患者的实际工作。Lang 和 Rio（1988）将日间康复站的主要功能总结如下：A. 通过反复的评估作出康复诊断；B. 制订康复计划，与患者就最终目标达成共识；C. 康复干预措施；D. 促进患者的技能发展并实地参加工作练习，增强其独立生活能力，当然也包括减轻症状，维持长期药物治疗，保持病情稳定等内容。

日间康复站能够为患者提供真正的工作环境、现实的工作任务及少量的工作报酬，同时又能对患者进行长期的随访和支持，很显然这对患者的康复是极有利的。理论上讲，对患者接受工作康复的时间并没有严格限制，但总希望他们能够取得进步并真正找到适宜的工作。最后需要强调的是，工作康复的过程是十分缓慢的。

④"庇护"性雇佣

曾有观点认为，若将直接性雇佣作为工作康复的最终目标是不现实的，只能导致幻想的破灭和沮丧。Ekdawi（1972）的一项随访性研究，选择了 367 名训练后的中度精神残疾患者，结果发现仅有 1/3 的患者能够保持直接受雇佣状况。

庇护性雇佣可以在一定的限制条件下为患者提供维持生计的机会。患者也可以与"正常"人共同工作，甚至有个别人，经过进一步康复可以达到直接雇佣的程度。其优点还包括：不需要大量的资金投入；患者较少受到歧视；可以参加各种类型的工作。缺点则是与各行业雇主广泛接触并非易事。以英国为例，在找工作问题上，精神残疾患者要比躯体残疾患者多花出 3 倍的时间。

⑤直接受雇佣

仅有小部分患者能够保存一定的受雇佣的能力，而能否真正发挥患者的潜能关键在于他们的机遇如何。因此在康复实施过程中，一定要准确地评估患者，训练其所具备的工作技能和寻求帮助的能力，选择合适的工作种类。

最有效、发展最为迅速的职业创新是支持性就业。其实质是就业专家加入到个案管理和多学科的精神卫生服务团队，为患者在竞争性就业市场寻找、维持或改变工作提供实际帮助。根据精神障碍患者的兴趣、能力和缺陷，拓展新的工作岗位并妥善安排，专家在该方面有丰富的经验和能力。

Floyd 对精神分裂症所致精神残疾者受雇佣状况的随访性研究指出，失业的最主要原因是来自工作环境中的各种应激和压力，而不是被雇主开除的危险。如果工作中能够提供一定程度的学习氛围，或更多地强调工作质量而不是数量，以及对患者的行为直接督导并给予积极的反馈等，将会有助于减轻这种工作中的应激和压力。总之，部分精神残疾患者如要保持直接受雇佣状况，某种程度的"庇护"性支持环境还是需要的。

（2）住院定岗职业康复

20 世纪 50 年代 Barton 和 Goffman 就描述了长期住院可引起"衰退"倾向的加重，导致所谓的"住院综合征"或称为"住院贫乏综合征"。随后有学者们将"住院综合征"的临床特点归纳为：①情感淡漠；②始动性缺乏；③兴趣丧失；④无条件顺从；⑤不能表达感受，对工作人员的苛刻或不公平不表示愤慨；⑥丧失个人的人格特点；⑦个人的习惯、修饰及一般生活标准的退化。Pullen（1986）认为，这种淡漠、被动和无条件接受的状态看来至少有 3 项因素作用的结果：疾病过程本身、住院前受限制的生活方式、住院后医院生活的影响。住院不仅使患者脱离外在世界，而且实际上也包办了作出所有的决策和自卫的功能。

医院内的精神康复就是减轻上述住院综合征或/和疾病本身具有的阴性症状对患者社会功能的影响。研究显示在患者住院期间开展的工作能力训练也已经取得一定的疗效。

目前住院的工作能力训练内容可分为：①简单的劳动作业：即通常所谓的"工疗"，可经常性较大面积开展，其性质应属于初期准备性训练活动；②工艺制作活动：或称为"工艺疗法"，系手工技艺性操作训练，宜重点开发多种类型的工艺制作品种；③回归前职业训练：是回归社区职业康复前的准备活动，即"替代性工作"。

职业训练的基本内容包括两个方面。首先是工作的基本技能训练：准时上班；个人卫生及仪表整洁，并与身份、环境相协调；能正确利用工作休息时间；能够接受与工作有关的表扬或批评；能听从具体的指令；具有完成工作任务的责任感；具有帮助同事及求助于同事的能力；能遵守工作中的规则、纪律；对交谈有正常的反应，并有主动与同事交谈的能力。这些技能可在职业训练过程中由康复医师或作业康复师进行指导、帮助、训练及逐项评定，评定的方法可采用优、良、中、差的等级评分。其次是职业特殊技能训练：是指为适应某一职业、工种所必须具备的特殊技能。在训练之前，要了解患者就业情况或过去工作的性质、工种及具体需要的技能是什么，应与家属、工作单位领导取得联系，在决定学习何种职业技能时，应与患者单位领导及家属取得共识。

住院定岗职业康复是指把患者放到为他们准备好的某种职业岗位上，让患者按照岗位职责要求去从事某种职业性劳动。定岗职业康复应在社区内实施，但根据我国目前的国情，仍然有不少慢性精神分裂症患者占据着精神病医院的床位，尤其是在民政系统的精神卫生机构中，慢性精神分裂症患者更是占了很大的比例，而且长期住院。即使精神症状缓解出院，由于社会职业劳动能力未能恢复，社会也难以安排他们劳动就业。因此慢性患者在住院期间就有计划地安排他们进行定岗职业康复训练将有利于患者早日回归社会。这些训练相当于前文所介绍的工作康复的职业技能训练及庇护性工作训练。

2. 娱乐康复训练

娱乐是指业余时间能够利用一些社会活动并从中获取快乐。长期患病和住院往往会使精神疾病患者缺乏参加娱乐活动的动机、知识和技能，缺少资金支持及必要的社交网络。在一项 489 例慢性长期患者的研究中发现患者的社会化程度非常低，主要表现包括：礼貌性言语被动、简单，偶尔有零星的非言语表示，与人交往技能缺乏，情感表达存在障碍等。患者的社交技能的广泛缺陷必然会影响到业余生活的质量，训练患者参加娱乐活动及扩大社交范围，是康复治疗的重要内容，将有助于改善患者的社会适应能力和提高生活质量。

影响精神疾病患者社交娱乐质量的因素：（1）娱乐社交困难可能在病

前就已出现，有时甚至是患者的人格特征之一；（2）精神分裂症患者的阴性症状将会严重影响社会活动；（3）抗精神病药物所致的锥体外系副作用，包括患者的非言语表达能力降低等，同样会给患者的人际交往带来不利影响；（4）住院环境中社会刺激很少，使得患者的不活动和无所事事倾向加重；（5）慢性的疾病过程和长期住院经历将会大大减少患者与旧友的接触，而当患者自觉受到歧视时，他们的社会回归障碍更大；（6）在某些社交娱乐活动中，常会有一定程度的应激和压力，患者可能因此而感到不适，甚至导致症状复发，此时社会退缩会起到一定的保护作用；（7）缺乏充足的资金，同样会影响患者的娱乐消遣。

有研究将闲暇娱乐活动分为3类：个人的兴趣爱好、社会化活动和无所事事。无所事事包括休息、白天睡觉、闲坐、等着吃下一顿饭、被动地听收音机等。后者也是我们在悠闲的老人身上常见的一种休闲方式。娱乐康复活动能有利于患者更好地利用业余时间，然而是真正充实他们的生活还是只填充空白时间，目前尚无定论。

娱乐康复训练方法主要有：（1）行为技能训练：虽然重要，但存在困难。娱乐活动本身是非定式的，并含有很多不确定因素。更重要的是，掌握了某些技能，并不等于就完成了角色功能。如：某患者学会游泳，也能自己购买门票，但这不意味着他可以成为游泳俱乐部的成员。游泳不一定成为他的兴趣爱好，也就不一定从中获取快乐。（2）咨询：这对娱乐教育很有帮助。包括：充分了解患者对其生活方式的满意程度，是否愿意改变现状，以及兴趣爱好如何。并制订出进一步的康复方案。（3）帮助患者扩大社交网络：这应与患者自身的兴趣相一致。让患者与几个同伴共同参加某项娱乐活动，要比独自一人的活动更容易接受，而且有利于患者的长期参与。小组活动也可以成为扩大社交范围的桥梁，当然这是一个缓慢而循序渐进的过程，切不可急于求成。

娱乐康复训练的形式主要有：（1）室内娱疗活动：通过音乐、舞蹈、健身操，可消除患者的焦躁情绪，转移患者对病态体验的注意力。通过打牌、下棋、趣味游戏等方法可唤起患者心理上的满足感，使之情绪愉悦。通过表演短剧、登台演讲等形式提高患者的分析、判断能力和言语表达能力，纠正病态语言，培养必要的社会接触能力。（2）体育疗法：包括篮球、羽毛球、网球、乒乓球、台球等，以及棋类、扑克、麻将等，可根据康复者的爱好分组进行。精神障碍患者进行体育治疗的目的主要在于减轻代谢综合征的后果，同时还能促进患者的社交和协作能力，改善情绪，增强自信心。体育治疗的原则是：以有氧运动为主，中等强度，保证运动时间；以集体运动为主，鼓励协作，通过趣味性吸引参与。

（五）我国民政系统精神卫生机构院内工作康复的案例

根据医院环境条件及患者的情况，通常医院所能提供的岗位有：打扫病房卫生、病区配餐刷碗、环卫绿化、食堂炊事劳动、洗衣房等。有的民政系统精神病医院还在农村建有农疗基地或分院，甚至创建"康复村"，并积累了丰富的经验。下面介绍我国民政系统精神病医院院内工作康复的部分实例：

1. 院内日间康复中心

广州市民政局精神病院创新性地在院内模拟社区生活环境，设立日间康复中心为住院病人提供不同类型的职业康复服务，促使精神疾病患者从住院状态过渡到正常的社区生活状态，以协助做好出院准备。

日间康复中心是民政部第二批社工试点单位，该中心参照国际会所模式，坚持平等信念。通过康复者在中心进行自主参与、自我决定、自由分享等训练，减少其住院综合证，提高个人独立性，加强社交能力和合作观念，全面促进社会功能恢复；通过对家属进行培训和指导，提升家庭照顾精神病患者的能力，减少家属在照顾患者时所面对的压力及困难。

日间中心的服务理念是让住院患者通过参与中心的运作，自由选择参加自己喜欢的工作小组并与中心职员共同处理中心的日常事务。患者参与中心服务，不仅可以在实际工作中发挥其才能，而且可以提升其工作技能，让每个参加者找到适合自己的角色与位置，从而提升了病人的自信心及生活能力以能重新回归社会。

日间康复中心服务对象：医院住院的精神病患者；医院住院的精神病患者家属；医院社工及医护专业员工。

日间康复中心工作目标：通过日间中心服务，协助精神病患者恢复其日常生活能力和信心，为其离院及回归社会做好准备；促进住院病人家属对精神病的治疗及康复过程的了解及接纳，以促进病人的康复；提升家庭照顾精神病患者的能力，减少家属在照顾患者时所面对的压力及困难；引进医院社会工作的服务模式，培训广州市本地的医院社工队伍及建立完善的医院社工服务体系，为广州市以至国内的精神病院社会工作服务起到示范作用。

日间康复中心按病人的潜能及兴趣设立不同的工作组别，包括小卖部、日讯组（相当于文秘将每日资讯整理成文字）、环境支持组、农艺组、厨艺组、行政接待组，让病人能按自己的兴趣自由参与并与职员共同管理及推行各组的工作。提供社交康乐及兴趣活动，提升其自信心及协调人际关系的能力，为其离院及重返社会做好准备。

举办社交、教育性、互助及义工小组，帮助病人协调人际关系，提升他们对病患的认识及加强他们的互助精神。协助住院病人订立出院计划，与院内其他医护人员合作，评估其心理健康及社会适应能力，以及转介病人申请其他社区康复服务。为住院病人及其家属提供辅导服务，以协助处理因患病及住院而引起的情绪、家庭、经济及人际等问题。为住院的病人及其家属提供小组服务或讲座，以提升他们对精神病及精神康复的认识。为有需要的病人及家属提供社区资源的资料：如经济及实物援助，并转介病人及家属申请社会援助及社会保障金。

坚持每周举办一个主题活动，每月举办一次月总结会，每季度举办一次生日会等活动机制。

2. 医院洗衣房

医院每天都要产生很多更换下来的患者服装、床单被罩等需要清洗的物品。很多精神病医院还在延续着由洗衣房承担清洗任务，既方便管理又可安排不少的康复患者参加工疗活动。

北京民康医院洗衣房建筑面积 500 平方米，设有洗衣操作车间（3 台全自动悬浮洗脱机）、熨烫操作间（直热式单辊熨平机）、室内烘干间、缝补间、存放被服的库房、患者休息室、员工办公室，以及其他的日常设施。室外的院落作为晾晒衣物的场所。

洗衣房工作人员共 5 人，由 1 位护士长负责管理，另有 2 位护士、2 位合同制工人。共接纳大约 15 名康复患者。负责全院 500 多名患者的被服、近 300 名医护人员工作服及值班室床单等物品的清洗任务。康复患者的选择是由洗衣房护士长到病区和主管医生、病区护士长协商确定参加工疗的患者，在一定的时期内康复的患者相对固定，如有病情波动，则暂停工疗康复，待病情改善后再加入康复。

康复岗位的设置：有 1 名患者专门负责登记各部门送洗的衣物，员工的工作服按编号登记；有 2 名患者专门负责洗衣设备的操作；有 12 名患者与工作人员一起负责晾晒、收纳、整理。如遇雨雪天气，则在室内烘干，设有蒸汽管道烘干设施；有的负责缝纫、钉纽扣。

每天上午工疗时间 7：30 ~ 10：30，早晨由洗衣房工作人员负责到病区接康复患者，然后带领患者到各病区接收需要送洗的衣物，进行洗涤、晾晒。中午前送患者回病区吃午饭，午休。下午工疗时间 14：00 ~ 15：30，主要是收纳晒干的衣物，整理入库，或将衣物送回病区。

康复工作之余患者在休息场所自由地聊天、看电视、打牌、下棋，有时由工作人员陪同到院外商店购物。每月给患者一定数额的物质奖励，夏季每天给患者分发一些防暑降温的冷饮及时令水果。通过几个月的工作康复训练后，患者能够自觉地劳动，工作能力增强；另外也在患者之间建立了良好的友谊，促进了情感及社交技能的康复。

3. 院内农疗康复基地

农业生产与日常生活息息相关，是人类的重要社会技能。农疗康复训练可以有效地延缓精神病人社会功能衰退，降低残疾发生率。农疗训练主要从病人的体能、认知、情绪和社交四个方面达到促进康复的效果。通过农业体力劳动可以锻炼大小肌肉，训练手眼协调，提高机体免疫力；通过培养工作习惯可以学习种养技能，集中注意力，提升解决困难的能力；通过亲密接触大自然，认识自然规律，学习新知识；通过观察动植物的生长过程，增强责任感和自信心，保持旺盛的生命活力；通过体会收获的喜悦，带来满足感与成功感，并与他人分享成功。

广州市民政局精神病院农疗康复训练基地是参照国际农疗康复训练理念和方法，由具有丰富农疗康复经验的香港资深精神康复机构香港新生会进行具体康复训练指导，由广东省农科院蔬菜研究所提供农业技术指导，为患者提供专业的农疗康复训练。

整个医院占地 350 亩，其中农疗康复训练基地占地面积 24 亩，分别包括室外田间种植、室内温室培植、畜业养殖三部分；有休息室、工具房、储物室等配套设施，蔬菜种植配有全自动的供水供肥系统。

农疗基地配备 6 名康复训练导师，能为 25 名精神病康复者提供康复训练服务。每位康复者需经病区的主管医师全面评估后再到农疗康复基地训练，康复训练导师对其进行培训，并观察记录训练情况，及时反馈给病区的主管医师，医师再进行阶段评估。一般训练期为6个月到1年。

温室种植分为育苗区、无土种植区和水培区。温室种植要求高、难度大，需要严格按照温室操作规程，一般安排3～5名康复级别较高的康复者参加。康复者每天在农疗师的指导下，根据天气的变化和植物生长情况，开展浇水、通风、降温、配营养液等训练工作。重点训练康复病人自主分析、自主判断、自我管理的能力。

畜业养殖园可养殖生猪30～40头、散养鸡100只，主要由1名训练导师指导3～5名康复者进行康复训练。每天按时清扫，定量喂食，定期消毒，注射疫苗，重点训练康复者按时按量完成任务，学习与他人合作的基本素质和能力。这里还专门配建有沼气池，实行废物利用，树立康复者的环保观念。

农疗康复训练基地就是要让康复者在经历播种、生长、结果、收获的过程中，播下希望，愉悦身心，收获果实，增强能力，树立信心，早日重返社会，做一个对社会有贡献的人。

4. 分院形式的农疗康复基地

辽宁省复员军人康宁医院的康复基地是在郊区设立农疗分院的形式。医院位于辽西海滨兴城，随着城市的不断扩展医院已经地处繁华市区。医院隶属辽宁省民政厅，以收治省内复员军人精神疾病患者为主的精神病专科医院。患者普遍住院时间较长，最长住院近50年。为减轻"住院综合征"，解除封闭式管理的诸多弊端，促进患者精神康复，恢复患者社会功能，医院于2012年开始在10公里外的农村征地新建以农疗为主的康复基地。

康复基地占地203亩。其中耕地50亩、蔬菜地20亩、果园30亩、饲养区用地20亩、水库50亩，其余为患者生活及休息用的建筑用地。主体建筑有四栋，另有一栋附属建筑。分为生活区、体育健身区、娱乐休闲区。

目前康复基地工作人员6人，由1名医生、5名护士组成。因生活区建筑还在施工完善阶段，接收的康复患者还相对较少，每批次接收8名患者，已累计3批次。施工完成后预计接收康复患者150人。

农疗康复项目分为农田种植、果树管理、水库养鱼、蔬菜种植和家禽养殖，由参加康复的患者分别负责，各司其职。患者居住在分院，全开放管理。每月除给患者配发生活用品之外，还给参加康复训练的患者物质奖励，以及必要的生活补贴费用，以满足患者的个性化需求。

通过初步的康复实践，参加康复的患者体质明显增强，原有的体重肥胖、高血压、高血糖、高血脂都明显好转；社会功能显著恢复，精神面貌也得到非常显著的恢复。康复基地的建设得到了广大患者及家属好评。相信将为需要精神康复训练的患者提供一个科学、舒适及人性化的康复基地，也将为精神疾病患者的工作康复形式探索一个更符合当今的社会发展阶段的管理模式。

5. 分院形式的农疗"康复村"

吉林省延边社会脑康医院（延边市社会精神病院）康复园成立于1961年，首创了"就医、康复、就业、安置、结婚落户的慢性精神残疾患者管理自己的康复村"这一全面康复模式。

康复园建在离延吉市15公里的郊区，占地100万平方米（1500亩），其中林地1000余亩，耕地110亩、蔬菜种植地20亩，另有600余棵果树的果园。建筑面积1716平方米。现有职工11名，2名医生，6名护士。3名后勤人员。拥有床位130张，分3个病区，设有活动室、锅炉房、浴池、洗衣房、餐厅等。现有患者120名，其中男患者90名，女患者30名，结婚家庭6对。目前患者走上了自理生活、自主生产、自我管理的道路。

经营方式是根据患者的病情、特长、性别和身体状况，适当安排固定工种，如种田、种菜、种植果树、饲养、炊事、清洁卫生、保姆等专业工种；对症状不稳定、残留症状者，安排简单易做的农活，逐渐培养患者的劳动兴趣与自觉性，也使得患者在集体劳动中获得较多的人际交往机会，犹如置身于一个小社会中。分院作为患者的康复劳动基地，除耕地、菜地、果园，有蔬菜大棚两个，面积800平方米。养殖黄牛50头，由16名患者管理；家禽养殖（鸡、鸭、鹅），由8名患者管理；养鱼池面积1.5亩，由6名患者管理。食堂由14名患者管理；小商店由2名患者经营。配备有四轮拖拉机、手扶拖拉机、翻斗车、皮卡车、中型客车。整个康复基地形成了劳动分工、食堂管理、劳动经营、成果分配都是由患者进行管理、协调、分配的开放式劳动服务康复机制。

康复患者通过接受药物、心理及工疗相结合的综合治疗，精神症状稳定，劳动能力不断提高。患者身心愉悦，感受着家庭般的温暖，生活质量明显改善。

综上所述，精神康复作为一门新的分支学科，目前已经取得了相当规模的发展。但我国人口众多，幅员辽阔，各地精神康复工作的发展与完善仍将是任重而道远的，也迫切需要充分调动全社会的力量来关注、支持与推动精神康复工作的不断发展与进步，使精神残疾患者的生活质量及人生价值得以最大限度的提高。

附录：

社交技能训练课程（摘自《中国心理卫生杂志》 精神分裂症住院康复管理手册）

社交训练课程旨在训练社交的 4 项基本技能（倾听、表达积极感受、提要求、表达不愉快的感受）、6 个方面的常用技能（会谈技能、有主见的技能、处理矛盾的技能、交友约会的技能、职业技能和维护健康的技能），共设置 12 课。

（一）四项基本技能：

基本社交技能是有效人际交往的基石，并有助于掌握其他更复杂的社交技能。

第一课 倾听

在任何交谈中，让对方知道你在注意听他说话，这非常重要。对方知道你在听就更有可能继续和你说。你可以通过一些方法向对方表示你的兴趣。

1. 技能步骤

（1）看着对方。

（2）点头，或者说"嗯"、"对"、"我知道"等，来让对方知道你在听。

（3）向对方重复他所说的话。

2. 角色扮演备选场景

（1）听一个人讲他的爱好。

（2）听一个人讲他喜欢的电视节目。

（3）听工作人员讲制度。

（4）听医师讲关于你服药的问题。

（5）听朋友讲最近出去玩的事。

3. 注意事项

（1）由两个人进行角色扮演：一个人在说，另一个人按照以上步骤练习技能。

（2）听别人说话时患者经常难以集中注意力，第一次练习这项技能时很重要的一点是要让角色扮演时间短（30 秒以内）而且简单。

（3）这是工作人员第一次接触学员，要热情地向他们传递积极期望：期望他们能通过小组的学习实现个人的目标并从中获得乐趣。

（4）这一课的训练目标要简单，让学员不会有太多压力，要让他们在小组中有轻松、舒服的感觉。

（5）以后每次都要在同一时间进行训练，这样做可以强化学员小组是一个正式治疗的意识，可以减少脱落，还可以和家属协商给予患者一些物质和精神上的奖励。

第二课　表达积极的感受

当人们遇到一系列困难的时候，他们倾向于只关注自己的问题，而忘记了去注意其他人所做的积极的事情。注意积极的事情有助于增加人的归属感和成就感。而且当一个人知道他某件事做得很好的时候，就更喜欢重复做这件事来取悦别人。

1. 技能步骤

（1）看着对方。

（2）准确地告诉他这件事让你很高兴。

（3）告诉他为什么你会高兴。

2. 角色扮演备选场景

（1）有人做了一顿饭，你吃着很好吃。

（2）朋友帮你解决了一个问题。

（3）有人把你叫醒了，以便让你准时参加训练。

（4）你去一个地方，家人开车送你。

3. 注意事项

有些患者可能会提出异议，说做好事的人知道他们是在做好事，所以没有必要再说出来。小组工作人员可以提醒患者，每个人都愿意被别人感谢。

第三课 提要求

有时候必须要让别人做什么或者改变他们的行为，任何人一生中都会出现这种情况。要求听起来像是命令或者不停的唠叨，都会让对方不愿意接受。而用积极的方式提要求，没有那么大的压力，才更容易得到满足。当然，也并不能保证对方肯定会满足你的要求，但是记住以下几点会对你有所帮助。

1. 技能步骤

（1）看着对方。

（2）准确地说出你希望他做什么。

（3）告诉他你对这件事的感受。

（4）提要求的时候可以这样说：

"我请您"；

"谢谢您，请您"；

"这件事对我很重要，请您帮我"。

2. 角色扮演备选场景

（1）邀请某人和你一起去吃午饭。

（2）请某人帮你干活或跑个腿。

（3）向主管护士咨询一个问题。

（4）向朋友借 MP3 听。

（5）请身边某人关小收音机的声音。

3. 注意事项

（1）这项技能训练不会使高功能的患者觉得枯燥，他们进行这项训练很重要。引导他们说出想提要求，但是不知道怎么提的场景，进行训练效果更好。

（2）对于低功能的患者来说，建议他们提要求时只说一句话，例如："谢谢您，请您。"

（3）要提醒组员，虽然以这样的方式提要求最容易得到满足，但不保证对方一定能答应他们。

第四课　表达不愉快的感受

即使人们全力以赴去让别人满意，有时候也会将事情做得让人不高兴甚至生气。和别人一起生活，一起做事自然而然会发生不愉快的事。不愉快的感受有：发怒、悲伤、担心、烦恼和焦虑。把感受表达出来有助于避免争执或者出现更糟糕的感受。但表达不愉快的感受时要注意就事论事。

1. 技能步骤

（1）看着对方，说话时要冷静而坚决。

（2）准确地说出对方所做的什么事使你不愉快。

（3）告诉他，他这么做，你的感受如何。

（4）建议他如何避免以后再发生这种事。

2. 角色扮演备选场景

（1）病友在病室抽烟。

（2）你看电视时爸爸换频道。

（3）家属取消周末的见面。

（4）和朋友约好一起吃饭，他迟到了。

3. 注意事项

这项训练要求小组成员确定不愉快的感受（第 3 步），但不是所有人都能够做到这一点。一个办法是在第一次教这项技能的课上写出一些不愉快的感受，列成一个表。这个表可以写在一个挂图上，然后把这个挂图放在小组角色扮演时能看得到的地方。

（二）会谈技能

会谈技能包括以友好的、令人满意的、符合社交习惯的方式，发起、维持和结束同他人的会谈。人类是社会动物，轻松而不焦虑的谈话能力对于保持自我的良好感觉和同他人进行社交活动的感觉都很重要。精神分裂症患者通常缺乏充分的会谈技能，部分是由于处理信息速度缓慢，难以确定感兴趣的主题，结果在社交活动中经常表现得很糟糕。良好的会谈技能对于建立友谊和其他亲密关系非常重要，对于在工作场所和同事搞好关系也非常重要。对于很多精神分裂症患者来说，会谈技能的训练目的既要增加人际交往的频率，也要改善人际交往的质量。良好的会谈技能要求能追踪对方的主题变化和非语言暗示，并作出自然的反应，因此要达到满意的会谈技能经常需要几个月的训练。对于很多人来说，要想同他人交谈得比

较舒服需要大量的训练，但是他们有很多机会同广大的不同的人来练习会
谈技能。

第五课　发起并维持谈话

在很多场合你想和别人谈话。他可能是你不怎么认识的人，也可能是
从没遇见过但又想认识的人。有时候人们可能会羞于发起谈话。有时候你
希望有更深入的交谈而不只是简单谈几句，你可能希望谈得时间更长些，
因为喜欢这个人，或者对所说的事很感兴趣。人们经常不知道如何使谈话
继续下去，或者谈得很不舒服。我们发现，记住一些步骤更容易把这件事
做好。

1. 技能步骤

（1）选择恰当的时间和地点。

（2）如果你不认识他，先作自我介绍。如果你认识他，说"你好"等
问候的话。

（3）选择你想谈话的主题或者提一个问题。

（4）判断对方是否在听，是否愿意交谈。

（5）继续问你关心的问题，或谈你想谈的话题，或诉说你对某件事的
感受。

2. 角色扮演备选场景

（1）吃午饭时一个病友和你坐在一起。

（2）和表姐一起看电视，似乎她也喜欢这个节目。

（3）和别人讲你在报纸上读到的一篇文章。

（4）和治疗师谈你喜欢的某家饭馆的一道菜。

3. 注意事项

（1）技能步骤中的第1项到第4项要求患者判断发起谈话恰当的时间
和地点，谈话的对方是否对交谈感兴趣。因此，工作人员要花时间帮助患
者寻找、确定社交暗示线索，这很重要。

（2）患者可能需要在帮助下确定谈话的主题。工作人员可以和学员们
制定一系列主题用来发起谈话。

（3）患者可能难以判断在不同场合问什么样的问题是妥当的。工作人
员可以用角色扮演的形式，来帮助患者找到在不同场合可以问的妥当的问
题。例如，将要训练的场景是吃午饭时一个人和你坐在一起，工作人员可

以让患者先想出一系列他们觉得妥当的问题，以便在角色扮演时有选择的余地。

（4）工作人员需要区分"一般性"问题和那些更个人的问题。在小组中列举这两种问题的例子将有助于进行区分。

（三）有主见的技能

有主见的技能是指能坦率地说出自己的要求、表达自己的感受（尤其是负性感受）、拒绝做自己不愿意做的事。多数人都发现，至少是在某些场合有主见（或者"维护自己的利益"）是很有挑战性的，而精神分裂症患者这方面的技能更加欠缺。造成这种情况的部分原因可能是想要讨好别人、不想惹麻烦、不知道自己真正想要什么，或者就是不知道怎么说"不"。因此，教授有主见的技能要包括帮助患者认识在特定的社交场合，自己在做什么，不希望做什么。

精神分裂症患者经常需要通过大量的练习有主见的技能，才能在别人面前轻松地表达自己的意思。患者一般遇到的需要良好的有主见的技能的场合，包括处理和朋友、家人、医师（及其他治疗团队成员）、同事以及主管之间的关系。学习有主见的技能，患者经常最得益于讨论什么是真正的别人对你的希望和要求，什么不是。对于那些不知道什么时候表达主见才算合适的患者，会受益于对一般社交场合的讨论和从其他学员那里得到的反馈。最后，可能还有必要告诉其他与患者接触的人，比如治疗团队成员或者家庭成员，告诉他们患者在训练有主见的技能，以便这些人能支持适当的有主见的社交技能训练，而不是打击患者的积极性。

第六课　拒绝要求

我们不能总是别人要我们做什么我们就做什么。我们可能没时间，可能感觉自己做不来，可能觉得这件事没有道理。但是，如果我们没有礼貌地拒绝，可能会伤害对方，或者惹恼对方。如果我们没有明确拒绝或者说得含含糊糊，就可能导致误解甚至争吵。

1. 技能步骤

（1）看着对方，说话时要冷静、态度坚决。

（2）告诉他你不能按照他说的做。用类似的句子"抱歉，我不能 "。

（3）如有必要的话，给出理由。

2. 角色扮演备选场景

（1）你的主管护士要你下午两点和他谈话，但你这个时间已经定好要参加训练课程。

（2）妈妈叫你练书法，但你不喜欢书法。

（3）妈妈叫你帮忙去超市买东西，但是你很累了。

（4）朋友向你借钱，你没有。

（5）你妈妈要你帮忙准备晚饭，但是你想去看一个电视节目。

3. 注意事项

（1）工作人员需要提醒患者在有些场合，拒绝一些要求是不合适的，比如工作人员要求患者做值日或者遵守安全规定。

（2）也有时候拒绝要求可能会对患者不利，比如拒绝服药或者拒绝就医，因为这样做的后果很严重。这个时候鼓励患者使用妥协与协商的技能，而不是拒绝要求，效果更好。

第七课　抱怨

清楚地表达你的意见、礼貌地提出要求能避免很多不愉快的事情发生。但是还是有时候会发生不愉快的事情。这时候你需要抱怨，抱怨的同时给出解决建议效果最好。

1. 技能步骤

（1）看着对方，说话时要冷静、态度坚决。

（2）说出抱怨，就事论事。

（3）告诉对方可以怎么解决问题。

2. 角色扮演备选场景

（1）你睡觉的时候爸爸把你吵醒了。

（2）妈妈做的菜太咸了。

（3）买东西售货员少找钱了。

（4）你在餐馆点完菜，很长时间也没有上菜。

3. 注意事项

（1）这项技能要求学员在抱怨之前能确定适合抱怨的场合，工作人员可以在训练前鼓励学员用想象的形式想出可能出现的场合。然后针对这些场合进行训练，这样学员可以事先想想他们打算提出什么样的解决问题的办法。

（2）工作人员要提醒学员，虽然这是最好的表示抱怨的方法，但并不保证他们建议的解决问题的办法一定被采纳。

（四）处理矛盾的技能

解决同他人的矛盾的技能复杂而重要，生活中有很多方面都要用到这项技能，包括从他人的亲密关系中获得乐趣，以及使工作富有成效。处理矛盾的技能和有主见的技能存在部分重叠，精神分裂症患者经常会有处理人际矛盾的困难，这项技能对他们很有帮助。对矛盾的一般反应包括躲开出现矛盾的环境，或者简单地否认存在矛盾。这样的应对方式可以带来暂时的解脱，但矛盾并没有得到解决，从长远来看反而常常会使问题更严重。

教授处理矛盾的技能，很重要的一部分是教患者如何理解他人的观点，如何回应他人的观点，同时也要教他们如何表达自己的观点。让他们知道你明白他的观点，这意味着对他的理解和尊重，这样可以减少双方的愤怒和敌对。积极的倾听技能，例如换一种说法重复对方所说的话，对解决矛盾有非常大的帮助，这种技能可以通过经常的练习来掌握。患者会遇到很多存在潜在矛盾的社交场合，这些场合可以作为技能训练的焦点。这些场合一般包括和家人、朋友相处，同医师或其他治疗团队成员协商治疗决定，在工作场所处理和同事或者领导的矛盾，同住院或宿舍的工作人员打交道等。除了从患者那里了解情况外，从经常接触患者的其他人那里了解信息，对于了解患者在哪些场合产生矛盾可能有价值。

第八课　妥协和协商

即便人们想一起做事，但他们也经常会遇到意见不合的情况，这时最好能达成妥协。妥协，即双方达到大体满意，但通常需要放弃一些东西。妥协的目标是达到所有相关的人都能接受的状态。

1. 技能步骤

（1）简要地解释你的观点。

（2）听他人的观点。

（3）重复他人的观点。

（4）建议妥协方案。

2. 角色扮演备选场景

（1）你想和朋友去吃火锅，但是他那天不想吃火锅。

（2）你和妈妈一起看电视，你想看演唱会，你妈妈想看电视剧。

（3）全家人计划出去玩，爸爸说想去香山，你觉得还不如去颐和园。

（4）你想让爸爸陪你去参观博物馆，但他有别的事。

3. 注意事项

不是所有患者都能理解协商和达成妥协的意义，因此，工作人员在角色扮演开始前要花时间解释这些概念，这很重要。可以这样解释：协商的时候，双方都要说明他想要从对方那里得到什么。所有的要求都说出来以后，双方必须重新探讨这些要求，从而达成妥协。通常，达成妥协的时候双方都能满足一些要求。

第九课　不同意他人的观点而不争吵

不是我们接触的所有的人都会同意我们所有的想法和意见，正像我们不会完全同意别人。不同意他人的观点不一定非要导致不满或者争吵。实际上，如果人人的想法全都一样，生活也会变得很无聊。当你不同意他人的观点的时候，请记住这几点，通常能把事情办得更加顺利。

1. 技能步骤

（1）简要说明你的观点。

（2）倾听他人的观点，不要打断。

（3）如果你不同意他的观点，只是简单地说"行啊"，来表示不同意。

（4）结束交谈或者转到其他话题。

2. 角色扮演备选场景

（1）你和爸爸对一部电影的好坏有不同的看法。

（2）你和妈妈对于你穿什么样的衣服好看有不同的看法。

（3）你和家人对于你应不应该去干卖报纸的工作（或做收银员、保洁等）有不同意见。

（4）关于什么事对于帮你找工作最重要，你和爸爸有不同意见。

3. 注意事项

一定要强调这项技能是用在有不同的观点但不会产生严重后果的场合。在可能出现比较严重后果的场合，比如不同意医生关于用药的意见，可以使用妥协和协商的技能。还有一些场合，任何形式的意见不同都会招致激烈甚至是暴力的反应，例如你遇到一个症状严重的精神病患者，这时候可能更适合使用离开的办法。

（五）交友约会技能

对于大多数人来说，生活质量很重要的一个方面是亲密的人际关系。但是精神分裂症患者经常会在与别人建立和维持亲密关系的时候遇到明显的困难。同时，改善人际关系也是很多患者的目标。改善人际关系可以提高他们的生活质量，也可以对他们的病情有积极的影响。因此，很多患者都对学习这些技能有很大的兴趣。

交友约会技能要求至少有基本的会谈技能。没有恰当的发起、维持、结束谈话的能力，想要直接发展友谊进行约会简直是不可能的事。进行交友约会技能训练的时候，也可以在会谈技能上再多下一点功夫。会谈技能对于发展和他人的亲密关系很重要，但还有两个领域的技能对于提高亲密关系的质量、长时间维持亲密关系非常关键：有主见的技能和处理矛盾的能力。

第十课　邀请

有时候你想邀请别人和你一起做点什么，他可能是你刚刚遇到的人，也可能是你已经认识的人。我们发现，如果你按照下面所列的步骤邀请别人时能更容易。

1. 技能步骤

（1）选择合适的邀请对象。

（2）建议他和你一起做点什么。

（3）听他的反应，作出判断。

①如果对方同意，就选择见面的时间、地点，有可能需要和对方协商。

②如果对方表示没有兴趣，说"没关系"。

2. 角色扮演备选场景

（1）邀请朋友参加你的生日聚会。

（2）邀请一个异性朋友（或自己丈夫、妻子）一起去看电影。

（3）邀请一个刚认识的朋友一起去吃饭。

（4）邀请一个刚认识的病友去锻炼身体。

3. 注意事项

（1）有些学员在判断邀请合适的对象上有困难。工作人员在开始训练前需要花一些时间，帮助学员找到一些在判断谁是潜在邀请对象上需要考虑的关键因素。例如，学员可以问自己这样的问题："我和他有多熟？""我希望和他/她交男女朋友还是一般朋友？""这个人和我约会是不是合适？"（例如，想和已婚异性交男女朋友，或者本人已婚还想再找异性做男女朋友就不合适，而和自己的医师、护士交男女朋友也是不允许的。）"我们之间有什么共同点？"

（2）工作人员需要提醒学员，总会有邀请被拒绝的时候。要事先准备好被拒绝，想出一些策略来处理可能出现的被拒绝的情况，比如说：保持冷静、不要生气。学员们还可以向朋友或者自己信任的人倾诉自己被拒绝的感受。

（六）职业技能

多数精神分裂症患者没有工作，那些有工作的一般也会有很多困难。就业率低不代表他们不想找工作，他们很希望能有一份自己可以胜任的正规工作，得到相应的报酬，尤其是希望能和没有精神障碍的人一起工作。职业技能包括找到工作、保持工作和处理在工作中出现的问题。

有一系列与工作有关的社交场合需要进行训练。很多学员可以受益于面试的技能训练，尤其是当他想要找工作而没有专门的职业咨询师帮助。在工作中难免和同事、客户、领导进行交流，这就需要有效的社交技能。这些技能包括我们已经学会的会谈技能、有主见的技能和处理矛盾的技能，所以拥有这些技能有助于适应工作环境。但还是有一些与工作有关的比较特殊的社交场合，需要对学员进行训练。

第十一课　面试

要想找到工作，第一印象很重要，面试给了你这样的机会。我们发现如果面试之前准备一下自己可能被问到的问题，并按照以下几个步骤做，面试会变得更加顺利。

1. 技能步骤

（1）和面试者进行目光接触。

（2）自我介绍，语气要自信。

（3）告诉面试你的人，你为什么想干这份工作。

（4）回答任何与工作有关的提问。

（5）表示感谢。

2. 角色扮演备选场景

（1）参加超市收银员的面试。

（2）参加餐馆服务员的面试。

（3）参加医院志愿者的面试。

3. 注意事项

（1）工作人员在训练开始之前要帮助学员列出一般面试最有可能问到的问题。学员可以准备这些问题的答案："你以前有没有工作经验？""你有什么能力？"

（2）需要花时间讨论面试中第一印象的重要性。还有必要讨论穿着打扮得体、注意个人卫生的重要性。

（3）需要反复提醒学员保持目光接触、说话镇定自信。

（七）维护健康的技能

处理与健康有关问题的技能，包括了解自己的疾病和所服药物、到医疗机构求治的能力。但很多人都会对医疗机构产生恐惧心理。自己到医疗机构求治要用到几种技能，包括有主见的技能、集体生活技能、解决冲突的技能（如妥协和协商）。不难想象，即使是症状最轻的患者，能做到既了解自己的疾病，又能主动到医疗机构求治已经很不容易，更不用说症状严重的患者了。对于精神分裂症患者来说，他们的疾病复杂，而且伴有注意范围狭窄、处理问题缓慢、认知功能紊乱等问题，要做到这几点更是难上加难。

首先，精神分裂症患者往往需要在有主见、处理矛盾等技能方面进行全面的训练。其次，还要让他们了解积极参与维护自身健康的重要性。许多患者需要有关精神症状方面的药物和如何改善精神症状方面的知识，同时也需要可能出现的其他身体疾病和症状方面的知识。最后，由于患者多少都会有过一些和看病有关的负性经历，很重要的一点就是帮助他们克服恐惧，说出自己的问题。

第十二课　如何看门诊

为了更好地康复和预防复发，要定期去看门诊。门诊时间通常很短，需要充分地利用好这段时间。我们发现事先做一些准备，并按照以下几个步骤去做，就能在看门诊的时候取得更好的效果。

1. 技能步骤

（1）事先列出问题清单。

（2）详细而简洁地向医师诉说你的问题。

（3）回答医师所询问的问题。

（4）仔细倾听医师给你的建议。

（5）简单地重复以确认自己真正听明白了。

2. 角色扮演备选场景

（1）你服药 1 个月了，觉得药物不管用。

（2）医师给你增加了药量，你想知道为什么。

（3）你感觉自己好像有复发迹象。

（4）吃药后你发胖了（或总是很困，不能上学/工作或月经不规律等）。

3. 注意事项

（1）工作人员可以发起讨论，看门诊前列出问题清单有什么重要意义（避免遗忘、节省时间等）。在某些程度上清单类似于日记，区别在于清单主要记录关于疾病的内容，包括精神及躯体症状、副反应、想要询问医师的问题等；而日记里就可包含生活中的任何事情。我们建议用一个笔记本专门记录看门诊前的问题清单，这样便于保管。当然有人已习惯写日记而不愿写清单，这样也可以，但是要准确，而且为了保证简洁，在看门诊前要把最近一段时间所出现关于疾病的问题摘抄下来。

（2）工作人员应该强调学员理解医师建议的重要性，鼓励学员在不理解的时候多问问题，甚至可以找其他医师去问。

（3）门诊里常提到的问题，是药物副反应的问题，关于这方面要注意以下几点：

①精确描述副反应的症状。

②询问这些症状是否由于药物引起。

③听医师讲解如何解决这些问题。

④另一个经常问到的问题是调药，并不是所有想调药的想法医师都能够同意，如果不同意，妥协或协商的技能可能是有作用的。工作人员最好说明什么情况下可以减药，如医生认为病情稳定而又维持了足够的疗程，或有严重的药物副反应才可以减药。

⑤向学员介绍维持药物治疗的时间：首发病人临床治愈后需药物维持两年，第一次复发病人治愈后需药物维持 5 年，两次以上复发病人建议终身服药。

⑥本次课程假定学员知道自己在吃什么药、为什么吃药，并能初步判断什么是药物副反应。如果学员做不到这几点，则需要另外花时间进行相关知识的教育。

第九章　心理治疗

第一节　总　论

一、概述

心理治疗又称精神疗法，它是指医务人员在心理学的理论、原则的指导下，应用心理学的技术，以良好的医患关系为基础，通过言语和非言语的沟通方式或利用某些仪器给患者以心理上的训练和指导，改善他们的情绪，纠正异常行为，减缓致病性心理因素所致的心身症状，以促进身体和心理康复的方法。这种通过各种影响心理过程的手段来达到改善病情的专门医疗技术，其疗效与医务人员的素质和技能有密切的关系。

二、心理治疗的作用

（一）提供必要的心理支持和帮助

在患者面临自己无法耐受和应付的危机和矛盾，悲观焦虑时，心理治疗者作为他们的良师益友通过倾听、解释和指导等方法，为其提供安慰、支持和帮助，提高和增强其承受和适应能力。

（二）认识和改变不适当的认知和行为

心理治疗者要帮助患者认识一些将可能影响其社会功能和生理功能的不正确的认知态度，如小气的思维模式、错误的或非理性的信念等，并改变其不良认知态度和信念，重建自己的人格和行为，正视现实，增强对现实环境的适应能力和对挫折的耐受能力。

（三）情绪调节和疏导的作用

心理疾病可以伴发情绪障碍，而情绪障碍又反过来影响躯体健康。通过心理治疗，让患者倾诉心中的焦虑、烦恼和痛苦，疏泄压抑的情绪，调动积极情绪，学会转换不良心境的方法，以缓解症状和解除痛苦。

（四）改变不适应环境的行为方式

疾病的发生、发展与不良行为习惯和方式关系密切，不良行为方式可导致疾病。心理治疗帮助患者认识自身不健康的行为，培养良好的行为习惯，重建学习解决问题和适应环境的行为方式。

三、心理治疗的特点

（一）自主性

心理治疗的成败很大程度上取决于患者的主观能动性能否得到充分的发挥，它是在心理学工作者的帮助下，患者努力改变自己与环境间的不适应状态的一种方法。因此在应用心理学的原理和方法通过自己的语言和行为去影响、帮助患者时，应使患者对治疗充满信心和希望，积极参与，发挥自主性。同时和患者做到良好的交流沟通十分重要，只有治疗者和患者以共同的目的为基础，建立良好的医患关系，才能有利于患者自主性的发挥。

（二）学习性

整个心理治疗过程是一个学习的过程，通过心理学工作者的帮助，患者改变以往的错误认知结构，建立新的观念。治疗中，向患者恰当地解释病情，使他充分认识到问题所在，并且引导与帮助他们在思想上、感情上真正参加到治疗的过程中来，从而有意识地学习控制和调节自身的心理，改变自己的不良行为，从疾病的痛苦中解脱出来。

（三）实效性

心理治疗工作必须注重实事求是，一切从患者的实际情况出发，因人而异，强调治疗的实际效果。心理治疗和其他治疗方法一样，以收到实际治疗效果为目的，不断巩固已获得的疗效。为此，在治疗收效后，应告诉患者欲要预防疾病，必须从自身心理和生理两方面有意识地进行锻炼，告之必须不断学会控制和调节自己的情绪，从而防患疾病于未然。

四、心理治疗实施者应具备的条件

从某种意义上说，心理治疗是一个人影响和改变另一个人的认知、情感和行为的治疗方法。医生自身的心理行为和技术素质，对医患关系的建立、心理治疗的成功起着决定性的作用。因此治疗者必须具有一定的条件。

（一）知识面广，具有良好的治疗技能

治疗者必须是经过专业训练的医务人员或医务工作者，除具备心理学知识外，还必须有医学心理学、神经病学、精神病学等知识及一些人文科学、自然科学知识和生活经验。同时，心理医师还应具备良好的人际交往和心理诊治技巧。有人认为，在心理治疗中能否建立良好的医患关系，能否获得患者的信任，是检验一个心理治疗师是否成熟和称职的首要条件。良好的医疗技能、娴熟的晤谈技巧可以使患者对医师产生敬仰感，并自觉服从、积极配合治疗。

（二）有较为健康的心理

是否有较为健康的心理是检验一个心理治疗师是否成熟、称职的重要条件。一个专业素质良好的心理医师，有强烈的事业心、同情心、责任感，满腔热忱地帮助患者，在言谈举止中表现得充满自信。热情而亲切，较易树立自身的权威性，赢得患者的信赖。医师有良好而健康的心态，具有感化力量，有助于获得成功。同时，心理治疗师也生活在大千世界中，也有自己的喜怒哀乐、悲欢离合，当自己遭遇到负性生活事件时，应能够很好地应付，较好地调节心理平衡，不将生活中的情绪带到工作中去。

（三）懂得患者的心理

医师只有洞悉患者的状况，才能有的放矢地进行心理治疗。医师要了解患者的家庭情况、社会文化背景、个人经历、人格特征、爱好、人际关系和适应环境的能力等，以便更好地评价该患者对所面临的生活事件的心理承受能力及该生活事件对患者健康的影响，估计治疗效果。当然，在了

解患者情况的同时，要注意严格遵守病史的保密原则，维护患者的利益，同时也维护了心理治疗的声誉和权威。

（四）博采众长，灵活地运用各种治疗方法

从某种意义上说，心理现象较生物现象更为复杂，患者的心理活动受到多变的生物、社会、心理因素的影响，非但不同患者间心理活动存在很大的差异，而且同一患者在疾病的不同阶段的心理也变化多端，往往难以预测。因此心理治疗应根据患者的特点、不同的疾病、疾病进展中的不同阶段，选择不同的方法。

五、心理治疗的原则

（一）和谐性

心理治疗的成功很大程度上与心理治疗者进行人际交往并建立和谐关系的能力有关。良好的医患关系可以增强患者的治疗信心，接受医生的指导和建议，在治疗中配合医生计划的实施。为了建立良好的医患关系，医师应该始终抱着对患者的尊重、同情、关心、支持的态度，与对方建立相互信赖、友善的关系。

（二）针对性

针对性是取得疗效的必要保证。每一种心理治疗有一定的适应证，治疗者应根据事先收集到的患者的具体资料，形成完整的病案资料，进行正确的分析和诊断，确定其性质和程度。医师据此设计治疗程序，预测治疗中可能出现的变化并采取对策。

（三）综合性

每一种心理治疗方法都有其优点，亦有其不足。在对某一疾病实施心理治疗之前，综合考虑除一种治疗方法外，有时候还需要结合其他疗法和手段，如药物治疗或理疗等措施。各种心理治疗方法的整合使用，有时可以获得更好的效果。

（四）保密性

心理治疗常涉及患者的隐私。我们必须在治疗中坚持保密原则。如需

要记录，必须征求患者的同意，医师不得随意公开患者的具体资料，即便在学术活动或教学中需要引用时，也应该隐去患者真实姓名，这也是在维护心理治疗的声誉。

（五）灵活性

不同患者的心理受到环境等因素的影响而各不相同。在治疗中患者的心理活动也会受到内外因素的影响而出现相应的变化，医师应密切观察他们的心身变化，必要时可根据心理变化灵活地更改或修正治疗程序和方法，切忌治疗方法千篇一律或生搬硬套。

（六）中立性

心理治疗的目的是帮助来访者的自立和自我成长。因此在治疗的过程中，医师宜持中立态度，一般不替患者作出任何选择和决定。除特殊需求外，亲友和熟人应该回避，若涉及隐私，更应该让患者自己作决定。在一般情况下，医师不为亲友和熟人进行心理治疗。

六、心理治疗的程序

初始阶段

为对患者心理问题的探索阶段，在该期内应做到：

收集资料填写病史并进行必要的体格检查和心理测量。

应注意的问题：（1）建立良好的医患关系；（2）确保资料的可靠性；（3）适宜的治疗环境。

中间阶段

为心理治疗的操作和深入阶段。通常用几天到几周时间对有关心理行为问题进行治疗前的测量和分析，通过对所掌握的资料的分析比较，找出症结之所在和关键的问题。具体的操作步骤：

1. 听主诉并巩固求医动机；

2. 在进行判断问题的同时，还要注意了解患者对治疗的愿望，巩固其治疗动机，树立对治疗的信心；

3. 心理诊断；

4. 分析和解释，提高认知；

5. 指导和教育。

巩固结束阶段

为心理治疗的疗效评估和巩固阶段。操作步骤：①经过一段时间的治疗后，对疗效进行分析和评价，确定是否达到了预期的目标和是否终止治疗时间。一般来说，产生疗效后，患者的症状或主要症状将减轻或消除，认知、情绪和行为都有一定的改善，在双方认识一致的情况下可以终止治疗。②进行追踪治疗，嘱咐患者应与医师经常保持联系，根据需要定期或不定期地来复诊。

不同的心理学家因观点和经验体会不同，对治疗阶段的划分亦不同。心理学家荣格认为心理治疗可简略地分为 3 个阶段：第一个阶段是倾诉；第二个阶段是分析解释；第三个阶段是指导教育。国内也有学者认为心理治疗的过程可划分为接纳、体验情感、认知重组和行为重塑 4 个基本阶段。但是，万变不离其宗，一个完整的心理治疗均应包括收集资料、评价和诊断、分析和解释、促成行为改变等部分。在具体治疗中，依据医师的经验和需要，视患者的具体情况酌情实施。

第二节 不同心理治疗学派

一、概述

心理治疗是应用心理学的原则和方法，治疗病人的心理、情绪、认知和行为有关的问题。治疗的目的在于解决病人所面对的心理困难，减少焦虑、忧郁、恐慌等精神症状，改善病人的非适应行为，包括对人和事的看法和人际关系，并促进人格成熟，能以较有效且适当的方式来处理心理问题及适应生活。

心理治疗依主要学术理论与施行要点分为分析性心理治疗、认知性心理治疗、支持性心理治疗、行为性心理治疗、人际性心理治疗等种类。分析性心理治疗是以精神分析的理论为基础，探讨病人的深层心理，了解潜意识的心情动机、欲望和精神动态，协助病人增进对自己心理的了解。其特点是把着眼点放在个人的内在精神的结构、功能与问题，着重感情和动机分析，并关心自我与现实的适应方式。认知性心理治疗主要机制是认为所有情绪或行为的反应，都与其认知有连带关系。一个人对自己、对他人、对事物的看法、观念或想法，都会直接或间接地影响其心情与行为上的表现。其治疗的着眼点是放在认知上的修正。支持性心理治疗主要特点在于善用治疗者与病人之间建立的良好的关系，积极地应用治疗者的权威、知识与关心来支持病人，使病人能发挥其潜在能力处理问题，度过心情上的危机，或避免精神崩溃。行为治疗机制是依据学习心理学，认为任何行为经由适当的奖励或惩罚，便可操控其行为，既可消除不适应的行为，也可建立所需要的新行为。因此，行为治疗是不在乎病人之过去，也不能追究不适应性的行为问题之来源，而主要把着眼点放在要更改或消除的行为，研究如何有系统地、按程序、适当地给予奖赏或惩罚，来产生行为上的更改，达到治疗之效果。

二、精神分析疗法

精神分析（psychoanalysis）是由奥地利精神医学家弗洛伊德于19世纪末所开创的一种特殊心理治疗方法。其特点是经由分析来了解病人潜意识的欲望和动机，认识对挫折、冲突或应激的反应方式，体会病理与症状的心理意义，并经指示与解释，让病人获得对问题之领悟；经长期的治疗，善用病人与治疗者所产生的转移关系，来改善病人与周围人的关系。

（一）理论背景

精神分析学的理论核心是将人的精神活动分为潜意识、前意识和意识。潜意识深藏于意识之后，是人类行为背后的内驱力。弗洛伊德把它形容为漂浮在大海里的冰山，它的主题部分沉在水面之下。平时我们意识不到潜意识的内容，但我们大多数的动机是潜意识的。潜意识的动机在某种程度上影响着我们各方面的行为，任何重要行为都是源于人们自己意识不到的动机和内心冲突。精神分析正是以潜意识的理论为基点，探讨"一个让你为什么是那个样子"的真正原因。它通过自由联想法等方法设法将潜意识的内容引入到意识中来，然后通过自我认识，以摆脱心理问题和不良情绪。精神分析的目的和价值在于它能够挖掘出深藏在潜意识中的各种关系（尤其是童年的精神创伤和痛苦经历），使之浮现在意识中来，帮助患者分析、解释、理解这些关系，彻底顿悟和认识自己。并且通过医生的疏导，使患者宣泄并消除深藏在潜意识中童年的精神创伤、心理矛盾和痛苦体验，最后矫治不良行为，达到治疗目的。

弗洛伊德的整个心理治疗观是建构在他对人格的理解基础上的。在精神分析早期的理论中，注重分析人的生物本能（尤其是性本能），将其作为人做出各种行动的原始动力。弗洛伊德将人格分为本我、自我和超我3个部分，其中本我是原始的我，依"享乐原则"表现本能和欲望。集中体现在动机论和性恶论的观点。从本质上看，本我是冲动、自私、盲目、非理性的，其思考和程序不受时间、空间等因素的限制。超我则是其价值内化论的集中体现，它是人格结构中代表理想的部分，是种族价值传统内化的结果。它按照道德原则行事，作用在于指导和控制本能冲动，使之符合社会准则。而自我，就夹在本我和超我之间以及本能冲动和社会道德原则之间，它依照的是"现实法则"。它不仅要应付本我的原始需要，而且要应付超我的道德监管，因此自我处在无休止的矛盾斗争中。基于此人格理论设想，说明一个人内心含有不同功能的自己，可解释我们为何内心会有冲突或矛盾的现象，也可说明压抑的心理作用。对于人与社会的关系、人类的前途和未来等问题上，弗洛伊德持悲观、怀疑态度，他认为不论压抑或升华，都不能消除人生悲剧的根源即本能欲望与社会价值之间的根本对立，这样本我、自我和超我之间就会产生激烈的冲突，自我就会感到焦虑，如果自我的力量不够强大，不能协调解决冲突，就会过度采用这样或那样的防御机制，使人越来越偏离自己的真实本性，从而出现各种神经症，因此，神经症乃是自我与本能欲望相冲突而妥协的产物。

需要指出的是，弗洛伊德的这一理论从学术发展的角度看，是受到了当时牛顿物理学和达尔文进化论学说的影响。牛顿的机械论影响下的学界普遍认为宇宙万物都受到"能"和"力"的支配。弗洛伊德受此影响，认为与生殖有关的性本能及破坏有关的攻击本能是人类的心理和行为的原始动力。欲望得不到满足，压力过大，就会产生危机，其治疗的方针是使病人能经由"宣泄"发泄被压抑的情感，或满足未能满足的欲望。达尔文的进化论解释了关于物种、种群的发生、发展、灭亡的过程，弗洛伊德发展出了儿童到成年的性心理发展学说，即经由口欲、肛欲、性欲、潜伏及异性各期而发展走向成熟。

（二）方法与技术

精神分析疗法所采用的技术有：自由联想、梦的分析、移情、解释。精神分析理论认为心理障碍是潜意识中的矛盾冲突引起的，所以精神分析疗法致力于挖掘患者压抑在潜意识中的幼年创伤性经验，并把它带到意识中去，启发患者重新认识这些经验，使潜意识的矛盾冲突获得解决，从而消除患者的症状。

自由联想

让患者自由诉说心中想到的东西，鼓励患者尽量回忆童年时期所遭受的精神创伤。精神分析学理论认为通过自由联想患者潜意识的大门不知不觉地打开了。潜意识的心理冲突可以被带入到意识领域，医师从中找出患者潜意识之中的矛盾冲突，并通过分析促进患者领悟心理障碍的症结，从而达到治疗的目的。自由联想是精神分析的基本手段。

梦的分析

在《梦的解析》中认为"梦是做梦者潜意识冲突欲望的象征，做梦的人为了避免被别人察觉，所以用象征性的方式来避免焦虑的产生"，"分析者对梦的内容加以分析，以期发现这些象征的真谛"。所以发掘潜意识中心理资料的另一技术就是要求患者在会谈中也谈谈自己的梦，并把梦中不同内容自由地加以联想，以便医生能理解梦的外显内容和潜在内容。显梦的背后是隐梦，隐梦的本质是做梦者所不知道的，要经过医师的分析和解释才能理解。

阻抗

阻抗是自由联想过程中患者在谈到某些关键问题时所表现出来的自由联想困难。其表现多种多样，可表现为意识的，如对医师不信任，担心说错话，也可表现为潜意识的，如正在叙述过程中突然沉默，或转移话题等。不论阻抗的形式如何，阻抗会一直贯穿于治疗的全过程中。阻抗一方面是治疗的障碍；另一方面阻抗也是治疗的中心任务，克服阻抗往往需要很多时间。

移情

移情是患者沉入对往事的回忆中，将童年期对他人的情感转移到医师身上。移情有正移情和负移情，正移情是患者将积极的情感转移到医师身上，负移情是患者将消极的情感转移到医师身上。借助移情，把患者早年形成的病理情结加以重现，重新"经历"往日的情感，进而帮助患者解决这些心理冲突。

解释

解释是精神分析中最常用的技术。医师的中心工作就是向患者解释他所说的话中潜意识的含义，帮助患者克服阻抗，而使被压抑的心理资料得以源源不断地通过自由联想和梦的分析暴露出来。解释是逐步深入的，根据每次会谈的内容，用患者所说过的话作依据，用患者能理解的语言高声说出他的心理症结所在。解释的程度随着长期的会谈和对患者心理的全面了解而逐步加深和完善，而患者也通过长期的会谈在意识中逐渐培养起一个对人和对事成熟的心理反应和处理态度。

（三）治疗过程

当代精神分析有两大目的，一是缓解和消除焦虑、强迫等临床症状，二是改变人格。精神分析要求治疗环境安静，最好配有遮光窗帘，室内布置简便。标准化的治疗设置有助于医师更好地处理精神分析过程中的治疗关系和移情等问题，更敏锐地发现患者无意识中的心理症结。

接受治疗的患者在安静的环境里，半卧在躺椅上，身体放松。治疗者坐在躺椅的侧后方，以免让患者看到面部而引起情绪反应，与此同时医师又能随时观察患者和倾听。治疗中要求患者在自由联想过程中把浮现在头脑中的任何想法随时讲出来，不应有所隐瞒。当患者无话可说时，医师可作适当的引导和提醒，使患者的联想继续下去，直到约定的时间。

医师在倾听患者的自由联想时要耐心，跟随患者的联想进入患者的潜意识世界，与患者一起体验和感受，了解患者有意义的个人成长经历和生活资料，努力发现阻抗所在，观察和体验患者的移情反应。患者将过去经历和体验投射到他人身上时，医师要进行及时的解释，帮助患者对移情有深刻认识，克服治疗中的阻抗，最终帮助患者认识自己的意识和潜意识，并使患者在潜意识中接受这一问题的实质。

精神分析的治疗通常是每周会谈3～6次，每次平均1小时。治疗的疗程则半年到1年，多则2～4年。现代精神分析已经在这方面作了较大改变，会谈每周1～2次，疗程一般在半年到1年半。在正式开始治疗前，还需要先经过两轮的试验性分析阶段，以排除在初次会谈确定的治疗对象中仍存在不适合作精神分析的患者。传统上认为最适合于精神分析治疗的是各种神经症以及心理创伤、性心理障碍、人际关系障碍、适应障碍等。情感性精神疾病、精神分裂症、病态人格、药物及酒精依赖、长期的严重人格障碍以及器质性病变所致精神障碍不宜作精神分析。

三、行为主义

行为疗法（behavior therapy）是基于现代行为科学的一种心理治疗方法，它是根据行为学习和条件反射理论，消除和纠正异常心理和行为，建立一种新的条件反射和行为的治疗方法。

（一）理论背景

现代行为疗法已有近百年的历史。不同于精神分析疗法的一个明显特征是，行为疗法没有像弗洛伊德似的开创性始祖，因而行为主义缺乏一个统一始终、连续贯通的理论模式。从一开始行为主义的研究就呈现出一派百家争鸣的局面。行为主义开始于20世纪20年代，巴甫洛夫的动物实验性神经症模型、早期的行为主义者华生等人的儿童强迫症性和恐怖症模型都是行为治疗理论和实践的典范。到20世纪50年代，新行为主义者斯金纳提出了操作条件反射理论，并尝试应用于医疗实践。接着英国著名临床心理学家艾森克也结合临床实践提出了行为学习过程的新理论。到了20世纪60年代，随着现代科学的进步，使行为疗法有可能与某些现代尖端科学技术结合起来，生物反馈疗法的出现使得行为治疗成为了心理治疗领域中一个独立的体系和卓有成效的治疗方法。至20世纪70年代，行为治疗被誉为心理治疗领域的第二势力，大大超过精神分析疗法，占据了压倒性的优势地位。

行为疗法的基本理论有：

1. 经典条件反射

巴甫洛夫在实验中发现铃声这个无关紧要的刺激可以由于食物的强化而转变成为食物的信号，继而单独的铃声也能引起唾液的分泌。从一个无关刺激转变为具有某些信号属性的过程就是条件反射形成的过程。巴甫洛夫还研究了条件反射的泛化、辨别和消退作用，他用上述实验结果来解释行为的建立、改变和消退。因此，治疗的关键在于指导患者创造良好的环境条件，引导患者进行适当的学习。

2. 学习理论

华生从老鼠跑迷津的实验中观察到学习的作用。他认为无论如何复杂的人类行为都是学习的结果。复杂的学习行为遵循两条规律：一是频因率，即某一行为反应对某一刺激发生的次数越多，那么这一行为反应就越有可能固定保存下来，并在以后遇到相同刺激的时候发生。二是近因率，即某一行为反应对某一刺激发生在时间上越接近，那么这一行为反应就越有可能固定保存下来，并在以后遇到相同刺激的时候发生。学习理论强调学习的作用，认为无论任何行为都可以习得，也可以弃掉。

桑代克仔细观察了猫为了吃到笼子外面的鱼如何设法打开笼门的种种行为，他提请人们注意：美味的鱼是决定猫的行为的关键因素。他认为，行为的目的不是为了获得奖赏就是为了逃避惩罚。最初，动物对同一种刺激可能会作出几种不同的行为反应，但只有那些能给自身带来好处的行为反应更容易与这一刺激相结合，并在这一刺激再次出现的时候再次发生。而那些会给自身带来痛苦的行为反应不易与这一刺激相结合，因而这一刺激再次发生的时候，这种行为再次发生的可能性小。桑代克称这一原理为效果率。

3. 操作性条件反射

斯金纳在一个箱子中安放了一根杠杆装置和一个食物盘，如果按压杠杆，就会有食物落入盘子中。把一只饥饿的小白鼠放入箱子中，它在寻找食物时可能偶然碰压到杠杆而获得食物。如果这种偶尔重复几次，小白鼠便会主动去按压杠杆。也就是说，它习得了用按压杠杆获得食物的行为。这就是著名的操作性条件反射实验。这个实验揭示了奖励性的后果会直接影响行为的增多。同样惩罚性的后果会直接影响行为的减少。可见，学习不是消极被动地等待刺激，也不是先有刺激后有反应，而是通过操作的形式积极寻求刺激。因此行为治疗的关键在于设计相应的强化程序，指导患者按照这些程序克服心理障碍，矫正行为问题。

虽然行为主义的各种理论不尽相同，但是这些学者都以刺激－反应的学习过程作为行为的主要解释。因此，行为疗法中的原理是：所有的行为都遵循学习的规律，变态的行为也属于习得性行为，可以习得，也就可以弃掉。

（二）方法技术

行为治疗的目的在于利用强化使患者模仿或消除某一特定的行为，建立新的行为方式。因此它很注重心理治疗目标的明确化和具体化，主张对患者的问题采取就事论事的处理方法，不必追究个人潜意识和本能欲望对偏差行为的作用。常用的技术有：

1. 系统脱敏疗法

由美国学者沃尔普创立和发展，是行为疗法中最常见的方法。其理论认为焦虑和恐惧表现只是一种行为习惯，可以通过控制其外界环境来加以改变。认为心理障碍和变态行为最好通过建立新的条件反射来根除。通过教患者放松自己的精神，逐步降低对某些事物的焦虑和恐惧，使正常反应加强，不正常反应消失，消除患者的紧张情绪，从而达到行为矫正的目的。系统脱敏疗法主要包括放松训练、制定焦虑等级表以及脱敏治疗 3 个步骤。

2. 冲击疗法

冲击疗法又称暴露疗法、满灌疗法。其治疗方式是将患者置于他所惧怕的情境中，鼓励患者直接接触引起恐怖焦虑的情境，坚持到紧张感觉消失。"习得镇静"是满灌疗法的要诀。一般 5 次左右，每次 1~2 小时。使用此法必须对患者的文化水平、理解能力、发病原因、身心情况有深入了解。否则不仅会影响疗效，而且可能出现意外。冲击疗法常常用来治疗焦虑症、抑郁症、恐怖症、强迫症等。

3. 厌恶疗法

此疗法是根据巴甫洛夫的经典条件反射原理，用引起躯体痛苦反应的非条件刺激与形成不良行为的条件刺激结合，使患者在发生不良行为的同时感到躯体的痛苦反应，从而对不良行为产生厌恶而逐渐使其消退。即利用回避学习的原理，把令人厌恶的刺激，如电击、催吐、语言责备、想象等，与患者的不良行为相结合，形成一种新的条件反射以对抗原有的不良行为，进而消除这种不良行为。厌恶疗法常作为行为疗法的一部分，很少单独使用，常常用来戒烟、戒酒或戒除药瘾以及矫正性变态、强迫症和某些其他不良行为，但不能把厌恶刺激作为一种处罚措施来使用。

4. 操作条件法

操作条件法又称奖励性强化法、代币券法。此疗法是根据斯金纳的操作条件反射原理设计出来的，即用奖励的方法强化期望的行为，当患者出现某种预期的良好行为表现时，马上给予奖励，从而使该行为得到强化，同时使其不良行为得以消退。在具体操作中，代币可用不同形式的正性强化物，例如印有一定价值的"货币"，也可用代用券或筹码。还可以用红旗或红星式样的印章符号或记分卡等。开始时只要有正确的反应就要加以奖励，以后逐渐减少，逐渐由物质奖励转换为精神奖励，逐渐由外部奖励转化为内部的自我奖励。此法常用来矫正社会行为障碍及不良习惯，如在智残儿童、行为不良儿童、药瘾者和酒瘾者等的矫正中，在衰退的精神患者的康复中代币疗法都有良好的效果。

5. 生物反馈疗法

生物反馈疗法是利用现代电子仪器，将人体内部的某些生理功能检录下来，并放大，转换成声、光或数字信号，经显示系统反馈给个体，使个体根据反馈信号学习调节控制自己的这些生理功能，达到预防疾病的目的。在精神科的治疗领域中，生物反馈常常与松弛技术相结合，常用的生物反馈有肌电反馈、皮电反馈、皮温反馈、脑电反馈和心率、血压及其他内脏功能反馈。此疗法适用于焦虑症、强迫症、失眠症、抑郁症和心身疾病的治疗。

（三）治疗过程和评价

行为治疗是一组治疗方法，而不是一种方法，各种行为疗法的共同特点是：行为治疗只针对当前患者的有关问题进行，并不强调揭示问题的历史根源或认知原因。行为治疗的技术通常都是从实验中发展而来，即是以实验为基础的，强调学习新行为，以改善当前的问题，强调公开干预当事人的生活，激励他改变自己。其治疗步骤如下：

客观地指出问题行为，注意经常发生这一问题行为和很少发生这一问题行为的条件。

设计测量问题行为严重程度的方法。

制定行为矫正的目标。

制订干预计划，增加积极行为，减少消极行为。

在干预过程中记录问题行为的频次、表现。

达到目标要求，终止干预计划。

检查复发情况，辅助性处理计划。

行为疗法和其他心理疗法的区别在于：行为疗法是以心理学中有关学习过程的理论和实验所建立的证据为依据的。与传统的心理治疗相比，它具有更高的科学性和系统性，可以进行客观的科学检验、演示和量化，即使重复实验也可得出同样可靠的结果。行为治疗有一整套定型化的治疗形式，有坚定的理论根据和大量的实验证明，所以临床疗效更为显著和稳定。

早期的行为主义心理学认为，它所要研究的只是可以观察和可以测量到的行为，以及引起该行为的外部刺激。因此，刺激－反应被认为是解释行为的普遍公式。在实践中，人们慢慢发现行为疗法只注意外显行为和引起外显行为的刺激情境，忽视了人脑内部的复杂作用，因而这种疗法长于治"标"，失于治"本"。即使一些不良行为得到矫正了，也常常容易复发，不易达到根治的效果。随着社会学习理论的出现，特别是在认知心理学的强大思想冲击下，早期行为主义的观点已被逐步放弃，人们开始重视刺激和反应之间的中介调节因素，如认知、情绪、动机和意志等因素。认为不能把人看作是一个对外界环境刺激或心理刺激的被动反应者，而应看作是把环境刺激转换为认知因素，并经由情绪和动机的激发才导致各种行为。鉴于此，行为治疗就是要通过对行为的评价以及一定的行为学习程序，指导和帮助患者去调动这些能力，以改变那些不良的或异常的行为，或者建立新的健康行为去取代那些不良的或异常的行为。

四、认知疗法

认知疗法（cognitive therapy）是 20 世纪 60～70 年代在美国发展起来的一种心理治疗方法，它是根据人的认知过程影响其情绪和行为的理论假设，通过认知和行为技术来改变求治者的不良认知的一类心理治疗方法的总称。认知疗法高度重视研究来访者的不良认知和思维方式，并且把自我挫败行为看成是来访者不良认知的结果。所谓不良认知是指来访者歪曲的、不合理的、消极的信念或思想。它们往往导致情绪障碍和非适应性行为，治疗的目的就在于矫正这些不合理的认知，从而使来访者的情绪和行为得到相应的改变。

（一）理论背景

20 世纪六七十年代处于优势和领先地位的心理治疗流派无疑是精神分析和行为治疗。认知治疗的创始人最初所接受的正是这两大学派的训练，然而在临床实践中，AT Beck 和 A Ellis 对精神分析治疗理论和实践存在的缺陷感到不满，而逐渐摒弃了精神分析学说，创立了自己独特的治疗理论和技术方法，即认知疗法和理想情绪疗法。

认知疗法的理论基础是 Beck 提出的情绪障碍认知理论。他认为心理问题不一定都是由神秘的、不可抗拒的力量所产生，相反它可以从平常的事件中产生，例如错误的学习，依据片面的或不正确的信息作出错误的推论，以及不能妥善地区分现实和理想之间的差别，等等。他提出每个人的情感和行为在很大程度上由其自身认识外部世界、处世的方式或方法决定的，也就是说，一个人的思想决定了他的内心体验和反应。Beck 在治疗抑郁症的病人中发现，产生治疗作用的认知成分分为 3 种水平，即自动式思维、图式或内部假设、认知的歪曲。

自动式思维是介于外部事件与个体对事件的不良情绪与行为反应之间的那些思想，大多数病人并不能意识到在不愉快情绪之前会存在这些思想，因此这些思想已经构成他们思考方式的一部分。近年来自动式思维被定为前意识水平的产物。Beck 认为图式是人们从童年期开始通过生活经验建立起来的一种相对稳定的内部心理模式，它包括个体和世界许多方面的内容，个体可参照这些内部模式对外界事物进行感知、编码、记忆等信息加工活动。认知的歪曲将功能性失调图式和自动式思维联系在一起，使个体在面临一定的事件时产生消极的自动式思维，这些信息加工过程中所出现的一系列逻辑错误被称为是认识的歪曲。

艾利斯的理性情绪理论认为人既有向积极的一面发展的先天倾向，又有向消极的一面发展的先天倾向。在艾利斯看来，这种先天倾向容易使人在后天的教育和环境的影响下发展出非理性的生活态度，即非理性的信念。艾利斯最著名的情绪理论为 ABC 理论，A 代表应激事件，B 代表个体内在的认知信念系统，C 代表事件的情绪后果。应激事件 A 只是引起情绪及行为反应 C 的直接原因，而人们对应激事件 A 所持的信念、看法、解释（即 B），才是引起人的情绪及行为反应（C）的根本原因。即 A 是通过 B 引起 C 的。

（二）方法和技术

1. 认知重建

认知重建在认知疗法中最关键，即通过教育、开导、沟通、促膝长谈、指点迷津和布置"家庭作业"，督促患者进行改变错误认知的训练，重建功能性的、健康的看法与态度等。认知重建包括艾利斯的"理性－情绪治疗法"，贝克的"认知治疗法"以及唐纳德·米切鲍姆的"自我指导治疗法"，前两者试图重新建立信念和假设，后者的目的是要改变自我言语过程。对于如何重建人的认知结构，达到治疗的目的，不同学派有自己的看法。

2. 疏导疗法

疏导疗法又称"谈话疗法"，是通过准确、鲜明、生动、灵活、亲切的语言，解释、激励、鼓舞患者，使求助者自我领悟或改变认识而得到启发和领悟，进而使其心理压力或症结得到缓解或消失，从而达到咨询或治疗目的的一种心理防治方法。

3. 应对技巧训练疗法

它包括两种不同的方法：一个是"隐蔽的模型化"，指的是在实际生活中进行作业之前，训练患者对困难的作业进行心理复述，另一个是"系统的去敏感化"，治疗专家先诱导患者焦虑，然后训练他们有效地应对它。应对技巧训练法主要是教给患者适应技能，通过操作认知，摆脱焦虑。

4. 解决问题技术

主张这种疗法的心理治疗家相信，不恰当的解决问题的技能与这些焦躁情绪，诸如挫折、仇视、焦虑和忧郁，有着密切的关系，而构建解决问题的模型，就能使患者有效地减少这种焦躁情绪。

（三）治疗过程和评价

认知疗法一般分为4个治疗过程：

建立求助的动机

在此过程中，要认识适应不良的认知－情感－行为类型。患者和治疗医师对此问题达成认知解释上意见的一致。对不良表现给予解释并且估计矫正所能达到的预期效果。比如，可让患者自我监测思维、情感和行为，治疗师给予指导、说明和认知示范等。

适应不良性认知的矫正

在此过程中，要使患者发展新的认知和行为来替代适应不良的认知和行为。比如治疗师指导患者广泛应用新的认知和行为。

与不合理的信念辩论

在处理日常生活问题过程中用新的认知对抗原有的认知。让患者联系将新的认知模式应用到社会情境中去，取代原有的认知模式。

改变有关自我的认知

在此过程中，作为新认知和训练的结果，要求患者重新评价自我效能以及自我在处理认知和情境中的作用。比如在练习过程中，让患者自我监察行为和认知。

认知疗法最主要用于治疗情绪抑郁患者，尤其对于单相抑郁症的成年患者。也可作为神经性厌食、性功能障碍和酒精中毒等患者的治疗方法，还适用于治疗焦虑、社交恐怖、偏头痛、情绪激怒、强迫症、人格障碍的患者。

认知疗法最突出的特点是对情、理关系的理解和处理，强调情从理生，以理驭情。中国是一个较重理性、重现实的民族，中国人讲理、说理的特点与认知疗法的精神非常吻合，所以从总的倾向看这种方法比较适合中国文化特点。在治疗适应证方面，认知疗法几乎可应用于任何心理治疗，尤其是在处理爱情、婚姻、家庭、学习、工作等方面问题效果显著。

五、人本主义

咨询者中心疗法（client – centered therapy）是由人本主义心理学家卡尔罗杰斯创建的一种心理疗法。它把患者看作一个有自尊心的主人，而不是一个普通的患者，故用咨客（client）一词。罗杰斯认为人的本质是积极向上的，拥有不需要医生直接干预就能了解和解决自己困扰的潜能。所以咨询者中心疗法并不注重治疗的技术，而把治疗的重点放在了治疗者的态度、个人特质及治疗关系上，医师只要为当事人提供一个温暖、安全、自由的治疗环境，当事人自己就会走上自我治愈的道路。人本主义相对于精神分析和行为主义，被称作为心理治疗理论中的"第三势力"。

（一）理论背景

首先要澄清"人本"并非简单的以人为本。人本的英文原词为 human-itc，也不能涵盖人本心理学的意思。心理学大师马斯洛的一段话可以精确地表述人本的含义：数千年来，人本主义者总是试图建立一个自然主义的心理的价值体系，试图从人自己的本性中派生出价值体系，而不必求助于人自身以外的权威。可见，人本主义的意思是人如何根据自身作出选择。

卡尔罗杰斯认为人都有能力发现自己的缺陷和不足，并加以改进。心理咨询的目的，不在于操纵一个人的外界环境或其消极被动的人格，而在于协助来访者自省自悟，充分发挥其潜能最终达到自我的实现。人本主义认为自我的概念是通过自身与环境，特别是其他人对他的评价相互作用后建立起来的。他假定人性中本身具有引导、调整、控制自己向上的能力。而所有心理问题及困扰都是由于这种能力的发展受到了阻滞所造成的。咨询者中心疗法的基本原理就是要帮助来访者排除这些障碍，使来访者向着自我调整、自我成长和逐步摆脱外部力量控制的方向发展。人本主义的核心在于人人都有其独立的价值和尊严，人人都必须自己选择自己生活的方向。

马斯洛是另一位人本主义的大师。他提出人类价值体系存在两类不同的需求，一类是沿生物谱系上升方向逐渐变弱的本能和冲动，成为低能需要和生理需求。一类是随生物进化而逐渐显现的潜能或需要，成为高级需求。他将需求由低能到高能分为5种：生理需求、安全需求、感情需求、尊重需求、自我实现需求。人的这5种需求在一般人身上往往是无意识的，对于个体来说，无意识的动机比有意识的需求更重要。而且在不同的时期表现出来的各种需求的迫切程度是不一样的。人最迫切的需要才是人行动的主要原因和动力。低层次的基本需求得到满足后，它的激励作用就会降低，其优势地位也不再保持，高层次的需求会取代它成为行动的动力。人的需求从外部得来的满足逐渐向内在得到的满足转化。马斯洛还认为：在人自我实现和创造性过程中，产生出一种"高峰体验"的情感，这个时候是人处于最激荡人心的时刻，是人存在的最高、最完美、最和谐的状态，这时候的人具有一种欣喜若狂、如醉如痴的感觉。需要指出的是马斯洛的理论是基于正常人的研究，而精神分析和认知疗法的理论多来源于临床实践中对来访者的观察与发现。

（二）方法技术

咨询者中心疗法源于非指导性心理治疗，不注重技巧，只注重治疗关系，让患者畅所欲言，充分发泄，帮助患者认识其目前的现状。其要点有：

1. 以患者为中心

人本主义疗法强调医患关系的中心应该是患者。治疗是非指令性的，所有的情况都由患者提供，医师必须暂时放弃自己的看法和判断，对患者不作评价，对其意图不作探究和分析。医师的责任是创造一种良好的气氛，使患者感到温暖，不受压抑，受到宽容和充分的理解。医师的这种态度，会促进患者重新评估自己和周围事物，并按照新的认识来调整自己和适应生活。患者会在真诚的医患关系中慢慢发现自己的问题，作出转变。

2. 把心理治疗看成是一个转变过程

罗杰斯认为心理治疗主要是调整自我的结构和功能的一个过程。一个人有许多体验是自我所不敢正视和不清楚感知的，因为面对或接受这些体验，与自我目前的结构不协调，并使其感受到威胁。医师如同一个伙伴，就像是一个可以接受的改变了的自我，帮助患者消除不理解和困惑，产生一种新的体验方式，而放弃旧的自我形象。咨询者中心疗法实质是自我学习的过程，如果不建立适当的医患关系，患者的这种学习过程就不会产生。研究证实，治疗成效取决于医师的态度，而不是他的知识、理论和技巧。

3. 非指令性治疗的技巧

与一般的指令性心理治疗比较，罗杰斯治疗反对操纵和支配患者，很少提出问题，避免代替患者作出决定，从来不给什么答案，在任何时候都让患者确定讨论的问题，不提出需要矫正的问题，也不要求患者执行推荐的活动。

（三）治疗的过程和评价

人本主义疗法的基本目标是"去伪存真"。"伪"是一个人受到外界压力价值观影响而产生的扭曲的生活方式、思想、行动和体验。"真"就是那些代表他的本性，属于他的真正自我思想、情感和行动的方式。罗杰斯常用"从面具后边走出来"来表达咨询者中心疗法的治疗目的。

治疗过程：

来访者前来求助

这对于治疗来说是一重要的前提，如果来访者不承认自己需要帮助，不是在很大的压力下希望有某种改变，咨询和治疗是很难成功的。

医师向来访者说明咨询和治疗的情况

医师要向来访者说明，对于他提的问题，这里并无确定的答案，咨询或治疗只是提供一个场所或气氛，帮助来访者自己找到某种答案，并自己解决问题。医师使对方了解咨询或治疗的时间是属于他自己的，可以自由支配，并商讨解决问题的方法，因此，一般治疗时间和次数不固定。

鼓励来访者情感的自由表达

医师必须以友好、诚恳和接受对方的态度，促使对方对自己情感体验做自由表达。来访者开始所表达的大多数是消极和含糊的情感，如敌意、焦虑、愧疚与疑虑等。医师要有掌握会谈技巧的经验，有效地促进对方表达。

医师要能接受、认识、澄清对方的消极情感

对患者说出来的事件不作任何评价和指引，而是对他所表达的情感作出反应。这种反应要深入到来访者内心深处，注意发现对方影射或隐含的情感。有时候医师也需要对情感加以澄清，但不是解释，目的是使来访者对自己有更清楚的认识。

来访者成长的萌动

当来访者充分表达出其消极的情感之后，医师应予以接受，不予以表扬或赞许，也不加入道德的评价。来访者能有机会去了解自我，使他既不需要为消极的情感采取防御措施，也不需要为其积极的情感而自傲。在这种情况下，促使来访者自然达到领悟和自我了解的境地。

来访者开始接受真实的自我

在治疗中，来访者因为处于良好的、能被人理解和接受的气氛中，有一种完全不同的心境，能够有机会重新考察自己，对自己的情况达到一种领悟，进而达到接受真我的境地。

疗效的产生

由于来访者领悟了，有了新的认识，并且付诸了行动，因此这种效果即使只是短暂的，仍然很有意义。这时候医师的任务是帮助来访者继续领悟，并扩展领悟的范围，如果来访者能够全面正确地了解自己，他就会具有更大的勇气面对自己的经验、体验，并考察自己的行动。

来访者的全面成长

来访者不再惧怕选择，处于积极行动与成长的过程中，并有较大的信心进行自我指导。此时，来访者和医师的关系达到顶点，来访者常常主动提出问题和医师共同讨论。

治疗结束

来访者感到无须再寻求医师的协助，治疗结束。

人本主义疗法主要用于神经症。主要适用于有主动性、能交往的患

者，而不适用于精神病患者、患躯体疾病、沉默或有抵抗的患者，以及需要作出诊断和评价的患者。可以用于人与人相互影响的任何场合。人本主义虽然对心理咨询和治疗的贡献巨大，但是它过分片面强调了人的自由和主观选择性。非指导性咨询的原则虽然能极大地发挥出人的自身能动性，但它也给人本主义疗法自身带来了许多局限性。一是局限了适应证。二是否认咨询技术的重要性，拉长了治疗时间。三是没有考虑到个体差异性。但是，即便如此，也无法掩盖人本主义疗法那充满了智慧和人性的光辉。

第二部分

护理岗位

第一章 精神科护理学概述

第一节 精神科护理学发展简史

一、概念

精神科护理学是建立在护理学基础上，对精神疾病进行防治的一门护理学。它是精神医学的重要组成部分，是护理学的一个分支。现代社会的快速发展，社会信息量的迅猛增加，个体心身适应问题尤为复杂，随着心理疾病患者的日趋增多，精神科护理显得更为重要。

二、精神科护理学发展简史

精神科发展史是一部充满文明与野蛮、残酷斗争的历史，精神科护理也就自然伴随这个历程。不过，正式的精神科护理形成较晚，国外有关精神科护理的文字记录源于 1814 年希区（Hitch）在精神病疗养院使用受过专门训练的女护士进行专门的看护工作。

1860 年，护理学创始人南丁格尔在英国创办了第一所护士学校，在她编写的《人口卫生管理原则》一书中，提出了病房环境应该清洁，空气应新鲜，患者应注意个人卫生与适当运动，并要注意患者适当的饮食和充足的睡眠，要改善对患者的态度。她还提出应防止精神病伤人和自伤，使精神科护理开始实行了看管式的护理。

1873 年，琳达·理查兹（Linda Richards）提出了要以对内科疾病患者护理同等水平来护理精神障碍患者，重视患者躯体方面的护理与生活环境的改善。由于她的贡献和影响，确定了精神科护理的基础模式，因此被称为美国精神科护理的先驱。

美国最早专门为培训精神科护理人员而开办的护理学校创设于 1882 年，在马萨诸塞州的马克林医院，它包含两年的课程，但是课程中很少有精神科方面的内容。当时精神科护理人员的主要工作依然是照顾躯体各项功能，如给药，提供个人卫生等。

直到 20 世纪中叶，精神科护理职能拓宽到协助医生观察精神症状、运用基础护理技术协助医生对精神障碍患者进行治疗等。1954 年苏联医生普金写了《精神病护理》一书，它详细阐述了精神病院的组织管理，对医务人员的要求，以及对精神障碍患者的基础护理、症状护理，强调对待精神病患者要尊重、爱护、亲切、体贴、关怀，主张废除对精神障碍患者无理的约束，改善其生活条件，组织患者参加工娱疗活动，详细记录患者的症状及护理特点，进行对症护理。

新中国成立前夕我国虽有少数精神病院，但设备简陋，专业人员极少，技术力量薄弱，只有护理员没有护士，只能做看护式护理。新中国成立后，精神卫生事业才逐步受到重视，精神科床位逐年增加，改善了设施条件，制定了规章制度，加强了技术力量，并由护士学校毕业的护士从事精神科护理，真正开创了精神科护理的时代。

1985 年 10 月，第一次全国精神科护理学术交流会议在山东济南召开，1990 年，成立了中华护理学会精神科护理专业委员会，并召开了第二次全国精神科护理学术交流会议。

随着改革开放的发展，我国精神科护理界与国际护理界的交流日益增多，精神科护理理念、临床实践及基础研究逐渐与国际接轨，先后引进了责任制护理、整体护理、临床路径护理模式，并取得了丰硕的成果。

第二节　精神科护理工作的范围与特点

一、精神科护理工作范围

精神科护理工作的内容一般包括基础护理、危机状态的防范与护理等，本书均有专章介绍，此处仅介绍精神科护理的工作范围，包括预防保健、治疗、康复及健康教育等多层次服务。

（一）预防保健

预防保健工作主要在社区进行、同时也可以在学校、工厂等场所。护士针对社区居民的生活环境、人口特点、教育水平、职业背景等方面的特点，运用心理学、精神医学、社会学、公共卫生、护理学及其他相关知识对公众实施有关心理卫生和精神疾病进行指导与咨询，满足人们对心理健康的需要，促进公众心理健康水平，预防精神疾病的发生。

（二）治疗性护理

治疗性的护理主要在医院实施，针对住院的精神疾病患者所提供的护理，主要是按照精神疾病的治疗和护理方案，为患者提供安全舒适的治疗环境，与患者建立良好的护患关系，对患者进行各种治疗性的护理措施，以提高疗效，减轻疾病给患者及家属造成的伤害及痛苦，并为患者回归社会做好充分的准备。

（三）康复训练

康复训练是精神疾病患者不可缺少的环节，在医院、社区、家庭都需要积极开展。护士与康复训练师、患者亲属配合，进行日常生活能力、社交能力、工作与学习能力等方面的训练，使患者充分利用社会支持，尽快融入社会生活，预防疾病复发，提高生活质量。

（四）健康教育

健康教育针对服务对象不同，采用不同的方法，实施不同的教育内容。对社区里的一般民众，健康教育可以开展以提高心理健康水平和心理疾病预防为主的教育内容。如果是精神疾病康复期的患者，可以开展有关精神疾病的社区康复、用药安全指导、预防复发、减少再入院及社会功能恢复等方面的健康教育。在医院可以针对患者及家属实施有关精神疾病的治疗、护理、预防、康复等方面的指导。

随着精神科护理工作范围扩展及护理工作连续性服务的逐渐完善，护士的专业服务场所也不断地发生着变化。精神科护士由过去传统的工作场所如精神病医院、社区精神康复中心、综合医院精神科，发展为包括住院护理、部分住院或日间护理、康复中心护理、家庭护理等一个连续的、全方位的网络结构。除此之外，以社区为中心的护理场所已经扩展到家庭、收养院、临终关怀中心、学校、监狱、企业、各种服务管理机构。

二、精神科护理工作的特点

由于精神障碍患者的特殊性，决定了其护理工作的独特性和专业性。

（一）良好的沟通是开展护理工作的前提

多数精神障碍患者在精神症状的支配下，都会不同程度地影响护患沟通，如患者表现不合作、被动、敌意、纠缠、攻击行为等，这些都严重阻碍了护士对患者护理工作的开展。因此，良好的沟通是开展各项护理工作的前提，护士必须运用专业理论和技术与患者建立积极的、治疗性的人际关系，保障护理工作的有效进行。

（二）安全护理是护理工作的重要环节

精神病患者的安全护理以及医护人员的安全一直被视为精神科临床工作至关重要的环节，有关内容详见第五章。

（三）治疗方案的落实是取得满意疗效的保障

当前精神疾病的主要治疗方法还是依靠精神药物治疗，但有相当部分患者否认有病，拒绝治疗，这需要护士有高度的责任感和丰富的护理经验和护理技能，以保证患者治疗方案的落实。

（四）基础护理与组织管理工作既繁重又责任重大

相比其他疾病的护理，精神疾病患者的基础护理和组织管理工作任务显得格外突出。由于疾病和用药原因，患者常难以自行按时按量进食，如暴饮暴食、拒食、噎食等，这都需要护士密切观察和对患者进食时的重点管理。睡眠障碍几乎涉及各类精神疾病，睡眠的质量与病情变化、用药效果、安全保障密切相关，因此睡眠护理对巩固疗效、稳定患者情绪和安全管理有重要作用。精神疾病患者在病态支配下，常表现为生活懒散、不修边幅、冲动伤人、毁物、自伤自杀和走失等行为。因此，护士需督促和协助患者做好晨晚间的护理，保证患者定时洗澡、更衣、理发，维护治疗环境的秩序，保障患者及医护人员的安全。

第二章　良好护患关系的建立及治疗性沟通

第一节　良好护患关系的建立

一、概念

一项来自于 2000 年 Hoffer Gittel 的研究报告指出良好的医（护）患关系可缩短住院时间，提高患者满意度。如何建立良好的医（护）患关系，是医院管理目前研究的热点所在。

人与人之间相互接触交往，彼此产生互动，通过沟通，双方在思想、情感与行为上相互交流，即形成了人际关系，这种关系为一般性交往人际关系。而护患关系是指护士在特定的环境中（工作场所）运用专业知识和技能，有目的、有计划地与患者接触沟通所形成的一种治疗性护患关系，简称护患关系。在医院这个特殊的环境中，护患关系是护理人员所面临的诸多人际关系中最重要的一种，是一种专业性的人际关系，是一种多元化的互动关系，护患关系贯穿于医疗护理活动的全过程，它涉及护患之间、医疗单位与社会之间多方面的关系。精神障碍患者因为疾病原因，认知、情感、行为偏离正常，自知力缺失，不能正确地认识和评价自己，社会功能受损，尤其是人际交往的功能受损。建立良好的护患关系是保证护理工作正常进行的关键，是收集资料、作出正确诊断的基础。建立良好的护患关系也是每一位精神科护士的入门基本功。

二、护患关系建立的要素

良好护患关系的建立除需要护士具有成熟的人格特质及掌握一定的沟

通技巧外，还应注意如下要素。

（一）具有同理心和接纳的态度

同理心是护士站在患者的立场了解和思考问题，护士在沟通过程中设身处地、将心比心地为患者着想，如"我真的理解你这种生不如死的感觉"、"病房目前的封闭式管理模式，确实给你们带来了许多不便，但是……"

接纳反映了护士相信患者拥有和自己一样做人的权利与尊严。对患者疾病过程中所表现出来的认知、情感、行为等异常表现，表示理解与包容。面对患者的出言不逊、冲动、伤人、毁物等行为，护士也会很好地调适、控制自己。因此，具有同理心和接纳态度是建立良好护患关系的基础。

（二）尊重患者

精神障碍患者一方面有一定的自卑心理；另一方面又有很强的自尊心，比健康人更渴望被尊重、被关怀。因此，在接触过程中，护士应了解患者的职业、个性特点等，通过个别交流或开工休座谈会的形式征求患者意见，对提出的合理方案予以采纳，使其感到被重视、被尊重；对患者的合理需要及时满足，如确实无条件解决，应诚恳地向其解释，以取得患者的谅解；对患者的隐私、病史要保密，切忌讥笑、闲谈或议论；进行检查、治疗、护理前予以必要的解释，以取得患者的理解与合作。让患者感受到护士对他的尊重，患者才会尊重和信任护士，良好的护患关系才可以建立和发展。

（三）一致性和持续性态度

一致性是指护士对同一患者应前后一致，对患者以始终如一的真诚态度接纳、对待；一致性还反映在病区护理人员以一致性处理方式处理问题，以一致性态度平等对待不同患者。

持续性是指患者在责任制整体护理下可以接受相对固定的护士与24小时连续不间断的服务。护士在患者住院期间与之有经常性的接触，予以连续的关心、支持与照顾。随着接触、交流的频率增多，护患关系也得到了进一步发展。

（四）加强自身修养

护士在护患关系中起着主导作用，护士应从以下几方面加强自身修养。

1. 正确的生活方式。护士应学会评价自己的健康状况，并采用对健康有益的方式来满足自己的基本需要，如合理饮食、适当的运动与休息等；

2. 健康的情绪。护士的情绪对患者有着强烈的感染力，护士应自觉控制和调整自己的情绪，保持自信、乐观、积极的心态，给患者以榜样及积极的暗示作用；

3. 敏锐的观察力。护士在病情观察过程中应掌握疾病的症状及发展规律，有高度的预见性，善于从患者的言语、表情、行为、姿势和眼神等，预知患者的心态，预料可能发生的问题，并找到解决问题的方法，防范意外发生；

4. 良好的沟通技巧。与精神障碍患者进行良好沟通有助于打开患者心灵、缩短护患之间的距离，是一项重要的护理技能。在护患沟通过程中，护士眼神要正视对方，表情自然，姿态稳重，善于倾听患者诉说，善于引导患者话题，适当运用沉默的沟通技巧，善用复述、归纳、澄清等交流技巧。对兴奋躁动的患者不使用激惹性语言，对抑郁症患者多使用鼓励性语言等。

三、护患关系建立

护患关系的建立，从患者一住院即已开始，整个过程可分为3个阶段，即初期、工作期、解除期，三个阶段既独立又有重叠，贯穿于患者住院的整个过程。

（一）初期

此阶段护士的主要任务是：

1. 确立相互了解信任的工作基础。建立患者对护理人员的信任感是这阶段的主要目标，患者信任护理人员后，有效的护患沟通才能进行。

2. 确定患者此次就医的原因，对医院的期望，评估患者目前的主要存在问题。开始护患双方因为陌生可能会有焦虑的感觉，成为关系建立的阻力，此时护士一方面应主动给患者以关心的信息，如介绍环境、病区规章制度、自己的角色与职责等，以争取患者的信任；另一方面也需要收集有关患者躯体、心理、社会文化及精神障碍方面的信息和资料。有的精神障碍患者需要反复沟通才能了解护士发出的信息，护士应根据情况选择适当的方法与患者沟通。在反复沟通过程中，护士在不断观察患者，患者也在评估护士，他们会根据护士的言行举止来判断护士对自己的关心程度，如果护士表现出较高的素质和工作能力，将会使患者感到安全可靠而愿意与之配合，从而奠定了良好护患关系的基础。

（二）工作期

此阶段护士的主要任务是解决患者的各种身心问题。

1. 讨论患者潜在的需求和功能失调的表达方式。随着患者对护士的认可和接受，患者会逐渐配合护士，依赖护士。

2. 和患者一起订立治疗目标，制定达成协议。达成协议是以帮助患者达到治疗目标为目的，护患双方都必须共同遵守的规范。分享患者的想法、行为和感受，协助患者找到压力源。

3. 鼓励患者学习新的行为方式，贯彻自我护理。随着护患关系的深入，可和患者较深入地谈论他的行为、感觉、期望、挫折及困难，并一起讨论一些问题的处理方式。指出患者的潜力及能力所在，同时提供健康保健知识，鼓励患者自信，坚持以自己的方式减压及处理问题。

（三）解除期

此阶段护士的主要任务是：

1. 建立分离事实。引导患者接受分离的事实，护理措施也应有所改变，如减少会谈次数，缩短会谈时间；会谈的内容导向未来，让其逐渐适应分离。

2. 共同探讨分离感觉。回顾治疗的进展和达成的目标，与患者一起讨论发病过程及其问题所在，提供健康教育与指导，指导其了解将来再发生类似问题的处理方式，如告知："如何做"、"找谁帮助"等。可能以采用适应性出院的方式试着让其回家，使其面对社会独立处理问题。告知如遇到不能解决的问题时可返回医院，护士协助解决问题，以保证护理工作的连续性。患者对终止关系常会产生分离性焦虑情绪，甚至可能出现退化、愤怒等不良行为。对此护士应采取不回避的态度，与患者沟通，帮助患者看到护患关系存续之间的收获，使患者恢复对未来的希望，向着新的目标努力。

总之，良好护患关系的建立，可以给患者以信任感及安全感，缩短护患之间的距离，减少或消除患者的紧张、焦虑、恐惧等不良情绪，配合治疗、护理工作的进行，促进康复进程。

第二节 治疗性沟通

治疗性沟通是建立良好护患关系的重要手段，也是精神科护理工作的重要内容，表现形式是护患之间的切题会谈。会谈包含了语言性沟通，又包含了非语言性沟通。

一、治疗性沟通的目的

1. 建立良好的护患关系，保证护理活动的正常进行；
2. 收集患者的有关资料；
3. 引导患者积极参与治疗护理；
4. 向患者宣教健康知识，提高患者的自护能力；
5. 对患者提供心理社会支持，促进其身心健康。

二、治疗性沟通的过程

（一）准备与计划阶段

1. 了解患者的一般情况

在交谈前，护士应了解患者的姓名、性别、年龄、文化等情况，了解病历记载的相关内容，如病情、依从性、有无冲动、自杀风险等。

2. 明确交流目的、拟订交流提纲

初步明确此次交谈的目的，如收集资料、宣教内容等，写下准备交流的问题，以便交流时可以集中于主题。

3. 提供安全、安静、整洁、美观，不受外界打扰的环境

患者交流过程中的体位、姿势是否舒适，能否坚持较长时间的交谈，也是治疗性沟通初期护士应该关注的要点所在。

（二）开始交谈

1. 选择恰当的称呼

恰当的称呼可以接近护患之间的距离和增加亲近感，同时恰当的称呼应符合患者的身份与心理需要，并体现对患者的尊重。

2. 选择适当的谈话距离

一般保持正常的社交距离（1.5m左右）；交谈时最好双方保持一定的角度，避免平行或直接面对面；另外，注意与患者保持平视，避免俯视或直视患者的眼睛，以免给对方以压迫感。

3. 身体姿态

稍微前倾，表情自然、平和，姿态要稳重。

4. 主动作自我介绍

护士应主动告知患者本次交谈的目的及大约时间，并告诉患者交谈过程中希望他随时提问或澄清问题。

（三）引导交谈阶段

此阶段是治疗性沟通的重要部分，会谈成败的关键所在，也是良好护患关系形成和发展的关键所在，护士在交谈过程中需要灵活应用一些沟通技巧：

1. 合理提问

护士应尽量地使用开放式提问，如"如何"、"怎样"、"为什么"等，请患者就想法、情感作详细说明，尽量少用"是"或"不是"回答的封闭式提问。

2. 注意倾听

倾听是沟通的基础。护士要成为一个有效的倾听者，应注意以下几点：

（1）专心致志地听，倾听并非只是用耳朵听，更重要的是用心听，设身处地的感受，不仅要听言下之意，还要听弦外之音；

（2）不要随意打断对方谈话；

（3）不要急于作判断；

（4）及时作出适当的反应，可以是言语的，如"嗯"、"哦"，也可以是非言语的，如点头、手势，表示对患者的谈话有兴趣，希望他继续说下去。

3. 澄清问题

当患者表达不清时、前后矛盾时、护士对某些问题感到模糊时，可采用澄清技巧，如："你刚才的意思是不是……""我不知道是否明白你的意思，你是说……，对吗？"等。

4. 引导话题持续

护士除了倾听外，还要恰当地引导患者，如利用"后来呢"、"请继续说下去"、"能告诉我更多一些吗？"等。

5. 鼓励患者表达感受

让患者充分表达自己的感受，在患者表达"觉得自己没病"、"生不如死"、"我想离开病房"时，不要和患者争辩，也不应用恐吓的方式威胁患者。可从患者的表达中找出问题的症结所在，有时或已发现危险行为发生的先兆，如自杀、外走等，以便及早采取一些防范措施。

6. 同理心

护士在沟通过程中应设身处地、将心比心地为患者着想，比如"我真的很能理解你目前这种生不如死的感觉"、"你不放心家里，想回家可以理解"等。

7. 具体化

精神疾病患者常有一些幻觉、妄想等症状表现，如患者说："他们都在害我"，护士可以接着问："他们是怎么害你的？能不能说得详细些？"

8. 及时小结

当谈话一段时间后，为了澄清内容，以免双方有误解，护士应及时对前面的谈话作小结，如"通过前面的谈话，我理解你主要说了以下事情……"

9. 恰当运用沉默

沉默给患者以一定考虑问题的时间，也给护士提供了观察时间。当患者在回忆谈话所涉及内容、思考护士提出的问题、谈及痛苦体验而哭泣时，护士都可以保持恰当的沉默。

10. 集中焦点

避免谈话内容向漫无边际的方向发展，护士可采用适当的引导方式让谈话内容沿着此次交谈的主题方向发展。

11. 提供信息

在交谈过程中，若能提供一些对患者关心或有用的信息，会使交流向良性方向发展。

（四）结束交谈

顺利地结束交谈可以为今后的交谈和良好的护患关系打下好的基础。

总结本次交流内容，并征求患者意见，核实其准确性，结束前感谢患者的配合。必要时，预约下一次的交谈时间及内容。

（五）做好记录

及时整理、完善、记录交谈内容，也可在交谈过程中的间歇期及时记录，最后进行整理完善。

第三章　精神障碍患者的病情观察与基础护理

第一节　精神障碍患者的病情观察

一、精神障碍患者的病情观察

严密观察，及时掌握病情变化，是精神科护理工作的重要内容，也是提高护理质量的主要环节。通过观察可及时发现病情好转、波动或变化，便于护理人员及时发现问题，提出解决问题的护理措施，同时为医生提供拟订诊断和治疗方案的依据。

（一）观察内容

1. 对一般情况的观察

患者的仪容、服饰及个人卫生情况；进食、睡眠、二便及女性患者的月经情况等。

2. 对精神症状及心理状况的观察

观察患者有无幻觉、妄想、情感障碍及病态行为，如自杀、伤人、冲动、强迫、刻板等精神症状；对周围环境的适应能力，与周围人交往的态度；目前的心理负担、心理需求；对疾病的认知程度，对住院的态度等。

3. 对躯体症状的观察

观察患者体温、呼吸、脉搏、血压等一般健康状况；观察患者有无水肿、外伤、意识障碍存在，有无躯体并发症存在等。

4. 对用药治疗的观察

观察患者对治疗的态度、有无拒药及藏药行为、治疗效果及有无药物反应。包括皮疹、黄疸、锥体外系症状、心血管系统副作用等。

5. 患者接受特殊检查治疗的观察

观察患者在接受特殊检查治疗过程中是否合作，过程是否顺利，结果如何；检查治疗后有无不适，对一些特殊治疗是否有恐惧情绪，如电休克或无抽搐电休克治疗等。

6. 患者环境安全性的观察

观察病区的病房、厕所、公共场所、床单元等有无安全隐患，患者的意识、行为，有无发生暴力行为和意外的潜在因素，患者或工作人员有无违反有关安全规章的行为。

7. 社会功能观察

观察患者的工作、学习、人际交往能力和日常生活自理能力等。

（二）观察方法

1. 直接观察法

是护理工作中最重要，也是最常用的观察方法。可与患者直接接触及交流，进一步了解患者的思想状况和心理状态。通过对患者语言、表情、动作和行为的观察了解患者的症状。直接观察法获得的资料相对客观、真实、可靠。一般来说，这种方法适用于意识相对清晰、交谈合作的患者。

2. 间接观察法

是从侧面观察患者独处或与人交往时的精神活动表现。护士可通过患者的亲朋好友、同事及病友了解患者的情况，或通过患者的作品、娱乐活动、日记、绘画及手工作品了解患者的思维内容和病情变化。间接观察的资料是对直接观察法的补充。这种方法适用于思维不暴露、不合作、情绪激动的患者。

护士在观察、评估患者的病情时，直接观察法和间接观察法的使用并非是单一的，一般都是两者并用，相互补充。

（三）观察要求

1. 观察要具有目的性、客观性

护士对病情观察要有目的性，明确重点观察内容，将观察到的客观事实进行交班或记录，不要随意加入自己的猜测，以免误导其他医护人员对患者病情的判断。

2. 观察要有整体性

对患者住院期间各个方面的表现都要观察了解，以便对患者情况有一个比较全面、整体、动态的掌握，及时制定或修订适合患者需要的护理措施。

3. 针对性

对不同住院阶段的患者观察重点不同：患者疾病急性期重点观察患者的精神症状、生理及心理状态、对治疗及住院的态度、治疗后的疗效、药物副反应等。疾病发展期重点观察病情的动态变化以及病情转变、波动的先兆。缓解期重点观察患者的病情稳定程度及对疾病的认识程度。疾病恢复期患者重点观察症状消失的情况、自知力恢复的程度及对出院的态度。

（四）观察时机

1. 交接班、巡视病区时，观察患者在做什么，情绪状态，有无异常表现。

2. 在晨晚间护理时，观察患者生活自理情况。

3. 用餐时注意观察患者的进食情况，如进食量、速度，有无拒食等。

4. 工娱疗时观察患者的主动性如何，坚持时间长短。

5. 治疗时观察患者对治疗的配合程度，治疗前、中、后的反应。

6. 家属探视时观察患者的情绪反应及与家属的交流情况。

二、精神科护理记录

护理记录是护理人员在护理活动中，通过对患者的观察、护理，并将患者动态的病情变化、心理活动及所采取的护理措施等，以文字的形式客观地反映在病历中。它不仅为医师提供有效的治疗和诊断依据，而且具有法律效力，同时为总结护理经验积累了资料。

（一）护理记录的要求

1. 记录前护士应认真与患者交谈了解病情，客观、真实、准确、及时地记录患者的情况，记录内容应当与其他病历资料有机结合、相互统一，避免重复和矛盾。

2. 护士在与患者沟通过程中观察到一些病情，应简明扼要地记录所见所闻，最好记录患者的原话，尽量少用医学术语。

3. 记录要求字迹清楚、表述准确、语句通顺、标点正确、眉栏齐全，使阅读者一目了然。

4. 在书写过程中如果出现错字，双划线在错字上，保留原记录清楚、可辨，并注明修改时间，修改人必须用红笔签名。不得用刮、粘、涂等方法掩盖或去除原来字迹。

5. 记录结束后签全名及时间，一律使用阿拉伯数字书写日期和时间，日期用年－月－日，时间采用 24 小时制，具体到分钟。

（二）护理记录的方式与内容

1. 体温单

主要用于记录患者的生命体征及有关情况，项目分眉栏、一般项目栏、生命体征绘制栏、特殊项目栏，内容包括姓名、年龄、性别、科别、床号、入院日期、住院号、日期、住院天数、体温、脉搏、呼吸、血压、出入量、大便次数、体重、身高、页码等。

2. 入院护理评估单

入院评估一般在入院 24 小时内完成，记录方式有表格式填写、叙述式表达。记录内容包括一般资料、简要病史、精神症状、生活自理能力、躯体疾病、自知力，既往阳性病史、药物过敏史，疾病诊断、入院宣教等。

3. 入院后护理记录

临床称之为交班报告，按照整体护理的要求，记录患者的生命体征、主诉、主要病情、精神症状及躯体情况，提出主要护理问题及干预措施。

4. 护理记录单

护理记录单把护理诊断、护理措施、护理效果评价融于一体便于记录。分为一般护理记录单和危重症护理记录单，一般护理记录单记录患者的病情、治疗、饮食、睡眠等情况，阶段性护理小结，适应性出院及返院护理记录，出院护理记录。危重症护理记录单记录患者的生命体征、出入量、简要病情及治疗护理要点、抢救时的主要急救措施等，根据医嘱要求按时记录。

5. 出院护理评估单

一般采用表格填写与叙述法相结合的记录方法。内容为：

（1）健康教育评估。指患者通过接受入院、住院、出院的健康教育后，对良好的生活习惯、精神卫生知识、疾病知识及自身疾病认识的评估；

（2）出院指导。对患者出院后的服药、饮食、作息、社会适应能力、定期复查等进行的具体指导。

6. 其他

如护理观察量表、保护性约束观察记录、药物不良反应记录等。

第二节 精神障碍患者的基础护理

精神科基础护理主要包括患者的安全护理、日常生活护理、饮食护理、睡眠护理、服药护理等。

一、安全护理

精神障碍患者由于受精神症状的支配，常可出现自杀、自伤、伤人、毁物等破坏行为；因自知力缺失，不承认自己有病，拒绝治疗和护理，表现出冲动、反抗或外走；在进行各项治疗和检查过程中，可能出现各种危急、意外情况。因此，护士的安全管理意识应贯穿于护理活动的全过程，警惕潜在的不安全因素，谨防意外发生。

1. 建立良好的护患关系，及时发现危险征兆

同情、理解、关心和尊重患者，及时满足患者的合理需求，取得患者的信任，在建立良好护患关系的基础上主动与患者进行交流沟通，了解其内心活动，如患者暴露出想自杀或有冲动的征兆时，及时制止，避免意外发生。

2. 加强巡查，严防意外

凡是有患者活动的场所，都应安排护士看护，严格执行每隔 15～30min 巡视制度，对有自杀、自伤、冲动、伤人、出走企图的患者及伴有严重躯体疾病者要安置在靠值班室近的房间，以便 24h 重点监护，并做好床边交接。对于保护性约束的患者，注意防范被其他患者伤害。在夜间、凌晨、午睡、交接班等病房工作人员较少的时段，护士应加强巡视，在一些已使用监控系统的病房，可合理使用监控系统动态观察病房情况及患者不在工作人员身边的表现，预防意外发生。

3. 加强安全管理

（1）保证环境安全。精神科病区的环境除了考虑美观舒适外，还要考虑安全，室内设施应简单、方便、实用。发现门窗、玻璃有损坏及时报修。病区办公室、治疗室、配餐室、探视室及时锁门。

（2）病区危险物品严格管理。对病区内的危险物品严加管理。如药品、器械、玻璃制品、锐利器械、保护带等必须定量、定点妥善放置，班班清点交接并记录，一旦缺少及时追查并向科室领导汇报。患者如果使用指甲剪、缝针时要在护士看护下进行。

（3）加强安全检查。对新入院、会客、外出活动及适应性出院返院患者均需做好安全检查，严防将危险物品带入病区。每日借整理床单元之际，查看患者有无储藏药物、绳带、锐利物品等行为。每周定时对病区环境、床单元、患者个体做好安全检查。

（4）患者外出检查。患者检查需要离开病区时，必须配适量的护送人员，护送过程中应前后呼应，保持警惕。作检查时，患者必须在工作人员的视野内。特别在进出电梯、分叉路口、转弯处要注意与患者之间的站位。作为陪护外出检查的工作人员，还要密切观察患者的动态。

（5）安全常识教育。重视对患者及家属的安全常识教育，引导他们理解并且配合病区安全管理。

二、日常生活护理

有些精神病患者受精神症状影响，生活自理能力下降甚至丧失，护理人员应鼓励或协助患者料理好日常生活。

（一）口腔和皮肤护理

1. 督促、协助患者养成早晚刷牙、漱口的卫生习惯。对危重、木僵、生活不能自理等患者，给予口腔护理。

2. 新患者入院，做好常规卫生处置并检查有无外伤、皮肤病、头虱、体虱等，如有应做好及时处理。

3. 督促患者每日饭前、便后洗手，梳头、洗脸、洗脚，督促及协助女患者清洗会阴、做好经期卫生。督促及协助患者定时洗澡、理发、洗发、剃须、修剪指甲。

4. 给卧床患者定时翻身、按摩骨突部位，协助其肢体活动，保持床铺干燥、平整，预防压疮发生。

（二）排泄护理

1. 患者因服用精神药物容易出现便秘、排尿困难甚至尿潴留等情况。每日询问及观察患者的排便情况，对 3 天未大便者，遵医嘱予以适量的缓泻剂或灌肠，以及时解决便秘的痛苦，并预防肠梗阻、肠麻痹。发现异常及时处理。平时，鼓励患者多活动、多饮水，多吃水果、蔬菜，预防便秘发生。

2. 对大小便不能自理者，如痴呆、慢性衰退等患者，观察患者大小便的规律，定时督促、伴护如厕或给便器，并进行耐心训练。尿湿衣裤时，及时更换，保持床褥干燥、清洁。

（三）衣着卫生及日常仪态护理

关心患者衣着，督促其随季节及时增减衣服，以免中暑、感冒、冻伤等。帮助患者整理服饰，保持衣着干净、整洁。指导患者进行服饰整理，保持衣裤、鞋袜的完整与合身，定期更衣，随脏随换。鼓励患者适当打扮自己，以增加生活乐趣。

三、饮食护理

饮食护理是为了保证患者的营养，满足患者基本的生理需要而采取的护理措施。精神障碍患者在精神症状支配下会出现异常进食情况，如拒食、抢食、不知饥饱、暴饮暴食，有的因被害妄想而不敢进食，有的吞食异物；药物副作用所致的吞咽困难也影响患者进食。因此，患者要认真做好饮食护理，保证治疗正常进行。

（一）进餐前的安排

一般采取集体用餐（分餐制）方式，安排患者于固定餐桌，定位就餐。进餐时分普通餐桌、特别餐桌、重点照顾桌。普通餐桌供合作或被动合作的患者就餐，给予普通饮食；特别餐桌供少数有躯体疾患或宗教信仰不同对饮食有特别要求的患者就餐，由专人看护，根据医嘱、病情、按特殊要求给适宜饮食；将老年、吞咽困难、拒食、抢食、生活自理困难需要喂食者安排在重点餐桌；重症患者安排床边就餐。餐前督促患者洗手。

（二）进餐时的护理

1. 在进餐过程中，护士应注意观察有无遗漏，注意加强巡视，及时发现患者拒食、噎食，防止患者倒食、藏食，防范患者用餐具伤人或自伤。

2. 对年老或药物反应严重、吞咽动作迟缓的患者，要给予软食或半流质，专人照顾，酌情为患者剔去骨头。进食时切勿催促，给予充分时间，必要时少量小口喂食，严防意外。

3. 对抢食、暴食患者，安排单独进餐，劝其放慢进食速度，并适当限制进食量，以防过饱发生急性胃扩张。

4. 对拒食患者的护理需要针对不同原因，设法使之进食，必要时给予鼻饲或静脉补液，做进食记录、重点交班。

（1）对有疑饭菜被下毒、有被害妄想的患者，可让其任意挑选饭菜，或由他人先试尝，或与他人交换食物。

（2）对认为自己罪大恶极、不配吃饭、有罪恶妄想而拒食的患者，可将饭菜拌杂，告知患者是残汤剩饭，引导其进食。

（3）对有疑病妄想、消极自杀等患者，应耐心劝导、解释、鼓励患者，亦可邀请其他患者协同劝说，这往往能促使患者进食。

（4）对被幻听吸引而不肯进食的患者，可在其耳旁以较大声音劝导，以干扰幻听而促使其进食。

（5）对阵发性行为紊乱、躁动不安的患者，应视具体情况，不受每天病房三餐开饭时间限制，待其症状发作后较合作时，再劝说或喂其进食。

（6）对木僵、紧张综合征的患者，尝试予以喂食，以弥补鼻饲之不足，或将饭菜置于床旁，有时患者可能会自行进食。

（7）对有内外科疾病的患者，因食欲不佳而不愿进食的，应耐心劝说，尽心为患者准备喜爱的饭菜。

四、睡眠的护理

睡眠护理是就患者睡眠进行有针对性的护理干预，以改善患者的睡眠质量为目的的护理。精神疾病患者的睡眠极为重要，在疾病的早期、病情波动或加重时，患者往往首先表现为睡眠障碍，很多意外事件也是在睡眠时间段发生，可见睡眠护理对睡眠障碍患者来说非常重要。

1. 创造良好的睡眠环境

（1）保持室内整洁、空气流通、光线柔和、温湿度适宜、环境安静，使患者感觉舒服。

（2）兴奋吵闹的患者单独安置，以免影响其他患者休息。

（3）护士做到说话轻、走路轻、关门轻、操作轻，保持病室安静。

2. 指导患者养成良好的睡眠习惯

（1）督促患者遵守病房作息制度，引导患者白天除午休 1~2 小时外尽量参加病房的工、娱、体疗活动，以利于夜间正常睡眠。

（2）睡前避免服用浓茶、咖啡等兴奋性饮料，尽量不抽烟或少抽烟，避免看紧张情节的电视与小说，晚餐不宜过饱等。

（3）睡前用温水洗脚或淋浴，以利减缓脑部血流量，促进睡眠。

3. 按时巡视病房，注意观察患者睡眠情况

（1）注意患者睡姿，发现患者用被子蒙头睡觉时应轻轻将其被子揭开，这样利于观察患者的面色及防止患者佯装睡眠。蓄意自杀或出走的患者可能在策划时佯装睡眠，表现为虽然双目紧闭，但眉头紧锁、眼球震颤。如发现患者佯装睡眠，需及时汇报值班医生处理。

（2）观察患者时最好借助地灯光线，如确实需要电筒时，应避免直接照射患者头部。

4. 及时处理失眠患者

（1）对躯体不适，如便秘、疼痛、尿潴留等躯体不适感都会影响患者睡眠，应作及时处理。

（2）新入院患者因环境陌生或对同病室病友感到紧张害怕时，护士应耐心解释、安慰，或暂时留在床旁陪伴少时，给予关心与支持。

（3）对于焦虑、紧张的患者，在情况许可的情况下，可给予放松指导。

（4）对于主观性失眠的患者，可在其入睡后用红笔在手臂上做记号，待醒后善意告知患者以证明确实有过睡眠，以缓解患者对睡眠的焦虑担忧情绪。

5. 遵医嘱正确使用助眠药

（1）对睡前过分焦虑的患者，可用安慰剂暗示治疗。

（2）对因抑郁情绪及幻觉、妄想症状严重未入眠者，遵医嘱及时予以

药物处理，以免夜深人静时患者的抑郁情绪、幻觉及妄想症状加重而发生意外。

五、发药护理

发药护理是精神科临床工作的主要内容之一，患者是否按医嘱服药，对精神科症状控制有重要意义。精神疾病患者由于缺乏自知力，服药依从性差，因此，护理人员必须认真做好发药工作。

1. 药物准备。发药人员应严格按查对制度准备患者的口服药物。

（1）配药时检查药品质量、有效期和批号，做到"三不用"：标签不清、无标签的药品不用；变色、混浊、沉淀药品不用；可疑药品不用。

（2）有不同剂型药物时，先摆固体药物，后摆水剂及油剂，粉剂和口服含片应用纸包好。摆水剂药物时应先将药水摇匀，用量杯计量。

2. 摆药完毕，发药人员将药物与相应病区的口服药执行单核对一遍，然后再由病房护士作再次核对。

3. 对患者解释药物的治疗作用及可能出现的不良反应，并说明出现这些不良反应的处理方法，以争取患者对服药治疗的主动配合，提高患者的服药依从性。

4. 双人发药，一名护士负责核对患者姓名、面貌、床号、药物，负责发药；另一名护士在其核对信息时作进一步信息核对后负责倒水，协助患者服药。在发药过程中注意安全，防止患者抢药。对有藏药企图或行为的患者应用压舌板检查口腔、衣袖、手掌。对有严重吐药行为者，服药后半小时请患者在工作人员的监护下活动。

5. 对发药后的药杯进行消毒处理。

6. 对发药过程中出现的特殊情况，如不配合、藏药或不良反应，应及时处理、记录，并做好交接班。

第四章 精神障碍患者的组织与管理

第一节 精神科患者的组织管理

一、患者组织管理的重要性

精神疾病患者的组织管理，是精神科临床护理工作中的重要环节。做好患者的组织管理，对改善医患关系、护患关系、开展医疗护理工作、保证病区秩序、促进患者康复均具有重要意义。

精神障碍患者因其在认知、情感、行为方面可能出现的异常表现，每个患者个体的生活习惯、个性特征存在不同，如果没有良好的组织管理，则容易发生混乱局面或导致严重后果。因此，在住院期间，将患者组织起来，在护理人员的具体指导下，有计划地组织学习、座谈、宣传遵守住院生活的各项规章制度，开展利于患者康复的活动，不仅能使患者病友之间友好相处，病区秩序井然有序，也有利于为患者治疗护理营造良好的环境，保证患者住院期间的舒适与安全。

二、患者的组织

患者的组织是在病区护士长领导下，由专职护士具体负责，组织、指导和参与病房组织的各项活动。患者的组织有病区休养员委员会、休养小组。休养委员会的主任、委员、组长都是产生于有一定工作能力、且在休养员中有一定影响力且热心为病友服务的康复期的患者。

委员会的主任负责全面工作，委员分别负责学习、生活、宣传、文体、工疗方面的工作；小组长配合委员，关心组内病友，带头和督促小组成员积极参加病区的各项活动。由专职康复护士与休养委员会干部研究、讨论决定并安排各项活动。定期召开休养员小组长会、全体休养员会，广泛听取患者对医疗服务的意见。任职病员若出现病情复发或康复出院可及时推荐补充，以保证休养委员会工作正常进行。

三、精神障碍患者的管理

目前，我国精神病专科医院的管理模式根据疾病的种类及不同阶段分为开放式和封闭式两种管理模式，开放式管理包括半开放及全开放管理。

（一）适应证

1. 封闭式管理模式

适合于精神障碍急性发作期的患者；具有冲动、伤人、毁物、自杀、自伤、拒食、拒药及病情波动无自知力的患者。

2. 开放式管理模式

适合于各种神经症、轻度或无自杀倾向的中度抑郁症患者；精神症状消失、病情稳定或处于康复期且安心住院、配合治疗并自觉遵守各项纪律的重性精神障碍患者。

（二）实施方法

1. 患者的收治及病情评估

患者经门诊医生初步诊断评估后，病房医生对患者病情进行再评估，主要评估是否在精神症状支配下存在极严重的冲动、外逃、伤人毁物、自伤自杀的危险。评估后若患者存在上述危险则不适合收治开放病房。如果病情允许收治开放病房的患者及家属，需要和医生签订各种知情协议书，让患者及家属了解住院期间应承担的责任和义务，且能遵照履行，从而减少医疗纠纷发生的几率。

2. 制定相关制度

为了便于管理，应制定系列制度，如患者作息制度、病房管理制度、安全管理制度、探视制度等，并向患者及家属宣教，使其了解并加以遵守。

3. 丰富住院生活

根据患者的病情，结合患者的兴趣爱好，安排各种活动。大致可分为学习、娱乐、体育三类活动。学习活动包括阅读书籍报刊、观看科普片、健康知识宣教等；娱乐活动包括教唱歌曲，排练节目，电影、音乐欣赏等；体育活动包括做广播操、打乒乓球、跳绳等。开展这些活动可以转移患者的注意力，稳定情绪，提高他们的生活兴趣及生活质量，使其安心住院。

第二节　精神科护理常规

1. 保持病室整洁、安静、安全、通风良好，室温在 18～25℃，相对湿度 50%～60%，每日湿式扫地两次。

2. 热情接待新患者，妥善安置床位；作清洁处置、安全检查、入院指导和入院评估，制订护理计划。

3. 做好患者及家属的健康教育，提供与疾病相关的知识宣教。

4. 严格做好安全管理，熟记患者的相貌特征，严格交接班，按要求巡视病房，危险物品不得带入病房。

5. 根据医嘱为患者安排饮食，督促患者进食，保证其足够的营养供应。

6. 除极度兴奋躁动或必须卧床接受治疗的患者外，其余患者都应鼓励其参加工娱治疗。

7. 密切观察病情，要观察患者的疾病症状、药物疗效和心理状况。口服药看其服药下肚。

8. 住院患者不准外宿。患者请假出院或适应性出院均要办理相关手续。

9. 完成基础护理，保持床单元整洁干燥，及时修剪指（趾）甲、剃胡须、更换病员服。

10. 按要求测量体温，每日评估大小便一次。

11. 遵医嘱为患者实施级别护理，及时、准确做好各项护理记录。

第三节　精神科分级护理

一、特级护理

1. 护理对象

（1）精神病患者伴有严重躯体疾病、病情危重和随时有生命危险，如伴有严重的心力衰竭、高血压危象或严重外伤等，生活完全不能自理者。

（2）因精神药物引起的严重不良反应（如急性粒细胞减少、恶性症状群、严重药物过敏等），出现危象、危及生命者。

（3）有严重的冲动、伤人、自杀及逃跑行为者。

（4）有意识障碍；中度木僵；严重痴呆、抑郁、躁狂状态；或伴有严重躯体合并症。

2. 护理要点

（1）设专人护理，评估病情，制订护理计划，严密观察生命体征的变化，保持水、电解质平衡，记录24小时出入量，并做好护理记录。

（2）正确执行医嘱，按时完成治疗和用药。

（3）给予患者生活上的照顾，每日进行晨晚间护理各一次，保证患者口腔、头发、手足、皮肤、会阴及床单元的清洁。

（4）协助卧床患者床上移动、翻身及有效咳嗽，执行预防压疮流程，预防皮肤压疮发生。

（5）对于保护性约束患者，严格执行约束制度，保证被监护患者安全、卧位舒适、肢体功能位，保证正常的营养供应。

（6）对留置导管者，加强导管管理，防止污染及滑脱。

（7）履行相关告知制度并针对疾病进行健康教育。

（8）保持急救药品及器材处于功能良好的备用状态。

（9）对所实施的各项治疗护理措施，做及时、详细、客观的记录。

二、一级护理

1. 护理对象

精神症状急性期；严重药物副反应；生活部分可以自理，但病情随时可能发生变化；特殊治疗需观察病情变化者。

2. 护理要点

（1）安全护理措施到位，定时巡视，密切观察病情。将患者安置在护士易于观察的病室内每30分钟巡视一次；观察治疗过程中的各种副反应；关注有无自杀、自伤倾向。

（2）正确执行医嘱，按时完成并指导患者正确用药。

（3）给予或协助患者完成生活护理，每日晨晚间护理一次，保证口腔、手足、皮肤、会阴及床单元的清洁。

（4）必要时协助卧床患者床上移动、翻身及有效咳嗽，执行预防压疮流程，预防皮肤压疮发生。

（5）指导患者饮食，保证入量。

（6）对于保护性约束患者，严格执行约束制度，保证被监护患者安全，卧位舒适、肢体功能位，保证正常的营养供应。

（7）履行相关告知制度并针对疾病进行健康教育，做好心理援助及康复指导。

（8）随时做好抢救准备。

三、二级护理

1. 护理对象

精神疾病缓解期，生活能自理，轻度痴呆患者。

2. 护理要点

（1）安全护理措施到位，定时巡视，常规完成临床观察项目。

（2）遵医嘱按时完成治疗和用药，指导患者正确用药。

（3）遵医嘱指导患者饮食。帮助或协助患者提高生活自理能力，保证患者卧位舒适，床单元整洁。

（4）履行相关告知制度，针对疾病协助患者功能锻炼及进行健康教育。

四、三级护理

1. 护理对象

精神疾病恢复期，躯体症状缓解，生活能自理。

2. 护理要点

（1）安全护理措施到位，定时巡视，常规完成临床观察项目。

（2）遵医嘱按时完成治疗和用药，指导患者正确用药。

（3）遵医嘱指导患者饮食，协助患者生活自理，保持床单元整洁。

（4）履行相关告知制度，针对疾病协助患者功能锻炼及进行健康教育。

第五章　精神科护理风险管理

第一节　护理风险相关概念及分类

　　风险管理（risk management，RM）源于银行业，兴起于 20 世纪 30 年代西方工业化国家，20 世纪 50 年代得到推广，20 世纪 80 年代开始应用于美国的一些医院。近年来，特别是加入 WTO 后，独资医院的风险管理和对患者的关怀服务对我国现有的医院管理理念是一个很大的挑战，发挥风险管理在医院安全管理中的积极作用，并将之纳入持续医院护理质量改进的一部分，是应对挑战的措施之一。

一、护理风险的相关概念

　　1. 护理风险

　　护理风险是指医院内患者在护理过程中有可能发生的一切不安全事件。

　　2. 护理风险管理

　　护理风险管理是指医院有组织、有系统地消除或减少护理风险的危害和经济损失，通过对护理风险的分析，寻找对护理风险的防范措施，尽可能地减少护理风险的发生。护理风险管理是一种管理程序，是对现有的和潜在的护理风险的识别、评价和处理。

　　3. 护理风险事件

　　是指护士在为患者提供护理服务过程中有可能发生的一切不安全事件。

　　4. 护理安全

　　护理安全是指实施护理服务过程中，患者不发生法律和规章制度允许范围以外的心理、生理结构或功能上的损害、障碍、缺陷或死亡，包括避免一切护理缺陷和消除一切安全隐患。

二、护理风险的分类

护理风险可分为直接风险和间接风险。直接风险来自于护士直接对患者的操作过程，例如给错药、漏发药，患者住院期间发生压疮、冷热疗时发生冻伤或烫伤、保护性约束所致问题等；间接风险来自于后勤支持系统，如输液器质量不合格、医疗设备故障、安全保卫及医疗设施在安全、防火、防盗等方面存在缺陷，也可能来自行政管理系统的缺陷，例如发生患者自杀、噎食等。

精神科常见的护理风险事件有自伤/自杀、冲动/伤人/毁物/被伤害、外走、跌倒/坠床、噎食、吞食异物、猝死、烫伤、压疮、用药错误、保护性约束所致问题等，为本章重点介绍内容。

第二节　护理风险管理

一、护理风险识别

护理识别是对潜在的和客观存在的各种护理风险进行系统的连续识别和归类，并分析产生护理风险事故原因的过程。由于护理服务过程中患者的流动、设备的运转、疾病的护理都是一个动态的过程，因此，风险识别实际上也是一个动态监测的过程。

1. 护理风险识别的主要关键点

（1）建立非惩罚性的不良事件报告制度；（2）审查医疗护理记录；（3）观察医疗和护理活动；（4）分析患者的投诉信息；（5）审查诉讼与赔偿记录；（6）分析访谈记录和调查问卷。

2. 识别护理风险源及影响因素

凡在护理活动中所发生的一切现存的和潜在的不安全事件称为风险源，精神科致风险事件发生的风险源及影响因素主要体现在以下几个方面：

（1）患者因素

精神病患者由于自知力缺乏，否认有病而不配合治疗；精神疾病的复杂性、多变性和不确定性都是造成精神科护理风险的重要因素，如受精神症状的支配，有可能发生自杀、自伤、冲动、外走等不良行为；老年优抚对象因年老体弱生理机能衰退，牙齿脱落、反应迟钝，容易发生噎食及烫伤。特殊治疗（如保护性约束、MECT 治疗）和精神科药物不良反应导致的吞咽困难、噎食、体位性低血压而出现跌倒等意外。封闭式管理病房患者觉得住院生活单调且不自由，向往外界丰富而自在的生活而外走；恢复期患者思家心切，再者护士与其沟通不足、心理护理不到位，患者出现外走或自伤行为等。

此外，由于精神疾病的复杂性，常常导致入院宣教、安全教育、治疗性健康宣教等操作无效；患者长期反复发病，家属视患者为包袱，对告知内容不以为然，导致告知无效或效果不好，一旦发生意外则不能理解或否认已告知，而发生纠纷。

（2）护士因素

部分护理人员精神科专业知识缺乏、业务素质较差对病情演变、精神药物可能导致的不良后果缺乏预见性和判断力，对潜在的不安全因素缺乏预见性，宣教失误、宣教不当或忽视宣教，增加了病房安全隐患；少数护士缺乏高尚的品德修养、责任心不强、观察病情不细、工作方法简单粗暴，是造成患者外走、冲动伤人、自杀等风险事件发生的原因之一，也容易导致患者及家属的不满，引发投诉，甚至引发护患纠纷。护理记录欠及时、客观、完整也增加了护理风险。

（3）管理因素

管理者思想教育未落到实处；职责制度不健全，流程监管不严，安全应急预案不够完善，执行过程中有漏洞；业务培训形式化，未重视培训后的效果督察；护理人力资源不足是导致不良事件发生的重要间接因素，双休日、节假日、夜间、午间值班、早餐参与开饭的人数相对偏少，是风险事件的高发时段。护理单元护理不良事件上报制度执行不力，使其他护理人员丧失了借鉴错误的机会，致使一些不良事件重复发生。

（4）仪器、设备、环境因素

医院公共设备故障，消毒隔离不到位，均会形成护理不安全因素。如设备带损坏，呼叫铃失灵，氧气传输故障、安全通道不畅，灭火器失效、医疗废物处置不当等。

病房空间因近年来收治人数的不断增加而变得相对窄小，在拥挤的空间内患者的情绪容易产生波动发生冲突致外伤、骨折，或不安心于住院治疗外走，有的医院病房大楼年久失修、窗户护栏老化，增加了患者外走可能。地面积水未及时清除，光线不充足，病房、卫生间地面未作防滑处理，厕所蹲坑旁无扶手，鞋底不防滑，易于造成患者跌倒等。

（5）药物因素

主要是药物副作用导致，特别是心血管系统和锥体外系副作用，尤其在患者进食少、体质差、伴躯体疾患时，药物副反应更易发生。如锥体外系副反应之静坐不能、肌张力障碍，心血管系统副作用之体位性低血压等，均可增加患者跌倒的机会；锥体外系副作用导致噎食、跌倒等。

（6）实施保护性约束过程中的危险因素

保护性约束是精神科的治疗护理措施之一，临床用于患者出现自伤自杀、危及他人生命及扰乱医疗秩序行为发生时，遵医嘱执行。此措施实施过程中患者多半不合作，容易导致皮肤擦伤、肢体肿胀、关节脱位、骨折等并发症。如果使用不当，易引起纠纷。

3. 护理风险识别方法

识别护理风险的方法有多种，这些方法通常结合在一起加以实施。

（1）及时收集相关信息。鼓励护士及时呈报风险事件，掌握已发生或可能发生的风险事件信息。风险呈报的目的在于及时收集信息，以利于进一步掌握全院风险事件的动态，发出风险预警，制定或启动风险防范预案，减少或消除不良事件的发生。

（2）分析掌握风险规律。护理工作过程中有一些环节和时段护理风险发生的几率较高，且具有一定的规律性。如治疗抢救、交接班、调换床位、外出治疗及检查等，属于高危环节；工作繁忙、交接班前后、中午、夜班、节假日、护士考试前等，属于高危时段；新毕业、低年资、责任心不强及技术水平低、刚轮转科室、实习护士、生活中遭受负性生活事件的护士等属于风险发生的高危护理人群；新入院、思维不暴露、精神分裂症及情感障碍急性期、危重及长期卧床患者等是风险发生的高危患者。分析和明确各类风险事件易发的环节和人员，能使护理管理者抓住管理重点及薄弱环节，防范护理风险发生。

二、护理风险评估

护理风险评估是在风险识别基础上进行的定量分析和描述，通过对这些资料和数据的处理，发现可能存在的危险因素，确认风险的性质、损失程度及发生概率，为选择处理方法和确定风险管理措施提供依据。

护理风险评估在患者住院及疾病治疗过程中各有重点，如住院第1周，重点评估患者住院依从性（自愿/非自愿）、目前主要精神症状、既往应对方式、治疗依从性、基本生理需求、躯体合并症、社会功能、社会支持系统等；住院第2～4周，重点评估患者症状改善情况、服药后效果及不良反应、对疾病的认知等；出院前，重点评估患者疾病改善情况、服药依从性、自知力恢复程度、残留症状及其对社会功能的影响等。

在护理风险评估过程中常常会借助于一些风险评估量表，精神科临床常用量表有攻击风险评估表、自杀评估量表、出走危险因素筛查表、噎食风险评估表、Braden压疮风险评估表、住院患者跌倒风险评估表，此处重点介绍Braden压疮风险评估表、住院患者跌倒风险评估表。攻击风险评估表、自杀评估量表、出走危险因素筛查表、噎食风险评估表将在本章第三节作相关介绍。

1. 住院患者跌倒风险评估表

住院患者跌倒风险评估表

项目＼分值	1分	2分	3分	4分	分数评定
1. 年龄	<65岁	65～69岁	70～79岁	>80岁	
2. 跌倒史	无	1次	2次	>2次	
3. 意识状态	正常	判断能力下降	间歇性混乱	意识不清	
4. 活动状态	独立活动	卧床	1人搀扶	1人以上搀扶	
5. 身体平衡	正常	旋转时不稳定	站/走不平衡	人/设备辅助	
6. 步态	稳定	轻度不稳定	不稳定	异常步态	
7. 患者、家属合作程度	完全配合	比较配合	配合不够	不配合	

续表

项目＼分值	1分	2分	3分	4分	分数评定
8. 疾病：关节疾病、骨折、贫血、帕金森病、精神病、骨质疏松、血管疾病	无	1～2个疾病	3～4个疾病	>4个疾病	
9. 症状：低/高血压、眩晕、视力障碍、疼痛、腹泻	无	一个症状	2个症状	>2个症状	
10. 用药：镇静、降压、抗心律失常药、抗精神病药	无	1～2种药物	3～4种药物	>4种药物	
总计得分					

轻度危险：10～15分；中度风险：16～20分；高度风险：>20分

2. Braden 压疮风险评估表简介

Braden 量表是由美国的 Braden 博士于 1987 年制定，由美国健康保健政策机构（AHCPR）推荐使用的一种预测压疮危险的工具，此评分方法目前为世界各国广泛应用。

Braden 压疮风险评估表

项目＼分值	1分	2分	3分	4分	分数评定
感知	完全受限	大部分受限制	稍微受限制	没有改变	
潮湿	持久潮湿	潮湿	偶尔潮湿	很少潮湿	
活动能力	卧床不起	受限于轮椅活动	偶然步行	经常步行	
移动能力	完全无法自行翻身	大部分需要他人协助翻身	少部分需要他人协助翻身	可自行翻身	
营养	营养非常差	营养差	营养稍差	营养好	
总计得分					

低危：15～18分；中危：13～14分；高危：10～12分；极高危≤9分

269

三、护理风险处理

护理风险处理是护理风险管理的核心内容。风险处理是在风险识别和风险评估基础上采取的应对风险事件的措施。

1. 精神科护理风险预防

精神科护理风险预防是在护理风险识别和风险评估的基础上，在风险事件出现前采取的防范措施。

（1）建立护理风险管理制度。成立由护理部主任—科护士长—护士长三级护理风险管理网，实施制定完整的、有执行力的政策、制度和程序，包括护理风险管理的组织建设、护理风险报告、分析评估和控制制度、教育制度、临床护理常规和操作规程、护理应急预案等。

（2）加强护士风险教育。护理管理中首先应将风险教育纳入新护士岗前培训计划中，对在职护士进行持续的风险警示教育和风险意识培养；组织护理人员进行应急演练，要求每位护士都能及时对精神科患者进行风险评估和预测，对潜在护理风险事件的病例能及时启动相应的应急预案；依据护理规范、操作程序进行培训，让护士掌握规避风险的方法。加强护士对国家医疗护理法律法规的培训，引导护士以法律法规来规范自己的行为。在每次护理风险教育后必须对教育效果进行考核和监控，并有相应的奖惩措施来保障。

（3）落实对患者及家属的风险告知及风险教育制度。精神科护士在实际工作中要将危险物品（如刀、剪、玻璃杯、打火机、裤带等）、精神科药物的不良反应及一些治疗护理操作过程中可能出现的危险通过个体或集中组织宣教等形式告知患者及家属，使其认识疾病及医学护理技术应用所存在的复杂性和风险性。制作各种警示标志，加强目视管理。明确家属探视时间，严禁携带危险物品，注意与家属的沟通，从而降低护理风险。

（4）做好重点患者的监控工作，做好"三防"。新入院、转入、急危重患者、可能发生药物副反应等风险事件的患者的（做好）风险评估及环节监控工作，对重点患者的病情做到心中有数，安置于工作人员的视线下活动，进餐、如厕、洗澡等活动时设有专人陪护。对有自杀、冲动伤人、出走、藏药、压疮、跌倒的高危患者在病员一览表上贴醒目标识，如自杀—红色，冲动伤人—黑色，出走—绿色，藏药—蓝色，紫色—压疮，黄色一跌倒，病区各级工作人员均知道各种标识的含义。认真细致观察患者，注意患者病情变化细节，及时识别自杀、冲动、伤人、出走、跌倒等风险事件先兆。

（5）合理配置护理人力资源。护士长要了解护理人员的性格特点、知识结构、年龄结构、技术特长、做到量体裁衣、量才使用、搭配合理，根据患者数量、工作量大小合理排班，弹性排班。节假日、双休日、午间、晚 17：30～21：00、晨 05：30～08：00 等重点时间适当增加人员，安排高年资、高职称护士把关，合理调配人力资源，是减少风险事件的有效途径。

（6）健全医疗环境与设施。病区毒麻药品、精神药品及高危药柜加锁，分类、定点放置，专人保管，定期清点。保证抢救仪器及药品 100% 处于备用状态。每日晨间护理时注意检查患者床单元有无利器、绳、带、打火机等危险物品；增加监控设施，病床加护栏，在过道、卫生间安装扶手，保持患者出入场所的干燥、平整、防滑、无障碍。每周对病区进行安全大检查，并做好相关记录。

（7）谨慎实施保护性约束。实施保护性约束时，要严格掌握适应证，认真履行保护性约束制度，可用可不用时尽量不用。使用前要履行告知义务并填写知情同意书。使用时注意力量均衡，不可过猛，保护好肢体，以免受伤。严格交接班，将约束原因、执行时间、保护带数目、患者情况记录于护理记录上，并详细观察，是发生纠纷时的有力证据。

（8）加强护理记录管理。护理管理部门应经常对护士进行护理文件书写规范化培训，对典型的护理记录书写案例进行讨论。定期进行护理文件督察，对共性和重要个性问题进行汇总和分析，使护理记录达到客观、真实、准确、及时、完整的要求，并体现护士对患者进行观察及为患者提供治疗、护理的措施，以避免护理记录缺陷而导致的护理风险发生。

（9）严格护理不良事件上报制度。建立病区《护理不良事件记录本》，要求护士对平时工作中存在的安全问题进行记录；建立健全不良事件自愿上报机制，引导护士积极参与风险防范质控。在呈报中不涉及具体姓名，对当事人采取不处罚机制。护理部每月在护士长例会上进行当月不良事件反馈，每月定期召开护理安全质控会议，并将"错误"的资源作有效汇总，要求各护理单元组织护理人员学习，实现资源共享。提高对错误的识别能力，避免不良事件的重复发生。

2. 护理风险控制

护理风险控制是利用一系列的手段对护理风险进行控制，风险控制是风险管理的关键，护理风险控制的对策有：

（1）风险规避。护理风险规避是一种能够完全避免患者护理风险发生、彻底消除护理风险损失可能性的一种风险控制策略。例如医院通过有效的护理绩效考核分配方案、护士在职培训方案、护士晋升考核方案等激励机制，做好护士人力储备，降低因护士流失而导致的风险。

（2）风险损失控制。是指为消除或减少风险因素所采取的措施，它包括风险损失预防和风险损失减少。对于已发生的风险损失，应尽力采取有效措施降低损失程度。而对于潜在的风险损失，可通过应用护理风险预防措施来降低或消除。努力通过护理风险损失控制达到护理风险损失最小化，降低护理风险的不良后果。

（3）非保险转移。含非保留转移与自留风险两种：①非保留转移：指应用除保险以外的各种方式将风险转嫁出去，它主要是通过经济合同来实现。通过合同将一定的损失机会转嫁给其他合适的对象。如无过错使用被感染的血液制品可以转嫁给血站。但值得注意的是，非保留转移受法律及合同条款的制约。②自留风险：通常损失频度或程度都小的风险可以采用自留风险的方式处理。

（4）保险转移。它是投保人通过缴纳一定保险费的形式，将风险转嫁给承保人的一种风险处理方法。如医院或医务人员在保险公司购买医疗责任保险，其实质是将医院或个体医疗风险转嫁给保险公司，实现医疗损害赔偿的社会化分担，提高医疗单位或医务人员个人的经济赔偿能力，保险转移将在以后的医疗风险管理中占越来越重的份额。

四、护理风险管理效果评价

护理风险管理效果评价是对风险管理方法、措施和手段的效益性和适用性进行分析、检查、评估和修正的活动，其目的是为下一个周期的风险管理提供依据。常用的护理风险管理效果评价方法，一般采用以下两种：

1. 采用效益比值判断风险管理效益的高低

该方法主要看护理风险管理能否以最小的成本取得最大的安全保障。

效益比值等于因采取某项风险处理方案而减少的风险损失除以因采取某项风险处理方案所支出的各种费用。若效益比值<1，则该风险处理方案不可取；若效益比值>1，则该项风险处理方案可取。效益比值越大，说明风险管理方案价值越大，越有可行性。

2. 对护理风险管理效果进行信息统计及反馈

风险管理效果信息统计一般是采取前后对照的方法，对各个临床科室在实施护理风险管理措施前后潜在风险减少情况、护理风险事件发生情况、患者满意度调查等进行评价。通常采用调查问卷、护理质量指标监测、不定期组织护士理论考试等方法来完成。采集的数据全部录入计算机进行分析和总结，以验证护理风险管理临床实施的效果。

第三节 精神科常见危机状态的防范与护理

精神科危机状态指精神疾病患者突然发生的、个体无法自控的、急性疾病和危及自身或他人生命或财物的一种状态（包括暴力行为、自杀自伤、出走、噎食窒息、吞食异物、木僵、昏迷、谵妄状态、缄默状态、拒食、机体衰竭状态等）。精神科危机状态常突然发生且后果十分严重，其处理也非常复杂。因此，精神科危机状态的防范和护理是精神科护理中非常重要的一部分，精神科护理人员必须对精神科危机状态的防范工作有清晰的认识，时刻警惕，以高度的责任心预防危机事件的发生，或在危机事件发生时立即作出有效的处理。对精神科常见危机状态的判断是否准确，处理是否及时有效，是对医护人员综合能力的考验。

本节介绍精神科实际工作中常见危机状态中的住院患者暴力行为、自杀自伤、出走、噎食窒息、吞食异物、木僵状态的防范与护理。

一、暴力行为的防范与护理

暴力行为通常是指对他人的攻击（致伤、致残、严重者可以致死）或对物的攻击（破坏建筑或毁坏财产，引起轻重不等的经济损失）行为。兴奋冲动、伤人毁物、甚至杀人放火等暴力行为亦常见于精神病患者。因此，暴力行为是一种十分严重的紧急情况，必须立即处理。精神科的暴力行为多见于精神分裂症、情感障碍、酒精滥用、药物依赖、癫痫性精神障碍、人格障碍、病理性激情等患者，是精神科最常见的危机状态。在精神科护理工作中除对已实施的暴力行为立即处理外，还应重视及时发现潜在的或可能的暴力行为先兆，如患者发出言语威胁或做出姿态要采取暴力行为等。对于这类患者，应立即采取适当措施，则可有效防范暴力行为发生。

（一）护理评估

1. 精神病患者暴力行为危险因素评估

（1）疾病诊断。据国内外文献报导，暴力行为与疾病诊断有明显关联，如我国第一届全国司法精神病学学术会议（1987）1214 例杀伤案件调查分析，精神分裂症占 84.6%，癫痫性精神障碍 7%、癔症 2.2%、反应性精神障碍 1.9%、精神发育迟滞 1.7%、其他精神障碍 2.9%，可见精神分裂症最为多见。

（2）精神症状。与暴力行为有关的精神症状包括幻觉、妄想、意识障碍、情绪障碍等。国内资料表明，与伤人有关的精神症状以妄想最为多见，占 68%；思维逻辑障碍 12.9%；幻觉 6%，其他感知障碍 2.1%，突然冲动与病理性激情 4.8%，意识障碍 1.8% 等。应强调的是：①受妄想的影响或意识障碍下出现的冲动伤人行为往往具有突发性，最难以预防；②自知力缺乏，常导致暴力行为；③情感障碍患者常因"小事件"而激发暴力行为；④有自杀行为的患者发生暴力行为的可能性较小，但仍需密切观察病情动态变化，以防不测。因有部分抑郁患者可出现以杀人来达到杀死自己的目的的情况，如杀死子女亲友后再自杀。

（3）个性特征。习惯以暴力行为来应付挫折的个体最易发生暴力行为。大量临床研究资料表明：过去有过暴力行为，尤其是最近发生过暴力行为，很可能再次发生暴力行为。另外，精神科暴力行为的对象中，有 55% ~ 60% 为患者的亲属（配偶、子女、父母或兄弟姐妹），28.9% 为同事、朋友和邻居，对此应引起人们警惕。

（4）诱发因素。常见的诱发因素为：①医护人员言语不当或服务态度差，某些主客观因素使患者的合理需求未得到满足；②抗精神病药物（特别是经典的抗精神病药物）容易发生锥体外系反应，表现为静坐不能，肌张力障碍等，或引起心境恶劣，此时患者可能发生暴力攻击行为等。

2. 暴力行为的征兆评估

（1）行为。兴奋激动可能是暴力行为的前奏。一些早期的兴奋行为包括踱步、不能静坐、握拳或用拳击物、下颚或面部的肌肉紧张等。

（2）情感。愤怒、敌意、异常焦虑、易激惹、异常欣快、激动和情感不稳定可能表示患者将失去控制。

（3）语言。患者在出现暴力行为之前可能有一些语言的表达，包括对真实或想象的对象进行威胁，或提一些无理要求，说话声音大并且具有强迫性等。

（4）意识状态。思维混乱、精神状态突然改变、定向力缺乏、记忆力损害也提示暴力行为可能发生。

3. 评估工具

（1）暴力危险因素筛查表

应用暴力危险因素筛查表对于患者进行暴力行为发生可能性的筛查。

暴力危险因素筛查表

项目　　　　　　　　　分值	无证据 0分	部分证据 1分	明确证据 2分
1. 暴力历史			
2. 攻击行为或言语			
3. 情绪：敌意、易激惹、怨恨、怀疑			
4. 精神症状：妄想、命令性幻觉、兴奋躁动			
5. 入院方式：被动（哄骗）、强迫（约束）			
6. 治疗态度：被动、不合作			
7. 自知力：部分、完全缺失			
8. 物质依赖：酒精依赖、药物依赖			

评估说明：单项分数2分或总分高于3分，提示存在暴力危险，分数越高，暴力危险性越大。

（2）攻击风险评估表

应用攻击行为评估表对住院患者的行为进行等级评估。该量表将患者的攻击风险按严重程度由轻到重分为Ⅰ～Ⅳ级。

精神障碍患者攻击风险评估量表

严重程度	主要评估内容	处理
I级	患者的一般人口学资料、疾病诊断、症状表现等。其中，男性、诊断为精神分裂症者评定为 I 级	防冲动，密切观察，遵医嘱使用降低激惹性的药物；对症治疗
II级	被动的言语攻击行为、激惹性增高，如无对象的抱怨、发牢骚、说怪话、交谈时态度不友好、抵触、有敌意或不信任；精神分裂症有命令性幻听	防冲动，密切观察，安置在重症监护室；遵医嘱使用抗精神病性药物降低激惹性；对症治疗
III级	主动的言语攻击行为，如有对象的辱骂；被动的躯体攻击行为，如毁物或交往时出现社交粗暴、既往有过主动的躯体攻击行为	防冲动，安置在重症监护室。遵医嘱实施保护性约束，必要时陪护，使用抗精神病性药物降低激惹性
IV级	有主动的躯体攻击行为，如踢、打、咬或使用物品打击他人；攻击行为在一天内至少出现两次以上或攻击行为造成了他人躯体上的伤害	防冲动，安置在重症监护室。及时报告医生，遵医嘱实施保护性约束，对症处理，必要时陪护，使用抗精神病性药物降低激惹性

（二）护理诊断

潜在暴力行为的危险（针对他人）：与幻觉、妄想、焦虑有关。

（三）护理目标

短期目标：（1）患者能够以恰当的方式表达和宣泄情绪；（2）患者显示出攻击性语言及行为减少；（3）患者能够控制自己的行为或立即寻求帮助。（4）患者在住院治疗期间未发生暴力行为。

长期目标：患者能够控制暴力行为，不发生冲动伤人毁物行为。

（四）护理措施

1. 暴力行为的预防

（1）创造良好的住院环境。尽量为入院患者提供一个温馨、安静、安全、整洁、舒适的住院环境，病房摆设简单，物品放置有序，避免不良的噪音刺激，将兴奋冲动患者单独安置。

（2）全面掌握病情。对新入院患者进行详细评估，对入院初期精神症状丰富及幻觉妄想明显的患者进行重点看护、加强巡视，善于捕捉患者的语言和非语言性信息。密切观察病情变化及用药反应，及时发现冲动先兆，采取有效的防范措施。

（3）减少诱因。工作人员与患者沟通交流时，态度应和蔼可亲，对患者的过激性语言采取不争辩的方式，力求取得患者的信任；满足患者的合理需求，在治疗护理前充分告知，征得患者同意；安排患者进行一些非竞争性的活动，如吸烟、看书、打电话等。

（4）控制精神症状。把精神病患者的暴力倾向及时告知医生，以便作出及时有效的医学处理。根据医嘱正确应用长期或短期有效的抗精神病药物治疗，可控制和减少由于精神障碍引起的暴力行为。

（5）指导患者以正确的方式宣泄情绪。针对不同文化层次的患者进行个体化健康教育，提高其对自身疾病的认识能力。指导患者以适当的方式表达或宣泄情绪，如打沙袋及棉被、撕纸、做运动等，用正确的方式、方法来宣泄自己的情绪。无法自控时，求助医护人员帮助。明确告知暴力行为的后果。

（6）加强人员培训。新护士上岗前，加强应对冲动能力的培训，教会护士如何识别可能发生冲动的相关因素和信号，教会自身防护方法。对低年资护士加强精神科症状学的学习，注意沟通技巧的培训，重视提高护士在病情观察中及时发现问题的能力，采取有效措施避免患者冲动行为等意外事件的发生。

2. 暴力行为发生时的处理

在精神症状的支配下，患者可突然出现冲动伤人毁物等暴力行为，遇有上述情况医务人员应大胆、镇静、机智、果断地对待患者。

（1）寻求帮助，有效控制局面。当患者出现暴力行为如攻击伤人、破坏物品、自伤等行为时，首先要呼叫其他工作人员寻求援助，立即疏散围观病员。保持与患者安全距离约1m左右，并且医护人员站在有利于治疗护理位置，从背后或侧面阻止患者的冲动行为，不可迎面阻拦，以保护患者及自身安全。用简单、清楚、直接的语言提醒患者暴力行为的结果。

（2）巧夺危险物品，行动果断迅速。对手持凶器或杂物的患者，护理人员要努力用真诚的语言安抚、劝导患者放下或采取转移注意力的方法，趁其不备时拿走，行动要果断，步调一致，配合积极。不可用强制的方法，硬行夺取，以免激起伤人行为。

（3）心理疏导。护士通过表达对患者安全及行为的关心，缓解患者心理紧张，取得其信任，进而产生感情共鸣，取得患者的配合。对于有诱发事件引起的暴力行为，应及时处理原发事件，以平和患者的愤怒，并可适当答应患者的合理要求，让患者自行停止暴力行为。

（4）适当运用保护性约束。对冲动严重可致自伤或伤害他人时，医护人员应齐心协力，迅速进行保护性约束，并开医学保护性约束医嘱，以缓和的语气告诉患者约束原因，同时做好保护性约束的患者的安全保护工作，防止遭到其他患者的报复伤害。约束期间注意观察四肢血液循环情况，定时按摩、活动肢体，需要时喂水喂饭，协助大小便，保持床单元清洁、干燥、无皱褶，鼓励患者配合治疗护理。患者安静后及时解除约束，保护器具及时收好。

（5）药物治疗。立即注射氟哌啶醇、地西泮等药品，可以有效控制患者的暴力行为。用药后应注意观察患者生命体征、症状控制情况及药物副反应等。

3. 暴力行为发生后的护理

暴力行为控制后，要重建患者的心理行为方式，这是对患者暴力行为的长期治疗性护理措施，目前采用较多的方法是行为重建。

（1）评估暴力行为与激发情境的关系，以及行为发生的时间、地点、原因及表现等。

（2）寻找暴力行为与激发情境之间联系的突破点，使两者最终脱钩。

（3）冲动行为发生后，对轻微受伤者，及时联系医生对症处理；对身体受到严重伤害者，当班护士应协助医生进行伤情评估，作有效处置。

（4）药物控制，根据病情调整药物剂量及治疗方案。

（5）建立新的行为反应方式，行为方式的重建包括各种行为治疗及生活技能训练，如人际交流技巧，应对挫折能力，控制情绪方法，使患者正确评估自己的行为，建立适合个体的行为模式。

（6）根据患者的个体文化背景及特长爱好，编排患者日间活动程序，安排其参加工娱治疗项目，建立良好的人际关系、应对及处理技巧。

（7）整理环境，及时正确书写护理记录，并做好交接。

（五）护理评价

1. 患者是否发生了攻击行为，有无伤害自己及他人。

2. 患者能否以建设性的方式妥善处理自己的愤怒情绪。

3. 患者人际关系是否有所改善，对行为模式的塑造有无新的认识。

4. 是否能预感失去自制力的征兆且能立即寻求帮助。

5. 患者能否识别应激原并以合理有效方法处理压力。

二、自杀行为的防范与护理

自杀是指有意识地伤害自己的身体，以达到结束生命的目的，是精神科较为常见的急危事件之一，也是精神科疾病患者死亡最常见的原因。自杀行为按照程度的不同，可分为自杀死亡、自杀未遂、自杀意念、自杀企图。

据世界卫生组织报告，世界范围内每 40 秒就有一个人自杀，每年有 1000 万至 2000 万人有自杀企图。抑郁症患者自杀行为的发生率为 28.5% ~63.7%，而自杀行为者中，大约 50% ~70% 患有抑郁症。在精神疾病患者中，自杀率远高于普通人群数十倍，因此，防止自杀是精神科护理尤其是住院精神病患者护理的一个重要任务。本处着重介绍精神疾病患者自杀行为的防范与护理。

（一）护理评估

1. 自杀原因的评估

据国外研究资料报告，同精神障碍有关的自杀死亡者中，除多数患有抑郁性疾病外，另外有很多合并酒或药物依赖及精神分裂症。因而对精神疾病患者自杀原因的评估，除了要评估普通人群可能有的自杀原因及个体的特殊原因外，精神症状与自杀的关联性自然是评估的重点。

（1）抑郁。抑郁是自杀者最常见的内心体验，抑郁发作是自杀的一个常见原因。抑郁症患者的自杀观念和自杀行为往往十分隐蔽且计划周密，难以察觉，且可出现在抑郁症的多个阶段，自杀"成功"率较高。

因而，对有抑郁发作的患者，需特别警惕，仔细评估有无自杀意念及自杀企图。

（2）幻觉和妄想。精神分裂症患者可能在听幻觉的命令下自杀；有被害内容的幻觉或妄想的患者也可能采取自杀行动，以避免受到残酷的"迫害"；抑郁症罪恶妄想的患者，可能以死赎罪"以死谢天下"。

（3）冲动性自杀。精神分裂症最严重的症状之一是自杀冲动。有些精神疾病患者采取自杀行动缺乏可以解释的原因，而是由于患者突然出现的自杀冲动使者采取了自杀行动。

（4）其他。部分精神分裂症患者在病情缓解时知道自己患精神分裂症而"前途尽失"时出现自杀；抑郁症患者明显精神运动性迟钝时采取自杀行为相对较少，但当抑郁解除（如电休克治疗）后出现自杀行为者增多；精神药物过量可引起严重抑郁情绪，而成为自杀原因之一。

（5）心理因素引起的自杀。心理因素或生活事件可引起自杀，其原因是：①感情受到伤害；②希望对上级或某人表达自己的愤怒或受伤的感情；③不会应对痛苦的情感；④为了逃避或解脱某种困境；⑤为了引起他人的注意；⑥生活事件对患者造成的痛苦，如失去亲人或被亲人遗弃、失学、失业、失去财产、失去名誉等。国外统计资料表明，精神分裂症自杀者的最突出的生活事件是被告知患者再也不能回家。上述情况都可能让患者觉得孤立无援，无能为力，而选择以死解脱。

2. 其他生物学与社会心理学因素

（1）遗传因素。自杀行为的家庭史是自杀的危险因素。这可能与家庭成员对自杀的认同与模仿、家庭压力大及遗传物质的传递有关。

（2）心理社会因素。不良的心理素质和个性特征与自杀有一定的关系，如偏执或敌意、依赖、嫉妒、自尊心过强、孤僻等，缺少良好的人际关系与社会支持，则可能在生活、事业受挫时为摆脱痛苦而选择自杀来解脱。

3. 自杀行为发生的先兆

（1）有企图自杀的历史。

（2）情绪低落、严重的自责自罪体验、罪恶感、被害妄想等，或处于焦虑、恐慌状态。

（3）在抑郁了较长时间后，无理由地显得很开心或显得特别轻松；将自己与他人隔离，特别是将自己关在隐蔽的地方或反锁于房间内；收集和储藏绳子、玻璃片、刀具、药品等。

（4）患者有下面言语表达，如"我要死了"、"我不想活了"；或有暗示性的言语表示，如"我不会再麻烦你了"、"我下辈子再报答你"；询问一些可疑的问题，如："值夜班的人员多长时间巡视一次？""这种药吃多少才会死？"还有非言语信息表达，如立遗嘱、交代后事、写告别信件等。

4. 自杀危险性的评估

（1）自杀严重程度的评估

①自杀意向。有自杀意念者尚不一定采取自杀行动，有自杀企图者很有可能采取自杀行动，有自杀计划者则可能一有机会就采取自杀行动。

②自杀动机。个人内心动机者（如出现绝望，以自杀求解脱）危险性大于人际动机者（如企图通过自杀去影响、报复他人）。

③进行中的自杀计划。如准备刀剪或绳索之类、悄然积存安眠药物、暗中选择自杀场所或选择自杀的时间，均是十分危险的征象。

④自杀方法。自缢、跳楼、撞车、割血管、触电、服毒等，其中自缢比服毒和撞车自杀更容易实施，更容易致命，更危险。

⑤遗嘱。事先对后事做好安排，留有遗嘱者很可能立即采取自杀行动。

⑥隐蔽场所或独处。隐蔽者危险性大、单独一人时更可能采取自杀行动。

⑦自杀的时间。如选择家人外出或上班时自杀，危险性更大；选择夜深人静之时危险性大；选择医院工作人员交接班时危险性大。

⑧自杀意志坚决者，危险大。如自杀未遂者为没有死而感到遗憾，表明患者想死的意志坚决。

（2）评估工具

在临床工作中，护士可借助于一些量表来评估自杀风险，如贝克的抑郁量表、自杀观念量表、自杀意向量表、抑郁自评量表、巴比与布里克自杀评估量表等，帮助护士对患者自杀的意向与风险进行预测，以便及时采取防范措施。

自杀评估量表

项目＼分值	1	2	3	4	5
年龄	0～4	5～14	15～24	25～49	50以上
性别	女/男	男	男	女/男	男
情绪症状	无与压力有关的情绪	与压力有关的情绪	出现身心症状	抑郁、焦虑及其他精神症状	绝望及有死亡计划
自杀计划	无	计划模糊不具体	计划具体但可以解救	计划清晰，可行性高但无即刻性危险	致死性计划无可解救
生活支持系统	多个朋友及家人	朋友及家人	有家庭自杀史	缺乏朋友及家人支持	独自生活
近期生活重大改变或丧失	无	责任及义务增加	有健康及工作问题	与亲人分离	亲人死亡日或周年纪念日
身体疾病	无			恶性器质性疾病	绝症
物质滥用	无			服用药物习惯	喝酒或使用毒品
认知及解决问题的能力	无此问题	调适技巧差	无效的调适技巧	认知僵化	局限于怪异的想法、无助感
拟用方法	无此问题	仅限于服药或割腕的知识	知道较多的致命性药物	用刀枪、上吊、煤气、跳楼	家中藏有致命武器且知道如何使用

评估说明：低危：0～14分；中危：15～24；高危：25～40；＞14分者列入干预范围；分值越高，危险性越大。

（二）护理诊断

潜在自伤、自杀的危险与严重的悲观情绪、无价值感、幻听有关；个人应对不良与社会支持不足、缺乏应对技巧有关。

（三）护理目标

短期目标：（1）患者在住院期间不再伤害自己；（2）能够表达自己痛苦的内心体验，并向医护人员讲述；（3）人际关系有所改善。

长期目标：（1）患者不再有自杀意向，无自杀（伤）行为发生；（2）对生活有正向的认识，并能维持良好的身体状况；（3）能够运用适当的应付技巧，以取代自我伤害的行为。

（四）护理措施

1. 自杀的预防

（1）通知其他小组人员。患者有任何自杀征兆，不管看起来是多么不起眼，都应该向其他医务人员汇报，做到班班知道、人人知晓。

（2）密切观察病情变化。对于有自杀危险的患者，需详细了解病史、有无家族自杀史及患者的心理活动；对有严重自杀企图的患者应加强监护，将患者置于医护人员的视线之内，每10～15分钟观察患者的活动一次并做记录；对有高度自杀危险的患者应设专人护理；对于入睡困难和早醒者护士应了解原因，要设法诱导患者入睡，无效时立即汇报医生作及时处理。

（3）保证环境安全。将有自杀意念的患者置于安全的环境中，用专业的、尊重的方式查寻患者的衣物及身体，将刀、剪、玻璃、绳子等危险物品拿走；认真落实安全检查制度、交接班制度、巡视制度等。

（4）加强服药管理。保证患者能遵医嘱服药，确保治疗顺利进行。发药时应仔细检查口腔，严防患者藏药或蓄积一次吞服而发生意外。

（5）建立良好的护患关系。在真诚接纳、理解、支持的基础上与患者建立治疗性护患关系，经常倾听患者诉说，了解其内心感受，与其一起分析导致痛苦或企图自杀的原因，探讨可以提供帮助的力量。

（6）掌握自杀规律。自杀发生频率最高的时间一般在午夜、凌晨、午睡、饭前和交接班及节假日病房医护人员较少时，应增加值班人员，提高警惕，重点防范。

（7）使用安全契约。不伤害或不自杀契约对治疗自杀患者非常有帮助。在此契约中，患者要同意（口头上或书面上）在一定时间内不会采取自杀行为，如果有自杀冲动应及时与工作人员联系。

（8）给患者提供希望。注意倾听患者对痛苦情感的表述，鼓励其接受一些乐观信息，以积极的心态看待生活与工作的不如意及疾病，与其讨论、分析并寻找解决困难或矛盾的方法。

（9）参加有益活动。一些有意义的活动可帮助患者释放紧张和愤怒情绪，如洗衣服、打扫卫生等。让患者独立参与日常活动也很重要，因为这些活动可以促进患者对生活的参与，有助于减轻无助感、增加其成就感。

（10）调动社会支持系统。充分发挥社会支持系统作用，帮助患者战胜病痛，增强对抗自杀的内外在资源。对患者亲属进行与自杀干预有关的知识教育辅导，让家属参与干预治疗。

2. 对常见自杀情况的紧急处理

根据国内外资料显示，精神疾病患者多采用服毒、自缢、坠楼、撞墙、割腕、触电、煤气等方式进行自杀。当自杀行为发生时，护理人员应立即和医生一起对患者进行抢救。

（1）服毒（以精神科药物最常见）

①首先评估患者的意识、瞳孔、肤色、分泌物、呕吐物等。

②初步判断所服毒物的性质、种类及数量。对意识清醒的患者，应尽量诱导患者说出所服药物的种类、过程。

③对意识清醒的患者，应先通过刺激咽喉部促使其呕吐，然后洗胃。对刺激不敏感者，可先口服适量洗胃液后，再催吐。

④根据所了解的情况，正确选择洗胃液，对服用抗精神病药物和镇静安眠药物者，可首选1:15000～20000高锰酸钾溶液，对毒物性质不明者，首选清水洗胃。

⑤对服毒的患者，无论服毒时间长短均应彻底洗胃。

⑥对所服毒物种类不明确者，应留取胃内容物标本送去检验。

⑦洗胃后，可用硫酸钠溶液导泻。

⑧对意识不清，或休克的患者，应配合医生进行急救处理。

（2）自缢

自缢是精神疾病患者常用的一种自杀方法。引起死亡的主要原因是由于身体的重力压迫颈动脉使大脑缺血缺氧。处理方法如下：

①立即解脱自缢的绳带套。解套要快，可用刀切断或用剪刀剪断。如患者悬吊于高处，立即由下而上将患者托起，解除颈部受压，在解套的同时要抱稳患者，防止坠地跌伤。

②将患者就地放平，解开衣领和腰带。如患者心跳尚存，可将患者的下颌抬起，使呼吸道通畅，并给予氧气吸入。

③如心跳和呼吸已经停止，应立即进行胸外心脏按压术和人工呼吸。

④复苏后期要纠正酸中毒和防止因缺氧所致的脑水肿，并给予其他支持治疗。

（3）触电

又称电击伤，是人体直接接触电源受到电流通过而造成的伤害。电流对人体的损伤，主要是电热所致的烧伤和强烈的肌肉痉挛，可引起心脏骤停。处理如下：

①立即切断电源，救护者切不可直接用手接触触电患者，当找不到电源时，可穿上胶鞋，用绝缘物体如被服类套住触电患者，牵拉其脱离电源；

②意识清醒者就地平卧休息，解松衣服，抬起下颌，保持呼吸道通畅；

③心跳和呼吸停止者，应立即进行心肺复苏术；

④复苏后期要维持血压平稳、纠正酸碱平衡失调、防治因缺氧所致的脑水肿、彻底清创电灼伤面、肌注破伤风抗毒素并应用足够的广谱抗生素。

（4）撞击

当发现患者撞击时，应立即阻止患者，转移其注意力。对不能听从劝告，自己又无法控制的患者，应将其约束。迅速检查患者的伤情，观察患者的意识、瞳孔、呼吸、脉搏、血压及有无呕吐等。如有开放性伤口，立即进行清创、缝合。配合医生对患者进行各项检查和紧急处理。

（5）坠楼

如发现患者自高处坠落，应立即检查有无开放性伤口，患者意识是否清醒，有无头痛、呕吐、外耳道有无液体流出，肢体有无骨折等，对开放性伤口，应立即用布带结扎肢体近心端止血。如果发现骨折，应减少搬动患者，搬运时应使用硬板，并观察有无内脏损伤。如果患者休克，应立即就地进行抢救，初步对患者进行处理后，送入相应的科室进行进一步治疗。

（6）自伤

对于由锐利器具引起的切割伤，应迅速止血，可用布带结扎近心端。观察患者的面色、口唇、尿量、血压、脉搏、神志，并根据受伤部位、时间估计失血量，判断是否存在休克，决定是否需要就地抢救和外科治疗。

在对自杀患者的急救之后，常需要进一步使用精神科药物进行治疗。对自杀观念非常强烈者，采用电抽搐治疗常能取得较好的疗效。此外，心理治疗或危机干预可帮助患者解决存在的问题和矛盾，改变原有的思维和行为方式，提高适应能力。

（五）护理评价

1. 患者能自己述说不会自杀，并能有效地控制自己的行为。

2. 患者能表示人生是有意义的，人际关系有所改善。

3. 患者有自杀意念出现时，能够运用适当有益的应付方式。

4. 有良好的社会支持系统，并发挥其积极作用。

三、出走行为的防范和护理

出走行为是指没有准备或没有告诉亲属突然离家外出。对精神疾病患者而言，出走行为是指患者在住院期间，未经医生批准，擅自离开医院的行为。出走会令家属、院方感到意外和惊慌不安，而且会立即到处寻找，甚至在报上登寻人启事。由于精神疾病患者自我防护能力较差，出走可能会给患者自身或他人造成严重后果。所以，护理人员应掌握患者出走行为的防范和护理，严防出走行为的发生。

（一）护理评估

1. 出走原因的评估

（1）精神症状

①自知力丧失。否认有精神病，逃避就医而出走。

②妄想和幻觉。认为住院是对其迫害或受听幻觉的支配而逃离医院。

③抑郁状态患者因医院防范严密，为达到自杀目的而寻找机会离开医院实施自杀行为。

④意识障碍。有意识障碍的患者常因定向障碍出走后找不到回路，也可能受到错觉和幻觉的影响为躲避恐怖或迫害而出走，大多数患者心不在焉，清醒后对出走的过程不能完全回忆。

⑤智能障碍。如严重精神发育迟滞和严重痴呆患者，出走后往往找不到回家的路，而且越走越远，流离他乡。

（2）对治疗手段恐惧，住院环境不符合患者要求，想念家人亦可导致患者出走。

（3）管理松懈或工作人员疏忽大意，患者趁外出作检查、洗澡、从事工娱疗法或趁病房门窗破损未及时修补时外逸出走。

2. 外走的征兆评估

患者外走行为评估表可以帮助护理人员评估精神疾病患者外走的危险性，及时发现患者的外走意图。

患者外走行为评估表

项目	分值	分数评定
1. 既往有外逃史	2	
2. 不安心住院，常在门口逗留	3	
3. 认为病区不安全	1	
4. 不认为自己有病	1	
5. 听到有人叫他出去	2	
6. 对药物副反应认识不足	1	
7. 合理要求得不到满足	3	
8. 强制性入院	3	
9. 对住院治疗感到恐惧	3	
10. 强烈思念亲人	2	
11. 住院周期长而焦虑	1	
总计得分		

评估说明：总分≥10分，提示有外走可能；总分≥15分，提示患者为外走高危人群。

3. 外走的临床表现及外走方法

患者外走前，多数有一些异常表现，有的焦虑不安、徘徊不止、东张西望；有的表现为不眠或少眠；也有的患者表现积极，主动帮助工作人员做事，取得工作人员的信任，在工作人员思想麻痹时，借活动、打扫卫生之际乘机外走。

外走方法有多种：（1）寻找不牢固的门、窗、天花板，遇有机会出走。（2）乘外出参加检查、治疗、散步时，故意隐藏或离队外走。（3）乘夜班工作人员少、护理人员工作不备，设法窃取工作人员钥匙出走。（4）尾随工作人员或来探视的家属，从门口溜走，等等。

也有少数患者由于精神错乱明显，或者意识不清，其外走无计划、无目的，不讲方式，想走就走，这样的患者外走成功的机会较少，但一旦成功，后果严重，危险性大。

（二）护理诊断

1. 潜在走失的危险与幻觉、妄想、思念亲人，或意识障碍有关。
2. 潜在受伤的危险与自我防御能力下降、意识障碍有关。

（三）护理目标

1. 患者对自身疾病及住院有正确的认识，能安心住院。
2. 患者在住院期间没有发生出走行为。
3. 患者外走而没发生意外。

（四）护理措施

外走预防

（1）详细了解病史，严密观察病情变化。对新入院患者，护士热情接待，主动介绍病区环境、作息制度、病员组织、包管医生和护士等，使其消除陌生感；认真做好入院评估，认真阅读病历，向家属了解患者在家中的表现，对病史中有外走倾向的患者重点监护，了解患者的心里想法和需求，尽量满足患者的合理需求，力求帮助患者消除出走念头，达到配合医疗护理进行的目的。

（2）加强安全管理。定期或不定期对患者床单元及病室进行安全检查，经常检查患者身边有无危险物品；及时维修病房损坏的门窗，保证病房、病室设施安全、完好；工作人员应妥善保管好自己的钥匙，如发现丢失应立即追查，无下落应立即更换新锁；对出走危险较高的患者（评估总分≥15分），应加强对患者的观察和巡视，适当限制其活动范围，医生开具"防外走"医嘱，严格交接班；患者外出活动或作检查要专人陪护，陪护人员应熟记重点患者的床号、姓名、相貌和病情，不离左右，防止患者伺机逃走。

（3）丰富住院生活。根据患者的特点，鼓励其参加适当的工娱治疗活动，不断丰富患者的住院生活，以分散注意力，减轻症状，消除焦虑、恐惧情绪，以转移患者的外走意念。同时也可促进患者的精神活动及社会功能康复。

（4）提倡"以人为本"的服务理念，改变服务态度、增强服务意识，不厌其烦地、耐心地向患者做好各项宣教，尊重和关爱患者，避免刺激性语言刺激患者，使患者能够安心住院。

（5）争取社会支持。加强与患者家属或单位的联系，鼓励家属来院探视，以减轻患者的被遗弃感和社会隔离感。

（6）当患者出走时，应立即启动应急预案。

①一旦发生患者出走，应立即汇报科主任、护士长，组织人员参与寻找；

②通过入院时家属留下的地址或通信方式，及时与家属取得联系，共同寻找，并随时保持联系；

③必要时向医务处、护理部或医院总值班汇报；

④护士长将参与寻找人员分为几组，分别从不同方向、不同地点寻找；

⑤外走患者找回后，避免当场责备，应妥善做好情绪安抚工作，消除顾虑；

⑥如患者24小时未找回，则上报所在区域派出所、公安分局，同时需要二人共同清点患者物品，贵重物品交给护士长或办公室护士保管；

⑦书写护理记录，做好床边交接；

⑧分析讨论患者外走产生原因及产生的不良后果，提出整改意见，及时书面上报护理部。

（五）护理评价

1. 患者有无出走的想法及计划。

2. 患者是否对自身疾病和住院有正确认识，是否能安心住院。

3. 患者有无因外走而受到伤害或伤害别人。

四、噎食的防范与护理

噎食是指食物堵塞在咽喉部或卡在第一狭窄处，甚至误入气管，引起呼吸困难或窒息。精神患者发生噎食窒息者较多，其原因多半是服用抗精神病药物发生锥体不良反应时，出现吞咽肌肉运动不协调而使食物误入气管。患者在进食过程中，突然出现严重呛咳、呼吸困难，且出现面色苍白或青紫者，即可能是噎食窒息。噎食窒息是住院精神疾病患者严重而危险的突发事件，其发生率高，进展快，死亡率高，应立即处理。

（一）护理评估

1. 噎食发生的原因

精神病患者发生噎食窒息大致有以下几方面的原因：（1）智力低下或进食自理能力差所致；（2）精神症状引起的抢食、暴食所致；（3）服用精神病药物引起的锥体外系不良反应所致；（4）抗精神病药物干扰了喉部环状括约肌的正常反射所致；（5）因癫痫发作抽搐所致；（6）合并躯体疾病时吞咽反射减弱所致。

2. 噎食的风险评估，见下表

住院精神疾病患者噎食风险评估量表

项目	导致噎食的危险因素	分值	分数评定
1. 既往史	既往曾发生过噎食现象	2	
2. 药物副反应	药物致锥体外系反应	3	
	唾液分泌减少、口干	1	
3. 脑器质性疾病	中、重度痴呆者	1	
	脑血管意外后遗症者	1	
	有癫痫发作史者	1	

续表

项目	导致噎食的危险因素	分值	分数评定
4. 精神症状	极度兴奋、抢食者	3	
	饥饿感增加、暴饮暴食者	3	
	进食速度过快未充分咀嚼者	3	
5. 生理因素	老年人牙齿脱落影响咀嚼功能者	1	
	老年人咳嗽、吞咽反射减退者	3	
总计得分			

评估说明：危险度Ⅰ级（2~6分）：表明患者有发生噎食的可能；

　　　　　危险度Ⅱ级（7~14分）：表明患者容易发生噎食；

　　　　　危险度Ⅲ级（≥15分）：表明患者极有可能发生噎食。

3. 噎食时的临床表现

进食时突然发生，轻者呼吸困难、不能发音、呼吸急促，严重时喘鸣，Heimlich征象：手不由自主地以5字形状紧贴颈部，面色青紫、双手乱抓。重者口唇、黏膜及皮肤发绀、意识丧失、抽搐、全身瘫痪、四肢发凉、二便失禁、呼吸停止、心率快且弱，如抢救不及时或采用措施不当，死亡率极高。

（二）护理诊断

1. 吞咽障碍与抗精神病药物不良反应或器质性疾病等有关。

2. 潜在窒息的危险与进食过急有关。

（三）护理目标

1. 患者在住院过程中不发生噎食。

2. 患者知道细嚼慢咽对防范噎食的意义所在。

（四）护理措施

1. 噎食的预防

（1）制定噎食应急预案及程序，组织培训，要求每个护士掌握。尤其应加强对低年资精神科护士噎食防治知识的培训，培训内容应侧重于噎食风险的评估、防范措施的制定和实施，以及发生噎食后的抢救处理。

（2）可根据噎食风险评估的结果，给予相应护理

危险度Ⅰ级。患者有发生噎食的可能，在床尾安置"防噎食"标识，由责任护士对患者进行健康宣教，增加对噎食的认识程度，进餐时如感到吞咽困难或呛咳时，应立即告知医护人员，给予对症处理。同时加强对家属的告知和宣教，嘱家属探视患者时不要在病房外私自给患者食物，不要为患者存留干硬、黏性食品。

危险度Ⅱ级。患者容易发生噎食，在患者床尾安置"防噎食"标识，在病房的白板上也有相应提示。加强安全宣教，告知患者防噎食的自身防护对策，家属探视食品要统一管理，定时发放，不允许患者自己存留食品。病区所有在岗医护人员除抢救、特殊治疗外，均应到餐厅照看患者进餐，进餐中密切观察。提供良好的环境，提供充足的食物，不催促患者进餐，嘱患者细嚼慢咽。

危险度Ⅲ级。表明患者极有可能发生噎食，评估护士应向护士长报告，护士长进行复评，除与危险度Ⅱ级患者一样安置标识外，医生要开具"防噎食"医嘱，为患者固定餐桌，并在餐桌上相应标识。除以上措施外，改变患者饮食结构，为患者选择软饭或者流食等。进餐时护士专守在患者餐桌旁，严密观察患者进餐吞咽情况。严格执行交接班制度，向所有工作人员、高危患者和家属提供健康教育与训练，提高其噎食防范意识及技能。责任护士应根据患者危险因子评分高的项目主动制定有针对性的噎食预防措施。

高危噎食患者的上报制度。对于评分≥15分的患者，病区护士长复评后，在护理记录单上注明噎食评估得分和防范措施，并填写高危噎食上报表，24h内上报科护士长。科护士长在病区上报后24h内进行查房，对病区提出的防范措施进行讨论并提出指导意见，每周进行噎食风险评估，并落实查房制度，直至评分危险度降为Ⅰ级或患者出院。患者住院期间，责任护士应做好评估及查房的相关护理记录。

2. 噎食的急救

（1）发现噎食，立即就地抢救，并呼救。

（2）若食物积存在口腔咽喉前部阻塞气道，意识清晰的患者，立即让其吐出食物或用手助其掏出口内积存食物；若食物卡在咽喉部位，患者感到胸闷窒息又吐不出食物者，可选用牙刷或竹筷等刺激咽喉部，使其将食

物呕吐出来。或是将患者倒置，用掌拍其后背，借助于震动，使食物松动，向喉部移动而掏之。

（3）意识尚清晰的患者可采用美国学者海姆立克发明的"余气冲击法（Heimlich 手法）"进行急救：①护士站在患者身后，双手环绕患者腰间，令患者弯腰、头部前倾。②一手握空心拳，拳眼顶住患者腹部正中线脐上方两横指处。③另一手握拳，快速向内、向上冲击五次。挤压动作要迅速，挤压后随即放松。④指导患者低头张口，这样便于异物排出。

（4）对于意识不清者：①立即将患者置于仰卧位，救护者骑在患者髋部两侧。②一只手的掌根置于患者腹部正中线、脐上方两横指处，不要触及剑突。另一只手直接放在第一只手上，两手掌根重叠。③两手合力快速向内、向上有节奏冲击患者的腹部，连续 5 次，重复若干次。④检查口腔，如异物被冲击而出，应迅速将异物取出。

（5）若使用以上急救方法仍不能奏效时，可采取环甲膜穿刺术，将患者置仰卧位，颈部伸直，摸清甲状软骨下缘和环状软骨上缘之间的凹陷处，左手固定此部位，右手持环甲膜穿刺针刺入气管内，进行环甲膜穿刺，使呼吸道通畅。

（6）经上述处理后，呼吸困难可暂时缓解。对食物仍滞留在气管内部者，需请五官科医生会诊处理，采用气管镜等方法取出食物。

（7）对心跳停搏者，立即进行胸外心脏按压，同时给予对症抢救处理。专人监护，直到患者神志清醒。

（五）护理评价

1. 患者是否认识到缓慢进食、细嚼慢咽的重要性，能否对食物进行选择。

2. 对噎食窒息患者，抢救是否及时有效，有无并发症发生。

3. 有无噎食的发生，预防措施是否有效，药物反应的观察及处置是否及时有效。

五、吞食异物的护理

吞食异物是指患者吞下食物以外的其他物品，这在精神疾病患者中并不少见。吞食的异物种类各异，小的如：戒指、刀片、别针；大的如：体温表、剪刀、筷子等。除金属外，还可以是布片、塑料或棉絮等。吞食异物可导致非常严重的后果，需严加防范、及时发现和正确处理。

（一）护理评估

1. 相关因素

精神疾病患者受幻觉妄想的支配出现自杀、自伤观念而吞食；在幻听支配下吞食；痴呆及精神发育迟滞者由于缺乏对食物的分辨能力，不知道吞食异物的危害性而吞食；为了达到不住院的目的，威胁家人或工作人员而吞食；异食症；由于精神疾病影响，动机不明而吞食异物。

2. 吞食异物的表现

吞食异物的危险性视吞食异物的性质不同而定。有锐利的刀口或尖峰的金属或玻璃片可损伤重要器官或血管，引起胃肠穿孔或大出血，吞下较多的纤维织物可引起肠梗阻，吞食塑料可引起中毒。

（二）护理诊断

1. 有受伤的危险。与吞食有锐利的刀口或尖峰的物品有关。
2. 有中毒的危险。与吞食金属、塑料等物品有关。

（三）护理目标

1. 患者住院期间没有吞食异物。
2. 患者能意识到吞食异物的后果，改变不良的行为。

（四）护理措施

1. 吞食异物的预防

护理人员就应掌握患者的病情、诊断和治疗，做到心中有数，对有吞食异物倾向的患者，向其耐心地说明吞食异物导致的不良后果，同时要了解原因，不要斥责患者，并帮助患者改变不良的行为方式。加强对各类危险物品的管理，患者如果使用剪刀、针线、指甲钳等物品时，应该在工作人员的视线范围内。

2. 吞食异物后的处理

一旦发现患者吞食异物不要惊慌，要沉着冷静，报告医生，根据异物的种类进行处理。

（1）吞食液体异物。立即温水洗胃，防止异物吸收。

（2）较小的异物。较小的异物多可自行从肠道排泄。若异物较小，但有锐利的刀口或尖峰，可让患者卧床休息，并进食含较多纤维的食物如韭菜，以及给予缓泻剂，以利于异物的排除；同时进行严密地观察，尤其注意患者腹部情况和血压。当发现患者出现急腹症或内出血时，应立即手术取出异物。

（3）吞食长形异物。如牙刷、体温表等，应到外科诊治，通过内镜取出；如长形固体异物超过 12cm，则不宜纳食韭菜等长粗纤维食物，因为过长异物不易通过十二指肠或回盲部，经韭菜包裹后更难通过这几个部位，易造成肠梗阻。

（4）若患者咬碎了体温表并吞食了水银，应让患者立即吞食蛋清或牛奶，使蛋白质与汞结合，以延缓汞的吸收。

3. 特殊护理要点

（1）在不能确认是否吞食异物时，宁可信其有，不可信其无。应及时 X 线检查确定，如 X 线阴性仍需密切观察患者的生命体征和病情变化，防患于未然。

（2）在等待异物自行排出的过程中，要指导患者继续日常饮食，观察粪便以便发现排出的异物。

（3）安全管理。严格执行安全管理制度，经常检查病房环境及危险物品，消除安全隐患，营造一个安全、舒适的住院环境。入院、家属探视及患者请假出院返院时要专人接待，做好安全检查。护理人员为患者测量体温时，要守候患者身边不离视线，为患者治疗时，要保管好安瓿和消毒剂，防止患者吞食。

（4）心理护理。护理人员应以耐心、热情、接纳的态度与患者建立良好的护患关系。关心和同情患者，鼓励患者抒发内心体验。通过治疗性人际关系引导患者以适当方式表达和宣泄，并增强控制行为的能力。

（五）护理评价

1. 患者是否吞食了异物，以及是否发生了内出血、中毒等危险情况。
2. 患者是否认识到吞食异物的危险性，从而改变行为方式。

六、木僵患者的护理

木僵状态是指患者在意识清晰时出现的精神运动性抑制综合征，表现为患者的动作、行为和言语活动的完全抑制和减少。轻者言语和运动明显减少或缓慢、迟钝，称为亚木僵状态，重者随意运动完全抑制。木僵不同于昏迷，患者一般无意识障碍，对外界事物能够正确感知，各种反射存在。木僵解除后，患者可回忆木僵期间发生的事情。

（一）护理评估

1. 木僵的原因及危险因素评估

详细询问病史，了解木僵发生的时间、过程、起病缓急及发生的原因。严重的木僵常见于精神分裂症，称之为紧张性木僵；重型抑郁症亦可能出现木僵状态，但程度一般较轻，此时如与患者讲述不愉快的事，可能引起患者表情的变化（如流泪等）。突然而严重的精神刺激可引起心因性木僵，一般维持时间很短，事后对木僵期的情况不能回忆；脑部疾病尤其是第三脑室及丘脑部位的病变也可导致木僵状态。

2. 典型表现

木僵的典型表现为动作和言语的明显减少，有时呆坐不语、刻板动作、刻板语言、模仿语言或违拗等症状。轻度木僵称之为亚木僵，表现为问之不答，呼之不应，表情呆滞，但在无人时可能会自动进食、起床走动、舒展身体、自动解大小便。严重者不吃不喝、不语不动、双目凝视，面无表情，保持一种固定姿势，僵住不动，大小便潴留，口腔有唾液或食物不往下咽也不吐出，任其顺口角流出。对刺激缺乏反应，甚至对针刺也无反应，全身肌肉张力增高，常出现"蜡样屈曲"或"空气枕头"等表现。患者虽然对外界环境没有反应，但一般可有正确感知，木僵解除后不少患者可清楚地说出病程经过。

木僵持续时间长短不一，可持续几小时、几天、几月，长的可达数年，既可逐渐消失，也可突然结束，部分患者可突然进入兴奋状态或与兴奋状态交替出现，护理人员应注意防范、加强护理。

（二）护理诊断

1. 营养障碍：低于机体需要量。与不能自行进食有关。
2. 潜在受伤的危险。与丧失自我防护能力有关。
3. 潜在暴力行为危险。与突然转入兴奋状态有关。
4. 生活自理能力缺陷。与精神运动性抑制有关。
5. 潜在感染的可能（口腔、皮肤、肺部感染）。与长期卧床，抵抗力下降有关。

6. 潜在肢体功能减退的危险。与长期卧床有关。

7. 便秘和尿潴留。与精神运动性抑制有关。

（三）护理目标

1. 患者生命体征保持稳定，无并发症发生。

2. 无被伤害或伤人行为发生。

3. 患者木僵解除后，生活自理能力和社会功能恢复正常。

（四）护理措施

1. 安全护理

将患者安排在隔离室或重症监护室，病室环境安静、光线柔和、温湿度适宜，室内陈设简洁，无危险物品。尤其要注意抑郁性木僵患者，此类患者有十分强烈的轻生念头，特别是木僵缓解期自杀成功率很高，其手段残忍、形式隐蔽。此阶段的护理需十分谨慎，设 24 小时专人监护，防止意外发生。此外，因为木僵患者丧失自我保护能力，要防止其他患者干扰或伤害患者。

根据病因不同，对木僵患者采用相应的治疗措施。如患者若无禁忌证，应尽早给予电休克或无抽搐电休克治疗。

2. 心理护理

由于患者意识清楚，护理人员在执行任何治疗与护理措施时应耐心细致，操作前作必要的解释，操作中动作轻柔，操作后对患者的配合表示感谢。急性期花时间与患者在一起，即使他不语或没有反应，因为患者对周围环境有敏锐的观察力，提供机会让患者了解现实情形，例如，可以告知患者说："树叶正变黄，今天的天气变凉了，秋天到了，我们要加衣服了"，引导患者感受周围的世界。切忌在患者面前谈论病情或取笑患者，以免对患者造成恶性刺激，加重病情。恢复期经常与患者沟通交流，鼓励患者主动与人交流，诉说自己的情感。同时，还要对家属进行健康宣教，建议家属在患者病情缓解时予以探视，给患者以必要的情感慰藉，让患者感觉到亲人的关心与爱护，使患者从封闭的自我中解脱出来。

3. 基础护理

（1）口腔护理。做好口腔护理，及时除去口腔积蓄的唾液，用生理盐水或清水一日 3 次清洗口腔，及时清除口腔分泌物，保持口腔清洁，避免口腔感染、溃疡及肺部感染的发生。口腔护理的注意事项有：①由于患者肌张力高，开启牙齿时动作要轻柔，防止造成损伤；②消毒棉球蘸擦拭液不可太饱满，以免误吸入气道。

（2）皮肤护理。保持患者皮肤清洁干燥，定时翻身、按摩受压部位，避免躯体局部长期受压，必要时在骨隆突处加气垫。及时擦浴、更衣、修剪指甲，保持床铺清洁、平整、干燥柔软，防止压疮形成。

（3）二便护理。当患者表现木僵状态时易出现尿液潴留和便秘，身体不适时不愿诉说，护理人员应细心观察，诱导训练患者养成按时排便的习惯，以减少大小便失禁的几率，便后及时清洗局部。对不能自行大小便者给予导尿和灌肠。

（4）饮食护理。保证患者足够的营养和水分的摄入。如果患者能够接受喂食，应耐心喂饭。对完全拒食者采用鼻饲进食，给予营养保证足够的热量、蛋白质及维生素的摄入。有些患者在安静无人时可自行进食，护理人员可在床头柜上放些患者爱吃的食品，可供患者自行进食，以保证患者的营养，护理人员应细心观察做到心中有数。病情较重者可予鼻饲流质饮食，及时补充体液和营养，维持水、电解质和能量代谢的平衡。

4. 防止废用综合征

紧张型精神分裂症木僵状态患者长期卧床，肢体不能活动，依赖他人料理日常生活，有导致躯体系统退化的危险状态，也可能出现躯体并发症。护理人员应重视对患者的肢体功能训练，如将患者的肢体放置于功能位、定时为患者进行肢体按摩、活动关节等，防止肌肉萎缩及关节僵硬。注意足部的功能位置，在足底部位放置硬枕，避免被褥长期压在足背上，每日按摩足背部，防止足下垂。

5. 用药护理

木僵状态的患者一般不会自动服药，护士要耐心喂药，喂药后及时检查口腔，防药物遗漏在口腔内；在喂药过程中，防止患者呛咳或误吸；对药物难以吞咽者，护士要把药物研碎，经鼻饲管喂下；对肌肉注射给药，用药后密切观察病情，对发生急性药物副反应者及时报告医生处理，同时注意防止肌肉注射部位发生硬结或炎症；静脉给药时，要正确掌握用药剂量及用药速度，充分了解药物的疗效及不良反应，做好积极的应对措施，保证用药安全。

（五）护理评价

1. 患者生命体征是否稳定，有无并发症发生。
2. 患者有无伤人或受伤等情况发生。
3. 患者生活自理能力是否恢复正常。
4. 患者心理社会功能是否恢复正常。

第六章　常见精神疾病的护理

第一节　精神分裂症患者的护理

一、护理评估

精神分裂症是一组病因未明的精神疾病，患者的临床表现各异，护理人员要给患者提供有针对性、个性化的护理，就必须对患者进行健康史、生理、心理、社会功能作全方位的评估。

（一）健康史

1. 现病史

了解患者此次起病时间、主要症状、服用药物、有无明显原因或诱因等。

2. 既往史

既往精神疾病（过去是否有过此类疾病、发病情形、治疗经过、服药情况等）、躯体疾病情况等。

3. 个人史

评估患者的生长发育过程，包括母孕期健康状况、成长及智力发育情况、学习及工作能力、婚姻状况、有无烟酒及其他嗜好等，女患者应评估月经史及生育史。

4. 家族史

家族成员中是否有精神疾病患者。

（二）生理功能方面

1. 评估患者的意识状态、生命体征。

2. 评估患者饮食及营养状况、睡眠情况（是否有入睡困难、早醒、多梦等）、二便情况（是否有便秘、腹泻、尿潴留等）、个人卫生情况。

（三）心理功能方面

1. 病前个性特征。评估患者病前性格特征，兴趣爱好等。

2. 应对方式。评估患者入院前应对挫折及压力的方式。

3. 自知力及对住院的态度。评估患者是否承认自己有病；是否主动住院，治疗依从性如何。

4. 感知觉。重点评估患者是否有幻觉，尤其是命令性幻听。评估幻觉出现的时间、频率、内容等，对幻觉将采取的行为。

5. 思维。患者有无思维形式或内容障碍，如果患者存在妄想，评估妄想的种类、内容、性质、出现时间等，有无泛化的趋势等。

6. 情感。评估患者有无情感淡漠、情感迟钝、情感反应是否与周围环境相符；是否存在抑郁情绪，有无自杀的想法等。

7. 意志行为。评估患者行为是否减退、是否被动；有无异常行为表现，如作态、强迫、违拗等异常行为。

（四）社会功能

1. 生活自理能力。患者能否自行料理进食、如厕、穿衣等个人生活。

2. 社会交往能力。患者病前的社会交往能力如何，是否在社会活动中退缩、回避等。

3. 人际关系。患者人际关系如何，和亲属、朋友、同事、同学、邻居等的相处情况。

4. 支持系统。患者的家庭经济状况，医疗费用的支出方式，家人对患者治疗的态度，对患者的关心程度、照顾方式等。

二、护理诊断

1. 潜在冲动、暴力行为的危险（对自己或对他人）。与幻觉、妄想、精神运动性兴奋、自知力缺乏有关。

2. 思维过程及感知改变。与思维障碍、感知障碍有关。

3. 睡眠形态紊乱。与妄想、幻听、环境陌生等有关。

4. 营养失调。低于或高于机体需要量。与妄想、幻觉、极度兴奋、躁动，消耗量过大及摄入不足或暴饮暴食有关。

5. 生活自理缺陷。与运动及行为障碍、精神衰退导致生活懒散有关。

6. 不合作。与幻觉、妄想、自知力缺乏、对药物副作用产生恐惧有关。

7. 社交交往障碍。与妄想、情感障碍有关。

8. 应对无效。与无法对妄想内容、对现实问题无奈、难以耐受药物不良反应有关。

9. 排尿异常。尿潴留与运动呈重度抑制有关。

10. 便秘。与木僵、意志行为及抗精神病药物所致的副作用有关。

11. 医护合作问题。药物副作用如：急性肌张力障碍、体位性低血压等。

三、护理目标

1. 患者住院期间不发生冲动伤人、毁物现象，能控制攻击行为。

2. 患者愿意配合治疗，并了解常见药物副作用。

3. 患者能够区分现实与症状的差距，并能适应现实，耐受药物不良反应。

4. 患者学会控制情绪的方法，以恰当方式发泄自己的情绪。

5. 患者精神症状逐步得到控制，且日常生活不会被精神症状所困扰，能最大限度地完成社会功能。

6. 患者能表达自己的内心感受，可以以他人能理解的方式与人沟通。

7. 患者能按要求自行进食，体重不低于标准体重的 10%。

8. 患者能说出应对失眠的几种方法，时间保持在 7~8 小时。

9. 患者身体清洁无异味，最大限度地保留生活自理能力。

10. 患者掌握预防尿潴留、便秘的方法，能定时如厕排便。

11. 患者及其家属对疾病相关知识有所了解。

四、护理措施

（一）日常生活护理

1. 睡眠护理

评估患者的睡眠情况（入睡时间、睡眠质量、觉醒时间等），了解患者睡眠紊乱的原因，为患者创造良好的睡眠环境，保持环境安静、温湿度适宜，减少环境中的各种刺激。指导患者一些促进睡眠的方法，如睡前喝牛奶、用热水泡脚等。加强夜间睡眠巡视，如果发现患者具有睡眠障碍的症状，注意观察病情有无波动，精神症状尤其是幻觉妄想是否加重，是否有心理因素的影响等。对严重睡眠障碍的患者，必要时可给予助眠药辅助睡眠，用药后注意观察患者的睡眠改善情况。保证治疗中需要的睡眠时间，做好相关记录及交班。

2. 饮食护理

评估患者营养失调的原因，对其实施有针对性的护理。如对暴饮暴食、抢食者，制订饮食计划，安排其单独进餐；对因有被害妄想、认为饭里有毒、有异味而拒食的患者，可让患者在饭厅自选食物，或给他密封包装的食物，让他自己打开，或让他人先尝，再让患者进食，解除患者的顾虑；对于因自责自罪拒食的患者，可以把饭菜拌在一起，让其感觉到是剩饭；服用抗精神药出现锥体外系反应者，应给予进流质或半流质饮食，进食时有工作人员站于身旁；木僵患者应喂食，必要时遵医嘱给予静脉输液或鼻饲。开饭时间医护人员尽可能全部到场，共同观察患者的进食情况，防止因吞咽困难导致噎食，也有助于在噎食发生时有充足的人力抢救，保障医疗安全。

3. 卫生护理

对生活懒散、木僵等生活不能或不能完全自理的患者，应做好生活料理或督促其生活自理。对木僵患者应做好口腔、皮肤、二便护理，女患者注意经期卫生；对生活懒散的患者应教会其日常生活的技巧，训练生活自理能力，如穿衣、叠被、洗漱等，应循序渐进，不能操之过急，对患者的进步及时予以表扬。

（二）症状护理

1. 妄想状态的护理

（1）护士应尊重患者，让患者体会到来自护士的关心与爱护。在入院初期，患者对妄想内容深信不疑，并不能通过其亲身体验加以纠正，应避免与患者争辩妄想的正确性，更不要批评患者，而是根据妄想的内容，有针对性地进行护理。同时护士还应根据患者的妄想内容及涉及范围，以及患者对妄想内容的反应，同时兼顾病情合理安排病室。

（2）一般从正面接触妄想状态的患者，避免从患者身后突然打招呼或拍患者的肩膀等，特别是对待有被害妄想的患者。对有关系妄想者，护士在接触时，语言应谨慎，不在患者面前低声交谈，以免引起患者猜疑，强化患者的妄想内容。当工作人员被涉及妄想对象时，避免作过多解释，应减少接触，并注意安全。当护士准备与患者谈话时，尽可能征求患者意见和取得患者的配合。在与患者交流时，应以坚定的口气告知患者，医院是安全的，医护人员会尽力保护他；当其感到恐惧、害怕或不安全时，可以寻求护士帮助。

（3）鼓励患者参与非危险性活动或与患者探讨让其舒服的话题，将患者的注意力从妄想状态中转移出来，如让患者哼小曲、听收音机、进行娱乐活动等。

（4）缓解期，当患者对妄想内容动摇时，医护人员应引导其区分现实与非现实的思维内容，与其探讨、分析妄想内容产生的原因及可能的后果，指导其进行认知重建，如用现实的认知打破非现实的认知，鼓励患者继续坚持真实的想法和行为，逐渐恢复自知力。

2. 幻觉状态的护理

（1）观察患者与幻觉有关的言语和行为反应，了解幻觉出现的次数、类型、内容。患者可能因为针对患者有不好的评论性幻听而感到愤怒，与声音争吵，如果患者有明确的怀疑对象甚至会发生冲突；幻嗅或幻触等可能导致患者紧张不安、焦虑等，严重者可发生冲动行为。在护理过程中鼓励患者说出幻觉内容，不轻易批评患者的幻觉或否认患者的感受，谨防患者对自己或环境或他人因幻觉带来的伤害。

（2）为患者创造一个安静、安全的住院环境，减少来自环境的不良刺激，避免噪声，引导患者在清晰、真实的环境中感觉、活动。当患者因幻视干扰而感到恐惧、愤怒等负性情绪时，应安排有专人陪伴，去除患者身边的危险物品，指导患者参加一些喜爱的活动，以转移患者的注意力，减少幻听对患者的影响，确保患者安全。

（3）选择适当时机，对患者的病态体验提出合理解释，如陪伴患者去声音的来源处散步，以澄清事实；在幻觉中断期，护理人员可以对其讲解与幻觉相关的知识，指导患者应对幻觉的技巧，如寻求护士帮助、参与工娱治疗活动、与他人说话、睡觉等方式以转移注意力。

（4）病情稳定期，试着与其讨论来自幻觉的感受与困扰，鼓励患者表达内心感受，帮助患者识别病态体验，区分现实与虚幻，增进现实感。鼓励患者学会自我控制，对抗幻觉发生。

3. 兴奋状态的护理

（1）了解、掌握患者兴奋状态的行为特点、规律和发生攻击行为的可能性，评估患者冲动行为发生的原因、诱发因素、持续时间等。掌握患者出现攻击的前驱症状，提前做好防范。对于情绪波动大、冲动行为明显的患者安置于重症病室，限制患者的活动范围，并与其他重症患者分开，以免相互影响。

（2）护理人员在护理患者过程中，要耐心、和蔼、不激惹、不刺激患者，对患者在妄想状态下出现的过激行为不能迁就而要及时疏导和阻止。当面对兴奋躁动的患者时，护士应稳定自身情绪，予耐心指导。一方面由患者信任的医护人员分散注意力；另一方面从患者后面或侧面予以有效控制，及时保护被攻击的目标，根据医嘱快速将患者进行保护性约束，避免危险行为发生。

（3）症状缓解后，加强对患者的心理护理，指导患者了解自己出现的病态思维，学会控制情绪的变化。教会患者如何表达自己的需要，以非暴力行为方式处理问题，提高患者与周围人及亲属建立良好关系和遵守社会规范行为的能力。

（三）药物治疗的护理

1. 精神分裂症患者对疾病无自知力，不承认有病，不接受治疗护理。护理过程中，护理人员应态度和蔼，体现对患者的尊重，力求取得患者的信任。如采用的是药物治疗，须在患者服药后认真检查患者的口腔，确保药物服下。对于拒不服药、且劝说无效者，可与医生协商，考虑改用其他给药方式，如肌内给药等。

2. 对患者进行药物相关知识教育，帮助其了解药物治疗对控制症状的重要性，提高患者对药物作用及副作用认知能力，增加服药依从性。定期评估用药后效果，及时发现药物副作用，发现异常情况及时与医生联系。

（四）心理护理

1. 入院初期，护士应主动、热情地接待患者，帮助患者熟悉病房环境及作息制度，关心患者的饮食起居，使患者感到被关心与重视，以减轻患者入院初期的陌生感。对患者的病态行为及精神症状持理解、同情的态度，护理过程中真诚地对待患者，尽力满足患者的合理需求，让其感到被尊重、被接纳，从而信任护理人员，建立良好的护患关系。

2. 在患者治疗期间，应恰当地应用治疗性沟通技巧，如在倾听时不要随意打断患者的谈话，在谈话期间作适当的反应，适当的时候运用共情等。与患者沟通时，应避免说教、指责与否定。

3. 当患者处于恢复期时，自知力部分或完全恢复，可能产生自卑心理，应及时给予心理疏导与支持。适时与患者进行工作或学业、婚姻及生活、经济等方面的问题探讨，为其出院后步入社会开始新的生活作必要的心理准备。

（五）出院健康教育

1. 家庭护理指导

对家属进行疾病相关知识宣教，帮助其了解康复期护理方法，鼓励家庭成员积极参与患者的康复计划实施，指导家属做好监护，保证患者按时、按量服药，同时做好药物保管工作。

2. 用药及复诊指导

对患者及家属说明坚持服药对预防疾病复发的意义所在，告知服用药物一般的维持用药时间及用药过程中的注意事项，教育患者按时复诊，根据医嘱服药。指导家属与患者识别药物副作用，并能采取适当的应急措施。

3. 指导患者规律生活

养成良好的卫生习惯，戒除不良嗜好，多参加社交活动，提高社会适应能力。

4. 注意复发早期先兆

患者如出现以下症状，如失眠、早醒、多梦等睡眠障碍，头痛、头晕、疲乏、心悸，烦躁易怒、焦虑抑郁等情绪障碍，提示可能病情复发，应及时去医院就诊。

五、护理评价

1. 患者有无意外事件和并发症的发生。

2. 患者是否学会控制情绪，以恰当方式发泄自己的情绪。

3. 患者是否学会简单的疾病知识，配合护理工作。

4. 患者是否能表达自己的内心感受，可以以他人能理解的方式与人沟通。

5. 患者的生活自理能力是否恢复。

6. 患者是否学会促进睡眠的方法，能保持在 7~8 小时/天。

7. 患者是否了解所患疾病及使用药物的相关知识。

8. 患者精神症状是否得到缓解，自知力是否得到恢复。

9. 患者是否掌握一定的生活技能和社会交往技巧。

10. 患者是否掌握预防尿潴留、便秘的方法，能定时如厕排便。

11. 患者家属是否对疾病相关知识有所了解。

第二节 情感性精神障碍患者的护理

一、护理评估

1. 健康史

包括现病史、既往史、个人史及家族史。

2. 生理功能方面

患者的营养状况，有无食欲及性欲亢进；睡眠情况，有无入睡困难、早醒、多梦等情况；二便情况，有无尿潴留、便秘等。

3. 心理功能方面

包括病前个性特征、病前生活事件、患者应对压力的方式、患者对住院的态度。特别包括情感与认知特点的评估，如有无易激惹、兴奋、情感高涨、夸大或抑郁、焦虑尤其是有无自杀意念等表现。通过使用量表将患者的躁狂、抑郁症状予以量化，如躁狂量表（BRMS）、躁狂状态评定量表（YOUN）、抑郁量表有 Zung 抑郁自评量表（SDS）、贝克抑郁量表（BDI）、老年抑郁量表（GDS）、汉密尔顿抑郁量表（HAMD）等。

4. 社会功能方面

包括患者的生活自理能力、工作能力、学习能力、人际交往能力、婚姻状况、经济基础、医疗付费方式、社会支持系统等。

二、护理诊断

（一）与躁狂状态有关的诊断

1. 潜在冲动、暴力行为的危险（对自己或对他人）。与易激惹、好挑剔、过分要求有关。
2. 思维过程改变。与思维障碍有关。
3. 睡眠形态紊乱。与精神运动性兴奋有关。
4. 营养失调：低于机体需要量。与兴奋、躁动，消耗量过大、进食不规律有关。
5. 生活自理缺陷。与躁狂兴奋、无暇料理生活有关。
6. 不合作。与自知力缺乏、对药物副作用产生恐惧有关。
7. 便秘。与生活起居无规律、饮水量不足有关。

（二）与抑郁状态有关的护理诊断

1. 潜在自伤的危险。与抑郁、自我评价低、悲观绝望有关。
2. 潜在受伤害的危险。与精神运动性抑制、行为反应迟缓有关。
3. 睡眠形态紊乱。与情绪低落、沮丧、绝望有关。
4. 营养失调：低于机体需要量。与自责自罪、抑郁情绪导致食欲下降有关。
5. 自我认同紊乱。与抑郁情绪、自我评价低有关。
6. 个人应对无效。与抑郁情绪、无助感、精力不足有关。
7. 便秘。与日常活动少、胃肠蠕动减慢有关。
8. 生活自理缺陷。与精神运动性抑制、兴趣降低、精力不足有关。

三、护理目标

（一）躁狂状态的护理目标

1. 患者住院期间不发生冲动伤人、毁物现象，能控制攻击行为。
2. 患者愿意配合治疗，主动服药，并了解常见药物副作用。
3. 患者情绪高涨、思维奔逸症状得到基本控制。
4. 患者饮食起居规律，饮水充足，活动量减少，机体消耗与营养供给达到基本平衡。

5. 便秘缓解或消失，睡眠时间保持在 7~8 小时/天。

6. 患者生活自理能力恢复。

（二）抑郁状态的护理目标

1. 维持营养、水分、排泄、休息和睡眠等方面的生理功能。

2. 患者住院期间无自伤或他伤行为出现。

3. 患者能用语言表达对自我、过去及未来的正向观念，出院前自我评价增强。

4. 便秘缓解或消失，睡眠时间保持在 7~8 小时/天。

5. 患者出院前能主动与其他病友及工作人员互动。

6. 患者生活自理能力恢复。

四、护理措施

（一）躁狂状态的护理

1. 提供简洁安静的环境

为患者提供一个陈设简单、空间宽大、安静、舒适的住院环境，室内空气流通、色彩淡雅，避免噪音与鲜艳的颜色。护士与患者交流时，声音要低、走路应轻，这种环境可减轻和转移患者的兴奋。

2. 日常生活护理

患者躁狂状态时精力充沛、不知疲倦，整日忙碌于他认为有意义的事情，常常无暇吃饭、喝水、睡眠，机体供求不平衡，个人卫生情况差，抵抗力下降，容易发生皮肤感染与胃肠道疾病。因此，护士应督促和协助患者做好生活护理，预防并发症发生。

（1）为患者提供高蛋白、高能量、营养丰富的饮食，取患者喜爱的、多样化的食品供其选择，充分饮水（不少于 2500~3000ml/d）。最好单独进食，专人护理，和其他患者分开，防止患者之间的相互干扰，保证其足够的营养和水分的摄入。必要时给患者喂食，拒食者给予鼻饲或静脉输液。

（2）督促或协助患者做好个人卫生，如洗脸、刷牙、整理床单位，保持床单位的清洁、平整；督促患者定期洗澡和更换内衣裤，经常检查患者皮肤有无擦伤、伤口感染等，预防皮肤感染。

（3）睡眠护理。由于患者精神运动性兴奋，常入睡困难和早醒，护士应注意观察患者的睡眠情况，督促患者养成每天定时休息的习惯，夜间做好睡眠的护理，必要时遵医嘱给予助眠药延长其睡眠的时间，以保证患者有足够的休息时间，这有利于控制兴奋症状，稳定患者情绪，促进病情早日康复。

3. 症状护理

（1）躁狂患者精力异常充沛，且多表现急躁不安、易激惹、爱管闲事、判断力差，容易将多余精力的发泄变成破坏性，如扰乱病房管理，威胁他人及周围环境安全等。对待此类患者，可将其安置单人病室，专人护理，根据患者的爱好特点，安排患者参加一些既消耗体力、又不具竞争性的有意义的活动，如下棋、绘画、唱歌、跑步等，引导患者将过剩的精力转移到建设性活动中去，以减少或避免患者造成破坏行为。

（2）对于患者过分自我夸大的病态行为，护理人员不应讥笑或责备，而应以缓和、肯定的语言陈述现实状况，从而增加患者的现实感。

（3）对于发生冲动、伤人、毁物行为患者的护理参照第八章第一节"暴力行为的防范与处理"。

4. 保证药物治疗的顺利进行

药物是矫正患者异常情绪与行为的有效手段。在用药过程中，护理人员应密切观察患者的合作性、药物耐受性及药物的不良反应，特别是应用锂盐患者应更加关注，注意监测锂盐浓度，指导患者每天摄入 2500 ~ 3000ml 液体，正常饮食，以减少锂盐中毒的机会。对于恢复期患者，应明确告知维持用药对巩固疗效、减少复发的意义，停药与否应在医生的指导下进行。

5. 出院指导

（1）用药指导。由于锂盐的治疗量与中毒量比较接近，督促患者及家属一定要按医嘱服药，不得擅自增减。家属应协助妥善保管药品，督促患者按时、按量服药，注意观察有无用药后不良反应。告知家属及患者，定期到医院检查血锂浓度，以保证用药安全。

（2）复诊指导。躁狂状态有发作间歇期情感反应如常的特点，告知患者及家属不管病情如何，都应按时复诊，有异常情况及时就诊。

（二）抑郁发作的护理措施

1. 创造良好的住院环境

为患者提供一个安全、舒适、明亮的住院环境，床位靠近护士站，病室内陈设简洁、色彩明快，无绳、刀、剪、玻璃等危险物品，以免发生意外。

2. 维持良好的营养、睡眠、个人卫生及排泄，加强对患者生活方面的照顾

（1）饮食护理。抑郁状态患者常有食欲缺乏、不思饮食甚至受精神症状影响，有自责自罪妄想而拒绝进食。护理人员应根据患者的不同情况，制定出相应的护理对策，给予患者以富含维生素及蛋白质的饮食，如深水鱼、菠菜、鸡肉、牛奶、香蕉、樱桃、南瓜等食物的摄入，可在保证患者能量供应的基础上降低患者的抑郁、焦虑情绪。对于因自责自罪拒绝进食的患者可将饭菜拌杂，使患者误认为是他人的残汤剩饭而进食，或安排一些为他人做事的劳动，如此可以协助患者接受食物。若患者坚持不吃，或体重持续减轻，则必须采取进一步的护理措施，如喂食、鼻饲、静脉输液等，保证机体的能量供应。

（2）睡眠护理。睡眠障碍是抑郁状态最常见的症状之一，以早醒最为多见。由于抑郁状态有晨重夕轻的特点，而早醒这一段时间恰恰是患者考虑最多、无助感最强的时候，自伤、自杀等自弃行为发生的机会较多，拥有良好的睡眠对抑郁状态患者来说非常重要。具体护理措施参照本书第三章第二节的"睡眠护理"内容。

（3）照料起居及个人卫生。抑郁状态患者喜卧床，常诉疲乏、无力料理自己的生活，不注重自己的衣着、外表及个人卫生。对轻度抑郁状态患者，护理人员可以帮其拟定一个简单的作息时间表，内容包括起居、梳理、洗漱、沐浴等，每天督促患者自行完成作息时间表所规定的内容；对重度、生活不能自理的患者，护理人员应协助其洗漱、口腔护理、皮肤护理、会阴护理、更衣、如厕、仪表修饰等，让患者感到清洁、舒适。

（4）便秘的护理。便秘是抑郁状态患者比较多见的症状，应督促患者减少卧床时间，保持适当的运动，给予粗纤维食物、供给足够水分，指导其进行腹部环形按摩。如仍不能解决便秘问题，则需要给予缓泻剂、开塞露塞肛或灌肠处理，及时减轻患者的痛苦。

3. 加强安全管理，预防自伤及他伤行为发生

（1）密切观察病情，严格交接班。护理人员应对病房新入院、有自杀企图等重点患者做到心中有数，安置患者于重症监护室内，加强巡视（尤

其是夜间、凌晨、午睡、节假日、交接班等时间工作人员偏少的时段），随时观察病情变化，切不可让其脱离护士视线活动；对未经规范治疗而抑郁症状"自然"消失的患者，应加强防范，重点监护；对患者突然出现整理自己物品、有厌世想法、偷偷哭泣、向病友或亲属交代后事或将物品赠人等现象者，应派专人看护，加强心理疏导，严格交接班。

（2）落实安全检查制度，严格服药管理。严格执行各项安全管理规定，定时对病房的危险物品进行清理和检查，加强病房设施的安全检查，尤其是对新入院患者检查要仔细、彻底。教育患者家属探视时不带、不给患者危险物品。严格做好药品的保管工作，发药时加强看护，服药后仔细检查患者口腔、衣袋、指缝，严防患者藏药或蓄积后一次性吞服。

（3）安全测量体温及外出检查。使用水银体温计测温时，测量腋温，并加强看护。外出检查时，安排工作人员近距离看护。

4. 鼓励患者抒发内心体验，阻断负向思考，建立新的应对技巧

（1）接触抑郁患者时，护理人员应保持温和、稳定、接纳的态度，理解患者的痛苦心境；在与患者的交流中，避免用简单、生硬的语言，应适当放慢语速，允许患者有足够反应和思考的时间，并耐心倾听患者的述说；引导患者回忆既往愉快的经历和体验，激发患者对美好生活向往的言语抒发；对缄默不语的患者，护理人员可静静地陪伴在患者的身旁，并以非语言的方式（如眼神、手势、轻轻地抚摸等）或简单、中性、缓慢的语言表达对患者的关心和支持，通过这些活动引导患者慢慢注意身边的人、事、物，逐渐表达自身的感受。

（2）抑郁患者对自己或外界常不自觉地持否定看法（负向思考），护理人员可以协助患者确认这些负向思考，采用正性的资源取向、挖掘患者的积极因素等方法打断存在的负性循环，如引导患者回顾自身的长处与优点，来增加患者的自信心，培养正向的认知方式；协助患者检视他的认知、逻辑与结论的合理性，帮助其澄清现实状况，增加现实感，以阻断患者的负向思考。

（3）指导患者学习倾诉、宣泄抑郁情绪的方法，如给予腹式深呼吸、渐进式肌肉松弛法、意象松弛法的指导；鼓励患者以言语表达自己的内心感受，与其讨论恰当的压力排解方式；引导患者积极营造、利用一切个人或团体人际交往的机会，改善患者既往消极被动的交往方式，逐步建立积

极健康的人际交往方式，增加社交技巧。

（4）利用社会支持系统：帮助患者寻求家属、朋友、单位等社会系统的支持。鼓励患者多与家属、朋友沟通联系，积极参加集体活动，充分发挥社会支持系统的缓冲作用。

5. 出院指导

（1）用药指导。对患者及家属讲解药物治疗的重要性及常见的不良反应，告知家属应妥善保管药品，督促患者按时、按量服药，注意观察有无用药后不良反应。加强药物管理，防止患者发生服药意外。

（2）尽早识别复发先兆，如出现睡眠不佳、情绪不稳、烦躁、疲乏无力、有消极言论等，及时去医院就诊。指导家属了解自杀的危险因素，管理好危险物品，时刻做好自杀危险的防范工作。

（3）指导其注意锻炼，培养健康的身心和乐观积极的生活态度，规律生活，积极参加社会娱乐活动，避免精神刺激，保持稳定心境。

（4）复诊指导。告知患者及家属要坚持定期门诊复诊，接受门诊心理治疗，以达到预防复发、全面康复的目的。

五、护理评价

1. 患者是否造成自身或对他人躯体或物品的损害。

2. 患者自知力恢复如何，能否正确认识疾病、控制自己的情绪。

3. 患者是否能维持适当的营养、睡眠、个人卫生及排泄。睡眠时间维持在 7~8 小时/天。

4. 患者是否能恰当地与他人交往，对新的应对技巧接受能力如何。

5. 家属是否对疾病相关知识有所了解，掌握一定照顾患者的方法。

第三节　精神发育迟滞患者的护理

一、护理评估

1. 健康史

包括母孕期情况、出生时情况、发育情况、家族史，是否较常人容易罹患躯体疾病等。

2. 生理功能

评估患儿各项躯体发育指标，如体重、身高是否达标；目前躯体状况，有无躯体疾病、畸形及缺陷，有无运动、饮食、睡眠障碍等。患儿辅助检查的各项指标情况，如颅脑 CT/MRI，脑电图、心电图、各种血化验检查、染色体检查等。

3. 心理功能

（1）感知觉。有无感觉过敏和减退、错觉、幻觉及感知综合障碍等。

（2）思维。有无思维联想、连贯性、逻辑和思维内容等方面的障碍。

（3）智力水平。一般通过韦氏智力测定量表测验出患儿智力水平如何。对于无法用量表测量者，可通过简单的计算、常识等方法结合临床表现、社会功能来确定。也可用斯坦福－比奈智力量表进行智力测验。

（4）情感。有无焦虑、抑郁、恐惧、情绪不稳、情感淡漠或迟钝等异常情绪。

（5）意志行为。有无意志减退和增强、怪异行为、多动行为，有无刻板、仪式化或强迫行为，有无暴力行为和自伤自杀行为，有无对立违拗或品行问题等。

4. 社会功能

（1）生活自理能力。患儿是否能够独立进食、洗漱、更衣、料理大小便，能否独立外出、做饭、买东西等。

（2）环境适应能力

①学习能力。有无现存或潜在的学习困难。

②语言交流能力。有无言语障碍，能否进行有效交流，是否能用语言较好地表达自己的感受与意愿。

③自我控制与自我保护能力。有无现存的或潜在的自我控制力、自我防卫能力下降而出现伤害别人或被别人伤害的危险。

④社交活动。有无人际交往障碍，是否合群，是否主动与人交往和参加游戏活动等。

⑤其他。有无家庭教养方式不当，有无现存的或潜在的家庭矛盾或危机，有无家庭无法实施既定的治疗方案的可能性等。

二、护理诊断

1. 潜在自伤或他伤的危险：与认知功能障碍有关。

2. 营养失调：低于或高于机体需要量。与智力水平低下所致贪食、食欲减退及消化不良有关。

3. 自理能力缺陷：与智力水平低下有关。

4. 社会交往障碍：与智力水平低下、丧失语言能力及缺乏社会行为能力有关。

5. 语言沟通障碍：与智力水平低下有关。

6. 家庭应对不良：与父母缺乏相关知识及应对技能有关。

三、护理目标

1. 患儿不发生自伤及他伤行为。
2. 患儿维持正常的营养状态，体重维持在正常范围。
3. 患儿的生活自理能力改善。
4. 患儿的语言沟通能力有所改善。
5. 患儿的社会交往及学习能力有所提高。
6. 家长掌握一定的应对技能。

四、护理措施

1. 日常生活护理

主要包括卫生、饮食、睡眠等方面的护理，一般根据患儿的精神发育迟滞的程度不同，采取不同的护理方法进行护理，如督促、协助、替代等。轻度患儿具有相对较好的生活自理能力，护士主要是督促患儿养成良好的生活习惯，如按时起床、进餐、洗漱、大小便、进行适当活动等，保证营养摄入；中度患儿的生活自理能力差，护士应协助患儿料理个人生活；重度患儿不能生活自理，完全依靠他人照顾，且同时合并其他器质性病变，运动功能受损，所以护理人员应帮助其料理个人生活。

饮食护理时需要注意保证患儿进餐时的情绪稳定。有些患儿不能控制食量，要注意防止过量进食。有的患儿有挑食、偏食行为，要注意纠正。有的患儿因疾病影响需要特殊的饮食，如苯丙酮尿症的患儿需要给予低苯丙氨酸饮食，半乳糖血症患儿不给予乳类食物，地方克汀病要注意饮食中碘的补充。

2. 安全护理

患儿居住的环境应安全、整洁、物品简单实用，不要放置危险物品，如锐器、药品、打火机等。房间窗户有安全设施，对患儿攀爬、打闹等影响患儿安全的活动应及时制止，防止伤害事件发生。

3. 教育训练

（1）语言功能训练

主要是对中度和重度精神发育迟滞患者进行训练，重视对语言障碍和缺陷进行纠正，使他们能够较好地掌握语言这一工具，进行社会交往和交流。严重缺陷的患儿可采用以下顺序对患儿进行训练：口型和发音训练→单词训练→说句子训练→复述和对答能力的训练→表达能力训练→语言理解能力的程序训练，循序渐进、不断强化。同时，训练应注意和家庭、学校密切配合，协同进行。语言功能训练可尽量融入到生活中，这样可获得更好的效果。

（2）社交技能训练

引导患儿互相交流，如适当的称谓、正确说出内心的感受、主动打电话、与人交谈等；学会如何与人相处，告诉患儿与病友相处时应注意的礼仪，并进行小组模拟练习，让患儿学会如何表达自己的意愿，体验并学会如何与人相处。

（3）劳动技能训练

通过对患者进行劳动技术的相关训练，使患者能够自食其力，以减轻家庭和社会的负担。劳动技能教育必须适合患者的智力水平和动作发展水平，注重现实性和适应性，重视安全教育以及个别差异性。

①对于轻度患儿，儿童教育重点在于学会一定的读、写、计算，并学会生活自理、日常家务、乘车、购物能力及遵循社会规则等；青少年期则重点在于职业培训，以使患者学会一定的非技术性或半技术性职业技能，以达到成年后独立生活、自食其力的目的。

②对于中度患儿，重点在于良好的思想品德、社会适应能力、生活自理能力的培养，尽量使之达到生活自立，在监护下有效地生活与工作。

③对重度和极重度精神发育迟滞患儿，需要进行包括沟通能力、注意力、感知觉、动作、头与手及脚的控制相关的训练，可选择适当的辅助器材，如容易拿握的餐具、沟通板、行为辅助器等。为培养正确的行为模式，可将一个动作分为几个步骤，训练者先示范，每次教会一个步骤，然后将几个步骤连贯起来。对不合作患儿，不强迫学习，护理人员应耐心引

导训练，例如对重度精神发育迟滞患儿刷牙训练可能需要 1 个月，每个动作尽量鼓励他们自行完成，每天坚持，反复强化，使患儿循序渐进逐步掌握一些生活技能。

（4）道德品质和个性品质教育

由于患儿智力水平低下，对事物的分析能力差，常常不能预见自己的行为后果，往往会做出一些不自觉或不符合社会要求的行为和活动，甚至可能是犯罪行为。因此，要提高患儿明辨是非的能力，培养患儿遵纪守法、勤劳善良、有礼貌、爱学习的品质。训练患儿合理表达自己的要求和控制情绪，给患儿一定的独立性，培养他们的自尊心、自信心与责任心。

4. 药物治疗的护理

因患儿对症状及药物不良反应引起的不适不能及时或准确表达，因此在药物治疗过程中，护士应严密观察病情演变及用药情况，及时处理不良反应。

5. 家长健康教育

（1）对家长进行精神发育迟滞相关知识宣教，如临床表现、治疗、护理、病程、预后等，帮助其正确认识疾病及预后。从而根据患者的实际情况进行教育，对患儿的发展前景寄予恰当的希望。

（2）对家长进行与治疗、训练相关的教育，让家长充分了解精神发育迟滞的治疗方法和注意事项，特别是教育训练方面的知识与技能，以便将社会技能及语言技能等训练在患者出院后可以延续进行。

（3）指导家属有关教养儿童的知识与技巧，如不过度保护，不当面取笑，不与其他儿童攀比，不进行威胁与恐吓，讲话和指令要有针对性等。

五、护理评价

1. 患儿是否有自伤或他伤行为发生。
2. 患儿营养是否在正常状态，体重是否在正常范围内。
3. 患儿的生活自理能力是否有所改善。
4. 患儿的语言能力是否有所改善。
5. 患儿的社交和学习能力是否有所提高。
6. 患儿的家庭功能是否改善，家长的应对能力是否有所提高。

第四节 儿童孤独症患儿的护理

一、护理评估

1. 健康史

询问儿童既往健康状况，包括孕期状况（有无生病、如何治疗的），产期状况（顺产、难产、剖腹产、有无应用催产素），出生后健康状况等。

2. 生理功能

（1）评估患儿的身体形态指标，如出生年月、身高、呼吸、脉搏以及医学检验的各种生理、生化指标。

（2）评估感觉器官功能指标，如听觉、视觉、嗅觉、味觉、触觉等。

（3）评估神经系统的功能指标，如意识状态、反应情况、动作及步态、肌张力和运动协调性等。

3. 心理功能

（1）认知活动。有无感知觉异常；有无言语发育迟滞的各种表现；智力水平如何，是否在某些有限的领域中有着极其超常的能力，比如记忆和数字的简单运算等。

（2）情感活动。有无焦虑、抑郁、恐惧、易激惹或情感淡漠等异常情绪。

（3）意志行为活动。患儿是否特别对某些物品或玩具感兴趣；是否有某一方面的特殊爱好、兴趣；是否有极端追求仪式性或程序性的行为，强调同一性，难以接受生活中的变化；是否有某些异常行为，如多动、冲动攻击、重复行为等。

4. 社会功能

（1）社会交往能力。观察患儿是否依恋父母，对亲情爱抚是否有相应的情感反应；当父母离开或返回时有无相应的分离情绪和反应；能否主动发起或建立与同伴的关系，是否能与小朋友交往、玩耍；在游戏活动中是否有兴趣参与。

（2）交流能力。包括语言交流能力及非语言交流能力。着重评估患儿有无言语发育迟缓的表现及语言形式和应用方面。如能否正确使用言语进行交流，能否使用言语表达很简单的常识性问题，能否使用人称代词"你"、"我"、"他"，是否说话言语过于简单、平淡、缺乏情感表达能力等。非语言交流时的目光对视如何，能否利用手势动作、摇头、点头及面部表情进行交流等。

（3）对周围环境变化的适应能力。当周围环境变化时患儿能否适应，如搬家、房间物品位置发生变化、饮食内容变化时，患儿是否出现哭闹、烦躁、焦虑不安等。

（4）生活自理能力。患儿能否自行料理进食、如厕、穿衣等个人生活。

二、护理诊断

1. 潜在对自己及他人暴力行为的危险与情绪不稳、认知功能障碍有关。
2. 营养失调：低于机体需要量与自理缺陷、行为刻板有关。
3. 社会交往障碍与社交功能缺陷有关。
4. 自理能力缺陷与智能低下、认知功能障碍有关。
5. 语言沟通障碍与言语发育障碍有关。
6. 家庭应对不良与父母缺乏相应知识及应对技巧有关。

三、护理目标

1. 患儿住院期间未发生自伤或伤害他人的现象。
2. 患儿能维持正常的营养状态，体重维持在正常范围。
3. 患儿语言能力逐步改善。
4. 患儿的人际交往能力逐步改善。
5. 患儿掌握基本的学习与日常生活技巧。
6. 患儿的家庭功能及应对能力逐步改善。

四、护理措施

1. 生活护理

（1）保证患儿正常的生活需求，如睡眠、饮食、活动环境等。由于患儿存在认知功能障碍及语言发育障碍，不能将自身的不适及生活需求主动提出，这就要求护理人员对患儿的睡眠、饮食、二便情况做到心中有数，如出现问题及时进行护理干预。

（2）保证患儿有一个良好的个人卫生状况，做好晨晚间护理。定期给患儿洗澡、更衣、理发、修剪指（趾）甲等，保持患儿的清洁卫生。

2. 安全护理

给患儿提供一个安全的住院环境，随时排除不安全物品，如锐器、电源插座、药品等，做好房间窗户的安全设施防护。对患儿可能出现的一些不安全行为，护理人员要做到心中有数，应密切观察患儿的活动内容与情绪变化，若患儿的情绪处于兴奋状态、乃至于发生攻击行为时，应立即将其安置于安静、安全的环境中，专人护理，控制活动区域，可拿他喜欢的玩具来转移他的注意力，给予适当的引导，同时了解兴奋、攻击行为发生的原因，避免类似情况再次发生。

3. 教育训练

（1）进食相关训练。患儿可能不喜欢把食物混在一起吃，不愿意使用餐具及固定在餐桌边吃饭，可能对未吃过的食物有抗拒心理。给患儿提供的食物不宜将多种食物混在一起，而是分开放在盘子或碗里；有的患儿有熟悉的桌垫，护理人员可选择颜色鲜亮的、患儿喜欢的熟悉的桌垫吸引孩子到饭桌边吃饭，并且只允许在吃饭的时候使用，孩子慢慢会将桌垫、食物及在饭桌边吃饭联系在一起；孩子拒绝吃饭时，可将食物暂时拿走，待孩子想吃时再拿出来；循序渐进地让患儿尝试少量的新食物，家长或其他患儿反复示范，向患儿证明，新食物是安全的。当他们照着做时立即予以表扬和奖励。

部分患儿不喜欢用餐具进食，喜欢用手抓食物，是源于患儿喜欢用手抓食物的感觉。看到这种行为发生时，可在患儿的背后抓住他的手，手把手地教孩子用餐具吃东西，第一次患儿可能有排斥心理，护理人员必须对其有耐心，反复示范正确的方法，帮孩子建立用餐具吃饭的概念。

（2）睡眠训练。患儿有时表现为晚间迟迟不愿上床睡觉，或早晨抗拒起床而在夜间起床。对于患儿不肯睡觉行为，护理人员可在其睡觉前做一些头部、足部按摩，放一些轻柔的音乐、开一盏柔和的小灯，或者让患儿静静地看电视，为患儿创造一个安静的睡眠环境。睡前 10 分钟提醒患儿，让他完成他正在做的事情，不要突然让他睡觉，这样患儿可能会很焦虑，让其有一定的时间在睡前把事情做完。

也可利用孤独症儿童喜欢固定连锁反应的特点，安排患儿晚间按时喝牛奶或者吃东西→洗澡或洗脸、洗脚→刷牙→上床→听喜欢的故事→关灯→睡觉，对患儿反复强化连锁反应中的每个步骤，引导其逐渐把一系列的活动和睡觉联系起来，养成按时睡觉的好习惯。如果患儿还是不愿睡觉，不断起床，便反复把他送到床上，但不要过于关注。坚持这样做的结果是让患儿意识到他的抗拒行为是不会有任何效果的。

（3）如厕训练。孤独症儿童通常比普通儿童需要更长时间才能学会独立使用卫生间所需的基本技巧，有的患儿只适应一个或两个熟悉的卫生间，当使用陌生的卫生间时，无法将已经学会的基本技巧迁移到新的环境中去。利用孤独症儿童凡事都按部就班这个特点，可在卫生间墙上张贴配有卫生间使用插图的使用步骤一览表，给患儿反复演示以下步骤：洗手间→拉下外裤→拉下内裤→坐在马桶上大便→用厕纸→拉上内裤→拉上外裤→开水龙头→洗手→关水龙头→擦干手，可以一次演示一个或多个步骤，指导患儿按图示的每一个步骤去做，每完成一个步骤给予表扬及奖励，直到其能够准确按图示的步骤完成如厕整个流程。到陌生卫生间，可带其先熟悉环境，然后用图片帮助患儿熟悉步骤，这样便可消除患儿使用陌生卫生间时的紧张、焦虑感。

有的患儿喜欢马桶里的排泄物，他喜欢大便的质感，可能用手捏，并到处涂。可找一些相同质感的橡皮泥，让孩子去感觉，对其反复强调"橡皮泥是玩具，可以玩"、"大便不是玩具，不能玩"的概念，陪伴患儿玩橡皮泥，转移其对大便的注意力。

（4）语言能力训练

注意将语言功能训练融入到日常生活当中，并且坚持不懈。提供患儿以良好的言语环境，如利用看电视、听音乐、讲简单故事等让患儿感受语言，或带孩子到广场、公园、超市等公共场所去感知事物，丰富患儿的词汇和生活经验，加强对语言的理解能力；注意在训练中使用正性强化，如一个患儿叫了"妈妈"，妈妈马上高兴地对他笑，并且拥抱患儿，给予及时的表扬与奖励，如此反复，孩子会将此行为固定下来；鼓励患儿多说，最好在游戏中让患儿边做边说，有目的地让其说出身边的人和事，建立代词"你"、"我"、"他"的概念。

对患儿可能出现的言语错误，应采取宽容的态度，避免挫伤患儿说话的积极性；培训过程中要注意难度要由易到难（具体内容参照"精神发育迟滞患儿的护理篇"），不能操之过急，使患儿的语言能力循序渐进地发展。

（5）人际交往能力训练

①社会性身体语言的学习和表情动作的理解。帮助患儿学习社会性身体语言，如：点头、摇头、与人对视等，给患儿作出示范，要求其模仿，然后反复训练，直到能理解为止。此外可利用实际动作或画片训练患儿理解身体动作及表情，并对患儿的正确回答及时予以强化，逐渐减少提示，直到能正确辨别和理解为止。

②提高语言交往能力。与孤独症患儿谈话时尽量使用简单、明确的言语。可利用情景或利用患儿提出要求时进行，反复训练使患儿在想满足某种要求时，能用语言表达自己的愿望。通常孤独症患儿不能很好地利用言语来表达他的要求，有时会用尖叫和发脾气来表达，为防止这种情况发生，不要在患儿尖叫或发脾气时满足他的要求。另外，还可让患儿进行传话训练，传话开始宜短，之后逐渐延长，如此训练将使患儿主动与他人建立关系，改善交往。

③利用游戏改善交往。孤独症儿童游戏要简单、灵活，如训练发音时做模仿动物的游戏，边做动作边发叫声。通过"找妈妈、推小车、找护士"等游戏引导患儿在熟悉的场景中体会与他人的关系，逐渐地过渡到集体游戏，在集体游戏时，引导患儿与他人进行交流。通过集体游戏缩小与他人之间的距离，接纳身体接触、接纳别人的亲近。同时，使患儿在活动中熟悉游戏的规则，领悟交往的原则。

（6）情绪控制训练

有的孤独症儿童会在得不到某样东西或遇到突发的未料到的变化或进入新环境时或在没有办法告诉别人他所要表达的意思时情绪失控，表现为突然大声尖叫、摇摆、自残或不断重复一段对话等。情况发生时，护理人员应了解导致患儿情绪失控的原因，作对症处理。

①因为得不到某样东西情绪失控，尽可能对其不予理睬，做自己的事情，同时避免眼神接触，让患儿自己平复情绪，在其情绪平复后给予关心和爱抚，在条件许可的情况下再给他需要的东西。

②如果患儿情绪失控是源于被要求完成一件事情，当他停止哭闹后，一定坚持让他继续做，哪怕是护士或家长手把手地协助完成，或者至少让患儿先做，在其不能完成时，他人再接着完成。

③如果患儿因没有办法让他人理解自己的意思而失控，可教给患儿恰当表达自己想法和感受的方法，如示范"指东西"的手势给他们看，指杯子表达口渴要喝水，穿衣服表达想出去玩，指桌垫表达想吃零食等。

④当孩子对要去一个新环境或做一件新事情感到无助而情绪失控时，可尝试用图片或照片给他们展示将要进行事情的形式，如"带患儿出去玩"，可通过按序展示相关顺序的图片的方法告知患儿将要做的事情，"我们坐车去（汽车标识）→我们去吃麦当劳（麦当劳特色标志及食品）→我们回家（房子标识）"，带着他们熟悉的东西到新的环境中去，帮助患儿减轻或消除紧张、不安情绪。

⑤当患儿发生自伤、自残行为时，应予立即制止，如马上抓住患儿的手，或给其戴上手套，也可要求患儿"把手放在桌上"等，减少自伤行为。分析情绪失控的原因，如果因为父母关心不够，则应给予更多的关心与爱抚；如果因为生活本身单调，可给患儿增加活动条件，丰富患儿的住院及家庭生活，以减少自伤行为。

4. 药物治疗的护理

服药时要耐心劝导患儿，服药后应检查口腔，确保其服药下肚。保证患儿按时按量服药，注意观察服药后疗效，如出现严重不良反应，应立即汇报医生，进行处理，同时予以安抚劝慰，缓解患儿紧张、焦虑情绪。

5. 家长健康教育

（1）对家长进行疾病相关知识宣教，指导父母给孩子提供一个亲密和睦、舒适安全的家庭环境，不要隐瞒孩子患病的事实而让孩子与外界隔离，给孩子创造更多与外界接触的机会，使其逐步融入正常的社会生活。

（2）与家长共同拟定患儿出院后继续康复培训的计划，将训练方法与注意事项告知家长，并确认家长可以独立操作。

五、护理评价

1. 患儿住院期间是否出现自伤或伤害他人的行为。

2. 患儿是否能维持正常的营养状态，体重是否维持在正常范围。

3. 患儿语言能力是否得到改善。

4. 患儿的人际交往能力是否得到改善。

5. 患儿是否能掌握基本的学习与日常生活技巧。

6. 患儿的家庭功能是否得到改善。

第五节 注意缺陷及多动障碍患者的护理

一、护理评估

1. 健康史

包括母孕期情况、出生时情况、发育情况、家族史，是否较常人容易罹患躯体疾病等。

2. 生理功能

评估患儿各项躯体发育指标，如体重、身高是否达标；目前躯体状况，有无躯体疾病、畸形及缺陷，有无运动、饮食、睡眠障碍等。

3. 心理功能

主要包括注意力、情绪和行为等方面。

（1）注意力。注意的广度、持续时间、稳定性如何，如上课或做作业能否集中注意力，注意力是否容易受周围环境干扰。

（2）情绪。患儿的情绪稳定性如何，有无焦虑、抑郁等情绪，是否有自尊心低下、自卑心理。

（3）行为方面。患儿的活动量如何，有无明显增多，一般在什么环境下增多，活动的性质是否具有危险性。能否在应该安静的场合安静，是否容易受外界刺激而出现冲动行为。是否喜欢冒险、做事不顾后果。有无逃学、撒谎、偷窃、斗殴等品行问题。

4. 社会功能

（1）生活自理能力。评估患者是否能够生活自理。

（2）学习能力。患儿学习成绩如何，做作业质量如何，有无学习困难。

（3）人际交往能力。与同龄人的交往和相处如何，是否合群，能否有耐心和同学一起做游戏，并遵守游戏规则。

5. 其他

有无家庭教养方式不当，有无现存的或潜在的家庭矛盾或危机，有无家庭无法实施既定的治疗方案的可能性等。

二、护理诊断

1. 潜在自伤或伤人的危险与情绪不稳、活动障碍有关。
2. 营养失调：低于机体需要量与活动过度、无暇顾及进食有关。
3. 自理能力缺陷与活动过度、注意缺陷有关。
4. 社会交往障碍与注意缺陷、多动有关。
5. 家庭应对不良与家长缺乏相关知识及应对技巧有关。

三、护理目标

1. 患儿不出现自伤或伤人情况。
2. 患儿饮食摄入均衡，营养状态改善。
3. 患儿生活自理能力有所改善。
4. 患儿社交能力改善。
5. 家长掌握一定的应对技能。

四、护理措施

1. 生活护理

观察患儿的进食、睡眠、二便情况，根据存在问题进行干预。给予高热量、高蛋白、高维生素饮食，保证患儿每日的饮水量，同时培养患儿按时进食的习惯。对于年龄较小或生活自理能力较差的患儿，需做好日常生活护理，如注意冷暖，保证良好的卫生状况、定期洗澡、修剪指（趾）甲等。督促患儿严格遵守作息时间，保证充足睡眠，培养良好的生活习惯与规律。

2. 安全护理

给患儿创造一个安静、舒适、安全的住院环境。房间布置注意简洁、明快、色彩柔和，防止患儿动作不协调致损伤。专人护理，控制患儿的活动区域，避免接触危险物品，密切观察病情，有意外征兆出现时及时干预控制，防范患儿冲动行为给自己或他人带来威胁与伤害。禁止患儿从事竞争性较强或冒险的游戏，并对其强调说明活动中存在的危险性。

3. 心理护理

（1）护理人员应主动关心及接触患儿，注意保护患儿的自尊心，与患儿建立良好的护患关系，取得患儿的信任。掌握患儿的性格特点、兴趣及爱好，与患儿一起游戏，寓教于乐，在游戏中引导患儿逐渐控制自己的行为与情绪。

（2）正性强化作为一种常用的行为治疗手段被广泛应用于注意力缺陷多动障碍患儿的心理护理中，对患儿安静坐于指定位置及专注于做作业的行为予以赞扬与奖励，如口头表扬、点头、轻拍患儿背部等。实质性的奖励是指给予特殊活动或患儿喜爱玩具的权利，代币疗法也常常用于对患儿良好行为的奖励，如给予小红花、小红星、贴纸等，在反复强化下将患儿在住院过程中建立起来的正性行为固定下来。如一名多动障碍患儿由于注意力不集中，做作业拖拉、易出错（靶行为），可以对患儿在规定时间内专心完成作业、不出现粗心错误，就可以得到看半小时喜欢的电视节目（如动画片）的奖赏。如此反复训练，就可以逐渐纠正其注意力不集中、做作业拖拉、易出错的问题。

（3）多动障碍患儿经常因为违反纪律及学习成绩不好而受到老师的批评，总感觉不如别人，自卑感强烈；又如由于患儿的多动及冲动行为，父母和老师往往认为是患儿故意的，而常给予训斥与打骂，患儿也可能错误地认为自己是"坏孩子"。护士可通过协助治疗师对父母及老师进行认知治疗的方式来解决问题。首先应纠正父母及老师对患儿的错误认识，然后与家长、患儿一起找出患儿的不良认知、不合理的信念和错误想法，并通过指导训练和学习的方法，用事实来纠正患儿的错误认知，达到治疗的目的。

4. 教育训练

（1）生活自理能力训练

护理人员除了协助和督促患儿做好晨晚间护理外，还应在生活自理能力方面予以指导与训练，如督促患儿严格遵守作息时间，保持个人卫生，培养饭前、便后洗手、晨晚间洗漱的良好习惯等。

（2）注意力训练

①通过游戏比赛等形式对注意力进行训练，使集中注意力的时间逐渐

延长，注意力涣散逐渐改善。例如：循环式的造句游戏、接球游戏等。

②在限定时间内将不同颜色、不同质地、不同形状的物品分开，安装玩具等，并且要求患儿每完成一个步骤后大声说出下一个步骤，不断强化和调节自己的行为。

（3）人际交往能力训练

教会患儿如何跟同龄人相处及相处应遵循的规则，指导患儿如何恰当地应用语言和非语言沟通，通过示范和角色扮演的方式对患儿进行训练，增强患儿的人际交往能力。

（4）感觉统合训练

有相当比例的患儿同时伴有感觉统合方面的问题，如感知觉方面的异常、精细动作困难、协调性差和平衡功能不好等。根据儿童的大脑功能具有发展的、可塑性强的特点，美国心理学家爱尔斯设计了一种游戏运动疗法，即感觉统合治疗。

①利用泥土游戏、麻布刷身游戏、梳头游戏等，用来矫治触觉敏感或不足、身体协调不良。

②采用旋转浴盆、溜滑梯、坐空中升降机等方法调节患儿身体协调不良；用吊缆车对重力不良的患儿进行视觉统合、眼球移动训练。

③采用玩身体跷跷板，坐、卧于大笼球上，在倾斜垫上运动调节患儿重力感。

④在跳床运动中与儿童进行某种游戏，可以促进跳跃平衡，锻炼大小肌肉及平衡反应，对视觉运动协调性也有一定的帮助。

5. 药物治疗的护理

对需要用药治疗的患儿，指导遵医嘱按时服药，密切观察服药情况，以及服药后的表现，提高患儿的服药依从性。

6. 健康教育

（1）对疾病认知的指导

改变家长和老师把患儿当成是不服管教的"坏孩子"这一错误认识，教育他们用"赞扬、鼓励"的正性强化方式代替单纯的惩罚教育。

（2）干预措施指导

指导家长学会如何与患儿相处，如何共同制定明确的奖罚协定，如何使用正性强化方式鼓励患儿的良好行为，如何使用惩罚的方式消除患儿的不良行为等。指导家长合理安排孩子的生活作息时间和饮食起居，保证充足的睡眠，并尽量消除无关刺激对于儿童的干扰。

（3）建立家长、老师、医护人员联盟，互相沟通信息，共同探讨患儿存在的问题及解决问题的方法。

五、护理评价

1. 患儿有无出现自伤或伤人情况。
2. 患儿饮食摄入是否均衡，营养状态是否得到改善。
3. 患儿生活自理能力是否改善。
4. 患儿社交能力是否改善。
5. 家长的应对技能是否改善。

第六节　流浪精神病患者的流行病学研究与护理

随着社会经济的繁荣，城市化的推进，一部分精神病患者由于各种原因而流浪街头，由于缺乏监护、监管，其自身在受到安全危害的同时，也对社会治安、城市的容貌等带来极大的影响，是影响社会和谐的一个较为重大的问题。

一、流行病学研究

（一）精神病患者外出流浪的发生率

欧洲精神分裂症患者外出流浪的发生率为33%~50%，其中有5%的患者长期流浪在外。在美国大约有1/4的重型精神病患者流浪街头或居住在避难所，大约有12.5万精神病患者处于四处流浪状态。我国精神疾病患病率达1%以上，但对精神患者流浪发生率研究较少，目前尚无确切数据。

（二）社会人口学特征

Lauber等调查瑞士的流浪精神病患者，从地理分布看，城市＞郊区＞农村，男性多于女性，未婚占67.0%~78.0%，离婚、丧偶占26.6%，多为文化程度低、处于社会底层的弱势人群。我国目前仅在部分城市对流浪精神病患者进行了研究，缺乏全国性尤其是农村的资料。沈阳市2004~

2007 年救治的流浪精神病患者中，男性占 40%，女性占 60%，21～50 岁者占 74.4%，绝大多数为初中文化程度以下且来自贫困地区，未婚、离婚、丧偶者近 95%。杭州市救治流浪精神病患者男女比例为 4.2：1，未婚青年占 64%，文化程度普遍较低，小学及以下占 71%，以无业和农民最多，占 84%。许俊等调查南京市 2004～2005 年流浪精神病患者，男性占 57.6%，本市占 9.0%，农村占 87.6%，未婚者占 63.8%，初中以下文化程度占 92.8%，就业率低，无业、乞讨、农民、打工者占 96.6%。我国社会人口学特征总体而言与国外类似，即以中青年低文化及低社会阶层者居多，在婚者少，但男女比例相差较大，本地的流浪者少，外地的流浪者多，可能与我国地域较大，各地有不同特点及改革开放后人口流动较大有关。

（三）疾病分布

美国的调查结果表明流浪精神病患者中精神分裂症占 11%～17%；情感性精神障碍占 19%～30%；物质滥用（依赖）占 20%～30%，其中酒精依赖者占 57%～63%；重型精神病合并物质依赖者占 27.2%。武汉市 2003～2006 年救治的流浪精神病患者中精神分裂症占 56.2%，情感性精神病占 6.2%，心因性精神疾病占 5.7%，精神活性物质所致的精神障碍占 2.6%，大脑器质精神障碍占 4.6%，精神发育迟滞占 9.0%，其他占 15.7%。于长洪等调查沈阳市 2004～2007 年 530 例救治流浪精神病患者中，精神分裂症占 30.0%，器质性精神障碍占 10.0%，酒精中毒所致精神障碍占 6.0%，情感性精神障碍占 0.9%，创伤后应激障碍占 3.9%，精神发育迟滞占 13.0%，待分类的精神病性障碍占 36.0%。精神分裂症者以青壮年居多，器质性精神障碍以老年人居多，情感性精神障碍和创伤后应激障碍以妇女居多，酒精中毒所致精神障碍以青年男性居多，待分类的精神病性障碍以既往史、家族史和个人史不详居多。温州市 1998～2005 年救治的 845 例流浪精神病患者中，精神分裂症及分裂样精神病占 78.5%，精神发育迟滞占 8.5%，心境障碍占 5.0%，心因性精神障碍占 3.7%，器质性精神障碍占 0.5%，诊断不明占 4.0%。南京市 2004～2005 年救治流浪精神患者中精神分裂症、精神发育迟滞、脑器质性精神障碍、情感性精神障碍分别为 71.4%、14.8%、3.5%、3.5%。深圳市 2005 年 3～12 月住院流浪精神病患者 228 例，精神分裂症、心境障碍、待分类精神障碍、精神发育迟滞、应激相关障碍、其他分别为 64.9%、20.1%、5.3%、2.2%、2.2%、5.3%。与国外相比，我国流浪精神病患者以精神分裂症、精神发育迟滞或老年痴呆、心境障碍为主，而物质依赖或伴有物质依赖的比例明显比美国要低。与普通收费住院精神病患者相比，弱智或痴呆的比例也明显要高。

（四）流浪原因及危险因素

精神病患者外出流浪的原因是多方面的，目前还不十分清楚究竟哪些因素是导致这一结果的主要原因，概括起来大致有以下几个方面：

1. 疾病因素

研究发现各种重型精神病、药物依赖尤其是多种违禁药物滥用/依赖，均是导致患者流浪的原因，尤其是重型精神疾病合并物质依赖者，外出流浪的风险明显增加。

2. 社会心理因素

社会支持缺乏和社会歧视是导致精神病患者外出流浪的重要原因。精神病患者大多没有职业或在患病后被迫失业，缺乏基本的人身和医疗保险，未婚率和离婚率高，文化水平普遍低下，加之疾病原因所致的一些离奇古怪的行为和社交方式以及容易给他人造成伤害等诸多原因，使他们很难融入主流社会，加之社会（包括他们的家庭）对他们的排斥，基层社区和街道精神病防治组织不健全，协助监管不力等因素，使他们只有离开家庭和生活的地方而四处流浪。在我国，随着经济的快速发展，交通的日益便利，农民工大规模进城打工，流浪精神病患者中打工者占了相当比例，这是有别于国外的一个特点。

3. 缺乏有效的监管和治疗措施

在国外非住院化运动后精神病流浪发生率和违法犯罪率明显上升。由于精神病床位的不断减少，加之社区缺乏足够而有效的监护，很多患者没有得到系统而有效的治疗，因此长期处于严重的疾病状态，有学者把这部分患者称为"新生代重型精神病患者群"，他们要么长期被监禁在监狱，要么四处流浪，这种以"惩罚代替治疗"的现状受到了公众和媒体的广泛批评。2003 年 5 月我国废除《城市流浪乞讨人员收容遣送办法》后，流浪人员的救助方式方法发生了根本的改变，城市的流浪人员从被强制管理到主动求助，这样对最需要救助的人群即城市流浪乞讨人员中的痴呆、精神病患者来说，将无法获得救助，因为他（她）们不会主动去求助。目前还没有相应法律条款来保证对这类人员的收容式救助的合法性，因此，全国各城市救助站拒绝收留既往可收容、直接遣送回家的流浪精神病患者（特别是慢性并且稳定的流浪精神病患者），从而使大量的流浪精神病患者得不到及时的救助。

二、流浪精神病患者的特点

1. 来源特殊

流浪精神病患者一般由 110 民警、城管执法人员、救助站工作人员、社区街道工作人员强行送入院。目前在我国以言行紊乱、伤人毁物、裸体、扰乱交通、自伤等表现的患者为医疗救助的主要原因。

2. 病史资料缺乏

由于流浪精神病患者无监护人，主诉、现病史、家族史等难以掌握，常缺乏医学鉴定所需资料，诊治困难。其主要特点：

（1）缺乏基本资料：包括患者的姓名、年龄、籍贯、住址、文化程度等；

（2）缺乏既往资料：包括性格特征、学习情况、工作情况、人际交往以及既往是否患有精神疾病及诊治情况等，给疾病的诊断和治疗带来一定困难。

3. 生活自理能力差

部分患者生活不知自理、懒散、个人卫生极差、衣着脏乱、蓬头垢面、随地大小便、不知羞耻、吃饭不用筷子、睡觉不上床。

4. 言语沟通困难

表现违拗，拒绝任何治疗、检查及护理。流浪精神病患者来自全国各地，不同地方的患者口音不同，文化存在差异，给语言交流带来诸多不便，因此，流浪精神病患者的护理检查往往十分费力，在病史书写方面也难免会存在缺项。

5. 护理操作困难

流浪精神病患者没有监护人，一些告知签字制度无法落实；患者流浪背景不清楚，有无犯罪前科或其他特殊背景都无从知晓，入院后常缄默不语、思维散漫、贫乏，给正确的询问增加难度。

6. 躯体状况差

由于在外流浪，生存条件恶劣，这类患者很多都伴有各种躯体疾病，发生率从 30.9% ~66.4% 不等，躯体疾病主要为皮肤软组织损伤、感染性疾病、营养不良、传染病、骨折等。于长洪等发现流浪精神病患者中所患肺结核、肝炎、性病的占 6.2%。

7. 孕育情况及性侵犯问题

女性精神病患者由于其性防御能力低下，更易受到性侵犯。有文献指出，精神病患者由于缺乏自我保护意识，在一项 512 例的研究调查中，确定受过性侵犯者就多达 200 例，占 39.1%。此外，流浪精神病患者也是梅毒等性病的易感高危人群。

三、治疗特点

治疗以口服抗精神病药为主，对兴奋躁动、有自杀倾向者选择性给予电休克治疗，同时配合心理治疗、行为治疗、音乐和工娱疗法。选用口服药种类各地有所不同，有的以副反应较少的新型抗精神病药为主，有的以经典抗精神病药为主，与各地经济状况有关。由于患者症状重，且行为紊乱多，为尽快控制病情，应用抗癫痫药控制行为障碍比例较高（8.1%），使用抗精神病药注射剂显著多于普通住院患者，但注射用药后，患者常有嗜睡、头晕等常见不良反应，并容易出现药物反应，如体位性低血压、猝倒等，增加医疗风险，尤其是伴有躯体疾病患者，对药物的耐受性更差。

四、护理

1. 饮食护理

流浪精神病患者常常饮食无规律，饱一顿饿一顿，引导患者按时、适量进餐，防止抢食、暴饮暴食，谨防噎食。有的患者用餐习惯差，喜欢用手抓饭，甚至饭菜装在碗里也不吃，引导患者养成使用餐具的习惯，督促其餐前洗手。给年老体弱者予流质饮食或软食，对拒食者必要时给予鼻饲或补液，保证适量营养的供给，纠正贫血、营养不良。

2. 生活护理

流浪精神病患者长期露宿街头，个人卫生极差，做好入院时的卫生处置至关重要。应检查有无体虱、头虱，帮助洗澡、理发、换干净的病员服；督促患者养成良好的生活习惯，如每日坚持洗脸、洗脚，定期洗澡；

督促患者及时如厕，衣服随脏随换；督促患者按时上床睡觉，定时作息；关心患者的冷暖，注意天气变化，及时增、减衣服。

3. 躯体疾病的护理

流浪精神病患者多数伴有躯体疾病，有的甚至患有传染病，且这类患者往往缺乏病史介绍及相应的主诉。此类患者入院时，必须严密观察病情，认真做好体格检查，检查患者的皮肤完整性、有否挫伤、骨折及其他器质性疾病等，及时对症处理。如合并骨折患者注意制动，并观察骨折固定部位的皮肤及血液循环情况，告知患者不能自行解除绷带、夹板；合并糖尿病的患者用药后要观察进食情况，监测血糖变化，防止出现低血糖反应等。

4. 传染病的护理

对于染有性病梅毒及合并疥疮等传染性皮肤疾病患者，可根据病种进行隔离。将患者安置在阳光充足、湿度合适的隔离房间，床单元、被服等生活用品专人专用，接触过的便器、餐具、桌面、排泄物需用含氯消毒液浸泡、消毒处理。工作人员要做好自身的职业防护，防止交叉感染。

5. 药物治疗的护理

由于患者无自知力，认为自己没病，拒绝治疗，因此护士要严格执行发药制度。由于患者姓名不详，护士应熟记床号、容貌，采取集中管理、统一发药的方法。发药时有严格顺序，看其服药下肚。对于拒不服药、且劝说无效者，可与医生协商，考虑改用其他给药方式，如肌内给药。严密观察患者服药后的反应，有异常反应立即汇报医生，作及时处理。

6. 功能训练

组织患者进行社交技能及社会职业技能训练，如指导学会与人相处，勇于与他人交流，主动给家人打电话，有不适感时随时找医生或护士等；鼓励患者铺床叠被、洗衣，完成简单的劳动，训练其动手能力，纠正懒惰习性，改善患者被动依赖的状态。引导患者通过劳动价值的创造，提高患者的自身价值观念，提高患者的自尊心和自信心，在一定程度上延缓患者的孤僻、冷漠、衰退及人格改变。

7. 对女性流浪精神患者的护理

入院时除常规入院检查外，都要进行 HCG 和子宫 B 超检测，识别患者是否受孕，对怀孕或已为产妇的患者做好营养支持及心理辅导工作。月经期督促患者禁食生冷、勤换卫生巾、每日清洗会阴；重症完全不知料理生活的患者，护士要帮助其更换卫生巾、内衣裤，擦洗身体；观察并记录每位患者的月经情况，发现1个多月未来月经者，要及时报告医师重新检测HCG。

8. 对精神发育迟滞的流浪精神病患者

参照第六章第三节"精神发育迟滞患者的护理"相关内容进行护理。

9. 关注民族文化及风俗习惯

流浪精神病患者中有部分为少数民族，而各民族有其特殊的文化、风俗习惯。如其生活习惯、风俗习惯、饮食文化等，均与汉族有明显不同；如按平时的管理可能引起患者的对抗，甚至出现难以预料的非医源性医疗纠纷。因此，在护理管理过程中要充分体现人文关怀，医护人员应掌握一定的民族文化风俗习惯，尊重其民族文化，避免意外；在保护好患者的同时也保护好医护人员，避免因民族文化差异而造成意外事件及所带来的负面影响。

10. 心理护理

流浪精神病患者具有明显的社会适应性不良、退缩懒散等，再加上长期缺乏监护人的关怀，心理更需要关爱。因此，护士应以真诚、理解、支持的态度对待患者，耐心解释患者所提出的每一个问题，努力消除患者的恐惧感，尽快消除戒备心理。贴近患者，倾听患者的心声，给患者足够的心理支持，从心理层面上帮助患者正确认知疾病的本质和特点，缓解患者的心理冲突，建立良好的行为模式。适时询问患者姓名、家人地址、从家里出走时间、电话号码等，积极帮助患者联系家人。与患者建立良好的护患关系，让患者享受到社会大家庭的温馨。

11. 其他相关事宜

（1）流浪精神病患者刚入院时不能或不愿说出自己的名字，无法提供基本资料，一些告知签字制度也无法落实。入院时由救助单位护送者填写车号、警号、联系电话和单位出具的介绍信等，做到有据可查。入院时，护理人员应对病员进行卫生处置，并在处置前后拍照存档。对一些特殊躯体情况如明显外伤、躯体畸形的患者都应在第一时间拍照存档，并在照片上标明住院号、在病历上贴上照片，以便于辨认。

（2）做好患者随身物品的清点、登记工作。做好患者来院时的安全检查工作，查清其身上的随身物品，如身份证、首饰、钱等贵重物品，并在民警或其他护送者在场的情况下，做好详细的登记并进行双签名（护士、民警签名）。不要随意丢弃患者的随身物品，即使是一个小发夹、一把小剪刀也应做好登记保存工作，以防日后引起纠纷。

（3）详细记录、留取患者出院时的相关资料。随着患者精神症状的控制，病情的稳定，医护人员应及时了解患者的基本情况如姓名、家庭住址、家人姓名和联系方式等，以便尽快与其家人联系，协商出院事宜。在家属接患者出院时，护士应把患者的随身物品交给家属，并向家属出示患者入院时的物品登记及双签名。也有部分患者出院前依然基本情况不清，护士应与求助站接送人员完成物品交接。出院时，详细填写流浪精神病患者去向表，包括接收人的姓名，与患者的关系以及家庭地址和身份证复印件等，并详细告知出院注意事项及服药方法等。

附：

常见抗精神病药物不良反应的对症处理

药物不良反应是指正常剂量的药物用于预防、诊断、治疗疾病或调节生理功能时出现的有害的或与用药目的无关的反应。

1. 锥体外系不良反应。是应用抗精神病药物后最常见的不良反应，发生率为 50% ~ 70%。锥体外系反应的发生与抗精神病药种类、剂量、疗程、年龄、个体等因素有关。经典抗精神病药物发生锥体外系反应的概率较高，而非典型抗精神病药如氯氮平、奥氮平和低剂量的利培酮发生锥体外系反应的概率相对较低。主要表现为急性肌张力障碍、静坐不能、药源性帕金森综合征和迟发性运动障碍。

（1）急性肌张力障碍。是使用抗精神病药物治疗过程中最常见的锥体外系早期症状，常在首次用药后或治疗一周内发生，以儿童和青少年较为多见。

主要表现为个别肌群的持续性痉挛。由于受累肌群不同，故而症状表现不同，如痉挛性斜颈、动眼危象、角弓反张、嚼肌痉挛、舌伸缩不能、躯干或四肢扭转性痉挛等，同时伴有焦虑、恐惧、心慌等症状。

处理措施：立即安抚患者，通知医生并遵医嘱给予抗胆碱能药物、抗组胺类药物或苯二氮卓类药物。如肌注东莨菪碱 0.3mg，一般 20 分钟内见效，必要时 30 分钟后可重复注射；或口服苯海索 2mg，3 次/日。另外，患者可能会因肌肉紧张而导致行动困难，应注意防止患者跌倒。

（2）药源性帕金森综合征。多数在治疗两周后出现。

临床表现：主要表现为静止期震颤，以上肢远端多见，如手部的节律性震颤呈"搓丸样"动作；其次还表现为肌张力增高，出现肌肉僵直，呈现"面具样脸"，走路呈"慌张步态"，可出现吞咽困难、构音困难，可因呛食引起吸入性肺炎甚至窒息死亡。严重者全身性肌强直类似木僵；有的表现为运动不能，自发活动少，姿势少变。

处理措施：若病情稳定，可遵医嘱减少抗精神病药物的剂量。若病情不允许，剂量不可减少者，应遵医嘱更换锥体外系较轻的药物，也可加用抗胆碱能药物，如盐酸苯海索、东莨菪碱；或加用抗组胺药，如苯海拉明、异丙嗪等。

（3）静坐不能。多发生于服药后 1～2 周，其中以氟哌啶醇发生率最高。

临床表现：轻者主诉感受心神不宁，腿有不安宁的感觉，不能静坐；重者出现：坐起躺下，来回走动或原地踏步，焦虑、易激惹，甚至出现冲动性自杀企图。

处理措施：轻者安慰患者，转移其注意力，重者立即汇报医生并遵医嘱减少抗精神病药物剂量，或遵医嘱使用抗胆碱能药物如盐酸苯海索，或给予苯二氮卓类药物，如阿普唑仑、地西泮等。

（4）迟发性运动障碍。多在长期服用抗精神病药物时出现。

临床表现：有节律或不规则、不自主的异常运动，以口、唇、舌、面部不自主运动最为明显，称为"口—舌—颊三联症"，患者重复地咀嚼、鼓腮、噘嘴、吸吮、转舌等，亦可有肢体不自主、无目的的抽动，舞蹈样动作等。上述不自主运动在情绪紧张或激动时加重，睡眠时消失。

处理措施：迟发性运动障碍治疗非常棘手，目前尚无特效方法，所以应尽早发现，尽早减药或停药，改用锥体外系副反应小的药物。在此需要强调的是，预防很重要，如不随意使用盐酸苯海索等。

2. 体位性低血压。多发生于抗精神病药物治疗的初期，肌注半小时或口服 1 小时后，即可出现降压反应。使用氯丙嗪、氯氮平、奥氮平者容易发生。增加抗精神病药物剂量过快、体质较弱、老年患者及基础血压偏低者较易发生。

临床表现：突然改变体位时，出现头晕、眼花、心率加快、面色苍白、血压下降，可引起晕厥、摔伤。个别案例可诱发心肌梗死、脑血管意外。严重时可呈现休克症状。

处理措施：（1）轻者立即将患者放平，取平卧或头低足高位，松开衣领及裤带，短时间内可自行恢复，同时做好生命体征监测工作，并做好记录；（2）对年老体弱的患者，护士应密切观察服药过程中的血压情况，发现异常及时与医生联系，严重或反复出现低血压者，应通知医生并遵医嘱减药或换药；（3）严重反应者，应立即通知医生采取急救措施，遵医嘱使用升压药，去甲肾上腺素 1～2mg，加入 5% 葡萄糖溶液 200～500mL，静脉滴注。禁用盐酸肾上腺素，以免加重低血压反应，同时给予吸氧；（4）在患者未苏醒前，尽量避免搬动患者。患者苏醒后，做好心理护理工作。同时指导患者起床或如厕起立时一定要放慢速度并扶着墙壁，动作放慢，如感觉头晕，应尽快平卧休息，防止意外发生。

3. 尿潴留。常发生在治疗的初期，因具有抗胆碱能作用的药物抑制膀胱逼尿肌的收缩所致。

处理措施：鼓励患者尽力自行排尿，当发现患者小便困难、解不尽或频繁去厕所时，应立即检查患者的膀胱充盈度，若是尿潴留，可先行给予物理方法诱导排尿，如要患者听流水声，热敷或按摩下腹部；如效果不佳时遵医嘱给予新斯的明 1mg 肌内注射；若无效时，遵医嘱给予无菌导尿术，同时向患者做好解释工作，以消除其紧张情绪。

4. 胃肠道不良反应。多发生于服用抗精神病药的初期。

临床表现：患者可出现口干、恶心、呕吐、食欲缺乏、上腹饱满、腹泻或便秘等。个别患者会发生麻痹性肠梗阻。

处理措施：多数患者在治疗过程中自行消失，反应严重者，经减少药量及停药可恢复。

对于便秘症状，指导患者做腹部环形按摩、多饮水、适当运动、进食粗纤维食物，以促进肠蠕动，养成定时排便的习惯；如评估发现患者连续 3 天以上未解大便，遵医嘱给予通便药，必要时可用开塞露塞肛或灌肠。

5. 白细胞减少症。抗精神病氯氮平、氯丙嗪等药物均可引起白细胞减少症，其中，氯氮平发生率最高。多数发生在用药 6～12 周，与剂量无明显关系。

处理措施：

（1）轻度减少。白细胞计数（3～3.5）×109/L，可遵医嘱继续药物治疗，每周 2 次血常规检查，注意预防感染。酌情应用升白细胞药物。

（2）中度减少。白细胞计数（2～3）×109/L，应遵医嘱立即停药，每周监测血常规，白细胞正常后再用药物，注意观察，预防感染，给予升高白细胞的药物。

（3）重度减少。白细胞计数＜2×109/L，应遵医嘱立即停药，每天监测血常规，直至白细胞及分类恢复正常两周。应用抗感染药物，慎用或禁用此类抗精神病药物，立即给予升高白细胞的药物。

6. 恶性综合征。为最严重的不良反应。症状往往出现在更换抗精神病药物的种类或加量过程中以及合并用药时，如锂盐合并氟哌啶醇时。兴奋、拒食、营养状况欠佳，既往有脑器质性疾病的患者在使用抗精神病药物、抗抑郁药时更易发生。恶性综合征的发生率仅为 1% 左右，但死亡率为 20% 以上。

临床表现：（1）持续高热；（2）意识障碍；（3）严重锥体外系症状，如肌肉强直、震颤、吞咽困难等；（4）自主神经功能紊乱，有心动过速、大汗淋漓、流涎、血压不稳等；（5）可出现急性肾衰竭、循环衰竭等，严重者可致患者死亡。

处理措施：

（1）遵医嘱立即停用抗精神病药，遵医嘱给予支持治疗，调节水电解质平衡；

（2）将患者安置于单人房间，设专人护理，密切观察病情变化，有异常及时汇报给医生；

（3）保持呼吸道通畅，分泌物增多时，应及时吸痰，如出现呼吸困难、口唇紫绀时，立即给予氧气吸入；

（4）定时测量体温，如体温超 39℃时，应及时给予物理降温。遵医嘱给予静脉输液，保证机体水、电解质平衡；

（5）加强基础护理，做好口腔、皮肤、二便、个人卫生的护理，预防并发症发生；

（6）加强心理护理，消除患者的紧张、恐惧心理；

（7）书写护理记录，并做好交接班。

第七章 护理岗位设置及岗位职责

第一节 护士岗位设置及原则

一、护士岗位设置

按照《卫生部关于实施医院护士岗位管理的指导意见》，医院护士岗位分为护理管理岗位、临床护理岗位和其他护理岗位三大类。其中，护理管理岗位是从事医院护理管理工作的岗位，临床护理岗位是护士为患者提供直接服务的岗位，其他护理岗位是护士为患者提供非直接护理服务的岗位。护理管理岗位和临床护理岗位的护士应当占全院护士总数的95%以上。根据岗位职责，结合工作性质、工作任务、责任轻重和技术难度等要素，明确岗位护士所需护士的任职条件。护士的经验能力、技术水平、学历、专业技术职称应当与岗位的任职条件相匹配，实现护士从身份管理向岗位管理的转变。

例如，某三级医院将护士岗位分为护理管理岗位、临床护理岗位和其他护理岗位三类。其中护理管理岗位包括护理部管理岗位及护士长管理岗位，临床护理岗位包括病区护理、重症监护护理、门急诊护理、MECT 室护理等岗位，其他护理岗位包括供应室、医院感染控制、医技科室等护理岗位。

二、护士岗位设置原则

1. 按需设岗原则

医院岗位设置应根据医院的性质、规模、功能、任务和发展趋势等因素，从护理工作需求角度设置护理岗位类别的数量。注意岗位设置要坚持因事设岗、科学合理，既保障患者安全和临床护理质量，又能保证组织的高效与灵活。病房护士的岗位设置应遵循责任制整体护理工作模式，普通病房护床比不低于0.4：1，重症监护病房护患比为（2.5～3）：1，门急诊、供应室等部门应根据工作量合理配置护理岗位。注意护理管理岗位、临床护理岗位和其他护理岗位数量相宜。

2. 按岗聘用原则

按照岗位职责要求合理配置护士，用人所长，并进行动态调整，保证不同岗位护士的数量和能力素质能够满足工作需要。特别是配置临床护理岗位时，应充分考虑到岗位的工作量、技术难度、专业要求和风险系数，以保障护理质量及患者安全。护理管理岗位的护士除具备一定的业务素质外，还必须具备一定的管理知识、理论和技能。

3. 能级对应原则

护士岗位配置时应注意能级与岗位相对应，做到能将每一名护士按其优势特长、能级高低分配到合适的岗位上。不同专科、不同岗位和责任对护士技术水平、专业能力要求不尽相同，例如较高素质、职称及专科知识扎实且临床经验丰富的护士可分配在急诊科、重症监护室。

4. 激励原则

护士岗位管理是建立优质护理服务长效机制的切入点，通过实施岗位管理，实现同工同酬、多劳多得、优绩优酬，逐步建立激励性机制，充分调动护士积极性。

5. 公平、公正、公开的原则

护士岗位管理制度（包括岗位设置、护士配备、人员培训、绩效考核、待遇保障、晋升、培训等制度）的制定与执行应做到"公平、公正、公开"，为每一位护士提供公平发展的机会，使护士队伍得以健康发展。

第二节　护士岗位职责

一、各级护理人员岗位职责

（一）护理副院长岗位职责

1. 在院长的领导下分管负责全院护理学科建设、业务管理，主管日常护理行政管理、教学、科研工作。

2. 根据医院工作的具体情况，领导护理部制订护理工作长期规划和近期计划，并督促落实。

3. 组织落实《护士条例》，主管全院护理人员的依法执业、合理配备、人事安排及人力资源管理、护理部主任、护士长的任免、职称晋升及成本考核的决策工作。

4. 审批护理部制定、修订并呈交的全院护理工作常规、工作职责、规章制度和技术操作规范。

5. 督促检查护理各种规章制度、护理常规、护理技术操作规范的执行情况，督促护理部进行护理质量检查，及时评价反馈；督促护理不良事件的防范管理，有效杜绝事故发生。

6. 负责全院护理人员政治思想、人事安排等工作，审批护理部提出的护理人员晋升、任免、奖惩意见，有计划地培养结构合理、素质优良的护理技术队伍。

7. 审批护理部提出的物品、仪器、设备等的申购计划。

8. 指导护理部对全院护理人员进行职业行为规范的教育培训及在职培训。

9. 负责领导全院的护理科学研究工作，督促开展护理新技术新项目，促进专科护理的发展。

（二）护理部主任（正、副）岗位职责

1. 在院长、分管院长领导下全面负责和主持全院护理行政和业务管理工作。

2. 拟订全年度护理工作计划，指导、督促各科实施、评价、总结和反馈。

3. 负责制定、修改并组织实施全院护理规章制度、护理常规、技术操作规范等，制定各级护理人员的岗位职责，并指导、督促执行。

4. 建立护理质量控制管理网络，确立质量控制方法，确保护理质量的稳定与持续改进。定期主持召开护理质量管理会议，分析、评价全院护理质量，总结交流经验，制定有效对策，并定期组织护士长相互检查、学习和交流。

5. 建立和健全护理组织系统及各级护理人员的量化考核系统，科学合理地分配和利用护理人力资源，负责院内护理人员的调动、任免、晋升、

奖惩、考核等工作。参与制定护理人力资源开发和人员管理方面的策略和方案。

6. 定期组织检查和评价全院护理质量，有计划、有针对性地组织院内各专科危重、疑难、死亡患者进行护理查房、会诊和讨论，保证护理质量持续改进。

7. 负责拟订在职护士继续教育及培训计划，组织全院护理人员的专业培训、考核。指导实习、进修人员的临床教学工作。

8. 指导护士长规范管理病区环境、物资和文书，定期检查，开源节流，保证病区住院环境安全、舒适。

9. 负责护理部和其他部门间的协调与沟通，提请相关部门解决护理工作中的相关问题。

10. 组织护理科研计划申报、立项及护理新技术的推广工作。

11. 负责对护理用具和设备、物资的品质及先进性的调研，审核各护理单元提出的有关护理用品批报计划和使用情况。

（三）科护士长岗位职责

1. 在护理部主任领导下分管各科的护理行政和业务管理工作。

2. 根据护理部工作计划和质量标准，结合本科情况制订科内计划并组织实施；督察和指导护理质量标准的落实和过程控制，提出整改意见和措施，定期向护理部汇报。

3. 督导本科护理质量，定期或不定期组织检查，发现问题及时整改，确保持续改进基础护理和专科护理质量。

4. 协助护理部合理配置和利用护理人力资源，负责分管部门护理人员的依法执业及任免、调动、奖惩、考核，制订护理人力资源开发和人员管理方面的具体方案，并向护理部提供第一手资料。

5. 组织制定本科风险防范预案并组织护士学习，召开护理安全工作会议，对护理缺陷事故及时进行分析处理，提出改进措施。

6. 指导各科护士长的现场管理工作，定期组织召开本科护士长会议，定时与护理部主任和本科护士长交流，及时解决有关问题。

7. 参加分管病区晨会交班和主任查房，运用护理程序组织现场检查，指导危重、疑难患者护理查房、会诊和病例讨论，参加护理新技术实践的培训、指导和推广。

8. 负责每月本部门备班安排，调配和合理使用本科护理人力，保证重点患者护理质量和完成各种突发应急任务。

9. 组织本科室护理人员的继续教育、规范化培训及"三基"考核，安排好临床教学和进修实习生的带教工作。

10. 拟订本科护理科研计划，督促检查计划的执行情况，及时总结护理经验。

（四）护士长岗位职责

1. 在护理部主任、科护士长领导下负责本病区护理行政和业务管理工作，根据护理部工作计划和质量标准，结合实际制订病区常规工作计划，做到月有重点、周有安排，并组织实施、检查与总结。

2. 合理利用护理人力资源，弹性排班；根据患者病情需要，运用护理程序科学地进行排班和小组分工，责任到人。负责护理人员的依法执业及奖惩具体考核。参与本科人员的任、调考核。

3. 掌握本病区护理工作情况，床边指导危重、抢救、特殊检查及重点患者护理；督促护理人员严格执行各项规章制度和技术操作规程，有计划地检查医嘱执行情况，确保护理措施落实到位，严防差错事故和院内感染。完成医院其他常规工作，按时完成护理台账、填报各种报表。

4. 组织护理查房、疑难和死亡病例讨论、会诊。组织制定科室风险防范预案并组织培训。定期召开护理安全工作会议，及时分析、处理不良事件，提出改进措施。

5. 定期对本病房护士进行护理工作评价，按照护理部的要求完成护理人员规范化培训及"三基"考核工作。指导实习、进修护理人员的带教考评工作。

6. 保持病室环境整洁、舒适、安静；做好感染监控管理工作。

7. 对本科室设备、固定资产做好审核、请领、使用、维护、报废和管理等工作。

8. 做好患者、陪护及探视人员的管理，定期召开工休座谈会了解患者意见和建议，制定护理服务整改措施，提高患者的满意度。

9. 掌握本病区护理人员的思想动态和工作表现，关心护士的生活及学习情况，增强凝聚力，提高工作效率；了解本专业护理新进展，组织开展护理科研工作，总结经验，撰写学术论文。

（五）门诊护士长岗位职责

1. 接受相应管理学课程训练，并经考核和认证，获得合格证书。

2. 落实窗口部门文明服务规范，制定合理的服务流程，提供清洁、舒适、温馨的就诊环境和便民服务措施，方便患者就医。

3. 深入各专科门诊检查护理服务质量，了解患者和专科医生需求，及时协调解决存在的问题，指导护士完成复杂的护理技术操作。

4. 检查、监督消毒隔离工作，预防院内感染。做好传染病上报工作，发现传染病例，指导相关人员做好隔离、消毒处理。

5. 组织、督导检查护理人员配合医师完成急诊抢救任务，危重、抢救和留观患者的护理，参加并指导复杂急救技术或新开展护理业务实践，有效应对突发性和灾难性事件。

6. 各种急救药品、器材，做到定量、定点、定位放置，并经常检查补充，保持性能良好以备随时启用。

7. 承担全院人员应急培训任务，包括护理人员的急救业务训练及护理风险防范知识培训，提高急诊抢救护理的理论知识和技术水平。

（六）消毒供应中心护士长岗位职责

1. 接受相应管理学课程训练，并经考核和认证，获得合格证书，并取得供应室二次准入证书；

2. 消毒隔离技术熟练，有丰富消毒供应室工作经验。掌握消毒隔离法规及制度，熟悉相关规章制度和技术操作规程。

3. 供应室环境区域管理，做好职业防护。

4. 组织所属人员深入临床科室，实行下送下收，了解供应器材、敷料的使用意见，及时向药械科反馈临床科室对一次性医疗器具的使用意见，不断改进工作，保证临床需求。

5. 负责组织医疗器材的再生和敷料的制备、灭菌、保管、供应工作，制订分类物品的清洗、包装、消毒常规程序及各类治疗包的物品卡和包装规格。供应室定时从药械科领入一次性医疗器具、物品，验收三证，并确保其使用安全和处理无害化。

6. 定期检查消毒灭菌设备的效能，经常监测器材和敷料的灭菌效果，如发现异常立即组织检修。

7. 负责医疗器材、敷料等物资的请领、报销工作。

8. 配合物资管理工作。

（七）影像科护士工作职责

1. 做好预约、登记、划价、收费等管理工作。

2. 为预约患者解释接受检查和治疗准备事宜。

3. 负责领取、保管药品、器材和其他物品，并做好器械的清洁消毒工作。

4. 严格执行各项规章制度和技术操作规程。

5. 加强机房感染管理，控制进出机房人员数量，指导进出人员做好职业防护，保持机房内整洁、肃静，调节空气温湿度，定期做细菌培养。

6. 指导患者口服造影剂，负责静脉注射造影剂并观察患者有无过敏反应。

7. 做好候诊患者检查前的准备工作，评估受检者的病情、检查部位。检查时注意观察患者的病情变化，如发现病情变化，立即报告医生，就地抢救。

（八）MECT 室护士工作职责

1. 在科主任及治疗师的指导下，具体负责无抽搐电休克治疗的护理工作。

2. 做好治疗前各类仪器、设备、药物及患者的各项准备工作，确保仪器设备正常运转。

3. 严格执行各类医嘱，熟悉掌握 MECT 术护理操作流程。

4. 患者进入治疗室前应核对患者佩戴腕带信息，如所在病区、姓名等，并协助患者在麻醉床上采取正确体位就卧。

5. 负责治疗患者的护理实施工作。治疗过程中密切观察患者面色、呼吸及仪器呈现的颜色，有异常及时汇报医生。参与患者发生意外事件的抢救及复苏护理工作。

6. 治疗结束后，保证患者卧床休息，观察患者的呼吸、意识情况，直至呼吸平稳、意识完全恢复后解除血氧监测，一般监护 15～30 分钟。

7. 负责对治疗室内静脉麻醉药品的依法管理。

8. 认真做好治疗室的消毒隔离工作。

9. 保持治疗室环境安静，避免其他患者与家属进入治疗室。

10. 做好科室物品的购、领、送、财产的清点与管理工作。

二、各级护理技术职称人员岗位职责

（一）（主任）副主任护师岗位职责

1. 在上级主管领导下，应用护理程序的工作方法，指导本科护理业务技术，科研和教学工作。

2. 指导、参与危急重患者的抢救、治疗和护理，修订、检查下级护士护理计划的制订、实施与评价。

3. 定期主持专科护理查房和护理病例讨论，参加护理会诊，解决临床复杂疑难问题。

4. 跟踪并掌握国内、外专科护理发展动态，定期开展护理新知识、新技术学术讲座。并根据本院具体条件努力引进先进技术，提高护理质量，发展护理学科。

5. 协助护理部、科护士长、护士长做好护理质量控制工作，不断完善质控方案。

6. 参与安全管理，定期分析安全隐患，提出防范措施，对护理缺陷提出鉴定意见和整改措施。

7. 指导并参与护理教学、带教计划的制订、实施和评价，组织在职主管护师、护师及进修人员的业务学习，参与临床教学和学术交流。

8. 指导、制订和实施护理科研、技术革新计划，并负责指导实施、撰写护理论文。

（二）主管护师岗位职责

1. 在护士长领导和主任（副主任）护师业务指导下进行工作，落实各项护理工作。

2. 指导并参与本科室急、危重患者抢救、治疗和护理，协助拟订护理计划，检查下级护士护理计划的制订、实施和评价。

3. 解决本科室护理业务上的疑难问题，指导危重、疑难患者护理计划的制订及实施。定期组织、参与病区护理查房和护理病例讨论。

4. 协助护士长做好科室护理质量管理工作。督促检查本科室护理工作质量，发现问题，及时解决，把好护理质量关。

5. 参与安全管理，分析存在隐患、护理过失和缺陷的原因，提出防范措施。

6. 参与护理教学及带教计划的制订、实施和效果评价。对实习、进修护士做好带教和成绩评定工作。

7. 负责"三基"训练计划的落实与评价，参与下级护士规范化培训工作。

8. 参与护理科研计划和新技术引用的实施工作。

9. 检查、修改下级护士书写的护理记录。

10. 指导、落实消毒隔离、职业防护工作。

（三）护师岗位职责

1. 在护士长和上级护师指导下进行整体护理工作。

2. 以护理程序为指导，参与临床护理实践，制订护理计划并实施、评价。

3. 在上级护师指导下参与危重、疑难患者护理，以及难度较大的护理技术操作。带领护士完成新业务、新技术的临床实践，不断总结经验。

4. 正确执行医嘱、各项护理常规及安全管理措施，严格执行护理核心制度，减少护理缺陷及事故。

5. 协助护士长、上级护师做好病区管理工作，参与病区质控工作。

6. 按照《病历书写规范》要求，书写护理记录。

7. 参加护理部组织和病区组织的业务学习、护理查房和病案讨论。

8. 完成"三基"训练计划，考核达标。

9. 参与病区护理科研及带教工作。

（四）护士岗位职责

1. 在护士长的领导和上级护师指导下进行临床护理工作。

2. 以护理程序为指导，认真执行各项护理制度和技术操作规程，正确执行医嘱，完成各项护理工作。

3. 严格执行护理核心制度，执行各项护理常规及安全管理常规，减少护理缺陷和事故。

4. 做好患者基础护理和心理护理、健康教育工作，经常巡视病室，密切观察病情变化，发现异常，及时报告。按照《病历书写规范》，书写护理记录。

5. 认真做好各种抢救物品、药品的准备、检查工作。参与危重患者抢救及疑难患者护理，不断学习，积累经验。

6. 严格执行消毒隔离制度，保持病区整洁、安静、舒适、安全。

7. 指导实习护士、护理员、护工、保洁员的工作。

8. 完成"三基"训练计划，考核达标。

9. 积极参加业务学习、护理查房和护理病例讨论，按计划完成继续教育及规范化培训工作。

三、护理人员岗位职责

（一）办公室护士职责

1. 参加早会，听取中夜班报告，参加晨间护理。

2. 负责处理医嘱，及时通知治疗护士或管床护士执行有关医嘱，必要时亲自执行。

3. 整理医疗文件，督促护士正确书写各项护理文件。

4. 联系会诊，预约各种特殊检查，并通知各班做好准备工作。

5. 负责办理出入院转区、转院等手续。

6. 参与开饭，了解患者饮食情况。

7. 协助护士长巡视重点患者，检查病区环境并保持办公室清洁。

8. 每周参与医嘱总核对。

9. 负责病区各种物资的请领、保管等工作，负责联系各种饮食。

10. 整理出院病历送病案室，填写月报表。

11. 负责病区库房管理。定期清点布类物品，整理库房，平时要留出固定数目的布类物品，以便随时更换。

12. 协助护士长做好病区管理工作。护士长不在时代理护士长工作。

（二）总务护士工作职责

1. 按时上班，参加早会，听取交班报告，了解病区动态及患者的病情，便于顺利完成自己的工作。参与晨晚间护理。

2. 协助护士长检查病区环境，做好床单元的管理，保证病区清洁、整齐、无杂物。

3. 负责出入院患者衣物的清点、登记。负责保管患者衣物。做到放置有序，妥为收藏，防止霉变、损坏。

4. 负责病区被服管理，及时送洗患者脏衣服、被服。

5. 负责保管患者的水果、点心、香烟，注意食品卫生。负责保管、分发患者的副餐，注意食品卫生，为患者采购必需品。

6. 负责病区物资分类保管，建立账目，并定期清点。

7. 参与患者开饭、洗澡时的管理，并完成相关工作。

8. 检查病区设施是否完好，及时报请维修。

9. 做好探视家属的管理工作。

10. 协助做好病区管理，服从护士长工作安排，完成临时性和指令性任务。

（三）责任组长岗位职责

1. 参加早会，听取夜班报告及医生的病情介绍，了解本组新患者及危重患者的病情，便于完成工作。早会后与夜班护士等巡视病房，与同组人员共同床边交接重点患者，了解患者夜间睡眠、早餐进食、早药服用、情绪等情况（在只有一名组长时，完成病房相关工作）。

2. 组织同组人员完成晨间、午后护理及每天安全检查，保持病室、床铺清洁、整齐、规范。

3. 组织同组护理人员完成本组患者的输液、注射、换药等长期（临时）性治疗工作，按时巡视签输液巡回卡。

4. 指导、检查、督促同组护士做好接收新患者的准备，做好入院评估、入院宣教工作。

5. 每天对本组患者进行一次等级评估，根据评估结果督促、检查、指导下级护士对本组护理工作是否执行到位，如本组患者基础护理、专科护理、安全管理、危重患者护理等工作完成情况。对本组患者定期进行必要的风险评估。

6. 参加开饭，了解本组患者饮食情况。

7. 在没有办公班时，负责本组患者出院、转院、转区手续办理工作。

8. 负责检查督促保洁员或护工对本组病室的清洁消毒工作。

9. 对本组医生开展心理治疗进行必要的配合与协助。

10. 做好本组低年资护士的带教工作。

11. 参与病区医嘱总核对。

12. 在没有办公班的情况下同时负责办公室工作。

13. 负责检查本组的娱疗开展情况。

14. 全面指导、检查病房危重患者护理计划、护理措施落实情况。

15. 每月底两组采取互查方法进行住院患者护理满意度调查。

（四）护班护士工作职责

1. 参加早会，听取中夜班报告。

2. 参加晨间护理，负责尿床患者被褥的晒收工作。

3. 协助输液并负责看护。

4. 参加开饭，组织患者有序进餐，督促患者饭前洗手排队，观察患者进食情况，负责喂饭；两顿拒食者，给予鼻饲。向早班交代进食情况及重点病情。

5. 带患者进行特殊治疗，并负责治疗后监护、护理、记录等。

6. 负责或协助危重患者的治疗和临床护理工作，及时记录病情，并向值班护士交代清楚。

7. 协助接收新患者，下午督促患者洗脚。

8. 参与患者洗澡管理，负责剪指甲。

9. 定期清洁病历夹及微波炉。

（五）康复班工作职责

1. 按时上班，参加早会，听取交班报告，了解病区动态及患者的病情，便于顺利完成自己的工作。

2. 参与晨晚间护理。

3. 参与患者开饭、洗澡时的管理，并完成相关工作。

4. 负责病区的康复活动的组织管理工作，根据现有条件，制订康复计划，因地制宜开展康复、工娱活动并记录。

5. 康复时间为上、下午各 1 小时。

6. 每天带领患者做广播操，组织中、晚饭前唱歌。

7. 注意康复活动时的安全管理，对参与活动的病员负有指导、检查、督促与管理的责任。每次活动结束时应收回活动用具并点数，对有关物品如跳绳、剪刀、线等使用时加强管理，防止意外。

8. 加强各种康复用具的管理，活动后放于指定场所，以防丢失。

9. 注意观察患者的病情变化和参加康复活动的情况，及时与值班护士沟通，必要时交班。

10. 协助做好病区管理，服从护士长工作安排，完成临时性和指令性任务。

（六）早班护士

1. 提前15分钟交班，阅读交班本、医嘱本、早会本等，重点患者床边交接；向同班护理员交代重点患者；负责早会记录。

2. 核对大型输液。

3. 参加晨间护理，保持病房整洁、通风，做好安全检查。

4. 注意病员仪表整洁，随时督促患者穿好衣裤鞋袜，及时更换湿污的衣裤。督促患者不坐地。

5. 坚守岗位，密切观察病情，做好基础护理，包括口腔护理、皮肤护理，测量并绘制14：00 T、P、R、BP，询问大、小便情况，有异常及时汇报医生。

6. 接收新患者，行入院常规。

7. 提前40分钟进午餐，进餐前向接班人员交代需注意的事项，饭后接班了解患者进食情况。督促午休，完成中午治疗护理工作。

8. 患者起床后整理床铺，督促开窗通风。

9. 书写交班报告。打扫整理办公室（擦洗面池、办公室物品、台面的整齐清洁）。

10. 负责患者家属探视并登记。

（七）中班护士

1. 提前15分钟交班，阅读交班本、医嘱本、早会本等，重点患者床边交接，向同班护理员交代重点患者。

2. 核对白天所有医嘱，包括电脑、服药治疗单，贴好输液卡。

3. 接收新患者，测量并绘制本班测量体温、呼吸、脉搏。

4. 组织患者唱歌、读报等晚间活动。

5. 完成晚间治疗护理工作；负责消毒治疗室、处置室、抢救室并登记。

6. 按照服药治疗单，执行晚间的治疗护理工作。

7. 保持病房整洁安静，督促患者按时休息，脱衣睡觉，观察睡眠情况。

8. 坚守岗位，每半小时巡视病房一次，重点患者随时查看。保持病房整洁、安静、安全，异常情况及时汇报医生处理并交班。

9. 做好重患者护理，保持皮肤、床铺清洁。

10. 书写交班报告；打扫整理办公室（擦洗面池、办公室物品、台面的整齐清洁）。

11. 与夜班床边交接。

（八）夜班护士工作职责

1. 提前 15 分钟接班，阅读交班本、医嘱本、早会本等，重点患者床边交接，向同班护理员交代重点患者。

2. 完成夜间治疗护理工作，核对中班医嘱。

3. 监守岗位，每半小时巡视病房一次，重点患者随时查看。保持病房整洁、安静、安全，异常情况及时汇报医生处理并交班。

4. 按时督促患者起床、洗漱，并协助重患者穿衣、洗漱，整理床铺。

5. 留好各种检验标本，总结 24 小时出入量。

6. 完成各种治疗检查前的准备，包括禁食、延药，测 T、P、R、BP 等，夜班测量并绘制当班体温。

7. 负责患者早餐时管理，观察进食情况，餐后发早 8：00 药。

8. 书写交班报告；打扫整理办公室（擦洗面池、办公室物品、台面的擦拭清洁）。

9. 参加早会。宣读中、夜班报告，重点患者床边交接。

（九）治疗班护士职责

1. 提前 15 分钟接班，清点物资，填写器械交班本，核对输液卡及药物，按无菌操作流程加入药液。

2. 抽取静脉（肌肉）注射用药，分组放于治疗盘中。中、晚间待患者进餐后负责发药，严格口腔检查等。

3. 了解夜间医嘱，补领夜间用药。

4. 整理登记各种检验标本，核对登记是否正确，送检验科。

5. 在无办公班时，负责处理医嘱并正确输入电脑，及时通知各组人员执行临时医嘱。

6. 安排发送各种检查申请单，必要时与有关部门联系。

7. 领取当天的药物，出院患者的药物及时退回药房。

8. 按医嘱输入新患者的各种费用，根据长期（临时）医嘱将相关量表、治疗及检查费用及时正确输入电脑。

9. 根据服药治疗单抄写次晨8：00输液卡和巡回卡。下班前向早、中班交代中午及晚间的治疗工作，准备好20：00治疗用药，并摆放好第二天的大型输液。为夜班准备好各种检验标本容器及治疗用药，备足医疗、护理用物。

10. 治疗室台面、隔窗，治疗车、治疗盘每日擦拭，地面保持清洁随时清理打扫。周三彻底清洁打扫治疗室、处置室。

11. 每日更换消毒液，准备湿化用及服用口服药所需的冷开水。及时清理消毒抢救用物。

12. 周二、周五检查登记备用药物是否过期，各种器械、备用氧气等是否完好并做好保养登记。

13. 周一将病区的吸引器导管送供应室消毒，周二将无菌罐送供应室消毒，周三更换无菌物品、消毒药杯。每周协助医嘱总核对。

14. 每日将感染性垃圾及时封口、称重、登记，等待专职人员来收。

15. 负责整理服药治疗单。

（十）早班护理员职责

1. 提前15分钟接班，清点用物，参加早会，了解重点患者的情况。

2. 打扫病区环境和病房卫生。包括打扫病房、内走廊、厕所等，倒痰盂、便器，并刷洗干净，保持病房整洁、舒适。

3. 督促患者穿好衣服鞋袜、注意仪表整洁。

4. 负责全部餐具消毒，每日两次用电子消毒柜消毒，结束后打开通风。

5. 保证病房开水供应，并做好备餐室、蒸汽炉的管理。

6. 负责出入院患者更换衣服，危险物品的检查，及时调整餐具数及洗漱用品。

7. 将患者集中管理于饭堂，观察病情防止各种意外的发生。

8. 提前40分钟进午餐，接班后督促患者午休，及时巡视病房，了解病情，重点患者应随时查看。护士处理办公室工作时负责巡视或看护重危患者。

9. 督促患者按时起床，打扫内走廊、探视室，办公室地面。

10. 整理用物，准备交班。

（十一）中班护理员职责

1. 提前 15 分钟按交接班制度接班，清点用物，了解重点患者。

2. 打扫厕所及病区不清洁之处，保持病房整洁舒适，并做好危险物品的管理。

3. 打好开水，保证病房开水供应。

4. 组织患者看电视、读报、唱歌、娱乐等活动。

5. 负责叠毛巾，清洗全部茶杯。

6. 负责新入院患者的卫生处置及更换衣服。

7. 锁好饭堂大门。按时督促患者休息，每半小时巡视病房一次，重点患者应随时查看，防止意外事件。

8. 协助晚间治疗护理工作。

9. 定时督促重患者大小便，及时清理湿污的衣被、地面污物。

10. 协助护士做好患者的冬季保暖、夏季防暑工作。

11. 整理用物，准备交班。

（十二）夜班护理员职责

1. 提前 15 分钟交接班，清点用物，了解重点患者。

2. 每半小时巡视病房一次，重点患者应随时查看，并做好危险物品的管理。

3. 定时督促重患者大小便，及时清理湿污的衣被、地面污物。

4. 督促患者起床，准备好洗脸用水，督促洗漱，管理好用物，洗脸毛巾清点挂好。

5. 负责早饭管理，清洗消毒餐具，消毒后打开通风。打扫配餐室、饭堂，拖办公室地面。

6. 放气冲开水，包括水瓶、保温桶，打扫洗漱间，清点洗漱用具。

7. 坚守岗位，保持病房安静，起床后将患者集中管理，防止各种意外的发生。

8. 擦药杯。

9. 协助做好夜间治疗护理工作。

10. 早会时负责巡视饭堂，早会结束后下班。

（十三） 帮班护理员职责

1. 参加早会，听取中夜班报告。向同班护士了解重点患者。

2. 送药盘、标本、各种通知单，带领患者特殊检查。

3. 负责打扫指定区域卫生，按时送洗工作服。

4. 负责协助治疗护理工作的顺利执行，发药时协助倒开水，检查口腔。

5. 接班后负责管理饭堂。

6. 接班后负责出入院患者更衣，及时调整餐具数、洗漱用品。

7. 负责发副餐时管理，督促患者不向窗外扔垃圾等。

8. 下午负责督促患者洗脚，洗完后打扫浴室，整理毛巾、脚盆。

9. 无卫生班代做卫生班工作。

10. 洗澡日负责浴室外间管理。

11. 服从护士长工作安排，完成临时性和指令性任务。

（十四） 卫生班护理员职责

1. 准时上班，参加早会，听取中夜班报告。

2. 协助帮班带领患者外出检查。

3. 整理毛巾、脸盆、茶杯。

4. 洗澡日负责下池，做好浴室管理，调节水温，防止发生意外，洗澡结束打扫浴室。

5. 打扫环境卫生，将患者集中管理，督促不要随地坐卧。

6. 协助督促工娱治疗活动，结束后整理环境。

7. 负责分发饭，如果干饭、稀饭不够时负责补充，饭后负责洗碗及打扫备餐室，锁好备餐室门。

8. 帮班接班后负责一切外勤联系。

9. 服从护士长工作安排，完成临时性和指令性任务。

10. 特殊工作由护士长临时安排。

11. 无卫生班，帮班代完成卫生班任务。

第三部分

医技岗位

第一章　放射科

第一节　放射科管理制度

一、放射科急诊制度

（1）各科医生应根据患者的病情需要，在影像诊疗申请单上签注"急"字，申请的目的及检查部位均应填写明确，并注明患者住址。检查时，必须强调安全、快速细心、谨慎，及时签发报告。危重患者应由经治医生携带急救药品陪同检查。

（2）遇有疑难诊疗问题，应请上级医生处理。

（3）急诊报告应半小时内发出，并注明收、发报告的时间，且登记在册。

（4）次日对科内留档资料应经主治医生以上人员复审，如发现差错立即纠正，并迅速通知经治医生，以利抢救工作。

二、放射科报告书写及审核制度

（1）影像报告应由具备资质的医学影像专业医师出具，采取复审制，由另一医师复核后方可发放。

（2）从事放射诊断不满三年的住院医师的诊断报告要经主治医师以上人员签发，所有住院医师的CT/MRI诊断报告需经主治医师以上人员签发。

（3）低年资医师值中、晚班的诊断报告一定要注明"急诊报告，以正式报告为准"，并嘱患者第二天早上取正式报告，并报告科主任。凡被要求参加会诊的同志均需无条件迅速回科会诊。

（4）进修、实习人员在带教医师的指导下进行日常诊断的学习，取得带教医师同意后，方可独立进行投照和书写诊断报告。

（5）进修、实习人员书写诊断报告后，应由带教医师签字，上级医师审核后方可发出。

三、放射科读片、评片制度

（1）放射科每日在班医务人员必须集体参加读片、评片工作。每日集体读片，应由当班医师选出疑难病例和典型病例进行讨论和示教，以便集思广益，提高诊疗质量。

（2）读片应密切结合病史、体格检查及其他必要的检查资料进行充分的讨论。遇有疑难问题时，可会同临床、超声、心电图、病理等科室联合会诊。

（3）评片的目的是运用质量监测的手段对差片和废片形成原因进行分析，加强诊断质量控制，不断改进技术工作，提高优片率，减少重摄片，降低患者 X 射线辐射剂量。

（4）每日评片应对照片中有关质量问题进行分析讨论，对废片和重摄片应登记在案，并对差片提出改进意见。每月公布评片质量结果，对优片者给予表扬，对差片率高者应令其采取措施加以改进。

（5）评片标准详见质量管理（QA）。

评片项目和质量等级标准表

	甲级	乙级	丙级	丁级
选位	正确	正确	正确	错误
摆位期	标准	正确	欠佳	正确
对比度	佳	尚可	差	影响诊断
密度	佳	尚可	差	影响诊断
清晰度	佳	尚可	差	影响诊断
造影充盈	满意	满意	稍差	失败
用片尺寸	恰当	尚可	尚可	影响诊断
标志	完整无误	完整无误	零乱有错	影响诊断
污染、划痕	无	无	轻微	严重或毁损
制板、教材	佳	尚可	差	废

四、放射诊疗和安全制度

（1）放射诊疗和安全保卫工作由医院放射防护领导小组统一领导和指挥。

（2）放射诊疗和安全保卫工作具体由放射科主任管理和督促执行。

（3）科室内有明确的安全保卫制度，大门钥匙由当天值班的医师、技师管理。

（4）每天开机和关机由当班人员负责，有异常情况及时报告科主任，并立即执行相应处理。

（5）科内装有与保卫部门联网的探头，确保科内安全保卫工作落到实处。

（6）出现特殊情况立即向医院领导汇报，遇有辐射防护和安全保卫方面的重大情况向职能领导部门汇报。

（7）放射诊断报告由上级医师审核后方能发出。

五、放射科结防工作制度

（1）放射科在院结防领导小组指导下开展结防工作。

（2）放射科医技人员应注意申请单上"注意疫情"等提示章，应重点诊查读片，并由主治医生以上人员把关。

（3）对疑诊结核病人应进行登记，并提示临床医生重点观察。

（4）当班人员应认真填写肺结核登记本，并立即向门诊或感染科专职人员回报。

（5）对疑诊或确诊肺结核病员拍片后应对诊室进行紫外线消毒等处理。

六、辐射防护和安全保卫制度

（1）辐射防护和安全保卫工作由医院放射防护领导小组统一领导和指挥。

（2）辐射防护和安全保卫工作具体由放射科主任管理和督促执行。

（3）科室内有明确的安全保卫制度，大门钥匙由当天值班的医师、技师管理。

（4）每天开机和关机由当班人员负责，有异常情况及时报告科主任，并立即执行相应处理。

（5）科内装有与保卫部门联网的探头，确保科内安全保卫工作落到实处。

（6）出现特殊情况立即向医院领导汇报，遇有辐射防护和安全保卫方面的重大情况向职能领导部门汇报。

（7）配备受检防护用品，如腰系防护巾、防护三角等。

（8）CT 候诊处应达到防护要求。患者一般不得在机房内候诊。

（9）对刚开始从事 X 线、CT、MR 工作的人员，来科室进修、培训、实习、见习等医护人员，上岗前首先由技师长安排，进行科内安全教育。

（10）对刚开始从事 X 线、CT、MR 工作的人员，必须到有关防护机构进行体格检查及防护知识培训，两者合格后，领取放射工作人员证书，方能参加专业工作。凡从事 X 线工作的人员必须定期进行健康检查。

七、放射科设备检修制度

（1）设备检修工作由放射科及医院药械科等职能科室共同管理。

（2）每月定期实行大修保养一次，每周小修或小保养一次。

（3）每天均按开机流程进行操作，遇有异常情况及时向科主任及工程师汇报。

（4）每天下班前将机房及设备打扫干净。

（5）确保机房的温度及湿度的恒定。

（6）机器设备有异常情况，要及时维修，不带病工作，确保检查质量。

第二节　功能性核磁共振在精神科的研究应用

一、概述

从 1991 年功能性核磁共振（Functional Magnetic Resonance Imaging，fMRI）首次应用测查到人脑的活动，至今 24 年来世界各国学者纷纷开始关注 fMRI 的研究应用。因 fMRI 技术结合了功能、解剖和影像三大因素，并且具有无创伤性、无放射性、高时空分辨率、可重复性、脑功能区定位准确等特点，在脑科学研究领域受到广泛关注，在精神科的研究领域也是受到了高度评价。fMRI 已在抑郁症、精神分裂症、物质成瘾、孤独谱系障碍等疾病中深入开展，并且发现这些疾病均存在不同程度的脑结构与脑功能以及脑网络连接的异常。然而这些异常是疾病的原因还是疾病的后果，目前的研究仍不能统一定论，研究仍在继续。

二、fMRI 的历史与原理概述

（一）核磁共振历史与原理

想了解 fMRI 的历史，就得从了解核磁共振成像（Nuclear Magnetic Resonance Imaging，NMRI），也称磁共振成像（Magnetic Resonance Imaging，MRI）开始。核磁共振成像的"核"指的是氢原子核，当氢原子核在一定的磁场中运动时，吸收到与其本身频率相同的射频脉冲，就会发生共振吸收；去掉射频脉冲，氢原子核磁矩又把所吸收能量的一部分以电磁波的形式发射出来，称为共振发射；共振吸收和共振发射的过程叫作"核磁共振"。因为人体约70%是由水组成，MRI 就是依赖组织中水分子中的氢原子振动而释放的电磁信号，从而得出组织内部的精确立体图像。核磁共振现象在 1940 年被发现，1970 年用核磁共振信号作空间定位而产生影像。在 1980 年左右 MRI 开始进入医院，并被证明具有重大的临床价值，目前医院使用的多为 1.5T 或 3.0T 的磁场。MRI 极大地推动了医学、神经生理学和认知神经科学的迅速发展。从核磁共振现象发现到 MRI 技术成熟这几十年期间，有关核磁共振的研究领域在物理、化学、生理学（医学）三个领域内获得了六次诺贝尔奖。

（二）fMRI 的原理

fMRI 是在 MRI 基础上发展起来的，fMRI 能在医学上合理应用得益于美国贝尔实验室的 Ogawa 等人在 1990 年发现的血氧水平依赖效应（Blood–Oxygen–Level Dependent，BOLD），又称 BOLD 效应。BOLD 效应原理简单来说就是组织神经细胞的功能活动会引发周围局部区域的代谢水平血氧含量的变化。生物体血液中的氧主要以与氧合血红蛋白结合的形式存在，当神经元活动增强时，氧被释放，氧合血红蛋白成为脱氧血红蛋白；而氧合血红蛋白与脱氧血红蛋白具有不同的磁属性，氧合血红蛋白是一反磁性物质，脱氧血红蛋白则是一顺磁性物质。因此，血液中含氧量（脱氧血红蛋白浓度）的变化会引起磁场中磁信号的变化，反映到成像系统中则为活动脑区的信号强度的改变。组织中脱氧血红蛋白含量越高，信号强度降低的幅度越大；反之脱氧血红蛋白的含量降低，组织的磁共振信号强度就会上升，这就是 BOLD 效应。

BOLD – fMRI 的信号是由局部脑血流、脑血容积及氧代谢速率综合变化的结果，它所反映的是由神经细胞活动所引发的脑区中去氧血红蛋白浓度的改变，其机理是当脑组织局部能量消耗增加时，会引发局部脑血流的上升，以补充能量代谢所需要的葡萄糖和氧气，并且神经细胞激活时所导致的局部脑血流增加（氧气供给量的增加）幅度往往要大于氧气消耗量的增加幅度，由此，激活脑区最终表现为局部氧合水平升高，去氧血红蛋白浓度降低，在磁共振图像上呈现出亮信号。

（三）fMRI 的历史发展

虽然 BOLD 信号是 1990 年由贝尔实验室的 Ogawa 发现的，但是第一个发表有关 fMRI 观测脑功能研究的却是美国麻省总医院（Massachusetts General Hospital，MGH）的 Dr. John Belliveau，他观察到视觉刺激时脑血流增加的地方就是视皮层的位置。因为 fMRI 不需要注射造影剂，而且可重复多次进行，从 1992 年之后 fMRI 在欧美各大实验室被快速大量的研究验证。

大约从 1995 年起心理学家开始用 fMRI 开展相关认知实验，至今 fMRI 已成为认知神经科学非常重要的研究工具，在认知功能领域、神经心理领域以及药物研究等方面都进行了广泛的 fMRI 研究。在近年的脑科学研究中，除了功能定位外，由于 fMRI 利用低频 BOLD 信号可以反映神经的自发放电，进而研究大脑的功能连接，目前在精神分裂症、抑郁症、药物成瘾、孤独谱系障碍等精神疾病领域广泛开展脑网络和脑功能连接研究。fMRI 的研究范围广泛，包括：（1）BOLD 成像；（2）弥散加权成像（Diffusion Weighted Imaging，DWI）、灌注成像（Perfusion Weighted Imaging，PWI）；（3）磁共振波谱分析（Magnetic Resonance Spectroscopy，MRS）；狭义的 fMRI 就是指 BOLD – fMRI。

（四）fMRI 研究的相关概念

1. 静息态 fMRI

静息态 fMRI 是指在无特定任务的情况下受试者不作系统地思考或尽量不要思考问题的状态下而进行的功能磁共振扫描。现有研究表明在清醒安静的状态下人脑接受心输出量的 11%，虽然人脑仅占身体质量的 2%，但却占全身总耗氧量的 20%；脑在休息状态下全部能量的 80% 被用于参与谷氨酸盐循环和神经元的信号处理，相比之下任务引起的能量代谢则不到 5%，因此，要了解大脑的相关机制，就需要了解静息状态下的脑功能。静息态 fMRI 已经成为神经精神疾病领域的研究热点之一。

目前静息态 fMRI 数据的分析主要分为功能整合与功能分化两类分析法，功能整合法主要包括基于种子点的功能连接分析、独立成分分析（Independent Components Analysis，ICA）、脑功能网络连接分析等；功能分化法则包括局部一致性方法（Regional Homogeneity，ReHo）、低频振幅方法（Amplitude of Low Frequency Fluctuation，ALFF）等。任务依赖的 fMRI 是通过特定的情绪或认知任务设计来探讨大脑在刺激状态下的功能活性，常用的任务设计有组块设计和事件相关设计。

2. 默认网络（Default Mode Network，DMN）

DMN 的概念首先由 Raichle 等提出，是指在静息状态下脑内处于自发持续激活状态的某些相互联系的脑区，而这些脑区在执行某些特定情绪或认知任务时激活显著抑制的脑区，这些脑区就构成了脑网络。这些网络位于大脑中轴的皮层区，从前额叶内侧延伸至后脑，包括扣带回、前额叶内侧区、丘脑背侧区、楔叶及楔前叶、海马、部分颞叶等结构。目前对于默认网络的功能仍不是十分清楚，有研究表明它可能与自发性思维的产生、外界环境的监测、自我意识的维持以及对情绪、认知、情境记忆的加工等有关。默认网络的功能连接异常在许多精神疾病中得到发现。

目前与认知活动相关的脑网络有：感觉信息加工有关的听觉网络（Auditory network）、视觉网络（Visual network）、感觉运动网络（Sensory - motor network）；与高级认知活动有关的注意网络（Attention network）、默认网络（DMN）、执行控制网络（Executive control network）和显著网络（Salience network）；由皮下区域构成的基底节网络（Basal ganglia network）等。

3. 弥散张量成像（Diffusion Tensor Imaging，DTI）

DTI 是近几年磁共振领域发展最为迅速的技术之一，它根据水分子在不均匀物质内弥散的各向异性的原理，记录水分子在生物组织中的弥散方向和强度，并以此作为判断组织结构和功能部分特性的依据。DTI 对脑内神经纤维的细微结构如密度、直径、髓鞘化和纤维之间内聚性等改变较为敏感，具有显示白质纤维束的独特功能。与传统的结构磁共振相比，DTI 能更好地显示脑白质微小结构和完整性的改变。弥散张量成像数据分析采用基于体素的分析法（Voxel – Based Analysis，VBA）来进行图像处理。

各向异性分数（Fractional Anisotropy，FA）是 DTI 研究最常用的参数，是指磁场梯度上水分子各向异性成分占整个扩散张量的比例。FA 值大小从 0 到 1，其中 0 代表着完全各向同性扩散，1 代表着完全各向异性扩散。FA 值的下降常与组织水肿、脱髓鞘、炎症反应以及神经胶质过多等有关。

4. 磁共振波谱分析（Magnetic Resonance Spectroscopy，MRS）

MRS 是将核磁共振现象应用于测定分子结构的一种技术，可以测定活体组织内某一特定组织区域的化学成分或脑内代谢产物，如：N – 乙酰天门冬氨酸（NAA）、γ – 氨基丁酸（GABA）、肌酸（Cr）等参与细胞信息激发和传递的过程，可以反映局部脑区的神经突触活性和可塑性，其中 NAA 可用于标记神经元的完整性。正常情况下，脑组织中的代谢产物保持恒定的浓度范围，代谢产物浓度的变化可以反映局部脑组织的病变。目前，核磁共振波谱的研究主要集中在 1H（氢谱）和 13C（碳谱）两类原子核的波谱，还可以用来研究蛋白质和核酸的结构与功能。

5. 相关脑结构功能简介

（1）额叶：额叶被认为是人类完成高级认知任务的主要部分和人的认知功能、情绪调节、自我调节等有关。

（2）颞叶：颞叶外侧面分为颞上回、颞中回、颞下回；颞叶内侧面包括沟回、杏仁体、海马及海马旁回，是边缘系统的重要组成部分，现在普遍认为边缘系统可能是记忆、情感和行为的中枢。

（3）顶叶：研究认为顶下小叶可能参与人的社会认知及工作记忆，楔前叶在人的神经心理过程中起着重要作用，可能和洞察力及自我意识处理等有关。

（4）枕叶：枕叶和视觉关系密切，其结构和功能异常可能与精神分裂症患者的幻视症状相关。

（5）岛叶：岛叶是端脑较古老的区域，岛叶与各个脑区间有着广泛联系，对知觉、情绪、思维起着整合作用。

（6）胼胝体：研究认为胼胝体在连接双侧大脑半球功能中起着重要作用，此区白质纤维结构破坏会导致两侧大脑半球连接功能障碍，使两侧大脑半球信息传递紊乱而出现精神症状。

（7）基底节：研究发现脑基底节区存在着广泛的神经通路，随着高分辨率磁共振设备的问世，基底节区的结构越来越受到人们的关注，内囊前肢有皮层丘脑束纤维束通过，与一些感觉处理以及部分认知功能有关。

（8）小脑：小脑一直以来都被认为是控制协调运动的关键结构，然而很多研究表明小脑与人的情绪调节、注意力控制、社交能力、眨眼调节、语言处理、文字记忆、行政职能等有关。

（9）纤维束：脑内主要联合纤维束有上纵束、下纵束、额枕束、弓状纤维束及钩束等，这些纤维束几乎连接于整个大脑半球。脑内各种联合纤维参与人脑多种功能，上纵束主要和语言处理及工作记忆有关，弓状纤维束主要是连接额叶和颞顶区域的结构，而左侧弓状纤维束主要和语言处理及工作记忆有关；下纵束纤维主要和视觉空间整合、视觉再现以及社会认知有关；下额枕束可能涉及人的语言、语义处理等网络系统。

三、物质成瘾的神经环路

物质成瘾（Drug addiction）目前被认为是一种慢性的、复杂的脑部疾患，其特征为强迫性寻觅和难以控制的冲动行为，神经影像学技术研究发现物质成瘾者大脑的结构和功能都出现了明显的变化。因为物质成瘾涉及情感、认知等复杂的心理过程，研究者刚开始是关注脑结构损伤和任务态下的脑功能异常，随着神经影像技术的发展，目前研究者倾向于从整体出发采用静息态 fMRI 脑网络研究来探究物质成瘾的脑机制变化，以了解物质成瘾行为与异常的神经网络连接之间的潜在关系。

（一）物质成瘾的神经环路

物质成瘾过程可分为 3 个连续阶段：陶醉阶段、戒断阶段、渴求阶段，这 3 个特殊的阶段是由不同的神经环路所主导。

1. 陶醉阶段

主要是中脑边缘多巴胺系统，起源于腹侧背盖区（Ventral tegmental area，VTA）神经元，并投射到腹侧纹状体（Ventral striatum，VS）即伏隔核（Nucleus accumbens，NAcc）与毒品的奖赏效应以及正强化作用密切相关。

2. 戒断阶段

以杏仁核系统为主，包括杏仁核的中央核、下丘脑终纹床（Bed nucleus of stria terminalis，BNST）、伏隔核壳的交界区等，这些与毒品的负性强化关系密切相关。

3. 渴求阶段

涉及眶额叶、背侧纹状体、杏仁核的基底外侧核、海马、岛叶、扣带回、背外侧前额叶、额下回等脑区，与大脑的决策执行、记忆、内感受、应激反应、控制冲动等功能有关，这些脑区功能异常，使得物质成瘾者无法控制，造成复吸行为具有强迫性，是一种负性强化作用。

（二）物质成瘾相关脑功能网络异常

1. 可卡因

通过可卡因成瘾者自我给药模式发现快感与包括伏隔核（Nacc）、前额叶皮质（Prefrontal cortex，PFC）在内的边缘系统、中脑皮层区域的负性活化有关，而渴求与这些脑区的正性活化有关。可卡因成瘾者的中脑－皮质－边缘系统与正常人之间存在差异，可卡因成瘾者在腹侧背盖区（VTA）与丘脑、豆状核、伏隔核复合区之间，在杏仁核与内侧前额叶（Medial PFC，MPFC）之间以及海马与背内侧前额叶（Dorsal － MPFC，DMPFC）之间的脑功能连接性较正常对照下降；研究还显示 VTA 与丘脑、豆状核、伏隔核复合区之间的脑功能连接强度与被试吸食可卡因的时间长短呈负相关。

另一项可卡因的 fMRI 研究发现，短期使用可卡因激活了中脑边缘多巴胺区域、伏隔核、胼胝体皮质、苍白球腹侧核（Ventral pallidum，VP）和杏仁核，也同样激活了眶额皮质（Orbitofrontal cortex，OFC）和前额叶皮质（PFC），提示可卡因的短期给药和个人的渴望等级可能与中脑边缘系统的激活有关。

2. 海洛因

我国学者在海洛因成瘾的 fMRI 研究方面走在了世界的前列。2009年有研究首次发现静息态下海洛因成瘾者脑功能网络连接异常，海洛因成瘾者在伏隔核与腹侧、喙侧前扣带回之间，伏隔核与眶额叶之间，杏仁核与眶额叶之间的脑功能连接性较正常对照增强，而在前额叶与眶额叶之间，前额叶与扣带回之间的脑功能连接性较正常对照减弱。同样，海洛因成瘾者的前额叶、前扣带回、腹侧纹状体、岛叶、杏仁核、海马等脑区存在功能连接异常，可能涉及自我控制、应激调节、抑制等功能的缺损。

海洛因成瘾者右侧海马旁回、左侧豆状核壳、双侧小脑，参数"连接度"与吸毒病史时间呈正相关；海洛因成瘾者的默认网络系统及喙侧前扣带回网络系统发生了改变，而且其改变程度与吸毒病史时间呈负相关。进一步研究还发现海洛因成瘾者右侧背外侧前额叶的脑灰质密度较正常对照显著减低，且其减低的程度与吸毒病史时间长度呈负相关；再以右侧背外侧前额叶为感兴趣区，进行全脑功能连接分析，发现海洛因成瘾者的右侧背外侧前额叶与左侧顶下小叶之间的功能连接也较正常对照减低，且其减低的程度也与吸毒病史时间长度呈负相关。

3. 酒精

在任务态 – fMRI 研究中发现酒精成瘾的病人在任务中显示出右侧背外侧前额叶（DLPFC）、前扣带回皮质（ACC）、丘脑以及右侧纹状体的活动性降低。在静息态 – fMRI 研究中发现急性酒精中毒状态下主要是视觉网络系统变化，视觉皮层的自发血氧波动的增强，酒精诱导后枕叶皮质激活区增加，而枕颞叶皮质的激活程度降低，这可能会损伤其对视觉刺激正常的反应，并影响视觉感知。因此提示视觉系统可能是急性酒精中毒初期易受影响的区域。临床发现酒精成瘾者性别之间存在差异，而男性和女性的酒精成瘾者存在着不同的 BOLD 激活脑区，并在额上回、颞上回和扣带回之间存在着不同的相互作用。

4. 尼古丁

应用 fMRI 研究尼古丁对中枢神经系统网络的影响，发现在服用尼古丁后，被试者扣带回与新皮层脑区如前额叶、顶叶之间的功能连接增强，这可能是尼古丁提神作用的体现；背侧前扣带回与纹状体之间的功能连接的强度与被试者的尼古丁依赖程度存在显著的关联性，这可能是尼古丁成瘾依赖机制的体现。研究香烟戒断期间认知功能缺损与尼古丁治疗及相关脑功能网络的动态变化时，发现尼古丁替代治疗可以改善戒烟期间的认知功能缺损，而其机制可能在于提高了脑内执行控制系统与默认网络系统之间的反向偶联关系的程度。戒烟可能与前扣带回皮层（ACC）及内侧和左侧眶额皮层（OFC）的血流量增加有关。

四、精神分裂症脑白质的异常

精神分裂症的脑连接异常理论最早可以追溯到威尔尼克（Carl Wernicke）和布鲁勒（Eugen Bleuler）的著作中，威尔尼克提出精神症状可能源于白质纤维损伤，他将这种连接异常称为"联想阻隔（Sejunction）"。由于当时研究手段的限制，这一假说未能得到直接验证。脑影像技术的发展使人们更为直观地考察神经系统疾病中脑功能网络和结构网络的异常，为理解疾病的病理机制提供了新的视角。

（一）精神分裂症患者脑结构的异常

早期通过 CT 发现精神分裂症患者存在皮层萎缩和脑室扩大，随后 fMRI 研究证实了这一结论，并且发现患者的前额叶、颞叶以及颞叶内侧结构（如杏仁核、海马、海马旁回）等多个脑区存在明显异常。对 40 篇精神分裂症脑结构研究进行分析发现，患者最显著的改变为侧脑室扩大，左、右侧分别高出正常人的 44% 和 36%，其次是海马旁回容量下降，左、右侧分别低于正常人 14% 和 9%。与海马旁回邻近的双侧杏仁核 - 海马复合体容量下降分别达到 6.5% 和 5.5%，左侧颞叶整体容量下降 6%，右侧为 9.5%，而且患者上述区域异常均高于整体脑容量下降水平（3%），提示局部脑区异常在精神分裂症的病理机制中具有重要作用。

前额叶皮层是神经系统发育过程中最后出现、个体发育过程中最晚成熟的脑区，支持人类特有的许多高级认知活动，如工作记忆、加工速度、冲动抑制等功能。工作记忆受损是精神分裂症核心病理缺陷之一，与前额叶多巴胺 D1 受体功能有关。PET 研究发现患者前额叶多巴胺 D1 受体下降程度与阴性症状分数和认知表现相关。除了常被报道的额、颞叶异常外，研究还发现精神分裂症患者存在顶叶、丘脑、纹状体及小脑等广泛区域损伤。仅局部脑区异常并不足以解释患者广泛的脑区病变和复杂的临床症状，因此，更多研究开始关注脑区间网络连接异常在精神分裂症病理机制中的作用。

（二）精神分裂症的脑失连接

有研究者提出的"失连接假说（Dysconnection hypothesis）"认为精神分裂症的核心病理机制是介导神经元突触可塑性的 N-甲基-D-天冬氨酸受体（N-methyl-D-aspartate receptor，NMDAR）异常引起的神经系统间功能整合障碍。"失连接假说"得到了 3 个领域研究结果的支持：

1. 脑电图和脑磁图

电生理研究发现患者在感觉信息加工及完成认知任务时，存在 β 和 γ 波段脑电信号同步性异常，即使在静息状态下，患者同样存在低频信号活动上升和高频信号活动性下降的异常。

2. PET 和 fMRI

PET 和 fMRI 等研究发现患者在局部脑区连接、大范围脑功能网络以及全脑功能连接等不同层面均存在功能整合异常。功能整合异常可以出现在任务状态中，表现为激活区域连接异常，也可以表现在静息状态，反映出神经系统的基线活动水平异常。

3. 白质纤维

白质纤维是大脑功能整合的物质基础，白质轴突损伤、纤维走行异常、少突胶质细胞数量减少、髓鞘完整性降低等病变都可能影响脑区间的信息交流。DTI 研究发现精神分裂症患者存在明显的白质异常，最显著的区域为额叶和颞叶以及两区域间的纤维连接（如钩束、弓状束、扣带束等）。连接双侧半球的胼胝体也存在各向异性（FA）指标下降，胼胝体损伤可能与精神分裂症患者半球间功能协同障碍有关。有研究发现精神分裂症患者存在整个胼胝体或大部分胼胝体 FA 值减低；也有研究认为精神分裂症患者只存在胼胝体压部、膝部及体部 FA 值减低。此外，沟通同侧脑区的多条白质纤维束也被报道存在 FA 指标下降，如上纵束、下纵束、额枕束和内囊等。广泛的白质纤维损伤支持了精神分裂症并非局部脑区异常的假设。

许多研究者认为精神分裂症患者存在多个脑区的功能整合障碍，在静息态脑功能网络和双侧半球间功能连接均存在病理改变，且默认网络与额顶网络异常被认为与患者的认知行为缺陷有关。人类左、右脑半球间的功能协同性是脑功能整合的一个重要表现，从行为学到影像学等不同层面的证据都表明精神分裂症患者存在半球间功能协同障碍。研究发现精神分裂症患者在言语相关任务中，听觉信息加工区的颞叶存在激活偏侧化显著下降，可能导致患者在相应任务中的行为缺陷，继而与出现幻听症状可能有关。

五、抑郁症的脑功能网络连接

越来越多的证据表明抑郁症（Major Depressive Disorder，MDD）的发生可能与大脑结构和功能的改变密切相关。随着 fMRI 研究的深入开展，发现抑郁症与相关脑神经网络结构的异常，不是一个特定脑区的结构与功能的改变，而是和多个脑区、多个系统网络复杂功能结构改变有关。近年来 fMRI 在抑郁症研究更多地集中在连接和环路上，尤其是在脑功能连接和神经环路调节的失调为研究抑郁症的病因和发病机制研究提供了可能。

（一）MDD 脑结构的改变

目前大量的研究也证实了抑郁症与相关脑神经网络结构的异常有关，这些异常的网络结构有内侧前额叶皮质、眶额叶皮质以及与两者密切相关的区域（前额叶网络）、杏仁核、海马以及基底神经节的腹内侧区等。大部分脑结构磁共振研究显示抑郁症患者海马、基底核以及前额叶体积减小，而杏仁核体积改变的结果差异较大。

1. 海马

最先报道抑郁症患者存在海马体积的减小的是 Sheline 等，他们对 10 名处于缓解期的女性抑郁症患者进行了结构磁共振扫描，结果发现：患者组右侧海马体积减小约 12%，左侧减小约 15%，左右两侧海马体积的减小程度均与患者的抑郁病程相关，这一研究提示抑郁症患者海马体积的萎缩可能是疾病逐渐慢性化所致。一项 Meta 分析纳入了 7 项对 191 例首发抑郁症患者的结构磁共振研究，结果发现：首发抑郁症患者也存在左右两侧海马体积的萎缩，左侧海马体积平均减小约 4.0%，而右侧则减小约 4.5%。

2. 额叶

抑郁症患者额叶体积的减小也常有报道，发作期抑郁症患者前额叶背部前外侧区（Dorsal Anterolateral PFC，DALPFC）、背内侧区（Dorsomedial PFC，DMPFC）、腹外侧区（Ventrolateral PFC，VLPFC）灰质体积显著减小，而与缓解期患者相比，发作期患者 DALPFC、VLPFC 灰质体积减小显著，但缓解期患者与正常人无异，DALPFC 和 DMPFC 灰质的改变可能与抑郁症患者的预后有关。Meta 分析显示抑郁症患者存在前额叶和额叶区域的体积异常，以前扣带回以及眶额皮质体积的减小较为显著。对于前扣带回体积的改变，有研究发现发作期的抑郁症患者双侧前扣带回体积均显著减小，而缓解期的抑郁症患者则表现为左侧前扣带回体积的减小，由此研究者指出双侧前扣带回体积的减小可能是抑郁症发作期的状态标志，而左侧前扣带回体积的减小可能是抑郁症的特征性改变。

3. 杏仁核

对于抑郁症患者杏仁核体积的改变，目前的研究报道不一致。有研究指出抑郁症患者存在双侧杏仁核体积的减小，并且杏仁核体积的减小与既往抑郁发作的次数显著相关，而有效的药物治疗能使杏仁核的体积增大。另一方面，抑郁症患者存在杏仁核体积增大也有相当多的报道，尤其是在抑郁症的早期以及缓解期，有研究者指出这可能是一种代偿反应，因为功能磁共振的研究发现此时杏仁核功能是被过度激活的。

尽管如此，抑郁症患者上述脑结构的改变也可能受很多因素的影响如：性别、疗效、家族史、疾病的不同阶段以及不良生活事件等，这些因素导致了目前的研究结果仍无统一。

（二）MDD 脑功能网络连接

1. MDD 静息态 fMRI 研究

抑郁症静息态的默认网络功能连接发现：丘脑和扣带膝下部与默认网络间连接显著高于正常人，同时扣带膝下部的连接与难治程度相关。在老年抑郁症患者中尾状核头部与默认网络的区域连接增强。国内研究发现抑郁症患者眶额、梭状回、内侧/背侧前扣带回、豆状核、岛叶、小脑等区域的局部活动一致性降低，同时发现了与多种不同症状的严重程度相关的脑区。一些类似的研究也发现抑郁症患者扣带回膝下部区域与额叶、颞叶、岛叶、杏仁核等区域的功能连接减弱或者扣带回膝下部与前脑岛连接的增强，以及相应脑区与抑郁严重程度评分的关系等。

2. MDD 任务态 fMRI 研究

在任务态 fMRI 研究中，采用负性刺激图片研究发现抑郁症患者前扣带回皮层、海马旁回、岛叶、苍白球纹状体、杏仁核等比正常人反应更强烈，但是在静息态和面对图片刺激时发现：扣带回皮层和边缘系统（杏仁核、苍白球纹状体、内侧丘脑）之间的连接比正常人显著降低，这提示大脑皮层对负性刺激时过度活跃区域的调节能力的降低可能是导致抑郁症状持续存在的内在基础；而抗抑郁药可以反转上述静息态连接和任务中的反映。

3. 伴有儿童期忽略的 MDD 研究

对伴有与不伴有儿童期忽略的抑郁症患者进行静息态 fMRI 全脑功能网络分析研究发现：伴儿童期忽略的抑郁症患者表现出更为广泛的脑功能网络连接强度减弱，主要包括双侧腹内侧前额叶皮质/腹侧前扣带回、双侧外侧前额叶、岛叶、尾状核、丘脑、海马、杏仁核、小脑等前额叶－边缘－丘脑－小脑环路的脑区，并且基于体素的多元回归分析也显示上述脑区间的功能连接强度与儿童期忽略得分呈显著的负相关。

六、孤独症谱系障碍脑影像学研究进展

目前关于孤独症谱系障碍（Autistic spectrum disorder，ASD）主流假说认为是一种大脑存在异常连接性和异常突触形成的疾病，这种假说可以解释相关脑神经解剖学的发现以及广泛的脑连接缺陷。

（一）ASD 的脑功能网络异常

对 ASD 的功能网络研究目前报道不一，使用独立成分分析（ICA）和种子点相关分析法发现 ASD 患者内侧前额叶与楔前叶、后扣带回的功能连接减弱。在一个针对高功能成年 ASD 患者 BOLD－fMRI 研究中发现成年患者额叶和颞叶皮层内部脑功能连接增强，而与其他脑区的功能连接几乎是最低的。但是也有不同的研究结果，ASD 的腹内侧前额叶皮层与后扣带回连接增强，背外侧前额叶皮层、背内侧前额叶皮层和楔前叶之间连接性增强。成年 ASD 患者岛叶与杏仁核之间的功能连接降低，这意味着不同脑区之间信息整合的减少，这被认为可能是 ASD 患者对自我和他人情绪认知障碍的基础。

边缘系统中的前扣带回是参与行为、认知、情绪调节的共同通路，多个研究认为前扣带的异常激活以及前扣带回和其他脑区之间功能连接下降是 ASD 脑功能网络受损的特征表现。但是，另一项研究却报道 ASD 儿童前扣带回和岛叶之间存在异常的功能连接增强。这些不同的研究报道，恰

恰说明大脑网络功能的复杂性，前扣带回和岛叶之间的连接增强是否是一种代偿？还有待于进一步的探究。

（二）ASD 的脑白质纤维素异常

对 ASD 进行 DTI 成像扫描的研究发现，患者前扣带回 – 胼胝体 – 腹内侧前额叶及其邻近区域的纤维束 FA 值下降，左侧颞中回靠近杏仁核处、右侧额中回与额下回之间的白质区均有不同程度的 FA 值下降，这些脑区大都涉及社会认知功能，推测这些脑区的白质纤维的紊乱或许与患者的社交障碍有着密切关系。也有不同的报道发现青少年 ASD 患者额叶、前扣带回、颞上回、胼胝体 FA 值较正常人显著升高。还有研究者发现青少年 ASD 患者右侧内囊后肢 FA 值降低，额叶、右侧扣带回，双边脑岛、右颞上回和双侧小脑中脚 FA 值却显著升高，健康人的右侧中央旁小叶和双侧额上回 FA 值随年龄增加而升高，而 ASD 患者这些脑区的 FA 值随年龄增加而下降。

（三）ASD 的磁共振质子波谱分析（MRS）

MRS 可以测量脑代谢产物如：NAA、GABA 以及 Cr 等脑内代谢产物，这些物质可以反映脑局部的神经突触活性。Meta 分析 MRS 的研究结果发现 ASD 患者在全脑灰质和白质内都出现 NAA 浓度降低，特别是顶叶皮层、小脑和前扣带回，而且还发现 NAA 的减少与年龄的相关性。MRS 在 ASD 的研究中较为一致的发现是脑内 NAA 浓度降低，但是 NAA 降低的具体程度和到底是哪些特定脑区出现 NAA 浓度降低还存有争议。也有研究发现儿童 ASD 患者的额叶、顶叶、颞叶、杏仁核 – 海马复合体以及丘脑的 NAA 水平显著降低，但成年 ASD 患者降低却不明显。GABA 是中枢神经系统重要的抑制性神经递质，研究发现 ASD 患者的海马、新皮质和小脑 GABA 受体减少。还有研究发现 ASD 患者的运动脑区和听觉脑区的 GABA/Cr 比值降低。研究的不一致性，可能与样本的选择以及 ASD 疾病谱比较广有关。

第二章　检验科

第一节　检验科管理制度

一、急诊检验制度

（1）急诊检验处于医疗的第一线，是抢救急危重患者的重要环节。必须强调优质服务，及时准确地发出报告。

（2）根据医院的级别和承担任务的大小，配备必要的、资深的检验人员和急诊检验设备，提高检验的工作效率。

（3）各科临床医师根据病情需要填写急诊检验单，写上"急"字。注明标本的采集时间，急诊检验室接到标本后要先检查标本是否符合要求，然后立即进行检验。对于危及生命的急诊检验（如大出血等）要优先从速。

（4）急诊检验完成后要及时发出报告，或先电话通知送检医师，登记检验结果，写明报告发出时间和接收报告者，以备查询。

（5）急诊检验应 24 小时运行，检验人员必须坚守岗位，如因工作需要短暂离开岗位时，应有明显标志指明去处，交班时要填好交班记录，对仪器运行情况和工作情况交代清楚。

二、检验科急诊危急值报告制度

（1）检验危急值是指当这种检验结果出现时，表明患者可能正处于有生命危险的边缘状态，临床医师需要及时得到检验信息，迅速给予患者有效的干预措施或治疗，就可能挽救患者生命，否则将可能出现严重后果，失去最佳抢救机会。

（2）危急值报告项目和范围由医务处、临床科室及检验科共同参与，根据临床需要判定，并要对危急值项目进行定期总结分析，修改、增删某些检验项目，以适应本院患者群体的需要。

（3）出现检验危急值时，在确认仪器设备正常、标本合格及室内质控在控、患者信息核对无误的情况下，立即电话、短信或通过网络通知临床，并在检验危急值结果登记本上详细记录，内容包括：检验日期、患者姓名、住院号/门诊号、科室/床号、检验项目、检验结果（复查结果）、临床联系人、联系电话、联系时间（分钟）、报告人、备注等项目。必要时应复查（相同标本相同方法再次检测）或复检（不同方法或相同方法不同标本再次检查）。

（4）临床医师接到检验危急值报告后应及时记录、处置。若与临床症状不符，须关注标本的留取是否存在缺陷，如有需要，应立即重留标本进行复检。

（5）操作手册中应包括危急值项目的操作规程，并对所有参与危急值检测的有关工作人员进行培训。

（6）检验科应该定期检查危急值报告工作，每年至少要有一次总结，了解临床对危急值报告的满意度，提出危急值报告持续改进的具体措施。

三、检验报告单签发制度

（1）检验报告单应包含以下信息：实验室名称、唯一性编号、日期、检测项目、方法及其结果、参考值、实验室声明（例如：本报告单仅对送检标本负责）；定性结果必须以中文形式报告，不得以符号表示；检测者和审核者签全名或盖章。

（2）报告单格式按照《病历书写规范》的要求执行；检验科已建立计算机网络系统，可将申请单和报告单分开，格式及内容参照《病历书写规范》的要求执行。

（3）实习生、进修人员、见习期工作人员无报告权，需由带教老师签发；检验专业毕业生见习期满后，经专业主管考核合格，由科主任批准可获得相应的报告权。

（4）所有报告须经有关人员审核后发出；当每天室内质控措施得到全

面落实并在控时，常规报告单由专业主管指定的高年资检验人员审核后发出；异常结果及室内质控失控时，需采取一定措施处理后由专业主管审核后发出。

（5）所有报告的原始数据及申请单应保留两年。

四、标本采集、运送和管理制度

（1）制定《标本采集手册》，对检验、医护、运送等相关人员进行教育和培训，避免由于标本采集、运送、管理等因素而影响检验质量及生物安全。

（2）标本采集前应告知患者注意事项，以减少因运动、过度空腹、饮食饮酒、吸烟等因素对检验结果的影响。

（3）采集时核对患者基本信息、检验项目、标本类型、容器、抗凝剂选择、采集量等。按照正确的标本采集途径和规范的操作方法采集合格的标本。

（4）标本采集后应在规定的时间内及时送检，避免因暂存环境和时间延缓等因素影响标本检测结果的准确性。不能及时送检的标本，要按规定的存储条件及方式妥善保管。

（5）建立标本验收、登记、处理的工作程序。接收标本时需认真核对患者基本信息、标本类型、标本量、容器、标识及检验目的等，对不符合采集规范的标本应及时通报送检医师或其他相关人员，明确处理意见，做好记录。不合格标本不得上机检测，更不得将明知"失真的"的检验结果签发报送临床，以免危及救治质量和患者安全。

（6）不同专业之间共用一份标本时应采取首检负责制，即先检测的专业组负责将标本原管或分杯转送至其他检测部门并记录在案。

（7）标本接收后应及时处理，防止标本中被测成分降解或被破坏，缓检标本应核对后妥善保存。

（8）向外单位送检或接受外单位送检的标本应专人负责并有记录。医院其他科室使用检验标本从事科研时，必须征得专业主管、科主任同意并做详细记录备案。

（9）检验后的标本应该按规定根据不同的要求和条件限时保留备查，特殊标本特殊保存。

（10）标本采集运送及检验人员必须严格执行生物安全防护要求，使用合格的标本输送箱加盖封闭运送，检验申请单不得与标本容器卷裹混放。接触标本时须佩戴防护手套，工作完毕后按要求彻底清洗双手防止感染。

（11）废弃标本应严格按照实验室感染性材料和废弃物管理相关规定处理。

五、检验科仪器设备管理制度

（1）各仪器设备均应建立档案统一管理，内容包括仪器编号、品牌型号、购置日期、使用说明书、操作手册、维修手册等原始资料，由专人保管。

（2）工作人员操作精密仪器设备必须经过专门培训，专业主管考核合格并经科主任批准后方可上岗。

（3）建立专业的实验仪器操作手册，使用时严格按照程序操作；操作人员对仪器要定期保养维护，并有保养和维修记录；仪器要有明显的状态标示（使用、维修、停用）；专业主管定期检查。

（4）建立仪器设备检定和校准程序，按期进行强制检定或自检（贴有明显的标记）；按仪器使用说明书的规定周期，使用配套校准并校准仪器。有鉴定及校准记录，专业主管或科主任定期检查。

六、检验科试剂管理制度

（1）自配试剂由专业主管指定专人负责配制，原料及溶液必须保证质量，有配制记录；成品贴有标签，注明试剂名称、浓度（效价、滴度）、储存条件、配制日期和失效日期，配制人等。

（2）商品试剂、试剂盒和校准品、质控品等由科主任组织专门小组负责评价、选购。非仪器配套产品应有比对实验报告，每批新试剂应对其灵敏度和特异性等主要性能进行评价。对领来的试剂或物品要登记品名、数量、规格和价格，并由专人妥善保管，定期检查，在有效期内使用。比对实验和评价报告应保存，以备科主任及省、市临床检验中心或评审专家查阅。

七、检验科与临床沟通制度

（1）检验科应定期征求临床医师、护理部对检验工作的意见或建议，不断改善服务态度，提高检验质量，为临床提供及时、准确的检验报告。

（2）根据检验项目的临床意义及临床需求，评价检验项目、合理组合。向临床科室发放《检验通讯》，介绍新项目、新技术，并给予临床必要的指导、培训、答疑和咨询。

（3）新项目开展后续跟踪调查，听取临床有关项目设置合理性的意见，持续改进，确保检验项目满足临床需求。

（4）检验医师应参与临床查房和疑难危重病例的会诊，对检验结果作出解释。并依据实验室结果对临床诊断和治疗提出建议，及时给对方满意答复。

（5）检验人员接到临床投诉后应及时记录内容并向专业主管或科主任汇报，一般的反馈意见由各专业组自行处理，如属重大纠纷或差错，应立即向科主任汇报，由科主任负责处理。

（6）定期征求医务人员对检验科工作的满意度，分析存在的问题，采取改进措施，跟踪调查实施效果。

（7）开展检验人员沟通技巧培训，加强与临床间的学习和交流，密切医检关系。

（8）建立检验与临床间协调会议制度，每年一到两次，共同改进检验工作质量和服务质量。

八、检验科信息管理制度

（1）检验科信息管理系统（LIS）是检验医学与现代计算机网络系统相结合的产物，是医院信息系统（HIS）的一个重要组成部分，LIS系统应贯穿于检验全过程。全院所有收费项目需纳入系统管理，实现检验数据和信息共享。

（2）建立LIS操作程序，对LIS使用人员进行培训，考核合格后由科主任授权。不同的操作者应授予不同的权限，工作人员必须保管好密码，出现问题追究当事人责任，科室应设有专人进行网络管理。

（3）严格按规定程序开启和关闭电脑系统，未经许可禁止在工作电脑上使用个人光盘、移动硬盘、U 盘等以防病毒传染。因工作需要存储资料时应使用指定的光盘和移动硬盘、U 盘。

（4）制定 LIS 应急预案，工作人员应熟悉操作流程并演练，电脑发生故障或出现病毒感染时，操作者简易处理仍不能排除的，须及时报告科室网络管理员和医院信息中心，不得擅自越权操作。

（5）定期验证 LIS 数据传输的准确性、安全性及效率，建立双备份制度。重要资料除在电脑存储外，还应刻录光盘以防病毒破坏而遗失。

（6）外来人员对电脑进行维修时，检验科应有人全程陪同。维修或维护过程中应对信息进行拷贝，确保检验数据安全。

（7）未经许可禁止外来无关人员使用检验科电脑设备。经许可的外来人员使用电脑时须有科室指定人员陪同。

第二节 精神分裂症与性激素的相关性

一、概述

人体性激素水平受下丘脑 - 垂体 - 性腺轴（HPGA）调节，下丘脑和垂体是脑内中枢神经系统的重要组成部分，下丘脑、垂体、性腺共同调节性激素分泌。HPGA 轴分泌的激素主要包括：促性腺激素释放激素；垂体分泌的黄体生成素、促卵泡生成素、催乳素；以及性腺分泌的雌二醇、睾酮等。下丘脑通过释放性腺激素释放激素，刺激垂体分泌促性腺激素，从而刺激性腺分泌性激素。如果外周循环性激素水平过高，则会负反馈地使下丘脑、垂体的上述功能受到抑制。下丘脑 - 垂体 - 性腺轴的活动还受到中枢神经系统中的神经递质如多巴胺、5 - 羟色胺等的影响，参与对促性腺释放激素的调控。

精神分裂症病因未明，临床表现复杂。随着对其病因、发病机理、治疗和预后探索的不断深入，神经内分泌与精神分裂症的关系逐渐成为人们关注的焦点。大量研究数据显示精神分裂症患者常有神经内分泌功能变化，主要是下丘脑 - 垂体单位下联的 3 个靶腺轴系统：性腺轴系统、甲状腺轴系统及肾上腺轴系统的变化。精神分裂症疾病本身及抗精神病药物治疗可引起患者性激素分泌异常，比如药物治疗能引发高催乳素血症，须与严重应激或抑郁状态、妊娠、甲状腺功能减退症、肾衰竭、垂体肿瘤及卵巢病变等进行鉴别诊断。因此精神分裂症患者在治疗过程中应注意检测性激素水平，及时调整治疗方案，合理用药。

性激素属于类固醇激素，可分为雄性激素和雌性激素两大类，雄性激素主要为睾酮及少量的脱氢异雄酮和雄烯二酮，雌激素则主要为雌二醇及少量雌三醇和雌酮。雌激素和孕激素即孕酮合称雌性激素。性激素除少量由肾上腺皮质产生外，男性主要由睾丸生成，女性在非妊娠期则主要由卵巢产生，妊娠期主要由胎盘合成分泌。性激素除在性器官的发育、正常形态和功能的维持上发挥重要作用外，还广泛参与体内的代谢调节。临床中性激素大多采用免疫化学法测定，目前血清中主要性激素检测项目为：睾酮、雌二醇、孕酮、黄体生成素、促卵泡生成素、催乳素6项。

睾酮：由男性的睾丸和女性的卵巢分泌，肾上腺亦分泌少量的睾酮，具有维持肌肉强度和质量，维持骨密度及强度、提神及提升体能的作用。睾酮会影响很多身体系统和功能，包括：血生成、体内钙平衡、脂代谢、糖代谢和前列腺增长，不论男性或女性，它对身体健康有着重要影响。睾酮在血浆中可与性激素发生球蛋白特异性结合，还与血浆白蛋白发生非特异结合，只有很少量呈现游离状态。睾酮与冲动、攻击和性行为有关。

雌二醇：体内主要由卵巢成熟滤泡分泌的一种自然雌激素，肾上腺皮质和睾丸也能产生少量。能增进和调节女性生殖器官和第二性征的生理作用，并对内分泌系统、心血管系统、肌体的代谢、骨骼生长和成熟，皮肤等各方面均有明显的影响。

孕酮：由卵巢的黄体分泌，是卵巢黄体分泌的一种天然孕激素，在体内对雌激素激发过的子宫内膜有显著形态学影响，为维持妊娠所必需。

催乳素：由垂体嗜酸细胞所分泌，外周血中催乳素有单体、二聚体与三聚体3种形式，后两者活性极低。催乳素的分泌呈脉冲式波动，有明显的昼夜节律变化。催乳素的功能主要是促进乳腺的发育与泌乳，在非哺乳期高于1.0nmol/L即为高催乳素血症，过多的催乳素可抑制促卵泡生成激素及促黄体生成素的分泌，抑制卵巢功能、抑制排卵，另外它在性腺的发育与调节水盐代谢中都起重要作用。

促卵泡生成激素：垂体前叶嗜碱性细胞分泌的一种糖蛋白激素，其主要功能是促进卵巢的卵泡发育和成熟。促卵泡生成素水平降低见于雌孕激素治疗期间、席汉氏综合征等。促卵泡生成素水平增高见于卵巢早衰、卵巢不敏感综合征、原发性闭经等。

促黄体生成素：垂体前叶嗜碱性细胞分泌的一种糖蛋白激素，主要是促使排卵，在 FSH 的协同作用下，形成黄体并分泌孕激素。

二、精神分裂症的性别差异

根据流行病学资料，人们发现精神分裂症在起病年龄、病程、症状特点以及对抗精神病药物疗效等方面均存在着明显的性别差异。

首先，两性在起病年龄及患病年龄段间的差异：青春期以前两性发病年龄无明显差异；青春期后男性精神分裂症首次发病年龄较女性提前 3~4 年，造成这一现象的原因可能是雌激素和雄性激素等性激素差别以及男女适应社会能力不同等方面的影响；而到了绝经期女性由于体内雌激素水平急剧下降，内分泌系统处于紊乱状态，与男性相比，女性患者此时又处于另一发病高峰期。

其次，两性在临床表现方面的差异：许多关于精神分裂症症状及亚型的性别差异研究得到相似的结论，通过对 PANSS 量表评分的全面分析发现，男性患者以阴性症状为主，如情感淡漠、意志减退、认知缺损等；女性患者的阳性症状量表分、一般精神病理症状分高于男性，表示女性患者容易出现阳性症状，表现为思维混乱、幻觉、妄想、严重情感障碍等，且女性患者在怀孕期间精神症状明显减轻，而产后则更为严重。

最后，对抗精神病药物治疗反应的差异：男性患者对抗精神病药物的反应较差，需要较高剂量，且存在药物不良反应（如锥体外系症状），预后较差。而女性患者则相对略优于男性。但是在绝经期后，两性间的差异则不明显。

总之，精神分裂症在众多方面存在的性别差异提示精神分裂症的发病机制与性激素可能具有一定的相关性。早在 20 世纪初 Kraepelin 等认为部分精神分裂症患者与性激素平衡失调相关，并把这种状态称作"雌激素过低"或"性腺功能不全"。20 世纪 80 年代，Seeman 等多个学者提出了雌激素保护假说，认为雌激素能够推迟女性起病时间，精神病理症状随着雌激素的升高而改善，随着更年期卵巢功能减退，进而导致雌激素水平下降，所以闭经前后会有第 2 次发病高峰。动物试验发现雌激素有降低脑内多巴胺 D2 受体的感受性作用，推测雌激素可以预防精神分裂症的发病。有研究认为雌激素因有抗多巴胺作用，妊娠时可使雌激素增加，所以雌激素可能有抑制精神分裂症复发的作用。

三、性激素对神经递质的作用

目前精神分裂症发病机制的研究多集中于神经生化方面，近30年来的神经生化研究发现中枢神经系统的单胺类递质在精神分裂症的发生中起到重要作用。某些抗精神病药物的治疗作用与神经递质或其受体的功能有密切关系。因此产生了各种假说，主要有多巴胺活动过度假说、5－羟色胺和 NE 神经通路障碍假说等。研究发现，下丘脑－垂体－性腺轴的活动受到如多巴胺、5－羟色胺等中枢神经系统神经递质的影响，体内多巴胺、5－羟色胺等单胺类代谢障碍干扰了垂体功能，使下丘脑－垂体－性腺轴失衡，影响对促性腺激素释放激素的调控。

（一）性激素与5－羟色胺受体

5－羟色胺（5－HT），又称血清素，主要分布于松果体和下丘脑。目前5－HT 受体至少存在 7 种类型，其中 5－HT1 受体又分为 A－F 等亚型，以 5－HT1A 受体含量最为丰富，广泛分布在大脑中。尸检显示精神分裂症患者前额叶皮质的5HT1A 受体密度减低，氯氮平对 5HT1A 受体有较高的亲和力，目前普遍认为 5－HT1A 受体与抑郁、焦虑、精神分裂症的阴性症状和认知功能损害有密切的相关性。研究证实，雌激素可通过调节 5－HT1A 受体信号发挥情绪调节的作用。雌激素可增强突触后 5－HT 能效应，增加 5－HT1A 受体基因的表达。孕激素对 5HT1A 受体基因在缝隙核的表达与雌激素有协同作用。

（二）性激素与多巴胺

20 世纪 60 年代提出了精神分裂症多巴胺假说，得到普遍的、较为一致的认可。该假说认为精神分裂症患者存在中枢 DA 功能亢进。药理学研究发现许多抗精神病药物具有多巴胺受体拮抗作用，传统的抗精神病药阻断中脑边缘系统多巴胺突触后多巴胺 D2 受体，从而改善精神分裂症状。近年来多巴胺受体 D1、D2、D3、D4、D5 的不断发现为解释精神分裂症病因提供了新的启示。雌激素可在垂体、下丘脑、中脑边缘系统和黑质－纹状体系统等影响多巴胺能神经递质系统的功能。大量研究发现雌激素可通过作用于 DA 合成酶和 DA 摄取位点而促进 DA 的合成和释放,并可抑制 DA 的重摄取,从而有效地增加突触后膜的 DA 利用。动物实验发现,雌激素可增加 D5 受体在中枢神经元中的表达,孕激素也表现出相同的作用。另外,雌激素能够增加 D2 受体的密度,降低多巴胺受体的敏感性,进而起到拮抗多巴胺的作用,显示出一定的抗精神病效果。催乳素是一种垂体前叶激素,在对精神病人中枢神经研究中发现,它能够影响 DA 的活动并改变 DA 受体的敏感性。

(三) 性激素与 GABA

1972 年 Robert 首先提出精神分裂症患者的 γ - 氨基丁酸 (γ - aminobutyric, GABA) 系统缺损假说。GABA 是哺乳动物中枢神经系统中的主要抑制性神经递质,广泛存在于大脑各区,由谷氨酸脱羟而来,与注意、工作记忆、情绪、运动抑制等多种脑高级功能有关。近年来一些有关精神分裂症的基础神经科学研究、临床研究以及动物模型研究均发现精神分裂症存在 GABA 神经递质系统的改变,而这些改变可能参与精神分裂症的发病机理。研究发现精神分裂症的 DA 能神经元通路上 GABA 的抑制作用减弱,可造成抑制性神经冲动不足,使 DA 功能亢进,从而引起行为异常。孕激素、雌激素能够降低丘脑下部谷氨酸脱羧酶的活性并能增加 GABA 受体,通过与 GABA 受体的直接结合而起到抑制 DA 能神经元的作用。

四、精神分裂症患者性激素水平的研究

精神分裂症患者是否存在性腺轴变化,目前尚无明确的结论,很多研究结论并不统一,这与研究对象样本量、药物治疗等许多因素有关。

在对男性首发精神分裂症患者进行性激素水平研究时发现,患者孕酮、雌二醇水平显著低于健康正常人,睾酮水平也低于正常对照组,经过抗精神病药物治疗后患者的雌激素、孕激素仍显著低于正常人,睾酮水平与健康人组无显著差异。这些结果提示较低的雌激素水平可能是精神分裂症的属性标志,而雄激素水平的降低可能是精神分裂症的状态标志。

大量实验数据显示女性精神分裂症患者体内雌激素的水平均低于正常

人的平均水平，而且在月经周期的不同时期患者的雌激素水平均低于正常，使用典型或非典型抗精神病药物治疗后，雌激素水平仍低于正常范围。这些结果说明精神分裂症患者的雌激素水平明显较低，可能存在低雌激素血症。在选取未经药物治疗的女性精神分裂症患者为研究对象，以同时期健康女性作为正常组，分别测定血清中性激素含量。结果发现：患者的孕酮、催乳素水平显著高于健康人，雌二醇含量显著低于正常人，促卵泡生成素、促黄体生成素和血清睾丸酮含量无差异。

五、抗精神病药物对性激素水平的影响

现有的抗精神病药物大都是通过对神经递质受体的阻断机制而发挥作用，包括多巴胺受体、5 - HT 受体等，这些药物几乎不可避免地会对下丘脑 - 垂体 - 性腺轴产生影响。患者催乳素水平升高是抗精神病药物常见的不良反应，其发病机制可能是抗精神病药物阻断垂体前叶 D2 受体，从而减弱多巴胺抑制催乳素细胞分泌的作用，导致催乳素水平升高，月经周期改变，且可能会增加患乳腺癌的风险。目前抗精神病药物对其他性激素的影响尚无明确的结论。

不同的抗精神病药物对催乳素水平的影响有着明显的差异。在比较 3 种常用的非典型抗精神病药物（奥氮平、氯氮平、利培酮）对精神分裂症患者体内催乳素水平的影响时发现，利培酮能致精神病患者高催乳素血症，而氯氮平由于不与结节漏斗多巴胺系统结合，故甚少或不影响血清催乳素的含量。一项关于男性精神分裂症患者的研究显示，氯氮平单独应用很少引起催乳素水平升高，当联用氟哌啶醇时，会对多巴胺 D2 受体的结合率明显升高，从而引起催乳素水平显著升高，表明催乳素与 D2 受体密切相关。这些研究结果提示临床上可通过测定患者体内催乳素的水平来评估药物的抗精神病疗效。

抗精神病药物对不同性激素的影响有所不同。对精神分裂症患者检测抗精神病药物治疗前后血清中催乳素、雌二醇、孕酮、睾酮水平的变化。研究发现利培酮可使男性患者催乳素显著升高、睾酮降低，而女性患者催乳素显著升高、雌二醇降低；奥氮平可使男性患者催乳素显著升高，氯氮平可导致女性患者催乳素水平升高。患者治疗前后孕酮水平无差异。

第三节 甲状腺激素与精神疾病的相关性

一、甲状腺激素概述

甲状腺产生两种激素：甲状腺素（亦称为 T4）和三碘甲状腺原氨酸（又称 T3），两者均为酪氨酸含碘衍生物。这些激素在人体各项活动过程中起到广泛的作用，如调节体温、心跳、认知功能，对人体物质和能量代谢、中枢神经系统功能都起着重要的调节作用。过多的甲状腺激素会加快身体的新陈代谢，导致产生诸如出汗、心悸、减重、焦虑等症状；而过少则会引起身体疲惫、增重、行动迟缓、抑郁、无法集中精神和记忆问题。

碘是合成甲状腺激素必需的元素，甲状腺是体内吸收和浓缩碘能力最强的器官，甲状腺激素的代谢主要为脱碘反应。T4 是有生物活性 T3 的前体，在肝、肾及其他组织中存在的脱碘酶催化下，T4 分别在 5' 或 5 位脱碘，生成 T3 和无活性的三碘甲状腺原氨酸（即反 T3），血液中近 80% T3来自 T4 外周脱碘。血清中 99% 以上的 T3、T4 都与血浆蛋白可逆结合，主要与甲状腺素结合球蛋白（TBG）结合，亦有部分和清蛋白、前清蛋白结合。正常情况下，血浆甲状腺激素结合型和游离型之间存在着动态平衡，但只有游离三碘甲状腺原氨酸（FT3）、游离甲状腺素 T4（FT4）才能进入靶细胞发挥作用，所以 FT3、FT4 的水平更能真实反映甲状腺功能状况，具有重要的临床参考价值。

甲状腺激素的合成和分泌受下丘脑 – 腺垂体 – 甲状腺轴调节。促甲状腺激素释放激素（thyrotropin – releasing hormone，TRH）为下丘脑所分泌，经垂体门脉系统转运至垂体前叶，其作用为促进腺垂体合成和释放促甲状腺激素（thyroid stimulating hormone，TSH）。TSH 是一个由垂体前叶当中的促甲状腺激素细胞合成和分泌的糖蛋白，刺激甲状腺分泌 T3、T4，是下丘脑 – 垂体 – 甲状腺调节系统的主要调节激素。血液中 T3、T4 的水平，也会影响脑垂体对 TSH 的释放，当 T3、T4 水平较低时，TSH 的释放就会增加，反之则减少，是一个负反馈调节的过程。其中 FT3、FT4 水平对腺垂体释放 TSH 的负反馈调节最重要。TSH 水平的变化是提示甲状腺功能变化的重要指标。

在精神病专科医院中，甲状腺功能的相关检查至关重要。情绪低落、郁闷固然可能是抑郁症所引起，但不可忽略甲状腺功能异常，因为甲状腺功能低下的临床表现在某些方面可与抑郁症相似，如运动性迟滞、抑郁情绪、性功能减退、自杀倾向等，所以有抑郁情绪的患者首先要排除甲减。同样甲状腺功能亢进时，会伴随一系列情绪症状，如焦虑、激动、疲劳、情绪不稳等，躁狂病人也要首先排除甲亢。因而进行全面细致和有针对性的甲状腺功能检查，才能有效避免漏诊和误诊，有助于医生及时作出正确的诊断。

二、甲状腺激素与神经递质系统之间的关系

精神分裂症患者伴有神经内分泌紊乱，主要为下丘脑－垂体－肾上腺轴活动过度和下丘脑－垂体－甲状腺轴（HPT）活动异常。下丘脑－垂体－甲状腺轴对神经元的兴奋性、行为、神经递质调节及中枢神经系统发育具有重要意义，甲状腺激素与神经系统的生长发育和功能活动有密切关系，甲状腺激素能够调节基因表达、细胞内信号通路和神经递质系统。

（一）甲状腺素与多巴胺系统

研究发现甲状腺素能够调节体内多巴胺受体水平和酪氨酸氢化酶的活性，多巴胺可能具有抑制 TSH 分泌的作用，应用多巴胺阻断剂后能够提高 TSH 水平或导致亚临床甲减。

（二）甲状腺素与 5－羟色胺系统

5－羟色胺（5－HT）缺乏或功能紊乱在抑郁症、精神分裂症的发病中扮演核心角色。Strawn 等检测健康人群脑脊液中 5－羟吲哚乙酸（5－HIAA）、香草氨酸（H5A）的浓度，这两者分别为 5－HT 与多巴胺的主要代谢物质，同时检测血浆中 TH 的浓度并进行相关性分析。结果发现：5－HIAA 水平与 TSH、TT3 水平呈显著负相关；H5A 水平与 TSH、TT3、FT3 呈显著负相关。另外，甲减病人体内呈现 5－HT 反应性减退，给予甲状腺素补充治疗后情况好转。总之，越来越多的研究证实甲状腺状态影响成人脑中 5－HT 系统功能状态，反之亦然。

（三）甲状腺素与谷氨酸系统

谷氨酸假说认为中枢谷氨酸功能不足可能是精神分裂症的病因之一。

谷氨酸是皮层神经元重要的兴奋性递质，脑发育早期突触的形成、突触的维持及突触的可塑性均受到氨基酸系统的影响。T3 通过调控星形细胞谷氨酸盐转运体来调节细胞外谷氨酸盐的水平，从而促进神经元生长和神经保护。

三、精神疾病患者体内甲状腺素水平

早在 1888 年就有文献报道甲状腺功能减退与精神疾病之间的关系。既往研究显示许多精神障碍，如重症抑郁、双相情感障碍和精神分裂症等常合并甲状腺激素代谢异常。

（一）精神分裂症患者甲状腺素水平

在精神分裂症的病因学研究中，神经内分泌的变化是目前研究热点。甲状腺激素在神经发育特别是神经形成、髓鞘生成、树突增殖以及突触生成等方面具有重要作用。许多报道认为精神分裂症患者存在甲状腺功能失调，但结果并不统一。血清中甲状腺激素的异常，可能是精神分裂症患者本身代谢异常，也可能是继发于中枢神经递质代谢紊乱所致的一种应激反应，也可能是受患者情绪、行为障碍的影响所致。

在对首发精神分裂症患者甲状腺功能的调查中发现患者血清 FT4 水平显著高于正常对照组，但与病程、临床症状无相关性。有研究发现急性精神分裂症患者血浆 T4 水平升高，T3、TSH 水平正常，T4 水平与病情的严重程度呈正相关。经药物治疗后患者 T4 水平显著降低，T4 越高对药物疗效反应越好，下降也越明显。推测患者 T4 代谢受损。未经药物治疗的精神分裂症患者血清 T3、T4 水平低于健康人。患者 T3 水平与 PANSS 中精神病理分呈正相关，T4 水平与病程呈负相关，TSH 水平与 PANSS 中精神病理分呈正相关，与 PANSS 中阴性症状呈负相关。这些研究表明精神分裂症患者存在下丘脑 – 垂体 – 甲状腺调节紊乱，与病程、精神病理分、阴性症状可能相关。

（二）抑郁症患者体内甲状腺水平

据统计有 18% ~25% 的抑郁症患者存在不同程度的隐性甲状腺机能减退。而甲状腺功能低下者常伴有抑郁情绪，往往表现为无精打采、情绪低落、兴趣缺乏。这些现象引发了人们对于抑郁症及甲状腺功能间关系的探讨，并试图阐明甲状腺激素在抑郁症的病因学、临床特征和治疗学中所起的作用。

尽管甲状腺功能低下可能引起抑郁症状，但许多研究资料显示抑郁症患者甲状腺功能基本正常，甲状腺激素及促甲状腺激素一般处于正常水平范围内，但也有相关研究发现患者的激素水平与健康人之间存在差异。在对抑郁症患者甲状腺功能的流行病学调查中发现，有 5.2% 的患者表现为亚临床甲状腺功能亢进，亚临床甲状腺功能减退的发生率为 13.3%。甲状腺激素在脑内具有正性调节的作用，当 5－HT、去甲肾上腺素、乙酰胆碱等神经递质等功能紊乱引起抑郁时，由于机体的代偿机制，甲状腺激素水平增高，以阻止抑郁的进一步恶化。而当长期处于代偿机制的情况下，导致甲状腺功能衰退最终失代偿，因而水平反而降低。

研究发现在抑郁症患者体内，TT4 和 FT4 一般处于正常范围，只有20% 左右患者高于正常水平。即使 T4 在正常范围内，一旦抑郁症病情减轻，T4 也随之降低。Kirkegaard 等发现治疗后患者脑脊液中 T4 水平较治疗前显著下降，而且随着 HAMD 评分下降，T4 水平也明显下降。FT4 在抑郁期间相对升高，当临床痊愈后降低。在对难治性抑郁症患者治疗前后甲状腺激素进行研究时发现，治疗前后患者血清甲状腺激素水平均在正常范围内，但是治疗有效组，治疗前后血清 FT3 明显高于无效组，说明 FT3 是影响疗效的独立因子，可能成为难治性抑郁症的疗效因子。

四、抗精神病药物对甲状腺激素的影响

给予动物抗精神病药物如氯氮平和氟哌啶醇干预，动物的甲状腺激素相关的基因表达会发生变化。长期使用碳酸锂可抑制甲状腺功能，约有30% 接受碳酸钾治疗的患者 TSH 上升。抗精神病药物尤其是典型性抗精神病药物可引起患者的甲状腺激素变化。在一项抗精神病药物对甲状腺激素水平影响的研究中发现，治疗前精神分裂症患者与健康对照组之间的血清T3、T4、TSH 水平无差异。使用非典型性抗精神病药物如奥氮平及利培酮治疗后，患者血清中 T3、T4 水平下降，TSH 水平上升。抗精神病药物可能通过对多巴胺、5－HT 受体的阻断作用抑制甲状腺轴，从而影响患者甲状腺激素水平。因此，定期监测长期住院患者的甲状腺激素水平，及时采取针对性干预措施，有助于患者的康复。

第三章　电生理科

第一节　电生理中心管理制度

一、心电诊断中心危急值报告制度

（1）本部门危急值项目由医务处、临床科室根据医院实际情况确定。

（2）本科室相关人员知晓危急值项目及内容。

（3）本科室相关人员能够准确识别和确认危急值。

（4）确认检查出现危急值后，应立即向经治医生或值班医生报告，不得瞒报、漏报，不得延误。

（5）危急值报告内容包括患者基本信息、检查结果，要求及时、准确、完整。

（6）详细做好危急值报告的相关记录，内容包括患者基本信息、检查结果、报告时间、报告接收人员等。

（7）配合医务处根据临床需要更新、完善危急值项目。

（8）接受相关部门的督导、检查，定期（每半年一次）对危急值报告制度的有效性进行评估和追踪。

二、电生理中心查对制度

（1）查对制度是保证患者安全，防止医疗差错事故发生的主要措施，每个工作人员应高度重视。

（2）在为患者进行各项检查时，每个人必须严格执行查对制度。

（3）检查前核对患者姓名、年龄、性别、科别、床号、检查目的等信息。

（4）诊断时查对患者姓名、编号、临床诊断、检查结果。

（5）发放报告时核对门诊患者姓名，住院患者的科别和床号。

（6）禁止仅以房间号或床号来识别患者身份。

（7）申请单填写字迹不清或项目不全导致无法对患者核查时，需联系开单部门或予以退回。

三、电生理中心出具诊断报告制度

（1）诊断医师必须具有大学本科及本科以上学历。

（2）各项检查诊断报告由具有执业医师资质的人员签发，尚未取得执业医师资质的人员不得单独签发报告。

（3）诊断医师出具报告资质由医务处审核批准、备案。

（4）诊断医师书写报告时应仔细阅读申请单，了解患者基本病情，必要时应亲自询问病史和作必要的体格检查。

（5）对各种典型的心电图或脑电图改变应紧密结合临床资料，尽可能作出明确诊断，非特异性变化作提示性诊断，对于情况复杂和图形变化的意义不能确定时，建议结合临床考虑或建议作进一步检查。

（6）遇疑难心电图需向上级医师请示或集体分析讨论（急诊除外），并由上级医师签名，如有不同诊断结论原则上应以上一级医师意见为准，并签名以示负责。

（7）常规心电图检查诊断报告、运动平板检查诊断报告、动态血压检查诊断报告通常需在 30 分钟内完成，动态心电图报告无特殊情况当日完成，危重急诊心电图病例应随时出具诊断报告。

（8）确认心电图检查出现危急值后，应立即按危急值报告流程规定向经治医生或值班医生报告，不得瞒报、漏报，不得延误。

四、电生理中心感染管理制度

（1）严格执行医院感染管理的各项规章制度，科室指定相关人员负责督促实施。

（2）上班时穿戴整齐，保持工作衣帽整洁，不留长指甲，不披头散发。

（3）保持诊室清洁、物品放置整齐，定时开窗通风，保证室内空气流通无异味。

（4）保持检查床和床单清洁，污染或不洁时及时更换。

（5）检查桌、椅、床等物体表面及水池、地面每日清水擦拭，被血液、体液等污染的物体表面、地面及时用500mg/L的含氯消毒液擦拭，拖把、抹布分区使用。

（6）全员知晓医务人员手卫生知识，掌握正确洗手方法，接触患者前后、清洁及无菌操作前、接触患者血液体液后、接触患者周围环境后严格执行手卫生规范。

（7）心电图阿托品药物试验过程中严格执行无菌操作规程，无菌物品正确存放，一次性物品不得重复使用。

（8）熟悉医疗废物处置流程，医疗垃圾统一处理。

（9）如为接触传染的患者检查后及时更换床单，用75%的酒精擦拭电极、导联线。

第二节　脑电图检查在精神科的应用

一、概述

脑电图（electroencephalogram，EEG）是用现代电子放大技术，从放置在头皮上的电极描记出脑神经细胞的自发生物电活动，通过脑电图仪加以放大后记录的脑电波形。脑电图作为一种临床电生理检验方法，用于检查大脑皮层的病理状态。由于脑功能影像学技术（如功能磁共振、正电子发射计算机断层显像、脑磁图等）相继投入临床应用，脑电图在疾病诊断方面的作用有所减弱，但是它具有无创、方便、廉价、灵敏度高、可重复检查、可动态观察等优点，可准确反映脑功能的异常改变，使其至今仍在精神科临床应用中发挥着无可替代的重要价值。

二、脑电图的来源及应用

（一）脑电图的来源

1924年德国精神病学家 Hans Berger 教授首次发现并记录到人脑规律的自发电活动，并通过大量的实验研究确认了脑电活动的存在，这一发现奠定了脑电图的基础。电子计算机技术的快速发展显著改善了人们从脑电图中采集信息的效率和能力，推动了脑电图技术的进步与提高。

（二）脑电图用于诊断疾病

脑电图技术在临床上的应用已有 90 多年的历史，医生可以利用脑电图的变化来进行脑部疾病的定位诊断。比如脑血管病，脑组织由于缺血或出血而遭到破坏，在检查时即可记录到损伤组织异常的 θ 波或 δ 波，表现为局限性慢波，由此就可诊断脑组织缺血或出血的大小与部位。癫痫病人脑电图出现高波幅的棘波、尖波或尖 - 慢、棘 - 慢综合波等痫样放电的波形，通过这些脑电波改变和出现的部位并结合临床资料可以对癫痫病灶进行定位。

（三）正常脑电图分型

根据研究结果可以把正常脑电图分为四型：α 型脑电图、β 型脑电图、低电压脑电图、不规则脑电图。

（四）脑电图异常结果判定

异常脑电图可分为轻度、中度及重度异常。轻度异常脑电图主要表现为 α 节律很不规则或很不稳定，睁眼抑制反应消失或不显著，额区或各区可出现高幅 β 波、θ 波或活动增加，某些部位 θ 活动占优势，有时各区均有 θ 波，过度换气后出现高幅 θ 波；中度异常脑电图主要表现为 α 节律减慢或消失，有明显的不对称，弥散性 θ 活动占优势，出现阵发性 θ 波或活动，过度换气后成组或成群地出现高波幅 δ 波；重度异常脑电图主要表现为弥散性 θ 及 δ 活动占优势，在慢波间为高电压 δ 活动、α 节律消失或变慢，出现阵发性 δ 活动、自发或诱发地出现高波幅棘波、尖波或尖 - 慢、棘 - 慢综合波，出现爆发性抑制活动或平坦活动。

（五）脑电图的应用范围

脑电图对下列疾病的诊断有一定诊断意义：癫痫、颅内炎症、脑病、病毒性脑炎、颅内占位性病变（脑肿瘤、脑脓肿、脑转移癌和慢性硬膜下血肿等）、颅脑外伤（脑震荡、脑挫伤等）、脑血管病（脑出血、脑血栓）。

三、脑电图在精神科的应用

(一)精神疾病的诊断与鉴别诊断

1. 功能性与器质性精神障碍的鉴别

功能性精神病如精神分裂症、情感性精神病、反应性精神病、神经症等,脑电图多无明显特异性改变,常在正常范围,异常率较低,脑电图异常可能表现为:α 节律减弱、α 波指数减少、波幅降低、波形欠规则、调节调幅不佳、视反应减弱或消失、背景波无规则、低幅 β 节律、夹杂有少量不规则的 α 或 θ 波或者慢波增多,有时可见散在性或阵发性慢波或活动。双相情感障碍抑郁者 α 节律较正常人慢,多为慢波与 α 波相混。躁狂者 α 波较快,多为快波与 α 波相混,并可出现对称性高波幅慢波,以额区明显,但这些异常大多都是轻度异常。器质性精神障碍多因脑部器质性疾病(如脑炎、脑外伤、脑肿瘤、癫痫、痴呆、脑卒中、阿尔茨海默病等)和肺、肝、肾性脑病或中毒、代谢紊乱等躯体疾病引起,脑电图检查异常阳性率较高,且有明显的局灶性改变,是重要的临床辅助诊断依据。脑电图改变的范围和严重程度可反映脑功能损伤的程度,动态观察脑电图变化有助于评价病变过程和预后。如一些代谢性疾病(肝性脑病、肺性脑病)在脑电图上可以出现特征性的三相波,以精神障碍为首发症状的散发性脑炎,早期脑电图可能表现为 α 节律减弱、背景活动频率减慢、出现散在性 θ 波增多或者脑电图可能正常,但病情进一步发展,高峰期则为弥漫性中-高波幅 θ 或 δ 波、甚至背景上出现局灶性尖波、棘波或尖、棘-慢综合波,多以单(双)侧颞、额区异常为主。因此,脑电图是早期鉴别诊断以精神症状为首发症状的病毒性脑炎的重要依据之一。

2. 发作性精神行为障碍的诊断与鉴别诊断

临床患者出现精神行为障碍具有发作性特点时,常需与癫痫精神运动性发作、癫痫性精神障碍、非惊厥性癫痫持续状态(PNES)、癔病发作等进行鉴别。应用视频脑电图监测发作期同步的临床表现和脑电图变化,分析两者之间的对应关系。癫痫脑电图可出现痫样波放电、发作波以尖、棘波、尖-慢和棘-慢综合波多见,且多见于额、前颞区,而癔症和单纯精神障碍发作则无痫样波放电,可据此鉴别癫痫、癔症及精神障碍。视频脑电监测被证明是迄今为止鉴别癫痫与非痫性发作性疾病的最为有效的手段，精神障碍的司法鉴定时脑电图检查也是必不可少的鉴定依据之一。

（二）辅助评估脑发育与认知功能障碍

脑电图是反映脑功能状态的一种技术，它有助于评估大脑发育程度以及认知功能损害程度。例如一些精神发育迟滞的病人，其脑电图的慢波比同龄人明显增多，这也说明了精神发育迟滞病人大脑发育不成熟，且脑功能有不同程度的损害。对一些有认知功能障碍的病人，脑电图则多表现为α节律变慢、慢波增多，说明这些病人的大脑功能有所损害。

（三）精神科用药的辅助监测

在精神科用药过程中复查脑电图，及时了解药物对脑电波变化的影响，有助于指导临床用药，调整用药种类和剂量及给药方式，避免一些毒副作用的发生。

四、精神科常见疾病的脑电图表现

（一）精神分裂症

多年来，有许多研究探讨精神分裂症与脑电图之间的关系，在脑电图与精神分裂症方面的研究还存在分歧。有一部分人认为精神分裂症脑电图表现异常，而有的人则认为精神分裂症的脑电图在正常范围，所指的正常范围只是慢波量的增减，而不是质的改变。国内外有很多文献报道的精神分裂症脑电图异常率都不一致，但大多都认为精神分裂症脑电图异常率不高，一般在20%左右，而且大多都是轻度异常，主要表现为脑电图不稳定、波幅降低、α波的指数减少、慢波增加、对诱发试验缺乏反应或反应不明显，可能与精神分裂症患者大脑皮层活动度降低有关。

（二）抑郁症

有文献报道抑郁症病人脑电图的异常率达到40%，但大多没有特征性改变，主要以α指数减少、慢波增多为主。脑电图对区别抑郁症合并假性痴呆与原发性痴呆继发抑郁有一定的帮助，抑郁症合并假性痴呆的脑电图大多为正常或轻度异常脑电图，而器质性痴呆合并抑郁多有明确的脑电图异常，而且中、重度异常占1/3，常有颞区和额区的局灶性改变。

（三）焦虑症

多数焦虑症病人的脑电图和神经影像检查都正常，脑电图异常者多数表现为基本节律脑波的波幅降低，调节差、调幅不佳，或者 α 指数降低、脑波慢化以及 θ 波增多等轻度的异常。脑电图对躯体疾病所引起的焦虑，特别是颞叶癫痫引起的焦虑与焦虑症的鉴别诊断有很大的帮助，颞叶癫痫在脑电图上可以记录到典型的颞叶的痫性波。

（四）强迫症

国外有许多学者认为，强迫症脑电图可出现明显的异常，主要表现为非特异性的慢波活动，进一步的研究表明这些慢波活动主要为 δ 波活动，且主要位于左颞区和中央区。国内有些研究发现，强迫症患者脑电图无特征性改变，但也有些国外的类似研究发现，强迫症患者的脑电图基本节律变慢，慢波活动主要集中在左额区和颞区，患者基本节律之所以减慢，可能这是大脑皮层长期处于兴奋状态，功能轻度失调所致，临床表现为反复思考同一个问题或者同一件事或者注意力不集中等。慢波活动增加，可能与强迫症患者下丘脑功能亢进有关，强迫症患者的丘脑功能紊乱可能会导致情绪与认知信息的传输及其在皮层下的整合加工障碍，因此引起了慢波活动的增加。

（五）注意力缺陷与多动障碍

研究显示 ADHD 患儿前额叶有损伤，往往表现出因注意力异常导致的认知行为障碍，主要表现为注意力涣散、集中困难、活动量过多、自制力弱和注意力障碍。ADHD 患儿的脑电图可表现为慢活动增多、快活动减少，以前脑区明显。由于 ADHD 患儿存在神经突触间隙儿茶酚胺神经递质不足，使抑制功能降低，兴奋系统占优势，引发多动冲动症状，这使得脑电图具有阵发或广泛性慢波增多的特点。慢活动增多也提示患儿脑功能可能不成熟，皮层中枢控制功能发育不良，对皮层下的一些运动功能不能有效控制，因此出现多动、注意力不集中和冲动行为障碍。

（六）精神发育迟滞

精神发育迟滞患者脑电图异常与智力低下的程度呈正相关，患者脑电图可表现为轻度至重度异常，轻度精神发育迟滞可表现为正常脑电图或者轻度异常，而重度精神发育迟滞可表现为背景以慢活动为主的重度异常。脑波的变化是以脑组织解剖学的发育及生理变化的成熟程度为基础的，并且它可以持续而又无创地反映脑功能水平，是检测脑功能发育状态的敏感指标，因此脑电图对精神发育迟滞的诊断有很好的参考价值。

（七）阿尔茨海默病（AD）

AD 患者的脑电图改变通常为 α 波频率明显变慢，慢波明显增多，并有低至中幅的弥散性 θ 波和 δ 波活动，该病脑部病理学研究显示有脑皮层的广泛性萎缩、脑回皱缩、脑沟增宽、神经纤维缠结以及神经元数量减少，还有特征性的病理改变如：细胞外老年斑、淀粉样斑、神经元颗粒性空泡变性和蛋白变性等。有人推断这些脑部病理改变可能是导致患者脑电图出现弥散性慢波增加的病理学基础。脑电图异常程度越严重，患者的痴呆程度越严重，这表明脑电图表现与患者的病情成正比。脑电图能够直接反映出患者病情的严重程度，因此通过脑电图的检测对掌握 AD 患者的临床特点和病情进展以及治疗都起到了十分积极的作用。脑电图还可以用于抑郁性假性痴呆与 AD 痴呆鉴别，有研究表明 AD 患者脑电图异常率明显高于抑郁性假性痴呆，而且 α 节律明显变慢，θ、δ 波明显增多，因此脑电图有助于鉴别早期 AD 痴呆和抑郁性假性痴呆。

（八）血管性痴呆

血管性痴呆是老年人的常见病，多发于动脉硬化、高血压、糖尿病、高血脂病人，病程中有反复发作的小卒中，运动及感觉障碍较轻，临床表现多样，病程呈阶梯性进展。影像学常表现为多发无症状性脑梗死或反复发生脑部微出血后形成的脑软化。脑电图主要表现为 α 节律减慢、α 波不规则、波幅降低、调幅差、两侧不对称、弥散性 θ 活动，有时可出现阵发性高幅 δ 活动。有研究发现脑梗死发生后脑功能的改变远早于脑细胞形态学的改变，脑梗死发生 24 小时内，脑电图的异常率明显高于 CT。在脑血管性疾病的早期通过脑电图即可显示脑部有损害，所以脑电图是早期诊断患者的一个重要依据，也可作为观察血管性痴呆疗效的一个客观指标。

五、抗精神病药物对脑电图的影响

许多抗精神病药物都会对脑电图产生影响，有的药物影响较大甚至可以引起痫样放电。因此在抗精神病药物治疗期间，检测脑电图对于指导临床用药调整药物剂量很有帮助。

（一）氯氮平

氯氮平可抑制脑干网状上行激动系统，干扰大脑皮层的脑电活动。长期服用氯氮平患者的脑电图异常率可高达90%以上。氯氮平所引起的脑电图异常主要表现为 α 节律不规则、慢波增多、中至高幅的 θ、δ 活动可阵发性出现；有少数可能出现尖波、棘波等痫性波。研究氯氮平的血药浓度和脑电图的关系发现脑电图异常程度与氯氮平的剂量和血药浓度呈正相关。通过脑电图的检测可以了解氯氮平对脑功能的影响，以便控制血药浓度，特别是当脑电图出现了痫样放电时，要及时地调整用药的剂量。因此对长期服用氯氮平的病人，定期检测脑电图是必要的。

（二）吩噻嗪类

吩噻嗪类抗精神病药物（氯丙嗪、奋乃静、三氟拉嗪等）对脑电图影响主要表现为 α 节律减慢、慢波或慢活动增多，偶尔可见尖波、棘波等痫性波。氯丙嗪引起脑电图的异常与个体的身体素质有关，氯丙嗪停药后脑电图可以逐渐恢复正常，这说明氯丙嗪对脑电图的影响是可逆的。虽说吩噻嗪类药物引起的脑电图异常程度不及氯氮平，但是对长期服用吩噻嗪类药物的病人进行定期的脑电图检查还是很有必要的，因为吩噻嗪类药物也可能引起痫样放电。

（三）碳酸锂

碳酸锂的治疗剂量常会引起脑电图异常，主要表现为 α 节律调幅调节差、波形不整齐，在此脑波背景上出现低至中波幅弥漫性短程发放的 4 ~ 7Hz 的 θ 波，可有局灶性改变。有文献报道碳酸锂血药浓度与脑电图异常率呈高度正相关，由于碳酸锂的治疗量与中毒量较为接近，临床医生很难把握，多以血锂浓度来衡量，而通过脑电图的异常程度来调整碳酸锂剂量也有很好的参考价值。

第三节　事件相关电位在精神科的应用

一、概述

1965 年 Sutlon 首次报道了事件相关电位（ERP），就是人对客观刺激进行认知加工（如注意、记忆、思维等）时，通过平均叠加技术在颅骨表面记录到大脑电位所产生的波，它的出现带动了神经电生理在精神和心理疾病的诊断和治疗效果的评价方面取得了重大的进展。通过使用不同的检测方法和不同的记录手段，人们已经发现了 P50、P300、N400、失匹配负波、关联性负变等，这些电位波与人的认知、注意及记忆等过程有关，被认为是窥视心灵的"窗口"。本章节主要介绍 P50、P300、N400、失匹配负波 MMN、关联性负变 CN5 以及它们在精神疾病中的应用。

二、事件相关电位的简介

（一）感觉门控 P50

感觉门控 P50（sensory gating，P50）是由 adler 等在 1982 年最先提出，是检测感觉门控（大脑对感觉刺激信息的调节能力）的电生理指标，它反映了大脑的抑制功能。主要采用听觉刺激序列模式（S1）与测试刺激模式（S2）进行刺激，测得 S1 – P50、S2 – P50 潜伏期和波幅以及它们的波幅比和 S1 – S2 的差值。有研究表明正常人 S1 – P50 波幅显著低于 S2 – P50 波幅。

（二）事件相关电位 P300

事件相关电位 P300（Event related potentials，P300）是由 Sutton 在 1965 年《科学》杂志上首先提出，它反映了人对外来刺激进行认知加工（如注意、记忆、思维等）时，通过平均叠加技术在头颅表面记录到大脑电位，代表认知过程中大脑的神经电生理改变。采用听觉 oddball 序贯刺激，用波形叠加技术，在平均潜伏期 300ms 左右出现了第三个正向的波，即为 P300 波，用 P300 的波幅和潜伏期作为检测指标，P300 是一种较为客观反映大脑高级功能的脑电生理检测手段。P300 的神经解剖学起源可能在隔区内侧核胆碱能纤维投射的扣带回或者嗅皮层。目前普遍认为 P300 的潜伏期反映了大脑对外部刺激进行分类、编码、识别的速度；波幅则代表了对刺激作出的反应，反映了受试者对外来信息的提取量和大脑信息加工时对有效资源动员的程度。乙酰胆碱、5-羟色胺和去甲肾上腺素对 P300 潜伏期和波幅的调节起着重要作用。

（三）事件相关电位 N400

事件相关电位 N400（Event related potentials）在 1980 年《科学》杂志上首先被报道，用 7 个词组让受试者进行默记，当出现靶刺激与整个语句语义不一致时，在潜伏期 400ms 左右记录到一个负向的波，即为 N400。N400 主要记录它的波幅和潜伏期，它的潜伏期说明语言的认知和加工的时间过程，波幅则反映了大脑对语言加工的难易程度。

（四）失匹配负波 MMN

失匹配负波 MMN（mismatch negativity）是由 Ntnen 在 1978 年最早报道，它是在事件相关电位 P300 基础之上形成的一种检测认知功能的技术，它与事件相关电位 P300 的刺激方法都是 oddball 模式，即在一组重复出现的标准刺激中随机插入物理特征不同的偏差刺激，标准刺激在刺激序列中经常（80%~90%）出现而偏差刺激则偶尔（10%~20%）出现。与事件相关电位 P300 区别在于它无须受试者在试验中主动辨认偏差刺激便能显著出现，它记录的偏差刺激中减去标准刺激。MMN 潜伏期通常为 100~250ms，MMN 主要记录它的波幅和潜伏期，它说明了大脑内不以人的主观意志为转移的信息自动加工过程，是目前能客观评价听觉识别以及感觉记忆的重要手段。目前认为 MMN 的产生来源于颞叶初级听觉皮层，是基于颞额网络系统自动感知听觉变化产生。目前对 MMN 的产生机制有感觉疲劳学说和记忆痕迹学说，较为普遍被接受的是记忆痕迹学说。该学说指出因为标准刺激不断重复在脑内形成记忆痕迹，偏离刺激（或新奇刺激）自动被进行比较分析，因失匹配而产生脑生物电反应。

（五）关联性负变 CNV

关联性负变（Contingent Negative Variation，CNV）是由英国科学家 Walter 于 1964 年首先提出，它是一种皮层慢电位，用声信号刺激 S1 和光信号刺激 S2 两种方式共同刺激，通过叠加技术形成的一种复合慢波即

CNV，主要测量 CNV 的潜伏期、波幅和反应时间。它主要是与人脑对事件的期待、动作准备、定向、注意等心理活动密切相关的一种事件相关电位，通过标准化的过程（S1－S2－运动反应）所形成的稳定慢电位。大脑皮层锥体细胞的顶树突以及中脑、网状结构等部位对这种皮层活动有一定影响。大脑的神经心理活动是一种动态过程，它除了由脑和神经组织等参与外，还需要破译诸多信息密码的编码、译制等。CNV 被认为是目前捕捉、分析与心理活动相关的脑电波的重要手段之一。

三、事件相关电位在精神科的临床应用

（一）精神分裂症

有研究表明感觉门控 P50 在精神分裂症的患者中 S1－P50 波幅降低、S2－P50 抑制减弱以及 S2－P50 波幅和 S2/S1 比明显升高，即为感觉门控异常。对精神分裂症患者的事件相关电位 P300 研究比较多，现在普遍认为精神分裂症患者的 P300 的潜伏期延长、波幅降低且波形分化不良。现在对精神分裂症患者的事件相关电位 P300 的研究开始转向对早期精神分裂症的预测和抗精神病药物疗效的评价。有研究表明 P300 的晚期成分 P3 波幅降低可能作为早期预测精神分裂症的神经生物学指标，而 P300 的早期成分 N1、P1、N2、P2 可能是预测抗精神病药物治疗疗效的客观生物学指标。对精神分裂症的 MMN 与正常人比较，发现精神分裂症患者的 MMN 的潜伏期延长，波幅降低，MMN 可以作为精神分裂症患者的临床应用检测指标之一。关于 N400 与精神分裂症的研究显示精神分裂症患者 N400 的潜伏期延长、波幅降低、波形分化不良，精神分裂症患者未服药的比服药的波幅更低，潜伏期延长 50~100ms，且波形更加不规则，N400 可反映患者的病情严重程度。对精神分裂症患者的 CNV 检测发现，以阳性症状为主的急性患者 CNV 波幅降低明显，阳性症状越明显，降低的程度越大，但慢性患者的症状与波幅无关。

（二）抑郁症

P300、N400、MMN、CNV 等方面抑郁症患者参与认知活动的神经电生理传导通路功能受到抑制，认知过程减缓，因此 P300 潜伏期延长；同时因为皮层兴奋性的下降，感知容量的减少，因而出现 P300 波幅下降。

有学者将抑郁症患者的 CNV 与正常人作比较，研究发现抑郁症组的反应时间较正常对照组明显延长；CNV 的 A 点潜伏期延长、平均波幅下降，且 P2 波幅明显增高。抑郁症患者反应时间的延长，说明他们的注意力不如正常人那样容易集中，分心干扰、焦虑状态以及某些精神疾病均可使 CNV 波幅降低。MMN 与抑郁症的研究，国内外文献较少，有研究报道抑郁症患者的 MMN 波潜伏期明显延长，同时波幅下降、且欠规则，而抑郁症患者的 MMN 变化有可能比其他事件相关电位如 P300 出现得更早。

（三）焦虑症

对焦虑症患者所进行的事件相关电位 P300 检测发现患者 P300 潜伏期延长、波幅降低，但是 P300 的改变介于正常人和精神分裂症患者之间。近年研究进一步发现，P300 波幅发生变化可能与总的驱动状态改变有关。有报道指出焦虑症患者的认知电位 P300 波幅降低可能与注意力下降、皮层功能失调以及对信息的加工能力降低有关。认知电位波幅降低也可能与多巴胺能系统活动过弱有关。MMN 研究显示焦虑症患者 MMN 波幅降低、潜伏期延长，焦虑症患者的 MMN 变化是其大脑受到损害的早期敏感指标，其改变有可能较其他认知性电位如 P300 更早。焦虑症的 CNV 潜伏期延长、波幅降低，CNV 改变的程度也介于正常人与精神分裂症之间。焦虑症 CNV 波幅发生变化也可能与总的驱动状态改变有关，焦虑症患者 CNV 波幅降低是由于注意力高度分散以及多巴胺能系统活动过弱所导致。

（四）强迫症

事件相关电位与强迫症的研究主要有 P300 和 MMN。有关 MMN 与强迫症的研究，国内外有许多争议，有许多研究者认为强迫症 MMN 潜伏期延长、波幅增高，强迫症患者的听觉加工初期可能存在信息识别的自动加工障碍，可涉及感觉整合中枢调节水平的异常。有一些研究发现强迫症 MMN 潜伏期与强迫症症状严重程度及病程无关。波幅增高是否与强迫症的症状有关，还需研究进一步证实。比较多的研究认为强迫症患者的 P300 稳定性欠佳、潜伏期延长、波幅下降。强迫症患者 P300 潜伏期延长，表明患者对已感知的信息加工较慢。P300 波幅可能与强迫症状对正常功能妨碍程度和对症状的主动对抗呈正相关，而与强迫思维的时间、对强迫思维或强迫行为的控制效果以及强迫症状带来的痛苦呈负相关。

（五）注意缺陷与多动障碍

ADHD 主要表现为注意力涣散、集中困难、活动量过多、自制力弱、注意力障碍。因此 P300 对 ADHD 是一种非常有意义的检查。ADHD 的事件相关电位 P300 检测主要表现为波形分化不良、变异较大、重复性差，靶刺激的潜伏期明显延长，检测 P300 的失误率也明显高于正常儿童。有人推测 P300 潜伏期延长可能与 ADHD 患儿出现注意力、记忆力缺陷和信息加工过程缓慢以及对刺激的接受和处理及反应等认知功能障碍有关。有研究报道 ADHD 患儿 MMN 的潜伏期延长、波幅增高，其潜伏期的改变与 P300 相一致，MMN 可以在非注意的条件下产生，对于那些配合程度差的儿童，MMN 比 P300 有优势，因此 MMN 在诊断 ADHD 方面可以作为 P300 的补充。在对 ADHD 的 CNV 研究中发现，ADHD 患儿 CNV 检测的 M2 波幅较正常儿童低，根据研究推测 CNV 波幅降低可能与多巴胺能系统活动过弱以及临床上的思维迟滞有关。

（六）痴呆

国内一项研究分别对血管性痴呆病人、脑动脉硬化的病人和正常健康人作 P300 检测，发现血管性痴呆波形分化欠佳、波形欠规则，动脉粥样硬化与健康人脑波相比，波形基本相似，事件相关电位 P300 检测可作为诊断血管性痴呆的重要指标，在血管性痴呆的早期诊断中具有较高的应用价值。有研究显示非痴呆型血管认知功能障碍和血管性痴呆的 P300、N400 潜伏期较正常明显延长，波幅亦比正常对照组偏低，说明血管性认知功能障碍患者对刺激识别、注意以及信息加工的能力下降。AD 患者 P300 波幅降低潜伏期延长并与认知功能损害相关，AD 患者 P300 变异程度与临床特征有明显的平行关系，提示 AD 患者不但出现脑诱发电位的改变，而且脑诱发电位的变化可反映预测患者临床症状的严重程度，可以考虑应用 P300 指标变化来协助诊断，对判断临床症状的变化和预后有一定价值。AD 与血管性痴呆的失匹性负波 MMN 的研究结果显示 AD 患者的 MMN 潜伏期延长、波幅降低；VD 患者无上述变化；AD 患者 MMN 潜伏期延长及波幅降低的程度都高于 VD 患者，从脑电生理学角度验证了 AD 患者的大脑功能障碍比 VD 患者重。

第四节 经颅磁刺激在精神科的应用

一、概述

经颅磁刺激（Transcranial Magnetic Stimulation，TMS）是一种无痛、无创的绿色治疗方法，利用磁信号可以无衰减地透过颅骨对大脑进行刺激，实际应用不仅仅只局限于对头脑的刺激，它还可以刺激外周的神经和肌肉。随着这项技术的发展，出现了重复经颅磁刺激，它可以用于精神疾病、神经疾病的治疗。早在19世纪80年代，Merton 和 Morton 发现通过头皮高压电刺激人大脑运动皮质区可以诱发运动皮质所支配区的肌肉收缩。这项技术后来被用来检测正常受试者和评价各种神经系统疾病的中枢运动传导通路。但是，经颅电刺激由于技术的限制，使人体感觉不舒服，而没有发展起来。1985年利用法拉第电磁原理，将平面线圈置于人的大脑皮质的运动区，观察到了手肌肉的运动，并制造出了第一台经颅磁刺激仪。

二、原理

1831年，物理学家法拉第发现了电和磁场可以相互转换，通过线圈的电流可以产生磁场，处于磁场中的导体可以产生电流。基于这个原理，把一个电磁线圈放在颅骨上，通过快速的接触和断开电容，线圈就会产生高速的电流，继而在周围形成了强而短暂的磁场。人身体各组织的导电率不同，神经组织的导电率很大，肌肉骨骼导电率很小。因此肌肉骨骼中几乎不产生电流，而神经组织中产生的电流密度很大。磁场可以透过皮肤、软组织和颅骨，在大脑的神经组织中产生电流，该电流影响神经细胞活动并改变神经细胞功能，引起神经元细胞去极化、神经递质释放、代谢改变及基因表达，从而产生生理生化效应。与电休克治疗相比，它的磁场不会受到皮肤、软组织和骨组织而衰减，它比电休克治疗的作用更加集中。TMS线圈的形状和规格与TMS的作用强度有关，大的圆形线圈的穿透力强但局限性差，而小的"8字形"线圈空间局限性好，对运动皮层的空间分辨率可达0.5~1.0cm，但穿透性相对较弱，刺激仅能达到脑内3cm的深度。它们各自有特点，我们一般根据治疗的目的来选择线圈。

三、TMS 的分类

根据 TMS 刺激脉冲不同，可以将 TMS 分为 3 种刺激模式：单脉冲 TMS（sTMS）、双脉冲 TMS（pTMS）以及重复性 TMS（rTMS）。sTMS 只需一个刺激器，在局部给予一个或多个间隔较长的刺激，以引起皮层内微弱的电位的变化；pTMS 是在同一部位激发两个不同强度的刺激，或者利用两个刺激器在不同部位给予两个刺激，常利用两个不同刺激来研究皮层内抑制（ICI）和易化现象，即第一个刺激引起神经元活化后，致该神经元对下一个刺激的反应阈降低；rTMS 则需要特殊设备在同一部位给予重复刺激，根据频率不同，可分为 1 Hz 及以下的低频 rTMS 和高于 1 Hz 的高频 rT-MS。TMS 刺激的强度以运动阈值（motor thresh – old，MT）的百分数表示，这个刺激模式是临床上通常所采用的。TMS 效应具有频率依赖性，不同频率引起的效应不同。总的来说，低频刺激趋向于引起皮层抑制，而高频刺激引起皮层兴奋。不同频率的 TMS 对局部脑血流（regional cerebral flow，rCBF）的影响，与对皮层兴奋性的影响方式一致，即低频刺激时 rCBF 减少，高频刺激时 rCBF 增加。

四、TMS 的禁忌证

（一）绝对禁忌

颅内金属留置，心脏导管留置。

（二）相对禁忌

妊娠、儿童、心脏疾病、服用精神兴奋药的患者及癫痫患者等。

五、TMS 的临床应用

（一）抑郁症

现阶段对于抑郁症的治疗是以药物治疗为主，而药物治疗起效慢，部分患者对药物治疗效果不佳。rTMS 是一项新的神经生理技术，该技术具有能够可逆性地影响脑功能及无痛、无创、安全等诸多特点，在抑郁症的治疗方面的效果已经得到了肯定。rTMS 用于抑郁症的治疗一般分为高频和低频，高频（＞5HZ）可以增强皮层的兴奋性，而低频则与高频相反，它对皮层起抑制作用。目前采用高频刺激左前额叶背外侧皮质，低频刺激右前额叶背外侧皮质，临床证明这两种刺激方法都对抑郁症有效。目前研究发现它们能够治疗抑郁症可能是由于前额叶皮质和边缘系统是重要的情感调节区，前额叶皮质功能的降低与抑郁症的病理生理机制有关。有研究发现，有些抑郁症病人的前额叶皮质代谢下降，并且得到了影像学的证实，利用 rTMS 可以增加前额叶皮质的代谢，可使边缘系统以及环路的调节功能得到改善。在分子水平上，TMS 能够增加脑源性神经生长因子的产生、使下丘脑 – 垂体 – 肾上腺轴的功能恢复以及加强单胺类的转化，这些可能对抑郁症症状的改善也起到一定的作用。TMS 可以增加皮质下边缘系统的 5 – HT 输出，抑郁动物模型实验发现，TMS 能使细胞外液中的多巴胺水平升高，而这些神经递质都可能与抑郁症的病理生理机制有关。

（二）精神分裂症

药物治疗可以使精神分裂症患者的症状得到改善，但是仍会有部分残留症状，特别是一些阴性症状和顽固的幻听症状。TMS 现在已经被应用到精神分裂症的临床治疗，它对精神分裂症的幻听、阴性症状和认知功能的治疗有其独特的效果。用低频 rTMS 刺激左侧颞顶叶皮层可以明显地减轻精神分裂症患者的幻听症状，有观点认为精神分裂的幻听可能与颞顶叶活动增强有关，通过对颞顶叶进行低频刺激，可减少刺激脑区的血流量及代谢水平，降低刺激脑区皮层的兴奋性，从而达到治疗幻听的目的。国内外均有研究报道，用 10HZ 的高频 rTMS 刺激左侧前额叶背外侧皮质，可以显著改善精神分裂症的阴性症状。高频 rTMS 可易化局部神经元活动，提高大脑皮质可兴奋性，而精神分裂症患者阴性症状与前额叶皮质活性呈负相关，因此对前额叶皮质进行高频刺激可能会提高前额叶皮质兴奋性，从而达到治疗精神分裂症阴性症状的目的。高频 rTMS 可以改善精神分裂症患者的认知功能，如刺激前额叶皮质对执行功能、空间工作记忆、注意、快速视觉信息处理能力均有改善作用；刺激左侧前额叶背外侧皮层对慢性以阴性症状为主的精神分裂症患者的言语学习有显著效果。国内有学者将 TMS 和 P300 结合对精神分裂症患者的认知功能进行研究，发现经 rTMS 刺激后，精神分裂症患者的 P300 波幅指标明显提高，这说明大脑兴奋提高，记忆力、注意力得到有效的改善，验证了 rTMS 可使精神分裂症患者受损的认知功能得到改善。

（三）强迫症

目前强迫症治疗主要以药物治疗和认知行为治疗为主，大约有 40% 的患者对治疗的效果不理想，甚至有 10% 的患者对治疗没有效果。近年来，有人利用 rTMS 对强迫症患者进行治疗，rTMS 刺激强迫症患者左侧或两侧额眶皮层（OFC）及额眶皮下层回路可改善强迫意念和强迫行为。研究发现强迫症患者存在运动皮层及相关皮质区域兴奋性增高现象。用低频 rTMS 刺激辅助运动区（SMA），经过一段时间的治疗，发现患者的 YBOCS 量表分明显下降，说明 rTMS 治疗有效。有研究认为强迫症与大脑局部血流（rCBF）有关，发现双侧额下回和右侧基底节处的 rCBF 均与疾病的严重程度呈正相关；强迫行为的发生与右侧丘脑处的 rCBF 负相关；病程的长短与双侧额上回和右侧丘脑处的 rCBF 正相关。不同频率的 rTMS 对大脑皮层的调节作用不同，低频 rTMS 可以减少神经兴奋性和 rCBF，高频 rTMS 则提高大脑皮层的兴奋性和 rCBF。因此目前有学者利用这种特性去刺激这些部位，使这些部位的 rCBF 得到增强或抑制，从而达到治疗强迫症的目的。研究发现给予病人高频 rTMS 刺激右前额叶，病人的强迫症状明显改善，并且分别或同时刺激双侧前额叶皮层的效果要优于单侧刺激。

（四）焦虑症

焦虑症是以广泛和持续性焦虑或反复发作的惊恐不安为主要特征，它主要表现为广泛性焦虑和惊恐障碍两种主要形式，对焦虑症的 TMS 研究比抑郁症和精神分裂症的 TMS 研究少。近年来，有一些报道显示出对无论是高频左侧前额叶或低频右侧前额叶 rTMS 治疗焦虑症都有一定的疗效，但是由于样本量少，效果还不能肯定。国外有学者对 TMS 治疗后单胺运载体基因 mRNA 的表达进行了研究，他们对焦虑症病人用 rTMS 治疗 20 天后发现 5-HT 转运体 mRNA 水平下调，5-HT 的摄取和结合减少，而 DA 转运体和 NE 转运体 mRNA 水平上调，推测对单胺转运体的调节可能是 rTMS 治疗焦虑症的机制之一。也有研究认为 rTMS 可影响 5-HT 及 DA 的功能、促进苯二氮卓类受体敏感性增高以及 5-HT 等递质释放增加，这些可能也跟 rTMS 治疗焦虑症有关。

（五）儿童注意缺陷与多动障碍

注意缺陷与多动障碍（ADHD）以注意力不集中和注意持续时间短暂、

活动过多和冲动为主要临床表现，造成患者学业困难和人际关系不良。ADHD 患者活动过多可能与运动皮层的兴奋性和抑制性进程失衡有关。最近研究表明 ADHD 的行为抑制的缺失主要与皮质内抑制性的神经递质 GABA 缺失有关，ADHD 患儿体内的 GABA 浓度比正常儿童低。因此有人用 1HZ 的 rTMS 刺激患者的运动皮层，利用低频 TMS 对皮层的抑制作用，使患者兴奋性和抑制性进程失衡的运动皮层功能恢复正常，从而改善 ADHD 患者症状，取得了明显的效果。

（六）TMS 的安全性

TMS 总体上是一项耐受性良好的技术，无痛、无创、无明显不良反应的优点使其在临床上越来越多地得到应用，副作用仅限于在刺激时会感到轻、中度头痛、感觉异常、听力变化、促甲状腺激素和血乳酸水平的变化。TMS 引发的头痛是一种紧张性头痛，与头皮及头部肌肉进展性收缩有关，应用镇静剂或休息后可以缓解；耳鸣或纯音听力障碍可以通过佩戴耳塞预防。还有研究表明磁刺激对心率、血压、脑电和认知功能也有部分影响，但这些副作用是可逆的，治疗停止 1～2 天就会消失。研究证明低频 TMS 是相对安全的，几乎没有副作用，高频 TMS 可能引起癫痫发作，但是引起癫痫发作的比率比较小，外国有学者分析了数千例应用 rTMS 治疗的病例，只有 6 例诱发了癫痫发作，而且 TMS 诱发的癫痫发作是自限的、暂时的、并无远期影响，因此 TMS 治疗是一个相对安全的治疗方法。

第四部分

精神卫生社会福利机构相关的政策法规

第一章　精神卫生法

第一节　概　述

《中华人民共和国精神卫生法》（以下简称精神卫生法）于 2012 年 10 月 26 日由第十一届全国人大常委会第二十九次会议审议通过，于 2013 年 5 月 1 日起正式实施。

精神卫生法的颁布实施填补了我国精神卫生领域的法律空白，是我国精神卫生事业发展历史上具有里程碑意义的大事，将对我国精神卫生工作产生广泛而深远的影响。精神卫生既是重大公共卫生问题，也是公众关注的社会问题。精神卫生法的颁布实施有利于构建社会主义和谐社会，有利于解决目前精神卫生工作存在的突出问题，确保精神障碍患者不因贫困而得不到救治，确保有肇事肇祸危险的严重精神障碍患者不因疏于管理而伤害自身或者危害他人，确保无须住院治疗的公民不因程序、制度的缺失而被强制收治，从而实现保护个人权利与维护公共利益的平衡。

精神卫生法全面规范了各级政府、社会不同组织、部门及人员的职责，对精神卫生机构及其从业人员依法开展服务提出了新的要求，特别是对精神障碍的诊断、治疗、住院、出院制定了严格的法定程序。这些规定使我们精神卫生医疗机构的工作开展有法可依，作为精神卫生工作者，需要抛弃传统观念和做法，认真领悟法律精神，在正确理解的基础上积极执行，主动适应，严格依法行医。

一、立法进程

1985 年，精神卫生法（草案）开始起草。

2011 年 9 月 19 日，国务院常务会议讨论并原则通过精神卫生法（草案）。

2011 年 10 月 24 日，全国人大常委会第二十三次会议第一次审议。

2011 年 10 月 29 日，精神卫生法（草案）及其说明向社会公开征集意见。

2012 年 8 月 27 日，全国人大常委会第二十八次会议第二次审议。

2012 年 10 月 23 日，全国人大常委会第二十九次会议第三次审议。

2012 年 10 月 26 日，全国人大常委会表决通过。

二、立法思路

（一）立足现实，解决当前精神卫生工作的突出问题

我国约有严重精神障碍患者 1600 万人，而我国的精神卫生工作总体上比较薄弱，精神卫生专业机构和人员缺乏，截至 2010 年年底，全国仅有精神卫生医疗机构 1468 家，精神科医师约两万名，每 10 万人仅有精神科医师 1.46 名，为国际标准的 1/4。因得不到社会、同行认同尊重，职业风险高，待遇低，致使精神科专业医师流失严重，全国有 70% 的重性患者没有得到规范化治疗，精神障碍防治和康复能力严重不足。这一立法立足现实、解决防治和康复能力不足等突出问题，促进精神卫生事业的发展。

（二）切实保障精神障碍患者的合法权益

精神障碍患者属于困难群体，社会上对其存在不同程度的歧视，法律应当对其合法权益予以特别关注和切实保障，通过完善的制度设计，保障其人格尊严、人身和财产安全不受侵犯，保障其充分享受教育、劳动、医疗以及从国家和社会获得物质帮助等方面的合法权益，同时保障其依法行使司法救济权利。

（三）坚持服务与管理相结合

建立健全精神卫生服务体系和医疗保险、社会救助体系，为患者提供有效的救治救助服务，同时建立有序管理的制度，防止严重精神障碍患者肇事肇祸，努力实现保护个人权利与维护公共利益之间的平衡。

（四）坚持预防为主，预防与治疗、康复相结合

精神卫生工作重在预防，精神卫生法大力加强精神障碍预防工作，明

确政府及有关部门、用人单位、学校等的责任，增强公众心理健康意识，减少精神障碍的发生。同时，加强精神障碍治疗、康复服务能力建设，提高精神障碍预防、治疗、康复的整体水平。

（五）明确责任，建立机制

明确政府和卫生、司法行政、民政、公安、教育、人力资源社会保障、残联及家庭、所在单位、社区等各有关主体的责任，在此基础上建立政府组织领导、部门各负其责、家庭和单位尽力尽责、全社会共同参与的综合管理机制。

三、重点概念

（一）精神卫生

精神卫生（mental health）是指开展精神障碍的预防、治疗和康复，促进公民心理健康的各项活动。精神卫生有狭义和广义之分。狭义的精神卫生仅涉及传统的"精神病学"的有关领域，是指精神障碍的预防、治疗和康复工作。广义的精神卫生即心理卫生，涵盖了与人的精神健康（心理健康）有关的所有方面，不仅指开展精神障碍的预防、治疗和康复，还包括促进公民心理健康的各项活动。本法所使用的即是广义的精神卫生概念。

（二）精神障碍

精神障碍（mental disorder）是指由各种原因引起的感知、情感和思维等精神活动的紊乱或者异常，导致患者明显的心理痛苦或者社会适应等功能损害（精神卫生法第八十三条）。

精神卫生法是第一次在国家立法中使用"精神障碍"一词。从精神医学专业角度来说，"精神障碍"与"精神疾病"的范围大体相同，我国精神科医师普遍认为"精神障碍"这一概念更为准确，一方面与国际接轨，另一方面更具人性化。

按照世界卫生组织公布的《国际疾病和健康相关问题分类第 10 版》（ICD–10）。精神障碍分 10 大类，72 小类，近 400 种。

（三）疑似精神障碍

关于疑似精神障碍精神卫生法未明确界定，"疑似"不是临床诊断概念，也没有专业判断标准，而是大家根据个人经验和社会常识的判断。对有明显不同于常人的或者与本人一贯表现明显不符的异常言语和/或异常行为表现的人，均可能被认为是"疑似精神障碍者"；虽有精神病史，但当时无法获取相关诊断信息或长期中断就诊后再次来诊，也应视为"疑似精神障碍者"。

（四）严重精神障碍与重性精神疾病

精神卫生法第八十三条规定：本法所称严重精神障碍，是指疾病症状严重，导致患者社会适应等功能严重损害，对自身健康状况或者客观现实不能完整认识，或者不能处理自身事务的精神障碍。严重精神障碍是一个法律概念，不是一个医学诊断名称，要以疾病症状严重程度为基础，结合社会功能损害程度、自知力、处理自身事务的能力等进行综合评估。从精神医学专业角度来说，"严重精神障碍"与"精神病"的范围大体相同。

重性精神疾病是一个管理概念，是一组疾病的统称。在卫生部《重性精神疾病管理治疗工作规范（2012 年版）》中，重性精神疾病被定义为"发病时，患者丧失对疾病的自知力或者对行为的控制力，并可能导致危害公共安全、自身或他人人身安全的行为，长期患病会严重损害患者的社会功能。"包括 6 种疾病：精神分裂症、分裂情感性障碍、持久的妄想性障碍（偏执性精神病）、双相（情感）障碍、癫痫所致精神障碍、精神发育迟滞伴发精神障碍。

（五）精神障碍患者的监护人

民法通则第十七条规定："无民事行为能力或者限制民事行为能力的精神病人，由下列人员担任：（1）配偶；（2）父母；（3）成年子女；（4）其他近亲属；（5）关系密切的其他亲属、朋友愿意承担监护责任，经精神病人的所在单位或者住所地的居民委员会、村民委员会同意的。对担任监护人有争议的，由精神病人的所在单位或者依据住所地的居民委员会、村民委员会在近亲属中指定。对指定不服提起诉讼的，由人民法院裁决。没有第一款规定的监护人的，由精神病人的所在单位或者住所地的居民委员会、村民委员会或者民政部门担任监护人。"

根据精神卫生法第八十三条规定："本法所称精神障碍患者的监护人是指依照民法通则的有关规定可能担任监护人的人。"这里所使用的"监护人"是具有可担任监护人资格的人，并不是依照民法通则所确定的监护人，其主要职责是协助严重精神障碍患者就医和治疗。

第二节　内容介绍

精神卫生法第一条规定：为了发展精神卫生事业，规范精神卫生服务，维护精神障碍患者的合法权益，制定本法。这是精神卫生法的三大立法宗旨，下面就从这三个方面对精神卫生法的主要内容进行梳理归纳：

一、发展精神卫生事业

我国精神卫生资源严重不足，精神卫生问题的严重性在中国十分突出。精神卫生机构和从业人员数量远远不能满足社会需求，精神疾病在中国疾病总负担中排名居首位，约占疾病总负担的20%。实践中存在的突出问题是精神障碍患者的救治救助水平偏低。为此，精神卫生法从人、财、物3个方面加强了精神障碍预防、治疗和康复服务能力建设，保障和促进我国精神卫生事业的发展，以有效预防精神障碍的发生，让精神障碍患者能得到及时有效的治疗和康复。

首先加强精神卫生专业队伍建设，鼓励和支持开展精神卫生专门人才培养；规定卫生行政部门应当组织医务人员进行精神卫生知识培训，提高其识别精神障碍的能力；明确有关单位应当加强对精神卫生工作人员的职业保护，提高其待遇水平，并按照规定给予适当的津贴。其次要求政府加大财政投入力度，保障精神卫生工作所需经费，将精神卫生工作经费纳入本级财政预算；扶持贫困地区、边远地区的精神卫生工作，保障城市社区、农村基层精神卫生工作所需经费。最后规定政府统筹规划、整合资源，建设和完善精神卫生服务体系，鼓励和支持社会力量举办精神障碍医疗和康复机构；明确综合性医疗机构应当按照国务院卫生行政部门的规定开设精神科门诊或者心理治疗门诊。

二、规范精神卫生服务

精神卫生服务涉及精神障碍的预防、治疗和康复等。规范精神卫生服务，是指在法律制度上明确有关医疗机构、康复机构和心理咨询机构在预防、治疗和康复方面的服务内容和服务程序。规定了医疗机构开展精神障碍诊断、治疗应具备的条件和遵循的原则，明确了医疗机构及医务人员应当履行的义务，特别是围绕精神障碍患者就诊过程的关键环节，如"送"、"诊"、"治"、"出"等条件和程序作了明确的规定，全面体现自愿原则。

（一）精神障碍患者的送诊主体和条件

送诊是进行精神障碍诊断、治疗极为关键的一个环节，精神卫生法严格限定了疑似精神障碍患者的送诊主体，也就是谁有权把疑似精神障碍患者送往医疗机构。根据精神卫生法第二十八条规定，除个人自行到医疗机构进行精神障碍诊断外，疑似精神障碍患者的送诊的主体包括近亲属、民政等有关部门、所在单位和当地公安机关。

1. 近亲属送诊

除个人自行到医疗机构进行精神障碍诊断外，疑似精神障碍患者的近亲属可以将其送往医疗机构进行精神障碍诊断。近亲属的范围，根据最高法院的有关司法解释，包括配偶、父母、子女、兄弟姐妹、祖父母、外祖父母、孙子女和外孙子女。疑似精神障碍患者如果在家里发生伤害自身、危害他人安全的行为，或者有伤害自身、危害他人安全的危险的，主要是由其近亲属立即采取措施予以制止，并将其送往医疗机构进行精神障碍诊断。

2. 所在单位送诊

疑似精神障碍患者如果在学校、用人单位等发生伤害自身、危害他人安全的行为，或者有伤害自身、危害他人安全的危险的，主要是由学校、用人单位等所在单位立即采取措施予以制止，并将其送往医疗机构进行精神障碍诊断。

3. 民政等有关部门送诊

对查找不到近亲属的流浪乞讨疑似精神障碍患者，由当地民政等有关部门按照职责分工，帮助送往医疗机构进行精神障碍诊断。根据 2006 年《民政部、公安部、财政部等关于进一步做好城市流浪乞讨人员中危重病人、精神病人救治工作的指导意见》，民政部门综合负责流浪乞讨人员的救助工作，民政、公安、城建城管等部门的工作人员在执行职务时有责任将流浪乞讨病人直接送往当地定点医院进行救治。

4. 公安机关送诊

疑似精神障碍患者如果在公共场所发生伤害自身、危害他人安全的行为或者有伤害自身、危害他人安全的危险的，主要是由公安机关应当立即采取措施予以制止，并将其送往医疗机构进行精神障碍诊断。

概括来说，近亲属、所在单位和当地公安机关分别对在家、所在单位、公共场所发生伤害自身、危害他人安全的行为，或者有伤害自身、危害他人安全的危险的疑似精神障碍患者采取措施制止并送诊。近亲属和所在单位无法制止或者送诊的，可以请求公安机关协助。

（二）精神障碍的诊断和治疗原则

对精神障碍的诊断和治疗，精神卫生法第二十六条、第二十七条、第二十九条作了规定。

精神障碍的诊疗原则：（1）精神障碍的诊断、治疗，应当遵循维护患者合法权益、尊重患者人格尊严的原则，保障患者在现有条件下获得良好的精神卫生服务；（2）精神障碍的诊断应当以精神健康状况为依据；（3）遵循精神障碍治疗规范制订患者治疗方案，并向精神障碍患者或者其监护人告知治疗方案和治疗方法、目的以及可能产生的后果等；（4）除法律另有规定外，不得违背本人意志进行确定其是否患有精神障碍的医学检查。

接诊主体是医疗机构，这里所说的医疗机构是指具备本法第二十五条规定的精神障碍诊断治疗条件，并依照《医疗机构管理条例》完成登记的精神障碍医疗机构。医疗机构的职责是：接到送诊的疑似精神障碍患者，不得拒绝为其作出诊断；将发生伤害行为或有危险的疑似患者留院，立即指派精神科医师进行诊断，并及时出具诊断结论。

精神障碍的诊断由精神科执业医师作出。精神障碍的诊断以精神健康状况为依据，确定精神状况，必须以医生的亲自检查结果作为首要依据，以其他来源信息作为辅助。《精神障碍诊断与治疗工作规范》规定：精神障碍的诊断、再次诊断和医学鉴定结论，应当依据原国家卫生部发布的《疾病分类与代码（GB/T14396 – 2001）》中 F01 – F99 分类及代码，以及现行《国际疾病分类（ICD）》中"精神与行为障碍"的临床描述与诊断要点作出。医师作出精神障碍的诊断前，应当亲自检查患者，必要时向家属或知情人了解病史。对患者本人的各种检查结果应当作为诊断精神障碍的最主要依据。既往病历和诊断可以作为当前诊断的重要参考信息，但不应当作为当前诊断的唯一证据。作出精神障碍诊断的同时，还应对其是否因精神症状而导致"有伤害自身或者危害他人安全"的危险性评估，并根据诊断和危险性评估结果，分别采取相应的诊疗措施。

精神障碍的治疗应当遵循卫生行政部门组织制定和公布的现行版《临床诊疗指南·精神病学分册》、《临床技术操作规范·精神病学分册》、《中国精神障碍防治指南丛书》、《中国精神障碍防治指南（实用版）》。没有技术规范的，应当以权威专著（包括教科书）或者专家共识为参考依据。

（三）精神障碍患者住院治疗的标准

精神障碍患者的住院治疗，是社会各界关注的热点，也是本法重点解决的问题。住院形式有自愿住院、非自愿住院、紧急入院观察、强制住院四类。自愿住院是指疑似或患有精神障碍且自愿接受住院诊治的情形。非自愿住院是指明确诊断患有严重精神障碍且有伤害自身或危害他人安全的行为或危险，需要住院治疗，而患者本人不愿接受住院治疗的情形。紧急入院观察是指疑似精神障碍且有伤害自身或危害他人安全的行为或危险者，需要对其实施紧急入院观察的情形。强制住院包括两种情况：（1）强制医疗是指已经触犯《刑法》或《治安管理处罚法》、经法院判定不负（刑事）责任，且作出"强制医疗"决定的精神障碍患者。（2）其他强制是指在派出所、看守所的犯罪嫌疑人、或在监狱的服刑人员（罪犯），经精神科执业医师诊断患有严重精神障碍，且需要进入精神专科医院住院治疗的情形。前三种住院形式属于精神卫生法的范畴，第四种属于其他法律规定的范畴。精神卫生法明确规定，精神障碍的住院治疗实行自愿原则，要尽可能让患者自愿住院，减少非自愿住院。同时，为了严格规范非自愿住院治疗，保证公民的合法权益不因滥用非自愿住院治疗措施而受到侵害，对实施非自愿住院限定了严格的条件和程序。

1. 精神障碍的住院实行自愿原则

精神卫生法第三十条第一款设立了精神障碍患者的自愿住院原则。精神障碍的住院治疗与其他疾病一样，原则上都是根据自己的意愿进行，实行自愿原则。除法律另有规定的外，患者不同意住院治疗的，医疗机构不得对患者实施住院治疗。精神障碍是一个大概念，包括精神障碍分类和诊断标准中涵盖的各种精神障碍。我国约有各类精神障碍患者1亿多人，但严重精神障碍只有 1600 万人，只占精神障碍患者的一小部分，大部分精神障碍患者都是轻度精神障碍患者，有能力理解所患疾病的性质，有能力决定采取哪种治疗方式进行治疗。因此，是住院治疗还是门诊治疗，除法律另有规定外，医疗机构要尊重患者本人的意见，不得强迫。

2. 实施非自愿住院治疗的条件

为保证需要住院治疗的患者得到及时住院治疗，维护患者健康和他人安全，在自愿原则的同时规定了非自愿住院制度。为了规范非自愿住院治疗，精神卫生法第三十条第二款规定了非自愿住院的标准，只有对符合一定条件的严重精神障碍患者才能实施非自愿住院治疗。

精神卫生法规定必须同时满足两个条件：（1）确诊为严重精神障碍患者；（2）发生伤害自身、危害他人安全的行为，或者有伤害自身、危害他人安全的危险。即必须符合"严重精神障碍"和"危险性"两个基本标准，两者缺一不可。在"危险性"的判断中，要妥善把握"即将发生"和"后果严重"两个原则以及"无害则无非自愿"。对"伤害自身"的理解应当包括有可能给患者本人带来损害结果的行为，如木僵、兴奋躁动、拒食拒饮、生活无法自理等，因影响生理需要，而伤害自身甚至危及生命，也就是说患者无自杀危险不等于无伤害自身危险。所以精神分裂症患者虽无自杀或伤人行为，也无自杀或伤人危险，但只要存在可能给患者带来损害结果的行为，且拒绝治疗的，同样符合有"伤害自身危险"的非自愿住院治疗的标准。

临床实际操作中符合非自愿标准的大致分为两类：

第一类：按照精神卫生法第 24 条（发病报告制度）、第 55 条（基本药物维持治疗）、第 68 条（免费提供基本公共卫生服务）、第 69 条（纳入最低生活保障）的规定执行，并可以按照第 30 条第二款第二种情况实施"非自愿住院"。

第二类：符合精神卫生法第八十三条"严重精神障碍"的定义，并可以按照第三十条第二款进行非自愿住院治疗的，标准是同时符合下列两种情况：（1）具有明确的精神病性症状（幻觉、妄想、广泛的兴奋、显著的精神运动性迟滞、紧张症行为、明显的阴性症状等）或者造成身体健康受损或危及生命的其他思维障碍，以及拒食、受冻、意向倒错等行为障碍。（2）因精神障碍而导致社会功能严重受损或生活不能自理或因丧失对所患精神障碍的认识能力而拒绝治疗。

3. 实施非自愿住院措施的决定人

针对患者的不同情况分为两种：一是严重精神障碍患者有发生伤害自身的行为，或者有伤害自身危险的，由于没有危害他人安全，对其实施住院治疗，需经其监护人同意，其他单位和个人应当尊重监护人的意见，不能干涉；监护人同意的，医疗机构应对患者实施住院治疗，监护人不同意的，医疗机构不得对患者实施住院治疗。二是严重精神障碍患者已经发生危害他人安全的行为，或者有危害他人安全危险的。这种情况下，监护人原则上应当同意，由于患者已经发生了危害他人安全的行为，或者有危害他人安全的危险，所以是否住院就不由其监护人决定，而是依据法律规定的程序决定。

如果患者或其监护人对住院治疗的诊断结论有异议，不同意住院治疗的，可以要求再次诊断，对再次诊断有异议的，可以再要求进行医学鉴定。再次诊断或鉴定维持原诊断意见，监护人必须同意并办理住院手续；如果监护人阻碍，由公安机关协助医疗机构采取措施对患者实施住院治疗。精神卫生法第三十二条至第三十五条规定了非自愿住院的异议程序和救济途径。

4. 住院手续办理的规定

需要住院治疗的精神障碍患者包括自愿住院和非自愿住院，住院手续办理分三种情况：（1）本人有能力办理住院手续的可由本人办理，本人没有能力办理的，由其监护人办理；（2）如患者属于查找不到监护人的流浪乞讨人员，由送诊的有关部门（民政、公安等）办理住院手续；（3）对于已经发生了危害他人安全的行为，或者有危害他人安全的危险的严重精神障碍患者，其监护人不办理住院手续的，由患者所在单位、村民委员会或者居民委员会办理住院手续，并由医疗机构在患者病历中予以记录。

需要说明的是，对有危害他人安全行为或危险的严重精神障碍患者，从作出需要住院治疗的初次诊断结论开始，就应当办理住院手续，即使患者或其监护人对诊断结论有异议，也应当先办理住院手续再依法要求再次诊断或医学鉴定。

（四）精神障碍患者出院程序

精神障碍患者的出院也是精神障碍治疗中的重要环节，精神卫生法第四十四条和第四十五条对精神障碍患者的出院程序作了明确的规定：（1）自愿出院是指对于自愿住院治疗的精神障碍患者，第四十四条第一款规定可以随时要求出院，医院应当同意。（2）监护人要求出院是指对于有本法第三十条第二款第一项情形（已经发生伤害自身的行为，或者有伤害自身的危险）实施非自愿住院治疗，监护人可以随时要求患者出院，医疗机构应当同意。（3）不宜出院是对于上述两种情况，如医疗机构认为患者不宜出院的，应当告知不宜出院的理由。需强调的是，"不宜"的决定必须完全出于保护患者，"不宜"的决定应从纯医疗角度出发。"不宜"的常见情况：原属于严重精神障碍，申请出院时医生明确判断其病情不仅未缓解，而且加重；原诊断不属于严重精神障碍，住院期间诊断改变，且不继续住院治疗则存在潜在危险，比如病情恶化、对自身健康造成威胁、或者对他人存在危险。（4）自动出院是对于上述情况，医疗机构认为患者不宜出院的，并告知不宜出院的理由，但患者或其监护人仍然坚持要求出院，医师应当在病历中详细记录告知的过程，同时提出出院后的医学建议，由患者或其监护人签字确认。（5）通知出院是对依照本法第三十条第二款情形实施非自愿住院治疗的患者，医疗机构应当根据精神障碍患者病情，及时组织精神科执业医师进行检查评估，评估结果表明患者不需要继续住院治疗的，医疗机构应当立即通知患者及其监护人。精神卫生法第七十四条对未依法及时进行检查评估或者未根据评估结果作出处理决定的行为规定了相应的法律责任，即由县级以上人民政府卫生行政部门责令改正，给予警告；情节严重的，对直接负责的主管人员和其他直接责任人员依法给予或者责令给予降低岗位等级或者撤职、开除的处分，并可以责令有关医务人员暂停一个月以上六个月以下执业活动。（6）出院手续办理是指患者本人没有能力办理的，由监护人办理。没有能力办理出院情况指精神状况达到出院标准，但自知力未恢复或因躯体疾病及智能障碍等原因影响办理出院手续的能力。

（五）其他规定

1. 病历书写、保存

病历资料是医疗活动中不可缺少的一项内容，是医务人员对病人诊疗过程的书面记载。精神卫生法第四十七条对病历的书写、查阅、复制及保管作了明确的规定。

关于在病历书写的要求：一是如实记录精神障碍患者的病情、治疗措施、用药情况、实施约束、隔离措施等内容；二是如实告知患者或者其监护人。关于如实记录，原卫生部发布的《病历书写基本规范（2010 版）》第三条规定：病历书写应当客观、真实、准确、及时、完整、规范。

关于病历资料的保存，《医疗机构管理条例实施细则》规定，门（急）诊病历和住院病历的保存时间分别不应少于 15 年和 30 年。但精神卫生法实施后，规定精神疾病的病历保存期限，不论门（急）诊病历还是住院病历，一律不少于 30 年。

2. 保护性医疗措施的规范使用

保护性医疗措施在精神科临床必不可少，因精神障碍患者可能因幻觉、妄想、易激惹、兴奋或抑郁等症状而导致行为紊乱，拒绝治疗，甚至有伤害自身或他人的危险，临床上可以使用约束、隔离等保护性医疗措施，以保护他们自身和他人的安全。为防该措施被滥用于其他目的，精神卫生法第四十条对此特别进行了规定。

实施保护性医疗措施的目的必须是出于医疗需要，如为保证治疗、保护患者或他人的安全，同时应尽最大努力劝说和避免，不能作为惩罚或方便工作人员而滥用。在此前提下还必须满足以下 3 个条件：（1）实施地点必须是在医疗机构内，在医疗机构外不得使用；（2）实施对象是发生或者将要发生伤害自身、危害他人安全、扰乱医疗秩序行为的患者；（3）实施条件是没有其他可替代措施。

保护性医疗措施在实施中，必须遵循诊断标准和治疗规范操作，要有医嘱，告知患者本人采取的理由，在病历上记录理由和告知及观察等过程。实施后告知患者的监护人，具体告知时间可以在监护人探视时或患者出院前，或按照与监护人协商的告知时间告知。

当然，对于老年精神障碍、意识障碍、痴呆、运动障碍等患者在住院期间，为防止发生坠床、跌倒等意外而实施的护理约束不属于精神卫生法中的"保护性医疗措施"范畴。

三、维护精神障碍患者的合法权益

精神卫生法在总则中宣示：患者的人格尊严、人身和财产安全不受侵犯；患者的教育、劳动、医疗以及从国家和社会获得物质帮助等方面的合法权益受法律保护；有关单位和个人应当对精神障碍患者的姓名、肖像、病历资料等信息予以保密；任何组织或者个人不得歧视、侮辱、虐待患者，不得非法限制患者的人身自由。同时，精神卫生法还对保障患者权益作了一些具体规定，如在住院治疗期间患者的知情同意权、隐私权、通信和会见探访者的权利等受法律保护。患者合法权益受到侵害的，患者本人、其监护人或近亲属可以依法提起诉讼。因此，作为医疗机构及医务人员，需要做到以下几个方面保障。

（一）保障患者获得救治、康复的权利

精神卫生法第二十八条第三款规定：医疗机构接到送诊的疑似精神障碍患者，不得拒绝为其作出诊断。精神卫生法第四十八条规定：医疗机构不得因就诊者是精神障碍患者，推诿或者拒绝为其治疗属于本医疗机构诊疗范围的其他疾病。第四十八条里所说的"医疗机构"是指除精神专科机构外的其他医疗机构，"其他疾病"是指除精神障碍以外的其他任何躯体疾病。

另外精神卫生法第五十五条还规定：医疗机构要为在家居住的严重精神障碍患者提供精神科基本药物维持治疗；为社区康复机构提供有关精神障碍康复的技术指导和支持。基层医疗机构（社区卫生服务机构、乡镇卫生院、村卫生室）建立严重精神障碍患者的健康档案；对在家居住的严重精神障碍患者进行定期随访，指导患者服药和开展康复训练；对患者的监护人进行精神卫生知识和看护知识的培训。

（二）保障患者知情同意的权利

关于知情同意及告知义务，精神卫生法第三十七条、第三十九条、第四十条和第四十三条均作了相关规定。

精神卫生法第三十七条、第三十九条规定医疗机构及其医务人员应当将精神障碍患者在诊断、治疗过程中享有的权利，以及治疗方案和治疗方法、目的以及可能产生的后果告知患者或者其监护人。第四十条要求在实施约束、隔离等保护性医疗措施后要告知患者的监护人。精神卫生法第四十三条规定医疗机构对精神障碍患者实施与精神障碍治疗有关的实验性临床医疗、导致人体器官丧失功能的外科手术两种治疗措施时，应当向患者或者其监护人告知医疗风险、替代医疗方案等情况，并取得患者的书面同

意；无法取得患者意见的，应当取得其监护人的书面同意，并经本医疗机构伦理委员会批准；实施导致人体器官丧失功能的外科手术时，因情况紧急查找不到监护人的，应当取得本医疗机构负责人和伦理委员会批准。

（三）保障患者通信和会见探访者的权利

精神卫生法第四十六条规定：医疗机构及其医务人员应当尊重住院精神障碍患者的通信和会见探访者等权利。除在急性发病期或者为了避免妨碍治疗可以暂时性限制外，不得限制患者的通信和会见探访者等权利。

所谓通信权利，是指公民通过书信、电话、传真、电子邮件以及其他通信手段，依照自己的意愿传递信息、交流思想的自由及秘密不受非法干涉。会见权是指精神障碍患者住院期间在医院规定的探视时间内与其亲属、朋友见面交流的权利。患者的通信和会见权，医疗机构和医务人员应当尊重。但在某些特殊情况下，为了有利于患者的治疗，精神卫生法亦规定可以采用临时性的限制措施。如部分处于急性发病期的患者在会见时可能会出现冲动、伤人、毁物等行为，危及自身和他人人身安全，出于对患者本人或者探访者安全的考虑，须对其进行一定的限制。还有部分处于严重抑郁、偏执状态的患者与他人的通信可能不利于甚至妨碍其疾病的治疗，这时也可进行一定的限制。需强调的是，对于这种限制措施，是一种暂时性、临时使用的措施。一旦病情稳定下来，所有的权利都要恢复。

让住院精神障碍患者像其他人一样享有完全的通信、会见的自由，一方面可以维护患者本人的利益，减少住院患者因住院治疗对其正常生活的影响。住院治疗本身就会令患者感到无助、枯燥、乏味，这时让患者与其亲属、朋友进行经常联系，有助于消除患者内心这种因远离家人、朋友而产生的孤独、失落情绪。另一方面有利于规范医务人员的治疗、护理行为；同时，也有利于外界对医务人员的医疗护理行为予以监督。为保障精神障碍患者的这一权利，精神卫生法第七十五条第四项规定，医疗机构有违反本法规定，侵害精神障碍患者的通信和会见探访者等权利的，由县级以上人民政府卫生行政部门责令改正；对有关医务人员暂停六个月以上一年以下执业活动；情节严重的，给予或者责令给予开除的处分，并吊销其执业证书。

（四）保障患者查阅、复制病历的权利

复制病历资料是患者及其监护人的权利，要保证患者及其监护人能够

查阅、复制病历资料。

《侵权责任法》规定，隐匿或者拒绝提供与纠纷有关的病历资料的，推定医疗机构对患者的损害有过错，在推定过错的情况下，如果医疗机构没有相反证明，医疗机构将承担不利的法律后果。《医疗事故处理条例》第五十六条规定，医疗机构违反本条例的规定，没有正当理由，拒绝为患者提供复印或复制病历资料服务的，由卫生行政部门责令改正，情节严重的，对负有责任的主管人员和其他直接责任人员依法给予行政处分或者纪律处分。

精神卫生法第四十七条明确规定患者及其监护人可以查阅、复制病历资料。只有一种例外情况，就是针对患者本人，在查阅、复制病历资料可能对其治疗产生不利影响的可以进行一定限制。

（五）保障患者申请救济的权利

1. 要求再次诊断和进行医学鉴定的权利

精神卫生法第三十二条规定，对有危害他人安全行为或者危险的严重患者实施住院治疗，患者或者其监护人对需要住院治疗的诊断结论有异议的，不同意对患者实施住院治疗的，可以要求再次诊断和鉴定；承担再次诊断的医疗机构应当在接到再次诊断要求后指派二名初次诊断医师以外的精神科执业医师进行再次诊断，并及时出具再次诊断结论；承担再次诊断的执业医师应当到收治患者的医疗机构面见、询问患者，该医疗机构应当予以配合；对再次诊断结论有异议的，可以自主委托依法取得执业资质的鉴定机构进行精神障碍医学鉴定。医疗机构应当公示经公告的鉴定机构名单和联系方式。接受委托的鉴定机构应当指定本机构具有该鉴定事项执业资格的两名以上鉴定人共同进行鉴定，并及时出具鉴定报告。

2. 司法救济的权利

司法救济属于司法范畴。精神卫生法第八十二条规定："精神障碍患者或者其监护人、近亲属认为行政机关、医疗机构或者其他有关单位和个人违反本法规定侵害患者合法权益的，可依法提起诉讼。"也就是说，任何违背精神卫生法规定，侵害精神障碍患者合法权益的行为，都可能受到法律的惩处，将依法追究法律责任，以此保障当事人各方面的合法权益。

当然，精神卫生法不可能解决目前精神卫生面临的所有问题，与所有新出台的法律一样，精神卫生法也还有一些需要修改和完善的地方。虽然精神卫生法存在个别条款不够详尽、不够细化的情况，但作为我国精神卫生事业发展史上的一个重要里程碑，标志着精神卫生工作已经进入法制化管理时代。作为医疗机构及医务人员，重要的是要转变理念，严格执行精神卫生法，规范服务行为，维护精神障碍患者的合法权益，在保障患者及家属权益的同时也是对医务人员自我的保护，否则即可能要承担相应的法律责任。

第二章　精神卫生社会福利机构基本规范

第一节　概述

精神卫生社会福利机构是民政部门履行"以民为本、为民解困、为民服务"宗旨，直接为需要民政救助的各类精神病人提供服务的专业机构。2008 年国家 16 部委联合颁发的《全国精神卫生工作体系发展指导纲要（2008—2015）》中，明确了民政精神卫生工作的职责和角色，即"民政部门负责城市、农村贫困精神疾病患者医疗救助和生活救助有关工作；依照有关规定做好城市'三无'人员中精神疾病患者的救治工作；依法做好城市生活无着的流浪乞讨人员中的精神疾病患者的救助工作；对救助期间突发精神疾病的受助对象，及时联系医疗机构，按照相关规定做好救治工作；负责服役期间患精神疾病的复员退伍军人的安置和救治工作；开展精神残疾者生活、职业技能康复工作"。

根据《2011 年度全国民政事业发展统计报告》，截至 2011 年年底，全国民政部门管理的各类精神残疾人服务机构共有 251 家，床位数 67698 张，年末收养各类人员 54865 人。占全国精神卫生机构总数的比例约为 25%，在国家精神卫生体系中具有举足轻重的作用。但与此不相适应的是，数十年来，无论是国家还是地方，均没有出台专门针对精神卫生社会福利机构管理和服务的标准和规范。

由于精神疾病和服务对象的特殊性，精神卫生福利服务具有专业性强、服务风险高、管理难度大等显著特点，容易出现安全责任事故。长期以来，精神卫生社会福利机构缺乏统一管理制度和服务标准，行业发展存在功能定位和设立标准模糊、专业化管理水平不高、服务水平参差不齐、安全隐患多等突出问题，迫切需要出台统一的行业标准。制定精神卫生社会福利服务行业标准，不仅是精神卫生社会福利机构规范管理和行业自律的迫切需要，也是完善行业标准体系、促进行业健康发展的必然要求。

2013 年 5 月 1 日起施行的精神卫生法，对民政精神卫生福利机构的标准化、规范化和制度化建设提出了更高要求。精神卫生法第八条规定："县级以上人民政府司法行政、民政、公安、教育、人力资源社会保障等部门在各自职责范围内负责有关的精神卫生工作。"第六十九条规定："对属于农村五保供养对象的严重精神障碍患者，以及城市中无劳动能力、无生活来源且无法定赡养、抚养、扶养义务人，或者其法定赡养、抚养、扶养义务人无赡养、抚养、扶养能力的严重精神障碍患者，民政部门应当按照国家有关规定予以供养、救助。"精神卫生法的实施和国家加大对社会福利事业的投入，精神卫生社会福利机构迎来了快速发展的机遇期。

2012 年 10 月，民政部社会福利和慈善事业促进司残障人福利处即开始启动《精神卫生社会福利机构基本规范》行业标准编制，成立了起草小组。2013 年 10 月，形成了《精神卫生社会福利机构基本规范》行业标准征求意见稿，并向社会公开征求意见和建议，让社会各界参与研究讨论。2014 年 9 月 9 日，民政部颁布实施《精神卫生社会福利机构基本规范》（MZ/T056 – 2014，以下简称《基本规范》）。

《基本规范》是规范精神卫生社会福利机构管理服务的第一个全国性行业标准，也是未来推进精神卫生社会福利机构等级管理制度的基础性标准。《基本规范》颁布实施，对于促进精神卫生福利机构布局建设，提高管理和服务水平，保障精神障碍患者权益具有重要意义。也为精神卫生社会福利机构的科学、健康和可持续发展提供基础性制度保障。

《基本规范》共有 10 章、56 条、87 款。主要明确了精神卫生社会福利机构的功能，规定了机构建筑设施、设备、人员等配置要求；规定了机构应当具备的人事、行政、后勤、财务、医疗、护理、感染控制等管理制度；规定了开展入出院、生活照料、膳食管理、康复服务、社会工作服务等基本要求。

该《基本规范》属于推荐性行业标准。在人员配备上，《基本规范》要求工作人员与实际开放床位比例不低于0.8：1.0。制度上应有患者定期健康检查制度、传染性疾病筛查制度、查房制度、疑难病例讨论制度、急诊会诊制度、危重患者抢救制度、查对制度、医生交接班制度、病历管理制度、转诊制度、医疗质量控制制度，有应对自然灾害、消防、饮食、医疗、公共卫生及其他突发安全事件的应急预案。开展精神障碍诊疗服务的精神卫生社会福利机构工作人员与床位比例参照执行《医疗卫生机构设置标准》。

精神障碍是当前社会普遍关注的疾病之一，致残率很高。长期以来，精神卫生社会福利机构主要参照医疗卫生服务的管理标准，在关注疾病诊治的基础上，忽略了长期住院的精神残疾患者的长期照料特点。为此，《基本规范》对于起居照料等进行了非常详尽的规定。如制订日常活动计划，张贴于显眼处；保持房间整洁、空气清新、无异味；定期换洗床单、被罩、枕巾，并定期晾晒被褥，必要时随时换洗；为精神障碍患者提供干净、得体的服装；保持个人清洁卫生，定期为患者修剪指（趾）甲、洗澡、理发，做好口腔护理；正确使用安全保护器具，防止自残、伤害等意外；应安排患者充分的户外活动时间；应注意保护女性患者的人身权益不受侵犯。此外，按照《基本规范》，精神卫生社会福利机构应设在靠近社区、交通便利、公用基础设施完善、环境良好的区域。

作为民政部门的精神卫生社会福利机构，需组织《基本规范》的学习，并认真贯彻落实。2014 年 10 月，民政部办公厅贯彻实施《精神卫生社会福利机构基本规范》的通知中就贯彻实施《基本规范》提出要求：首先要充分认识贯彻实施《基本规范》的重要意义，加强组织领导、学习宣传、对照检查落实，贯彻实施《基本规范》。要求以《基本规范》为抓手，按照标准加强机构设计和设备配置；到 2015 年年底，要完成安防监控系统安装和改善工作，推进标识系统、内饰装修、设施设备的改造更新；到 2015 年前，要单独设立或与相关业务科室合并设立社会工作科室，广泛开展社会工作服务；到 2020 年，争取民政直属精神病医院全部达到卫生系统一级及以上等级水平，80% 地市级以上精神病医院达到二级及以上等级水平。2015 年 9 月底前，各地要将自查结果及贯彻实施《基本规范》情况形成报告报送至民政部社会福利和慈善事业促进司。而且，2015 年民政部将对各地贯彻实施《基本规范》的情况进行专项检查，检查结果与民政部本级彩票公益金、残疾人福利类资金分配及相关示范试点评选挂钩。

第二节　精神卫生社会福利机构基本规范的行业标准

1. 范围

本规范规定了精神卫生社会福利机构的服务、设施设备、运行管理、评价与改进。

本规范适用于精神卫生社会福利机构的设置与管理。

其他社会福利机构设置的精神障碍患者服务区可参照执行本规范。

2. 规范性引用文件

下列文件对本标准的应用是必不可少的。凡是注日期的引用文件，仅注日期的版本适用于本文件。

凡是不注日期的引用文件，其最新版本（包括所有的修改单）适用于本文件。

GB/T 24421.2 服务业组织标准化工作指南第 2 部分：标准体系

GB50763 - 2012《无障碍设计规范》

GB5749 - 2006《生活饮用水卫生标准》

3. 术语和定义

3.1 精神卫生社会福利机构 social welfare institutions for people with mental disorders

为精神障碍患者中的特困人员、流浪乞讨人员、低收入人群、复员退伍军人等特殊困难群体提供集中救治、救助、护理、康复和照料等服务的社会福利机构。

3.2 特困人员 low - income people

指无劳动能力、无生活来源且无法定赡养、抚养、扶养义务人，或者其法定赡养、抚养、扶养义务人无赡养、抚养、扶养能力的老年人、残疾人以及未满 16 周岁的未成年人。

3.3 精神障碍 mental disorder

是指由各种原因引起的感知、情感和思维等精神活动的紊乱或者异常，导致患者明显的心理痛苦或者社会适应等功能损害。

4. 设立条件

4.1 机构有承担特困人员及其他精神障碍患者医疗、护理、康复和长期照料的能力。

4.1.1 有与从事精神卫生福利服务相适应的医疗、护理、康复、社会工作和生活照料人员。

4.1.2 有满足开展精神卫生福利服务需要的设施和设备。

4.1.3 有完善的精神卫生福利服务管理制度和质量监控制度。

4.2 应具有以下资质证书：

（1）法人资格证书；

（2）《社会福利机构设置批准证书》。

4.3 开展精神障碍诊疗服务的机构应具有《医疗机构执业许可证》。

5. 建筑设施

5.1 机构建筑应符合 GB50763 – 2012 的规定。

5.2 建筑设施应遵照精神障碍患者的心理特点，尊重患者隐私，满足精神卫生福利服务的工作流程。

5.3 院区选址应符合下列要求：

（1）交通便利；

（2）地形规整平坦，地质构造稳定，水文地质条件良好；

（3）供水、供电、供气、通信等公用基础设施完善；

（4）远离具有易燃、易爆产品生产、储存区域。

5.4 院区应设置围墙或栏杆，围墙及栏杆应设置防攀爬措施。

5.5 建筑宜采用单层或多层建筑，不宜设计阳台。三层及以上主要业务功能建筑物应设置电梯，并应设置封闭式电梯厅。

5.6 住院病区至少应有两个不同方向的出入口，以满足安全疏散和洁污分流的要求。

5.7 住院病区的环境应符合下列要求：

（1）环境宜安静，噪声应控制在 35 ~40db（A）；

（2）温湿度适宜，室温：冬季以 18 ~ 22℃，夏季以 26 ~ 28℃ 为宜，湿度以 30% ~65% 为宜；

（3）有良好的朝向和自然采光、通风条件，50% 以上的病房应具有良好日照；

（4）应设置一般照明和夜间照明，照明灯具应在进门处或值班室受控；

（5）墙壁应采用柔和的淡色。

5.8 住院病区室内净高宜不低于 2.8 米，走廊净宽宜不低于 3 米。

5.9 住院病区基本用房组成应包括带卫生间病房、不带卫生间病房、公共卫生间、浴室、活动室、隔离室、急救室、治疗室、患者餐厅、护士办公、医生办公、护士站、值班室、库房、配餐室、开水间、污洗室、污物暂存间。

5.10 住院病区应分设男女病区，护士站设置宜靠近病区出入口。

5.11 每个房间的床位数不宜超过 8 张，每床位使用面积不少于 5 平方米。

5.12 装修设计与材料选择，应符合功能部位的特点和使用要求，选用经济、实用、美观的材料与构造。

（1）地面应选用耐用、防滑、便于清扫、消毒的构造与材料，踢脚板应选用坚固耐用构造和材料。

（2）内墙面应符合清洁、消毒的一般要求，转角宜做成圆弧形。

（3）住院病区、隔离室以及患者集中活动场所，不应采用装配式吊顶构造，不应出现可以被吊挂的构造或构件。

（4）病房门、患者使用的卫生间门、浴室门应朝外开。病房门上宜设观察窗，选用安全玻璃（如双层钢化夹胶玻璃），病房、隔离室和患者集中活动的用房不应采用闭门器，所有紧固件应选用不易被松动的品种和型号，患者使用的门执手应选用不宜被吊挂的规格。

（5）患者使用的卫生间、盥洗室、浴室的玻璃应采用镜面金属板或其他不易破碎的材料。

（6）病房、隔离室和患者集中活动的用房所有窗玻璃应选用安全玻璃（如双层钢化夹胶玻璃），窗的开启形式为平移，并应做好水平、上下限位构造，开启部位应配置防护栏杆，所有紧固件均应选用不易被松动的规格，窗插销选用按钮暗装构造。

5.13 供水、供电、供暖设施应遵循专业规范、安全可靠。

（1）供水水质应符合 GB5749 - 2006 规定。

（2）宜采用双回路供电或设置应急自备电源。

（3）患者可接触到的环境内的电气装置应考虑安全措施，防止患者受到伤害。

（4）患者可接触到的环境内的照明装置应为封闭式，高度不低于

2.4m，且为非吊杆吊链式。

（5）患者可接触到的环境内插座应采用安全插座。

5.14 对涉及污染环境的污物（含医疗废弃物、污废水等）有符合规定的处理设施。

5.15 信息系统应有办公自动化系统、住院业务管理系统、财务管理系统、人事管理系统。

5.16 应有相应的通信系统和安全防范系统。

5.17 应有规范、简洁、清晰、醒目的标识系统。

（1）建筑物外部环境标识应包括民政系统统一标识、院徽、院名、单体建筑物名称标识、院区总平面图、出入口标识、停车指示和交通标识、多项指示牌、急救专用通道警示、宣传栏。

（2）室内标识系统应包括机构简介标牌、各楼层平面图、各楼层科室分布总索引、楼层号牌、通道分流指引、科室名称牌、公共安全标识牌、无障碍设施标识、消防疏散图标识牌。

5.18 应有供患者使用的阅览室、影视厅、棋牌室等文化娱乐设施。

6. 设备

6.1 室内设施设备应无尖角、凸出部分。

6.2 卧室应有安全坚固的床、床头柜、衣物柜、座椅。

6.3 餐厅应有餐桌、座椅、时钟、公告栏、垃圾桶、消毒柜、洗涤池、饮水设施、防蝇设备。

6.4 卫生间应有便池、坐便器、洗手池、安全扶手。

6.5 浴室应有安全的淋浴设备、安全扶手、防滑垫、衣物柜、通风设施。

6.6 洗衣房应有水池、洗衣机、烘干机、消毒设备。

6.7 活动室应有电视、音响、空调和桌椅。

6.8 应按照规范配置锹、钩、桶、沙箱、灭火器等消防器材。

6.9 可配备救护车、生活用车。

7. 人员

7.1 有人事管理机构，有相应的岗位职责。

7.2 有岗位聘用、工资薪酬、绩效考核、考勤休假、教育培训、员工奖惩制度。

7.3 有完善的职业安全防护制度和措施。

7.4 应有针对员工健康的保健计划，并为有需要的员工提供心理健康服务。

7.5 应有符合机构功能任务的行政人员、后勤人员、医生、护士、社会工作人员、康复工作人员、生活照料人员。

7.6 工作人员与实际开放床位比例不低于0.8∶1.0。

8. 管理

8.1 运行管理

8.1.1 有行政办公、后勤管理机构，有相应的岗位职责。

8.1.2 有发展目标、中长期发展规划、年度工作计划及总结。

8.1.3 行政管理应有文件管理制度、会议制度、印章管理制度、档案管理制度、值班制度、应急管理制度。

8.1.4 后勤服务应有水电管理制度、安全保卫制度、消防安全制度、设备管理制度、环境卫生制度。

8.1.5 财务管理应有财务报销制度、采购制度、固定资产管理制度。

8.1.6 运行机制和决策程序清晰，实行管理问责制。

8.2 医疗管理

8.2.1 有医疗管理组织机构，有相应的岗位职责。

8.2.2 应有患者定期健康检查制度、传染性疾病筛查制度、查房制度、疑难病例讨论制度、急诊会诊制度、危重患者抢救制度、查对制度、医生交接班制度、病历管理制度、转诊制度、医疗质量控制制度。

8.2.3 应有医疗建设规范和工作计划，并组织实施。

8.2.4 应遵循病历书写基本规范。

8.2.5 应加强医疗缺陷管理，制定措施，加以防范，及时发现和纠正差错事故。

8.3 护理管理

8.3.1 有护理管理组织机构，有相应的岗位职责。

8.3.2 有查对制度、交接班制度、分级护理制度、护理查房制度、护理会诊制度、护理质量管理制度、护理缺陷报告制度、危重患者抢救制度、护理投诉处理制度。

8.3.3 有护理建设规范和工作计划，并组织实施。

8.3.4 护理人员应持证上岗，佩戴工作牌和穿护理工作服。

8.3.5 有护理质量标准、质量控制办法并定期检查、考核与评价。

8.3.6 护理人员应掌握常用护理急救技术，熟悉抢救程序，抢救药品及抢救仪器的使用。

8.3.7 应依法采用约束保护措施和正确使用安全保护器具。

8.4 感染控制

8.4.1 有感染管理组织机构，有相应的岗位职责。

8.4.2 有院内感染管理责任制度、院内感染监测制度、院内感染病例诊断和实时报告制度、消毒隔离制度、消毒灭菌效果监测制度。

8.4.3 医院感染专业人员应当具备医院感染预防与控制工作的专业知识，并能够承担医院感染管理和业务技术工作。

8.4.4 按照规定向疾病预防控制部门报告感染事件时应同时报告主管民政部门。

8.4.5 应及时隔离治疗患有传染性疾病的精神障碍患者。

8.5 应急管理和安全

8.5.1 有应急管理和安全组织机构，有相应的岗位职责。

8.5.2 有预防安全事故的管理制度和安全工作守则。

8.5.3 有应对自然灾害、消防、饮食、医疗、公共卫生及其他突发安全事件的应急预案。

8.5.4 应有工作人员 24 小时值班制度。

8.5.5 有防范和减少患者跌倒、坠床、噎食、自杀、暴力攻击、擅自离院等意外事件发生的管理细则。

9. 服务

9.1 入出院服务

9.1.1 有入出院服务组织机构，有相应的岗位职责。

9.1.2 有入院登记制度、入院体检制度、疾病筛查制度、短期隔离制度、风险评估制度、出院制度、转院制度。

9.1.3 入院登记信息应包括身份信息、家庭信息、健康信息、社会保障信息、背景调查。

9.1.4 办理入院登记时，应检查随身携带物品，查缴违禁物品，审核相关证明材料。

9.1.5 应对病情稳定的新入院患者制订适应性服务计划，使其尽快融入院内生活，减少因不适应而产生的负面影响。

9.1.6 办理出院手续时，应有出院通知单、疾病诊断书、物品移交清单。

9.2 生活照料

9.2.1 有生活照料服务组织机构，有相应的岗位职责。

9.2.2 有生活护理制度、个人清洁卫生制度、被服换洗制度、活动制度、探访制度。

9.2.3 应制订精神障碍患者每日生活安排及活动计划。

9.2.4 应保持房间整洁、空气清新、无异味。

9.2.5 每月换洗床单、被罩、枕巾、晾晒被褥不得少于 2 次，必要时随时换洗。

9.2.6 应为特困精神障碍患者提供干净、得体的服装，每周至少换洗 1 次，必要时随时换洗。

9.2.7 应做好精神障碍患者的个人清洁卫生。定期为患者修剪指（趾）甲、洗澡、理发，做好口腔护理。

9.2.8 除非天气、病情等特殊原因，每天户外活动时间宜不少于 2 小时。

9.2.9 应满足精神障碍患者正常的通信和会见探访者的需要。

9.3 营养和膳食服务

9.3.1 有营养和膳食服务组织机构，有相应的岗位职责。

9.3.2 有膳食管理制度、卫生制度、清洁消毒制度、食品留样制度、烹饪加工制度、食品原料采购索证制度、库房分类管理制度。

9.3.3 食堂应取得《食品卫生许可证》。

9.3.4 营养师和厨师应持证上岗，按规定体检。

9.3.5 每周有食谱，保持合理配餐、营养均衡，能提供患者健康需要的特殊饮食。

9.3.6 每年召开膳食管理会议不应少于两次，征求患者家属及相关方意见。

9.3.7 食品应 24 小时留样，防止食物中毒事件的发生。

9.3.8 患者进餐时应有工作人员看护，防止噎食等意外发生。

9.3.9 尊重少数民族和宗教信仰人士的饮食习俗。

9.4 康复

9.4.1 有康复服务组织机构，有相应的岗位职责。

9.4.2 有康复训练制度、康复安全管理制度、康复效果评估制度、康复档案管理制度。

9.4.3 应针对患者需求，开展生理康复、心理康复、职业康复和社交康复服务。

9.4.4 应针对出院准备期的患者开展增进服药依从性、社会适应能力训练。

9.4.5 应采取随班就读或院内办班，保证患有精神障碍的适龄儿童、少年接受义务教育。

9.4.6 应开展工娱治疗，帮助有劳动能力的精神障碍患者从事力所能及的劳动。

9.5 社会工作

9.5.1 有社会工作服务组织机构，有相应的岗位职责。

9.5.2 有个案工作制度、小组工作制度、团体工作制度、社会工作档案管理制度、社会工作督导制度、社会工作服务效果评估制度、志愿者招募和管理制度。

9.5.3 社会工作人员应取得相应的职业资格证书。

9.5.4 应针对患者开展社会适应能力训练、出院前评估、社会救助、政策咨询、社会支持、健康教育、疾病管理服务。

9.5.5 应针对患者家属开展社会支持、政策咨询、健康教育服务。

10. 评价与改进

10.1 有根据相关规章制度、岗位职责编制的检查评分及检查记录表，并组织定期检查、监督和评价。

10.2 接受上级主管部门的监督管理。

10.3 评价的方法应客观公正、简单易行，并能够较全面地验证机构内各项工作的实施情况。

10.4 应建立持续改进机制，改进可按照 P－D－C－A（计划－实施－检查－处置）的管理模式进行。

10.5 定期进行服务满意度调查，并将调查结果进行汇总、分析，作为持续改进的依据。

第三章 加快民政精神卫生福利服务发展意见

　　为贯彻落实党的十八大提出的"健全社会福利制度"要求，推进实施《中华人民共和国精神卫生法》，加快民政精神卫生福利服务发展，现提出以下意见。

一、高度重视民政精神卫生福利服务发展

　　（一）充分认识发展民政精神卫生福利服务的重要意义。近年来，各级民政部门加快设施建设，创新发展模式，规范管理服务，推动了民政精神卫生福利服务显著进步。全国民政精神卫生福利机构发展到床位 6.7 万张，在院服务对象约 6 万名，康复医疗年门诊量约 250 万人次，成为福利服务领域重要力量。但总体上看，政策制度不完善、布局不合理、投入不足、供需矛盾等问题还十分突出，不能适应服务需求快速增长的形势要求。加快民政精神卫生福利服务，是进一步发挥民政部门职能作用，做好全国精神卫生防治工作的重要举措，也是建立健全适度普惠型残疾人福利制度，保障和改善民生、促进社会和谐稳定的迫切需要。各级民政部门要进一步提高认识，加大投入，加强管理，创新服务，切实推进民政精神卫生福利服务又好又快发展。

　　（二）进一步明确民政精神卫生福利服务的职责内涵。民政精神卫生福利服务是以民政直属精神病医院（含福利精神病医院、复员退伍军人精神病医院）、精神病人社会福利院、智障人员社会福利院、农疗站、工疗站、社区精神康复机构等社会福利机构（统称民政精神卫生福利机构）为骨干，面向复员退伍军人、城镇"三无"、农村五保、贫困人员等特殊困难精神障碍患者开展的救治、救助、康复、护理和照料等服务。在满足特

殊困难群体服务需求的基础上，积极拓展功能，面向社会提供精神卫生服务。

二、推进设施建设

（三）布局规划。加强民政精神卫生福利机构在空白区域的布点建设，改善现有设施水平，逐步形成布局合理、功能完善的民政精神卫生福利服务网络。到2020年，基本实现每个市（地、州、盟）拥有1所民政直属精神病医院或精神病人社会福利院，各级综合性社会福利院、荣誉军人康复医院根据需要设置慢性期、康复期精神障碍患者的专门服务区，基本满足特殊困难精神障碍患者的集中服务需要。

（四）建设一批示范性服务机构。到2020年，新建、改扩建一批设施完备、管理规范、服务优质、队伍一流、具有辐射示范作用的民政直属精神病医院、精神病人社会福利院和智障人员社会福利院，推动民政精神卫生福利机构建设发展。

（五）改善设施水平。到2015年前，所有民政精神卫生福利机构应配备安防监控系统，建筑设计和设施设备达到相关安全管理标准。加强标识系统、内饰装修、设施设备的改造更新，塑造民政精神卫生福利机构安全、温馨、以人为本的服务环境和良好形象。

三、切实加强管理

（六）依法规范出入院程序。依照《中华人民共和国精神卫生法》及相关法律、法规、制度要求，完善民政精神卫生福利机构送诊（送养）、接收、出院、经费结算等管理制度。民政精神卫生福利机构作为法人主体，原则上应当与服务相关方签订服务协议，明确职责、理顺关系、有序服务。复员退伍军人、城镇"三无"、农村五保人员，与送养的基层民政部门或相关单位签订服务协议；流浪乞讨人员，与所辖救助机构签订服务协议；社会人员，与监护人签订服务协议。

（七）抓好安全管理。不断细化、实化、强化安全措施，重点做好消防、医疗护理、膳食、特殊设施设备、防人身伤亡、防人员走失等安全工作，建立健全安全管理制度和工作机制。

（八）建立标准化工作体系。在贯彻落实相关专业标准的同时，建立健全符合民政精神卫生福利服务特点的标准化工作体系，积极开展贯彻达标活动，探索等级管理制度。到 2015 年前，所有民政精神卫生福利机构达到基本标准要求，建立管理服务可持续改善机制。

（九）鼓励民政直属精神病医院参与卫生系统的等级评审。到 2020年，争取民政直属精神病医院全部达到卫生系统一级及以上等级水平，其中 80% 地市级以上精神病医院达到二级及以上等级水平，三级医院数量大幅度增加。

（十）加强服务统筹指导。有条件的地区，可指定一所管理服务水平较高的民政精神卫生福利机构，作为本区域民政精神卫生福利服务的业务牵头单位，或设立民政精神卫生福利服务指导中心。通过定期业务交流、培训指导、建立服务网络、结对帮扶等方式，加强民政精神卫生福利服务的区域统筹，促进资源共享，提升整体管理服务水平。

四、鼓励创新发展

（十一）增强医疗服务能力。鼓励有条件的民政精神卫生福利机构申请设立医疗机构，采取加挂精神病医院、精神病人社会福利院两块牌子的做法，兼顾救治、康复、护理和长期照料服务。不具备条件的，应设立医务室，并加强与医疗卫生机构的合作，提高医疗、康复和护理服务能力。支持民政精神卫生福利机构的医务室取得医保定点单位资质。

（十二）探索"大专科、小综合"发展模式。民政直属精神病医院在做好精神卫生福利服务的基础上，可增设老年病、脑瘫、智障、自闭症治疗和康复等特色科室，积极参与老年人、残疾人、儿童服务，不断提高专业水平，逐步成为社会福利服务领域的医疗、护理、康复技术中心。

（十三）推动社会工作介入。到 2015 年，民政精神卫生福利机构均单独设立或与相关业务科室合并设立社会工作科室，广泛开展社会工作服务，形成精神障碍患者救治、康复、护理、长期照料与社会工作服务相互支持的服务模式。

（十四）强化康复服务。在民政精神卫生福利机构中大力开展康复服务，鼓励依托民政精神卫生福利机构建立工疗站、农疗站等康复训练基地，创新和规范康复服务项目，确保特殊困难精神障碍患者每天接受一定时间的康复服务，增强生活、社交、劳动或工作技能。

（十五）鼓励服务创新。支持有条件的民政精神卫生福利机构探索开放式服务模式，尽量营造正常化的服务环境和条件。发挥民政精神卫生福利机构的辐射示范作用，探索开展定期巡诊、居家照顾、社区康复等外展服务，促进特殊困难精神障碍患者融入社会。

五、保障措施

（十六）强化部门协调。加强与卫生、发展改革、公安、教育等精神卫生工作联席会议单位的沟通协调，促进民政精神卫生福利服务与精神卫生防治工作的衔接协作。建立社会福利、社会救助、优抚安置、社区服务、流浪乞讨等业务主管部门的协作机制，促进民政精神卫生福利服务与相关民政业务的有效衔接。

（十七）加大建设投入。将民政精神卫生福利机构纳入各地基本公共服务设施建设规划。加大福利彩票公益金支持力度，积极争取多方资金，推动民政精神卫生福利机构床位数量显著增长、设施水平明显改善。

（十八）加大服务投入。各级民政部门要会同相关部门，研究制定特殊困难精神障碍患者救治、供养经费标准动态增长机制。将精神卫生福利服务纳入政府购买服务范围，倡导社会力量支持民政精神卫生福利服务工作。

（十九）加强队伍建设。开展民政精神卫生福利服务工作人员培训，大力培养和引进精神卫生专科医生、护士、社会工作者、康复治疗师等专业人才。推动建立民政精神卫生福利机构工作人员津贴制度，不断提高工作人员待遇水平。积极协调卫生、人力资源社会保障部门，加强民政精神卫生福利机构医护人员的管理、培训和业务指导，将其专业技术资格纳入统一管理。通过社会保险等方式，做好工作人员的职业保护。

（二十）加强探索创新。设立全国精神卫生福利服务观察点，推动有条件的地区先行先试，探索民政精神卫生福利服务创新发展。鼓励社会力量创办社会福利类精神卫生服务机构，鼓励香港、澳门、台湾地区的组织和个人在内地参与精神卫生福利服务及兴办相关服务机构。加强民政精神卫生福利服务科研和理论创新，形成一批理论研究成果，促进国内外行业学术交流与信息共享。

第四章　社会工作者道德指引

　　2012 年 12 月 28 日，中华人民共和国民政部发布《社会工作者职业道德指引》。本指引旨在推动社会工作者职业道德建设，引导社会工作者积极践行专业价值理念、规范专业服务行为、履行专业服务职责。

一、我国的社会工作者职业道德发展进程

　　20 世纪 90 年代初，中国社会工作者协会制定了我国第一部社会工作伦理守则"中国社会工作者职业道德"，为探索我国社会工作职业化进行了有益的尝试。鉴于当时我国专业社会工作经验和专业人员的缺乏，这部守则在专业价值、伦理标准和结构方面都存在不足之处。随着近年来我国社会工作教育、研究、实践和政策支持都获得了长足进展，2012 年 12 月28 日民政部制定的《社会工作者职业道德指引》正式向社会发布。该《指引》属于职业道德的范畴，其标准体系是社会工作专业本身对从事专业社会工作的个人所提出的行为标准和道德理想，集中体现了社会工作专业的价值，是我国社会工作制度化和专业化的必要内容和显著标志。其重要意义在于规范社会工作者的专业行为和专业关系，对社会工作自身工作和保护服务对象利益发挥着重要的作用。

二、主要内容和相关概念

（一）主要内容

　　《指引》明确社会工作者不得利用与服务对象的专业关系，谋取私人利益或其他不当利益，损害服务对象的合法权益。《指引》着力规范了社会工作者与服务对象之间的关系，要求其尊重服务对象，全心全意服务。《指引》规定，社会工作者应以服务对象的正当需求为出发点，全心全意

为服务对象提供专业服务，最大限度地维护服务对象的合法权益。社会工作者应平等对待和接纳服务对象，不因民族、种族、性别、户籍、职业、宗教信仰、社会地位、教育程度、身体状况、财产状况、居住期限等因素而区别对待。《指引》还特别要求社会工作者应培养服务对象自我决定的能力，尊重和保障服务对象对与自身利益相关的决定进行表达和选择的权利。根据《指引》，社会工作者应尊重服务对象知情权，确保服务对象在接受服务过程中，了解自身和机构的权利、责任和义务，以及获得服务的情况和可能由此产生的结果。应在不违反法律、不妨碍他人正当权益的前提下，保护服务对象的隐私，对在服务过程中获取的信息资料予以保密。此外，《指引》还要求社会工作者应与同事建立平等互信的工作关系。社会工作者应认同机构使命和发展目标，遵守机构规章制度，按照机构赋予的职责开展专业服务。在提供专业服务时，应诚实、守信、尽责，积极维护专业形象。应在自身专业能力和服务范围内提供服务，运用专业视角，发挥专业特长，参与相关政策法规的制定和完善，维护社会公平正义，增进社会福祉等。

（二）相关概念

1. 社会工作

社会工作是在西方发达国家首先发展起来的。自 19 世纪末 20 世纪初，西方发达国家随着市场经济和工业化、城市化的发展，城市失业、犯罪和贫困等问题日益严重，在美国等发达国家逐渐出现了运用专业方法帮助有困难的群体，这就是社会工作。社会工作是由英文"social work"翻译而来的。在一些国家和地区，这类活动还被称为社会服务（social service）或社会福利服务（social welfare service）。尽管在概念上不同国家之间有所不同，但其内涵是一致的。

在社会工作学术界，有的学者强调社会工作是一种服务，有的强调它是一个助人过程，也有的认为它是一种艺术。联合国于 1960 年出版的《国家社会服务方案的发展》指出，社会工作是协助个人及其社会环境，以使其更好地相互适应的活动。芬克（Fink）认为社会工作是一种艺术和科学，它通过提供助人的服务来增强个人和团体的人际关系和社会生活的功能。

我们认为：社会工作是在理论的指导下，遵循利他主义的价值观，运用专业的方法，以帮助他人为目的的服务活动。

2. 社会工作者

社会工作者（Social worker），是指遵循助人自助的价值理念，运用个案、小组、社区、行政等专业方法，以帮助机构和他人发挥自身潜能，协调社会关系，解决和预防社会问题，促进社会公正为职业的专业工作者。这里的"专业工作者"是指社会工作者是接受一定的专业教育或培训、从事职业化服务的人。

3. 服务对象

服务对象（也称受助者、案主或工作对象）是社会工作者直接帮助的对象，是生活遇到困难、需要别人提供帮助的个人或人群。服务对象或受助者的存在是社会工作得以发生的基本前提，是社会工作的基本要素。社会工作的服务对象不只是个人，还可能是家庭、群体和社区。

4. 职业道德

职业道德是指从事一定职业的人们在工作和劳动过程中所应遵循的与其职业活动相适应的行为规范。职业道德具体体现在从职人员履行其职责的全部过程。社会工作者职业道德是指社会工作者从事专业活动过程中所必须遵守的道德规范和行为准则。

5. 助人自助

助人自助（help them help themselves）具体说就是帮助那些有困难的人解决他们自己的问题。社会工作者致力于对求助者心灵的一种支持，帮助求救者"自救自助、自主人生"的过程，是社会工作者本着坚信求助者的领悟力、自决力和创造性，发挥自身主导作用的一个过程。其原则是：不求教训他人，而求开导他人，不是包办代替，而是减少求助者的依赖性，增强他们的独立性和自主性，启发他们用自己的意志，自主决策，使求助者从由"他助"转向"自助自主"，做掌握自己幸福命运的主人。

6. 自我决定和知情同意

在社会工作实践中，社会工作者要与服务对象保持良好的沟通。社会工作者有义务向服务对象提供必要的信息。服务对象有权利在充分知情的前提下选择服务的内容、方式，并在事关自身利益的决策中起到主导作用，目的是发挥服务对象的潜能，使服务对象在自助中成长和变化。如果服务对象没有能力进行选择和决策，社会工作者应根据法律和有关规定由他人代行选择和决策权利。自决权是个人尊严的体现，除万不得已，即使社会工作者出于好意，一般也不主张由社会工作者代替服务对象作决定。如果实在不能避免此种情形，社会工作者则需要与伦理专家和同事等咨询、商议，集体作出一个适当的伦理决定，以避免出现负面后果和风险。

7. 保密原则

社会工作者应当保护服务对象的隐私。未经服务对象同意或允许，社会工作者不得向第三方透露涉及服务对象个人身份资料和其他可能危害服务对象权益的隐私信息，在特别情况下必须透露有关信息时，社会工作者应向机构和有关部门报告，并告知服务对象有限度公开隐私信息的必要性及采取相关保护措施，如果在紧急情形下必须打破保密原则而来不及提出报告，社会工作者事后应当提供相关的证据并补办手续，以记录必要的工作程序。

三、社会工作的目标和功能

（一）社会工作的目标

社会工作是以助人为目的的专业性服务活动，它的目标主要包括以下几个方面：

1. 解救危难，维护基本生存

危难是因社会或个人原因，个体的身体受到严重损伤、个人的基本生活能力受到严重削弱，致使其自身生存受到严重威胁。面对此救助对象，社会工作的基本目标是寻求资源，如物质资源或社会资源，帮助服务对象走出危难。在此，社会工作者的角色主要包含如下：首先要施以援手同其他人一道为他们提供衣、食、住等条件；更为重要的是，社会工作者要发挥自己的专业所长，对处于危难中的人予以心理支持。如，2008 年 "5·12" 四川汶川特大地震发生后，江苏省五台山医院组成了心理干预小组，对在扬州的四川灾区伤员进行心理干预，对病人进行心理评估和筛查，根据结果制订个性化的心理干预方案，帮助受灾伤员稳定了情绪，提高了伤员的心理健康水平。社会工作的目标就是要帮助别人，使他们从困境中解脱出来，从而能维护基本的生存。

2. 助人自助，恢复社会功能

在社会中，每个社会成员都会遇到各种各样的困难。有些困难，当事人及其家庭可以自己解决。但是，有些困难较严重，当事人或家庭无法解决，所以需要社会工作者的介入帮助他们解决。社会工作者在帮助留守儿童心理辅导、青少年戒除网瘾、帮助单亲家庭走出困境、促进就业困难者就业、帮助老年人适应退休及老年生活等方面都起着重要作用。如，江苏省扬州五台山医院采用了小组工作方法对留守儿童的心理问题进行干预。对大型流调筛选出的数十名存在不同程度心理问题的儿童给予心理干预。根据他们的不同心理状况，运用社会工作小组介入方法对他们进行介入，解决他们的心理问题。通过六次小组活动，这些儿童在自我意识、人际关系、学习效率方面都有了显著提高。社会工作的目标就是要以助人为载体，帮助别人达到自助，恢复社会功能。

3. 挖掘潜力，增强社会功能

助人自助是社会工作的基本理论，该理念来源于人本主义的社会工作理论。所以，社会工作尊重人，认为人是有潜能的，希望能充分挖掘个人潜能、增进个人的幸福和社会功能，并以此作为工作目标。社会工作认为人是有潜能的，相信人们有能力在某种程度上应对所遇到的困难，社会工作的目的就是发现这些人的能力并对此能力予以强化，使服务对象能更好地走出困难，迈向新的生活。

（二）社会工作的功能

社会工作的功能主要从对个人层面和对社会层面来阐述：

1. 社会工作对个人的功能

社会工作的介入可以使遭遇困难的个体得到帮助，回归正常的生活。社会工作者向服务对象提供各种具体的帮助和服务，解决其困难，增强其能力。这些帮助可以是物质的、心理的或社会支持等方面。社会工作的介入可以促进人更好地适应环境，促进人与社会环境的良性互动。社会工作的介入可以使个人增强解决问题能力，从而使其学会应对环境的压力和挑战，社会工作的介入因为施于个人社会支持，改善了个人的生存环境，并从中获得更多的支持。

2. 社会工作对社会的功能

社会工作是现代社会制度体系的重要组成部分，它通过提供专业的服务，解决了社会问题，促进了社会和谐，维持了社会秩序。和谐的社会是一个"民主法治、公平正义、诚信友爱、充满活力、安定有序、人与自然和谐相处"的社会。社会工作坚持以人为本，致力于在社会成员间建立相互支持的关系。社会工作擅长面对面、人性化、关怀心灵的服务，在化解矛盾与冲突的同时也促进了社会的和谐发展，维持了社会秩序和稳定。

四、社会工作者自身应有的态度和行为

（一）应当尊重人、关心人、爱护人、帮助人，坚持人道主义

社会工作者要以强烈的社会责任感去研究案主所面临的各种社会问题和实际困难，寻找解决问题或克服困难的办法；要以最大的同理心去减轻案主的痛苦，排除案主的生活障碍，协助其恢复和增强社会生活的能力；要以自己的创造性的工作去营造良好的社会生活环境，其中包括建立和谐的人与自然的关系以及人与人的关系，以便提高全体民众的生活质量。社会工作者要以自己的辛勤工作使人们切身体会到社会主义社会的温暖，体会到人道主义精神的伟大。

（二）要有高度的专业责任感，要为维持和增进专业的价值、信誉和尊严而努力工作

社会工作者进行社会工作的时候应当尽心尽责、精益求精，以提高社会工作的质量。在自己力所能及的范围内接受聘用，一旦受聘，就应对于自己工作范围中的服务品质和服务内容负起责任；要正确传授社会工作专业的品质、教育的经验，以使大众的社会服务适合于一般的群众，同时应扩大服务对象和服务范围，支持与专业有关的社会政策建立、发展、改进和实施。与此同时，社会工作者有责任保持廉洁的专业形象，不应参与、宽恕欺骗行为，或与任何欺骗有关的行为相联系；不论以个人的身份还是以社会工作专业的机构、团体的代表的身份出现，都应对自己的言论和行为负责；社会工作者应采取适当的方式抵制专业实施过程中出现的不道德的行为和现象，而完全不应该利用职业之便搞不正之风或以权谋私；在专业讨论和批评上持严谨的和负责的态度，不对自己的品质、服务能力和效果作不实事求是的评价。

（三）要有高度的社会责任感，要通过自己的努力工作来增进社会福利，保持社会稳定，促进社会的繁荣与发展

社会工作者要通过自己的身体力行而使社会工作真正发挥"社会安全

"阀"的作用。要预防和排除任何因种族、肤色、性别、年龄、出身、宗教、信仰、国籍、心理或生理的疾病、经济或政治地位的差异、以往的错误或罪恶等而引发的歧视，在确保全体公民都能得到他们所需要的社会服务的前提下，特别关注那些处于劣势地位的个人或团体，使他们得到公正的待遇。

（四）要以科学的态度从事社会工作和社会工作研究

社会工作是一项直接与人打交道的工作，社会工作的实施可能极大地改变案主的生存状态，因此，社会工作者必须谨慎从事，切实以科学的态度和科学的方法来提供各种服务，勿因自己的一时疏忽而给案主带来痛苦。实际上，作为一种从已存在的社会服务中演变而来的新的职业，社会服务的专业化本身就包含着科学的意义。另一方面，社会工作者在从事学术研究时应仔细考虑其对人类可能产生的影响。社会工作者必须确定所有研究参与者都是出于自愿的；应保障研究参与者免于心理和生理上的不适应、压力、伤害、危险和损失；应把所获得的参与者的材料视为秘密。

（五）要正确处理与案主的关系

社会工作者要热诚为案主服务，维护案主的利益。其中包括：社会工作者不能以任何方式歧视案主、损害案主的利益；当对案主的服务或与案主建立的专业关系不再被需要时，要及时地结束专业关系；最后，在结束对案主的服务时，应注意案主的新的需求，进行持续服务或帮助转案。社会工作者要保护案主的权利，尊重案主的自决权，谨慎地为案主保守私人秘密。在专业服务过程中，社会工作者应以高度诚恳的态度和方式获取有关案主的各种资料，应让案主知道有关案主自身情况的社会工作记录，并在与案主的互动中切实保护案主的隐私权。

五、意义和作用

社会工作者职业道德指引的发布，其目的是：推动社会工作者职业道德建设，引导社会工作者积极践行专业价值理念、规范专业服务行为、履行专业服务职责。

（一）意义

1. 它是社会工作者自我约束的道德规范；

2. 它是社会工作者的行为准则，也是服务对象接受社会工作者协助的依据；

3. 它是社会工作者与服务对象之间共信的基础，也是社会工作者与其他专业工作者互信的媒介；

4. 它是社会人士评价的标准。

社会工作者职业道德指引，是一套指导社会工作专业人员从事专业活动的道德规范，它的建立与发展是同社会工作专业的发展联系在一起的，社会工作职业道德指引可以起到以下的作用。

（二）作用

1. 它是社会工作者的实践动力

社会工作本质上属于道德实践。一名合格的社会工作者，会将服务对象的利益放在优先位置。对人类的热爱，对困难群体的同情、支持，对人类潜能和对专业本身的信心，激励社会工作者克服种种困难，完成助人使命。

2. 它通过社会工作者职业道德指引这种形式，可以指导社会工作者的实践

一般来说，职业道德标准越明确具体，这样的指导就越有效。虽然由于复杂的人类关系、有限的社会资源以及专业本身的独特性，加上社会工作者自身的能力、水平等因素，社会工作实践会面临这样那样的伦理困境，但国际社会工作发展的经验表明，社会工作者职业道德指引对实践的指导作用还是非常重要的。

3. 它是促使社会工作者个人成长的有效力量

社会工作的价值观可以增强社会工作者的社会责任，丰富其人文情怀修养，使社会工作者具有强烈的个人实现感，大大提升个人的生命价值。经过系统的专业学习和实践训练，多数社会工作从业人员都能够改进个人世界观和价值观，许多人已经把热爱人类、服务人类当作自己个人生活的主导信念。

4. 它是维系社会期望和社会工作专业服务关系的关键

对我国的社会公众而言，社会工作还是一种新的专业和职业。能否达到公众的服务期望，在多大程度上达到他们的期望，取决于社会工作者的服务态度、服务精神和服务效果。虽然社会工作的理论、方法和技术有助

于解决问题和提升服务水平，但专业道德规范在其中起的关键作用是不容忽视的。社会工作者必须在服务过程中充分展示专业价值信念，才能获得公众的信赖和支持。

六、精神卫生福利机构如何介入社会工作

精神卫生福利机构社会工作是涉及社会工作与精神医疗福利机构两个领域的学科理论和实务操作。精神卫生领域的社会工作介入，在西方国家和港台地区已有多年。精神卫生福利机构社会工作者除具备社会工作专业知识技能外，还需掌握精神病学、心理学等相关的知识技能与实践经验。在精神卫生福利机构社会工作者的专业知识结构中，社会工作者更倾向于关注精神疾病的心理、社会层面的系统干预。在社会工作理论的指导下，遵循利他主义的价值观，运用社会工作专业的方法，提供帮助精神疾病患者或其他群体的服务活动。总之，社会工作者为精神疾病患者和家庭成员以及其他一些群体提供情绪、精神康复、社会支持、人际关系以及职业生活方面的多元服务。

（一）精神卫生福利机构社会工作的主要内容

在精神卫生福利机构中，社会工作者参与对精神疾病患者的心理治疗和精神康复等的全过程。社会工作者对在院精神疾病患者和门诊患者给予心理量表的评估和测定，定期为住院患者进行心理知识讲座和团体的心理治疗，为门诊患者进行心理咨询与治疗。陈健葵等对社会工作者介入门诊抑郁症患者疗效及生活质量的影响进行研究，社会工作者多次通过电话、上门面谈等方式和患者进行交流，开展包括提供督促服药、陪同就诊、疾病宣教、政策宣传的个性化服务。同时，社会工作者通过对患者进行探访，掌握患者的心理情况，是否因疾病产生过度的负面情绪，对当前的医疗方案是否认同等，并及时进行干预，纠正患者对所患疾病的认知。研究结果表明，治疗6周后，社会工作者介入组患者生活质量测定简表各领域评分均高于对照组，社会工作者介入门诊抑郁症患者治疗，与一般治疗组相比较，疗效无差别，但提高了患者的生活质量。社会工作者协助患者寻找改善病情、预防复发的有效途径，帮助病人发展健康的人际关系。社会工作人员努力使病人学会在脱离医疗机构的环境后的生活，学会适应社会规范。社会工作者的工作维护了患者的心理健康，使患者能更好地回归社

会和家庭。

在精神卫生福利机构中，社会工作者与患者家属建立良好的专业关系，协助患者家属了解疾病特性，对患者家属进行心理疏导，改善他们不合乎现实的态度，改变家庭的情感表达模式。

在精神卫生福利机构中，社会工作者可以对社区居民提供专业的心理义诊活动，通过专题讲座、现场咨询等形式，为市民普及了心理卫生知识，提高市民的心理素质和健康水平，为创建和谐社会贡献了自己的一份力量。社会工作者承担着对留守儿童、单亲家庭、灾难后心理创伤人群等特殊群体的心理评估和心理干预工作。

（二）精神卫生福利机构社会工作的主要方法

社会工作是一门注重实践操作的学科，社会工作有三大专业方法：个案工作方法、小组工作方法和社区工作方法。个案工作方法以个人或家庭为工作对象，解决他们所遇到的各种问题，挖掘其潜能，增强其社会适应能力，恢复和发展其适应生活的功能，以维护个人或家庭的生活幸福。小组工作方法以一群人、团体或社团为工作对象，它以小群体为入手点，在小组内外开展工作，向群体成员提供各种服务，解释它们所遇到的问题，促进个人成长以及群体成员间互相合作。社区工作方法是以整个社区及社区中的居民为服务对象，推动社区事业平衡发展的一种社会工作专业方法。

1. 个案工作方法

个案工作是最早也是最基本的医疗领域社会工作方法。个案工作是一种整合性服务的工作模式，经常用于同时面临多重问题，且自身无法有效地向外寻求帮助的案主。该模式在西方国家已被广泛地运用在慢性精神病患照顾、药物滥用防治、老人看护、身心障碍治疗等领域。精神康复是多元化的服务，往往牵涉到不同的部门和不同的专业人士。作为个案管理员的社会工作者，发挥协调资源的功能，旨在提供持续的服务，确保以案主利益为前提，使精神病康复者得到适当及适时的服务。运用个案管理模式，每位精神疾病康复者都拥有一位社会工作者作为个案管理员。社会工作者将以患者的最大利益为出发点，确保患者从不同的专业人员和服务机构得到合适的康复服务。精神卫生福利机构的个案管理工作一个很重要的职能主要是承担患者的心理治疗和康复的任务，个案工作者给予患者心理支持和辅导，帮助其个人成长。通过个案工作者和患者之间的互动，改善患者在认知、情感和行为方面的能力。

一般而言，个案工作方法流程包括申请与接案、预估、计划与介入、结案与评估。预估服务需要，即衡量个体、社会及环境因素对案主的影响，收集相关资料；计划与介入，即根据现有精神健康服务资源，协助案主拟订康复计划，并安排有关治疗和康复服务，辅导患者完成整个康复过程，提供情绪上的支持、生活上的建议和认知上的调整与行为上的塑造，发挥案主潜能；评估成效，即在服务结束时作出总结性评估。

2. 小组工作方法

小组工作方法，强调组员在小组中完全自主。小组本身是一过程与手段，凭借小组这个载体让组员间形成互动。在这种互动中，小组成员形成内在动力，建立彼此支持的机制。小组对于小组成员来说是一个相对安全的环境，组员可以在其中学习有效经验，并把它运用到日常生活中去。成功的小组经验本身能给组员带来改善及医治。

每一个小组都有其发展阶段，有研究者将其分为开始阶段、过渡阶段、委身阶段、终结阶段。

开始阶段更多是社会工作者预先设计好小组活动程序，组员据此程序逐步投入，这有助于减低组员早期的防卫心理，并可以慢慢开放自己，建立彼此的信任。工作者可让组员有机会对小组作出贡献，如搬桌椅，制定小组目标等。更可利用一些诸如小组的称号，或每次小组聚会前的唱歌等，营造小组的独特的氛围。此外，规范对小组来说很重要，良好规范能有效增进小组的凝聚力，从而更好地发挥效能。

过渡阶段是个冲突和互争权力及空间的阶段，组员开始产生角色意识，并出现次团体以及受排挤者。次团体如对整个小组或组员无影响，则不必压抑或鼓励，反之则须加以制止。至于受排挤者，社会工作者要保护他们，使他们免受其他组员的语言攻击，影响他们的心理。这个阶段，社会工作者应该让每一位组员承担及面对小组的问题，对每位组员应给予重视和信任。此阶段冲突的处理对于小组动力的形成是关键，社会工作者要注意协调组员间的关系，增强他们对小组的参与和归属感，同时也重申小组的共同目标，让每人有平等的权利为小组的决策发表意见。

委身阶段的小组是最成熟的，组员经过前面的磨合已经建立起彼此的信任，对小组有较好的归属感。此时，小组的互动功能很明显，社会工作者应促进组员反思过往经验中人与人之间的矛盾及自身遭遇的其他困难和苦恼，并共同寻求处理这些矛盾冲突和苦恼的有效方法。应鼓励组员主动提出他们关心的问题和话题，彼此分享共同关心的问题。此时期也是一个成就期，工作者可以充分利用小组的凝聚力，让组员分工协作，直至达到共同目标，解决现实问题。

终结阶段所面对困难是组员有分离焦虑，可预先宣布快要完结，并开始处理他们的分离情绪。社会工作者需要与组员分享他们对小组的感受，在小组活动中得到了哪些成长。

3. 社区工作方法

社区是人们进行社会生活的共同体，它是人们相互依存、共同生活的地方和空间。社区一词，主要有三层含义：（1）是指居住于某一特定地区的一群人或这些人生活所在的地区；（2）是指一群具有共同经济利益或共同文化传统的人群或国家；（3）是指共有、共享、相同或共同参与等情况。社区具有以下特征：社区是一个人群；具有若干共同的利益；具有若干共同的服务；面临若干共同问题；产生若干共同的需要。

在世界范围内出现社区工作方法有一段历史演变过程。开始是群众自发组织起来共同面对遭遇的困境，这种情况很久以前就在世界各地出现。一个多世纪前，专职的社区工作者开始介入，帮助和推动群众组织起来采取行动。其起源可追溯至19世纪末在英美成立的慈善组织会社。当时，社区工作主要是协调社区内为贫困人群提供的服务，并组织及教育居民争取环境和文化的改善。社会工作在20世纪30年代起开始专业化。当时是以个案工作为主流的，社区工作只是一种协调机构，以支持主流的个案工作。50年代，社区工作方法在一些殖民地开始流行。其重点是鼓励通过自助及政府的技术帮助来提高居民的参与及培养地区领袖。这个以教育过程为主的工作方法，联合国在60年代期间曾大力推行，成为发展第三世界国家的主要发展战略。这种社区工作特色亦为一些学者所推崇，认为可应用于发达国家之中。60年代是美国社区工作的黄金时期。学生运动、反越战运动、福利权益运动、民权运动，再加上政府赞助的一些有关贫穷、市社区重建、青少年犯罪、失业、市民参与及服务协调等计划，逐渐把社区工作的范围扩展得更为广阔，社区工作方法作为一种解决社会问题的方法亦被大多数人接受。在思想上，社区工作离开了早期的自助共识概念，开始吸纳一些权力及冲突理论，改变了工作和分析问题的观点。1962 年，社区工作方法正式成为社工专业的第三种基本方法。

精神卫生福利机构社区社会工作，主要发放居民需求问卷、入户访问等，深入调查了解居民的可能存在的心理问题以及他们的心理需求，根据居民的需求制订相关服务计划。运用社区工作方法，发现、挖掘、调配和利用社区内和社区外的各种资源，开展社区服务活动，以满足社区居民日益增长的服务需求。运用个案工作和小组工作方法，为有需要的居民提供心理安抚、家庭调适、社会交往等专业辅导服务。可以对社区居民提供专业的心理义诊活动，通过专题讲座、现场咨询等形式，为居民讲授心理卫生知识，维护居民的身心健康。

第五章　社会救助暂行办法

2014 年 2 月 21 日，《社会救助暂行办法》（以下简称《办法》）由国务院总理李克强签署，自 2014 年 5 月 1 日起施行。

一、《办法》颁布施行的重要意义

（一）促进社会公平、增进人民福祉的庄严承诺

我国《宪法》规定，人民群众在年老、疾病或者丧失劳动能力的情况下，有从国家和社会获得物质帮助的权利。社会救助承担着依法保障困难群众基本生活权益，把党和政府的温暖送到困难群众手中，使改革发展成果公平惠及全体人民的神圣职责和光荣使命。《办法》将社会救助上升为根本性、稳定性的法律制度，以行政法规的形式编织兜住困难群众基本生活的安全网，落实了党为人民服务的执政理念，落实了公民获得物质帮助权的宪法权利，是党和政府对促进社会公平、增进人民福祉的庄严承诺。

（二）推进依法行政、建设法治政府的客观要求

随着我国社会主义法治化进程的深入，社会救助在取得巨大成就的同时，还存在着保障不完善、体系不完整、制度"碎片化"等问题，与建设法治政府、严格依法行政的要求不相适应，需要用法治思维和法治方式予以解决。《办法》总结新经验、确认新成果，把成熟的改革经验上升为法规制度，用法规形式巩固改革成果，使各项社会救助有法可依，实现了社会救助权利法定、责任法定、程序法定，为履行救助职责、规范救助行为提供了法制遵循。《办法》是社会救助领域统领性、支架性法规，具有基础性和全局性作用，为提升社会救助工作法治化水平、释放社会救助制度改革红利奠定了坚实基础。

（三）社会救助托底线、救急难、可持续的重大举措

《办法》对社会救助进行全面规范，将事关困难群众基本生活的各项托底制度，统一到一部行政法规之中，使之既各有侧重，又相互衔接，兼顾群众困难的各个方面，覆盖群众关切的各个领域，构建了完整严密的安全网。《办法》在资源配置上坚持统筹优化，在程序安排上保障"求助有门"、受助及时，努力保障困难群众基本生存权利和人格尊严，避免陷入生存窘境，防止发生冲击社会道德和心理底线的悲剧事件，也让人民群众消除后顾之忧，安心创业就业，对于推进市场化改革，促进社会公正，让改革发展成果更多更公平惠及全体人民，具有重要意义。

二、《办法》制定的主要原则

（一）贯彻落实党中央、国务院的重大决策部署

近年来，党中央、国务院对社会救助体系建设和社会救助事业发展作出了一系列重大决策部署，特别是关于托底线、救急难、可持续的基本方针，关于兼顾当前和长远，坚持政府救助与动员社会力量救助并举，综合构建和完善社会救助体系基本框架，使困难群众"求助有门"、受助及时的要求等，都在法规制定中得到充分体现。

（二）坚持了社会救助城乡统筹推进

按照十八届三中全会关于加强城乡统筹的要求，《办法》坚持统筹城市和农村社会救助制度，无论在最低生活保障、特困人员供养、受灾人员救助以及医疗、教育、住房、就业、临时救助和社会力量参与等专章中，还是在社会救助经办机构职责、监督管理、法律责任等综合性条款中，都坚持了城乡全覆盖、城乡统筹推进的理念和要求，确保党和政府的温暖和关怀，广泛惠及城乡所有居民。

（三）坚持低水平起步，突出重点、消除"盲点"

从我国社会主义初级阶段的基本国情出发，与经济社会发展水平相适应，在给予最低生活保障对象、特困供养人员和受灾人员基本生活救助的基础上，《办法》还对符合条件人员的医疗、教育、住房、就业等救助作出具体规定。此外，为确保网底不破，对因遭遇突发性、临时性等困难导

致基本生活难以为继的家庭和人员，给予临时救助。

三、明确各项社会救助的具体条件和救助内容

《办法》涵盖内容十分丰富，为保障困难群众基本生活权益，《办法》在现行规定基础上，按照与经济社会发展水平相适应、与其他社会保障制度相衔接的原则，进一步规范了各项社会救助的内容。

（一）最低生活保障

明确最低生活保障的具体条件为：共同生活的家庭成员人均收入低于当地最低生活保障标准，且符合当地最低生活保障家庭财产状况规定的家庭。与以前相比，增加了符合当地家庭财产状况规定的要求。对批准获得最低生活保障的家庭，按照共同生活的家庭成员人均收入低于当地最低生活保障标准的差额，按月发给最低生活保障金。与以前相比，为确保特殊人群的基本生活，《办法》规定对获得最低生活保障后生活仍有困难的老年人、未成年人、重度残疾人和重病患者，采取必要措施给予生活保障。

（二）特困人员供养

《办法》将农村五保供养和城市"三无"人员救助整合为特困人员供养制度，规定对无劳动能力、无生活来源且无法定赡养、抚养、扶养义务人，或者其法定赡养、抚养、扶养义务人无赡养、抚养、扶养能力的老年人、残疾人以及未满16周岁的未成年人，给予特困人员供养。《办法》确定了四方面供养内容：提供基本生活条件、对生活不能自理的给予照料、提供疾病治疗、办理丧葬事宜。同时，还要求其与城乡居民基本养老保险、基本医疗保障、最低生活保障、孤儿基本生活保障等制度相衔接。此外，为尊重供养对象自主选择意愿，还规定了特困人员可以自行选择供养形式，既可以选择在当地的供养服务机构集中供养，也可以选择在家分散供养。

（三）受灾人员救助

《办法》在总结自然灾害救助实施经验的基础上，规定自然灾害发生后，要为受灾人员提供生活救助；对住房损毁严重的受灾人员，进行过渡性安置；对属于住房恢复重建补助对象的受灾人员，给予资金、物资等救助；为因当年冬寒或者次年春荒遇到生活困难的受灾人员，提供基本生活

救助。此外，还明确自然灾害救助实行属地管理、分级负责，进一步明确了各级政府的管理责任。

（四）医疗救助

《办法》规定，对最低生活保障家庭成员、特困供养人员和县级以上人民政府规定的其他特殊困难人员，可以申请医疗救助。规定了两种医疗救助形式：一是对救助对象参加城镇居民基本医疗保险或者新型农村合作医疗的个人缴费部分，给予补贴；二是对救助对象经基本医疗保险、大病保险和其他补充医疗保险支付后，个人及其家庭难以承担的符合规定的基本医疗自付费用，给予补助。此外，还规定要建立疾病应急救助制度，对需要急救但身份不明或者无力支付急救费用的急重危伤病患者给予救助。

（五）教育救助

《办法》规定，对在义务教育阶段就学的最低生活保障家庭成员、特困供养人员，给予教育救助，并规定国家对在高中教育（含中等职业教育）、普通高等教育阶段就学的最低生活保障家庭成员、特困供养人员，以及不能入学接受义务教育的残疾儿童，根据实际情况给予适当教育救助。明确教育救助采取减免相关费用、发放助学金、给予生活补助、安排勤工助学等方式实施。

（六）住房救助

《办法》规定，对住房困难的最低生活保障家庭、分散供养的特困人员，给予住房救助。明确住房救助通过配租公共租赁住房、发放住房租赁补贴、农村危房改造等方式实施。

（七）就业救助

《办法》规定，对最低生活保障家庭中有劳动能力并处于失业状态的成员，通过贷款贴息、社会保险补贴、岗位补贴、公益性岗位安置等方式，给予就业救助。同时规定县级以上地方人民政府应当采取措施，对于最低生活保障家庭中有劳动能力的成员均处于失业状态的，确保该家庭至少有一人就业。此外，还加强了最低生活保障和就业救助的衔接，规定最低生活保障家庭中有劳动能力但未就业的成员，应当接受有关部门介绍的工作；无正当理由，连续3次拒绝接受介绍工作的，减发或者停发其本人的最低生活保障金。

（八）临时救助

《办法》规定，对因火灾、交通事故等意外事件，家庭成员突发重大疾病等原因，导致基本生活暂时出现严重困难的家庭，或者因生活必需支出突然增加超出家庭承受能力，导致基本生活暂时出现严重困难的最低生活保障家庭，以及遭遇其他特殊困难的家庭，给予临时救助。此外，还规定对生活无着的流浪、乞讨人员提供临时食宿、急病救治、协助返回等救助，界定了公安等行政机关工作人员的告知、引导、护送职责，强化了部门联动协作机制。

（九）社会力量参与

《办法》鼓励社会力量通过捐赠、设立帮扶项目、创办服务机构、提供志愿服务等方式参与社会救助，并明确社会力量参与社会救助，按照国家有关规定享受财政补贴、税收优惠、费用减免等政策；要求县级以上人民政府发挥专业社会工作服务机构和社会工作者的作用，为社会救助对象提供心理疏导、社会融入、能力提升等专业服务。同时规定政府可以将社会救助中的具体服务事项，向社会力量购买服务。此外，为给社会力量参与社会救助创造必要条件，还要求社会救助管理部门建立社会力量参与社会救助的机制和渠道。

四、明确社会救助的保障措施

（一）统筹建设社会救助体系

《办法》明确了国务院民政部门统筹全国社会救助体系建设的职责，要求县级以上地方人民政府建立健全政府领导、民政部门牵头、有关部门配合、社会力量参与的社会救助工作协调机制。《办法》以国务院行政法规的形式，统筹建立了以最低生活保障、特困人员供养、受灾人员救助以及医疗、教育、住房、就业和临时救助为主体，以社会力量参与为补充的社会救助制度体系，加快构建与经济社会发展水平相适应、与其他保障制度相衔接、逐步完善的社会救助制度，尽力使困难群众不为饥寒所迫、大病所困、失业所忧、灾害所难。

（二）完善最低生活保障、特困人员供养救助标准的制定和调整机制

为促进区域之间社会救助事业均衡发展，《办法》进一步完善了最低生活保障、特困人员供养制度中救助标准的制定和调整办法。《办法》将最低生活保障标准和特困人员供养标准的制定层级，由原来的县级人民政府提升为省、自治区、直辖市或者设区的市级人民政府。《办法》规定，最低生活保障标准要按照当地居民生活必需的费用确定、公布，并根据当地经济社会发展水平和物价变动情况适时调整。此外，《办法》还要求省、自治区、直辖市或者设区的市级人民政府按照国家有关规定制定最低生活保障家庭收入状况、财产状况的认定办法。

（三）明确社会救助资金筹集渠道

《办法》规定了各项社会救助制度的筹资渠道，明确了政府在社会救助筹资中的主体责任。规定县级以上人民政府要将社会救助纳入国民经济和社会发展规划，完善社会救助资金、物资保障机制，并将政府安排的社会救助资金和社会救助工作经费纳入财政预算。同时，《办法》还进一步完善了社会救助资金管理机制，要求实行专项管理、分账核算、专款专用。

（四）健全社会救助经办管理体制

一是明确经办责任主体。《办法》要求乡镇人民政府、街道办事处负责有关社会救助的申请受理、调查审核，具体工作由社会救助经办机构或者经办人员承担。同时，要求村民委员会、居民委员会协助做好有关社会救助工作。二是为了切实保障困难群众"求助有门"、受助及时，《办法》规定乡镇人民政府、街道办事处应当建立统一受理社会救助申请的窗口，及时受理、转办申请事项；同时规定，申请人遇到特殊困难、难以确定社会救助管理部门的，可以先向社会救助经办机构或者县级人民政府民政部门求助，经办机构或民政部门应当及时办理或转交其他社会救助管理部门办理。三是规定对在社会救助工作中作出显著成绩的单位、个人，要按照国家有关规定给予表彰、奖励。

五、加强社会救助监督管理

加强社会救助监督管理，是确保社会救助公平公正实施的重要方面。《办法》从健全机制、完善手段、加强宣传、社会监督4个方面，建立了比较完善的监督管理体系。

（一）强化社会救助申请和已获得社会救助家庭经济状况查询、核对机制

《办法》规定县级以上人民政府民政部门应当建立申请和已获得社会救助家庭经济状况信息核对平台，为审核认定社会救助对象提供依据；县级以上人民政府民政部门根据请求和委托，可以通过户籍管理、税务、社会保险、不动产登记、工商登记、住房公积金管理、车船管理等单位和银行、保险、证券等金融机构，代为查询、核对其家庭收入状况、财产状况。这一规定，将进一步增强社会救助的针对性、准确性，充分发挥救助资源的社会效益。

（二）规定了社会救助管理部门的查询职责和有关单位、个人的配合义务

《办法》规定，县级以上人民政府社会救助管理部门和乡镇人民政府、街道办事处在履行社会救助职责过程中，可以查阅、记录、复制与社会救助事项有关的资料，询问与社会救助事项有关的单位、个人，要求其对相关情况作出说明，提供相关证明材料。有关单位、个人应当如实提供。

（三）增强了社会救助工作的透明度

《办法》要求县级以上人民政府及其社会救助管理部门积极宣传社会救助法律、法规和政策，及时公开社会救助资金、物资的管理和使用等情况，接受社会监督。《办法》同时赋予县级以上人民政府财政部门、审计机关依法对社会救助资金、物资的筹集、分配、管理和使用实施监督的权力。

（四）加强对社会救助工作人员的社会监督

《办法》规定，履行社会救助职责的工作人员行使职权，应当接受社会监督。任何单位、个人有权对履行社会救助职责的工作人员在社会救助

工作中的违法行为进行举报、投诉。此外，为保护社会救助当事人的个人隐私，《办法》还规定履行社会救助职责的工作人员对在社会救助工作中知悉的公民个人信息，除按照规定应当公示的信息外，应当予以保密。

六、明确违反《办法》应当承担的法律责任

（一）是对截留、挤占、挪用、私分社会救助资金、物资的履行社会救助职责的工作人员，《办法》规定由有关部门责令追回；有违法所得的，没收违法所得；对直接负责的主管人员和其他直接责任人员依法给予处分。

（二）是对采取虚报、隐瞒、伪造等手段，骗取社会救助资金、物资或者服务的申请社会救助的相对人，《办法》规定由有关部门决定停止社会救助，责令退回非法获取的救助资金、物资，可以处非法获取的救助款额或者物资价值1倍以上3倍以下的罚款；构成违反治安管理行为的，依法给予治安管理处罚。